Gendermedizin in der klinischen Praxis

Vera Regitz-Zagrosek

Gendermedizin in der klinischen Praxis

Für Innere Medizin und Neurologie

Mit einem Geleitwort von
Frau Dr. Christiane Groß, M.A.
(Präsidentin Deutscher Ärztinnenbund)
und Frau Prof. Dr. Beatrice Beck Schimmer
(Direktorin Universitäre Medizin Zürich)

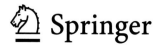 Springer

Prof. Dr. med. Dr. h.c. Vera Regitz-Zagrosek
Charité – Universitätsmedizin Berlin
Berlin, Deutschland

Universitäre Medizin Zürich
Zürich, Schweiz

ISBN 978-3-662-67089-7   ISBN 978-3-662-67090-3   (eBook)
https://doi.org/10.1007/978-3-662-67090-3

Die Deutsche Nationalbibliothek verzeichnet diese Publikation in der Deutschen Nationalbibliografie; detaillierte bibliografische Daten sind im Internet über https://portal.dnb.de abrufbar.

© Der/die Herausgeber bzw. der/die Autor(en), exklusiv lizenziert an Springer-Verlag GmbH, DE, ein Teil von Springer Nature 2023, korrigierte Publikation 2024
Das Werk einschließlich aller seiner Teile ist urheberrechtlich geschützt. Jede Verwertung, die nicht ausdrücklich vom Urheberrechtsgesetz zugelassen ist, bedarf der vorherigen Zustimmung des Verlags. Das gilt insbesondere für Vervielfältigungen, Bearbeitungen, Übersetzungen, Mikroverfilmungen und die Einspeicherung und Verarbeitung in elektronischen Systemen.
Die Wiedergabe von allgemein beschreibenden Bezeichnungen, Marken, Unternehmensnamen etc. in diesem Werk bedeutet nicht, dass diese frei durch jedermann benutzt werden dürfen. Die Berechtigung zur Benutzung unterliegt, auch ohne gesonderten Hinweis hierzu, den Regeln des Markenrechts. Die Rechte des jeweiligen Zeicheninhabers sind zu beachten.
Der Verlag, die Autoren und die Herausgeber gehen davon aus, dass die Angaben und Informationen in diesem Werk zum Zeitpunkt der Veröffentlichung vollständig und korrekt sind. Weder der Verlag noch die Autoren oder die Herausgeber übernehmen, ausdrücklich oder implizit, Gewähr für den Inhalt des Werkes, etwaige Fehler oder Äußerungen. Der Verlag bleibt im Hinblick auf geografische Zuordnungen und Gebietsbezeichnungen in veröffentlichten Karten und Institutionsadressen neutral.

Planung/Lektorat: Christine Lerche
Springer ist ein Imprint der eingetragenen Gesellschaft Springer-Verlag GmbH, DE und ist ein Teil von Springer Nature.
Die Anschrift der Gesellschaft ist: Heidelberger Platz 3, 14197 Berlin, Germany

Das Papier dieses Produkts ist recyclebar.

Geleitwort von Dr. Christiane Groß, M.A.

Der Deutsche Ärztinnenbund e. V. (DÄB) kümmert sich seit fast 100 Jahren nicht nur um die beruflichen Belange der Ärztinnen, sondern auch um die Verbesserung der Gesundheit von Frauen. Dass beides noch immer, auch bei einer Beteiligung von fast 50 Prozent Ärztinnen im ärztlichen Beruf und bei einer noch weit höheren Studienanfängerinnenquote, notwendig ist, zeigt, dass wir immer noch nicht von Gleichberechtigung sprechen können. Das betrifft sowohl die Berufspolitik als auch die Versorgung.

Seit Beginn der 1990er-Jahre ist die Etablierung der Gendermedizin eines der Herzensthemen des DÄB. Auch, weil die Umsetzung von Erkenntnissen der gendersensiblen Medizin nicht nur den Frauen dient, sondern allen, der Ärzteschaft und der Gesellschaft.

Da wir nicht ernsthaft die Frage stellen müssen, welches Leben mehr Wert ist, das von Männern oder das von Frauen, ist es für uns im DÄB wichtig, alle Erkenntnisse der gendersensiblen Medizin einzubeziehen. Die Umsetzung der Bemühungen von Mitgliedern des DÄB zusammen mit (meistens) Frauen aus anderen Verbänden und (meist auch weiblichen) Delegierten der Deutschen Ärztetage weisen inzwischen auf Veränderung hin. Immer wieder konnte so auf die Folgen von Nichtberücksichtigung der Genderunterschiede aufmerksam gemacht werden, sodass Gendermedizin als ein Thema Aufnahme gefunden hat in die Grundlagen der Weiterbildungsordnungen der Ärztekammern. Zudem gibt es Aktivitäten, die die Hoffnung nähren, dass gendersensible Themen auch in der zukünftigen Approbationsordnung und auch in den Prüfungsfragen Einzug halten wird.

Es hat sich gezeigt, dass gerade die Gendersensibilität anfänglich nur als Frauenthema gesehen wurde. Die Covid-19-Pandemie hat hier ein wenig geholfen, bewusst zu machen, dass es auch Erkrankungen gibt, die eher den Mann gefährden können.

Dass sich die gendersensible Medizin in den vergangenen 30 Jahren langsam aber sicher hat etablieren können, ist nicht zuletzt Frauen zu verdanken, die nicht aufgegeben haben. Der weibliche Blick auf die Unterschiede biologischer Geschlechter und das ständige Drängen auf ein verändertes Denken haben uns an diesen Punkt heute gebracht.

Ein Buch wie dieses von Vera Regitz-Zagrosek und ihren Kolleginnen, ohne deren ständige Hinweise die Kardiologie und viele andere Fächer noch nicht da wäre, wo sie heute gendersensibel stehen, kann also nur dazu beitragen, die Sensibilität zu erhöhen, für Ärztinnen und für Ärzte, im Sinne der Versorgung ihrer Patientinnen und Patienten.

Präsidentin Deutscher Ärztinnenbund   Dr. Christiane Groß, M.A.
Berlin, Deutschland

Geleitwort von Prof. Dr. Beatrice Beck Schimmer

Sehr geehrte Kolleginnen und Kollegen, Leserinnen und Leser, Den geschlechtsspezifischen Unterschieden von Frauen und Männern in Krankheit und Gesundheit wird heute noch zu wenig Rechnung getragen. Dies führt mitunter zu Unter-, Über- und Fehlbehandlungen, welche weitreichende Folgen für die Betroffenen haben und hohe Kosten verursachen können. Diesem Umstand will die Gendermedizin entgegenwirken. Ziel der Gendermedizin ist es, für beide Geschlechter eine optimale Gesundheitsversorgung zu gewährleisten. Dies gelingt, indem die Gendermedizin biologische und soziokulturelle Aspekte des Geschlechts in die Prävention, Diagnose und Therapie von Krankheiten miteinbezieht. Die Tragweite und Bedeutung des Themas sind immens. Denn von einer optimalen Gesundheitsversorgung profitiert die ganze Gesellschaft. Prof. Dr. med. Dr. h.c. Vera Regitz-Zagrosek setzt sich seit Jahrzenten für das Vorankommen und das Etablieren der Gendermedizin ein. Sie ist eine Pionierin in diesem Themenfeld. Dafür hat sie von der Medizinischen Fakultät der Universität Zürich im Jahr 2022 die Ehrenpromotion erhalten. In der Laudatio zu diesem Anlass wird ihr bisheriges Werk gewürdigt. Dazu gehört – um nur einige Aspekte zu nennen –, dass sie als Professorin für Frauenspezifische Gesundheitsforschung zwischen 2003 und 2019 an der Charité in Berlin gewirkt hat. Dort baute sie das Institut für Geschlechterforschung in der Medizin auf, über welches sie Europa-weite Projekte im Bereich der Gendermedizin erfolgreich umsetzte. Zu ihrer Forschung verfasste sie zahlreiche wissenschaftliche Artikel, Fachbuchkapitel und Standardwerke zu Gendermedizin. Pionierarbeit leistet Professorin Vera Regitz-Zagrosek auch in Zürich. Sie hat dazu beigetragen, die Gendermedizin in grossen Schritten voranzutreiben, zuerst 2019 als Anna-Fischer-Dückelmann Gastprofessorin für Gendermedizin an der Universität Zürich und seit 2020 als Beraterin der Direktion Universitäre Medizin Zürich zum Thema Gendermedizin. So konnte beispielsweise erfolgreich ein Lehrstuhl für Gendermedizin an der Universität Zürich etabliert werden. Das vorliegende Fachbuch zeigt einmal mehr die Schaffenskraft von Professorin Vera Regitz-Zagrosek, ihre Expertise und ihr Engagement für die Gendermedizin. Sie hat bereits ein Standardwerk für die Gendermedizin in der Inneren Medizin und Neurologie geschaffen, und bringt uns damit dem Ziel der gleich guten individuellen medizinischen Versorgung für Frauen und Männer einen Schritt näher. Die Relevanz des Themas ist unbestritten: Die Gendermedizin muss erforscht, und anschliessend in den medizinischen Disziplinen verankert werden, Dies erfolgt einerseits über die Lehre, damit künftige Ärztinnen und Ärzte dafür sensibilisiert werden und sie die wichtigen Aspekte der Gendermedizin in ihren Alltag implementieren. Andererseits sollen die Erkenntnisse in der Praxis Anwendung finden und schliesslich uns allen zugutekommen. Liebe Vera, herzlichen Glückwunsch zu diesem Referenzwerk. Damit leistest Du einen weiteren wichtigen Beitrag für die Gendermedizin und bringst sie voran. Danke für Deinen unermüdlichen Einsatz – in Zürich und weltweit –, Dein Engagement und die sehr geschätzte Zusammenarbeit.

Direktorin Universitäre   Prof. Dr. Beatrice Beck Schimmer
Medizin Zürich
Zürich, Schweiz

Vorwort

Frauen, Männer und diverse Menschen unterscheiden sich in ihrer Gesundheit und Krankheit – diesem Satz stimmen wohl fast alle zu. Doch worin liegen die Unterschiede, sind sie biologisch oder soziokulturell bedingt oder kann man das vielleicht gar nicht trennen? Welche dieser Unterschiede sind wichtig für eine erfolgreiche Therapie und wie beziehen wir die Berücksichtigung von Geschlechterunterschieden in die tägliche Praxis ein?

Dieses Buch möchte Ihnen, Ärztinnen und Ärzten der Inneren Medizin und Neurologie, aber auch Studierenden und Forschenden eine Einführung in die Gendermedizin geben. Die Grundlagen der Fächer wiederholen wir nicht und wir erheben keinen Anspruch auf Vollständigkeit – wir konzentrieren uns auf Beispiele für praxisrelevante Geschlechterunterschiede und ihre Entstehungsmechanismen.

Gendermedizin steht für „sex- und gendersensible Medizin", d. h. eine Medizin, die sowohl die biologischen Unterschiede zwischen Frauen, Männern und diversen Menschen als auch die soziokulturellen Unterschiede in ihre Wissensbasis und in ihr Handeln integriert. Gendermedizin ist eine neue Disziplin, mit starken eigenen Ideen, Hypothesen und Forschungsansätzen und mit Vernetzungen in alle medizinischen Bereiche. Gendermedizin ist keine Frauenmedizin oder Männermedizin, sondern sie will dafür sorgen, dass alle Gruppen in der Bevölkerung, Frauen, Männer und genderdiverse Personen, gleich gut behandelt werden können. Damit sie gleich gut behandelt werden können, müssen aussagekräftige Daten für alle Gruppen vorliegen. Das ist derzeit nicht der Fall; die meisten Arzneimittelstudien und Therapieprüfungen beziehen sich auf weiße kaukasische Männer mittleren Alters, welche in westlich geprägten Zivilisationen leben. Daher versucht Gendermedizin auch aufzuzeigen, worin die Datenlücke besteht und welche Ansätze man braucht, sie zu schließen.

Die Zusatzbezeichnung Gendermediziner:in[DGesGM®] wird von der Deutschen Gesellschaft für geschlechtsspezifische Medizin vergeben, die 2007 von mir in Berlin gegründet wurde (www.dgesgm.de). Sie sagt aus, dass Ärztinnen und Ärzte bei der Behandlung ihrer Patient:innen das Geschlecht berücksichtigen und dazu spezifische Kenntnisse und Fähigkeiten erworben haben. Ein Teil der Kenntnisse ist in diesem Buch zusammengefasst. Ich danke an dieser Stelle sehr herzlich all denjenigen, die mich in einzelnen Kapiteln unterstützt haben und deren Expertise dieses Buch zu dem machen, was es ist: ein aktuelles Referenzwerk für die Gendermedizin in der Inneren Medizin und Neurologie. Es sind in alphabetischer Reihenfolge zu nennen:

PD. Dr. Giovanna Brandi, Zurich; PD. Dr. Eva-M. Dobrindt, Berlin; Prof.
Dr. Arnold von Eckartstein, Zürich; Prof. Dr. Catherine Gebhard, Bern; Dr.
Christiane Groß, M.A. Berlin; Prof. Aleksandra Kautzky-Willer, Wien; Prof.
Dr. Brigitte Leeners, Zürich; PD Dr. Carina Mihai, Zürich; Dr. Berna C. Öz-
demir, Bern; Dr. Yael Rachamin, Zürich; Dr. Oliver Schmetzer, Berlin;
PD. Dr. Ute Seeland, Berlin; Prof. Dr. Silvia Stracke, Greifswald; Prof. Dr.
Silvia Ulrich, Zürich; Prof. Dr. Susanne Wegener, Zürich; Prof. Dr. Annelies
Zinkernagel, Zürich.

Ein Großteil der Mitautorinnen kommt aus der Schweiz und das ist kein
Zufall: Prof. Dr. med. Beatrice Beck Schimmer, Direktorin der Universitären
Medizin Zürich (UMZH), treibt dort das Fach voran, in Forschung, Lehre
und Krankenversorgung, und die sichtbaren Spuren ihrer Arbeit finden sich in
diesem Buch.

Das Buch wird durch einen Grundlagenteil eröffnet, der spezifische Aspekte der Gendermedizin vermittelt. Was ist Sex in der Medizin, was ist Gender, wo liegen die Unterschiede und was will Gendermedizin? Wie kann man
das biologische und das soziokulturelle Geschlecht erfassen und in klinische
Studien integrieren? Was ist unser Konzept für die Behandlung von Frauen
und Männern und wie integrieren wir genderdiverse Personen? Wie steht
Gendermedizin zur Evidenz-basierten Medizin und zur Präzisionsmedizin?
Wie sieht es mit der Integration von Sex und Gender in die Lehre, in die
Weiterbildung und in die Versorgung aus? Und wie steht es um die Ärztinnen
und Ärzte selbst? Wie wirkt sich ihr Geschlecht auf ihre Berufs- und Karrierewege aus? Und was wird die Digitalisierung aus all dem machen? Und
schließlich geben wir eine Übersicht über aktuelle und zukünftige Entwicklungen in der Forschung, der Versorgung und der Lehre.

Fächerübergreifende Grundlagen der geschlechtsspezifischen Diagnose
und Therapie finden sich im 2. Kapitel von Teil I. Wie wird das Geschlecht in
der Beurteilung von Symptomen berücksichtigt, bei welchen Laborparametern und apparativen Untersuchungen müssen wir geschlechtsspezifische
Grenzwerte berücksichtigen und wo gibt es geschlechtsspezifische Wege in
der Diagnostik? Wo spielt Geschlecht in der Arzneimittelentwicklung, in klinischen und präklinischen Studien, bei Selbstmedikation, Placebo- und Nocebo-Effekt eine Rolle und wie müssen wir es in der täglichen Verordnungs-
praxis berücksichtigen? Hier diskutieren wir auch neue Formen der Hormontherapie, Fertilitätsbehandlungen und genderaffirmative Hormontherapie.
Welche Rolle spielt das Geschlecht der Ärztin oder des Arztes in der Kommunikation mit Patient:innen und in Therapieentscheidungen?

In einem zweiten Teil gehen wir auf fachspezifische Aspekte ein. Wir be-
sprechen gut dokumentierte Geschlechterunterschiede in der Inneren Medizin und der Neurologie und zeigen, wo Unterschiede in der Epidemiologie, in
der Pathophysiologie und in der Klinik bestehen und was sich daraus für die
Therapie und Krankheitsverläufe ergibt. Wir diskutieren, wie gut die Daten
gesichert sind, und wir zeigen auch, wo noch Daten fehlen. Diese Zusammenstellung muss exemplarisch bleiben, eine flächendeckende Zusammen-

stellung würde sehr viel mehr Raum verlangen, als dieses Buch bieten kann. Und: Bei allen Krankheitsbildern gehen wir nur auf die geschlechtsspezifischen Aspekte ein. Dies ist kein Lehrbuch der Inneren Medizin, sondern die Ergänzung der geschlechtsspezifischen Aspekte, die in den Lehrbüchern oft fehlen.

Berlin, Zürich   Prof. Dr. med. Dr. h.c. Vera Regitz-Zagrosek
März 2023

Danksagung

Es gibt eine Reihe von Frauen und Männern, ohne die dieses Buch und vielleicht auch die Gendermedizin in Deutschland in der jetzigen Form nicht existieren würde.

Dank gilt Fr. Prof. Dr. Gabriele Kaczmarczyk, Anästhesistin und experimentelle und klinische Forscherin, langjährige Frauenbeauftragte, langjähriges Vorstandsmitglied des Deutschen Ärztinnenbundes, ständige Vorkämpferin für die Rechte und Interessen der Frauen in der Medizin, der Ärztinnen, Patientinnen und Forscherinnen. Sie hat durch ihr unermüdliches Arbeiten den akademischen Blick in der Medizin auf die Frauen gelenkt.

Weiterer Dank gilt Margarete Ammon, einer sehr klugen, mutigen und erfolgreichen Frau, die die Möglichkeiten, die sie sich erarbeitet hat, genutzt hat, um anderen Frauen zu helfen. Sie hat die Gendermedizin seit 2010 nachhaltig gefördert, hat ihren Start ermöglicht. Die Margarete-Ammon-Stiftung belegt ihr Wirken.

Dank gilt auch Prof. Dr. h.c. mult. Roland Hetzer, dem langjährigen ärztlichen Leiter des deutschen Herzzentrums Berlin, der die Gendermedizin in seinem Haus stetig gefördert hat, sowie auch einer Reihe von Kolleginnen in Deutschland, Europa und USA, deren Zusammenarbeit kurz nach der Jahrtausendwende Gendermedizin auf den Weg gebracht hat – die Namen stehen in Kap. 1.

Und schließlich möchte ich meiner Familie danken: meinem Ehemann Eberhard Zagrosek, meiner Schwester Dr. Regine Regitz-Kruft, meinen Eltern Irmgard und Rainer Regitz. Ohne ihre Liebe, Vertrauen und Geduld wäre dieses Buch nicht möglich gewesen.

Inhaltsverzeichnis

Was ist Gendermedizin und warum brauchen wir sie?

Inhaltsverzeichnis

Unter Mitarbeit von Dr. med. Christiane Groß, M.A., Präsidentin Deutscher Ärztinnenbund, Berlin

© Der/die Autor(en), exklusiv lizenziert an Springer-Verlag GmbH, DE, ein Teil von Springer Nature 2023
V. Regitz-Zagrosek, *Gendermedizin in der klinischen Praxis*,
https://doi.org/10.1007/978-3-662-67090-3_1

1.1   Entwicklung und Definition der Gendermedizin

1.1.1   Einführung

Wie und warum ist geschlechtsspezifische Medizin entstanden und warum brauchen wir sie? Wer hat sie initial vorangetrieben? Was verstehen wir unter Sex und Gender? Und was ist eigentlich Gendermedizin, schließt sie das biologische und das soziokulturelle Geschlecht mit ein, zielt sie vor allem auf die Frauen oder auf die Männer oder auf Menschen mit einem anderen Geschlecht? Wir gehen darauf ein, wie Geschlecht geprägt wird, und diskutieren sowohl die Rolle unserer Gene als auch die der Geschlechtshormone und der Umwelt, sowohl beim Föten, beim Kind als auch beim Erwachsenen. Wie kommt es zur Entstehung von Intersex und was bedeutet Genderdysphorie? Auch dabei spielen wieder sowohl die Biologie als auch die Umwelt eine Rolle. Wir diskutieren, wie man Sex und Gender messen kann und welche Rolle das Geschlecht bei Vorurteilen, in der Kommunikation und bei den Behandlungsergebnissen spielt. Und nicht zuletzt gehen wir auf die Rolle von Sex und Gender bei den neuen Entwicklungen in der Medizin ein, in der evidenzbasierten Medizin und in der Präzisionsmedizin.

1.1.2   Was ist Gendermedizin?

Heute verstehen wir unter Gendermedizin „sex- und gendersensible Medizin (GM)", eine Medizin, die davon ausgeht, dass Gesundheit und Krankheit auch durch das Geschlecht mitbedingt wird, und die sowohl das biologische als auch das soziokulturelle Geschlecht berücksichtigt. Sie wendet sich an alle Menschen, an Frauen und Männer und Menschen mit diversem Gender. Und sie berücksichtigt geschlechtsspezifische Interaktion von Patientinnen und Patienten mit Ärztinnen und Ärzten und dem Gesundheitssystem.

1.1.3   Sex, Gender und Frauengesundheit

Gendermedizin hat sich seit etwa dem Jahr 2000 entwickelt. Schon in den 1980er- und 1990er-Jahren erkannte man vor allem in USA, dass die meisten diagnostischen und therapeutischen Strategien in der Medizin auf die Männer abzielten und vor allem Männer in klinischen Studien untersucht wurden. Prominente Frauen drängten daraufhin das Nationale Institut für Gesundheitsforschung der USA (NIH), mehr Frauen in medizinische Untersuchungen und klinische Studien einzuschließen. 1990 wurde mit diesem Ziel das

„Office of Research on Women's Health (ORWH)" am NIH gegründet. 1992 startete dann die Frauengesundheitsstudie des NIH (Women's Health Initiative), eine Initiative für insgesamt circa 625 Mio. US-Dollar, um die Ursachen, Vorbeugung und Behandlung von Erkrankungen zu untersuchen, die vor allem Frauen betreffen (Barsky et al. 2020). Seit 1996 untersuchte im Bereich der Herz-Kreislauf-Erkrankungen die WISE-(Women Ischemia Syndrome Evaluation) Kollaboration pektanginöse Symptome, Diagnosemodalitäten für koronare mikro- und makrovaskuläre Erkrankungen sowie psychosoziale und endokrine Beiträge zur ischämischen Herzkrankheit (IHD) bei Frauen.

Charakteristisch für diese erste Bewegung unter dem Schlagwort „Women's Health" war der starke Fokus auf Frauen. Es ging vor allem darum, die Datenlücke für Frauen zu schließen. Daraus entstand eine Frauengesundheitsbewegung, die versuchte, die Limitationen der klassischen männerdominierten Medizin aufzuzeigen und zu überwinden. Es stellte sich relativ schnell heraus, dass sich Frauen und Männer bei Herz-Kreislauf-Erkrankung und Diabetes sowie bei vielen anderen Erkrankungen stark unterscheiden. Dabei schaute man vor allem auf die körperlichen Unterschiede zwischen Frauen und Männern, auf das, was die deutsche Sprache als biologisches Geschlecht oder Sex bezeichnet. Weiterhin war diese Phase von einem starken Bezug auf die Klinik geprägt. Geschlechterunterschiede in Tiermodellen oder in der Grundlagenforschung wurden erst später Thema der Diskussion.

Der Begriff „Gendermedizin" wurde 1997 von Marianne Legato, New York, eingeführt. Sie begann erstmals, systematisch geschlechtsspezifische Aspekte in der Medizin zu thematisieren und Unterschiede zwischen Frauen und Männern zu analysieren, zuerst vor allem auf physiologischer Ebene (Legato 1997). Legato gründete 2000 eine erste Zeitschrift zu Gendermedizin, das „Journal Gender Specific Medicine". Kurz danach gelangten die Ideen nach Europa. 2002 wurde am Karolinska Institut in Stockholm ein Institut für Frauengesundheitsforschung gegründet, welches sich bald zu einem Zentrum für Geschlechterforschung entwickelte.

Im Jahr 2003 erhielt Vera Regitz-Zagrosek an der Charité in Berlin die Professur für „Frauengesundheitsforschung mit Schwerpunkt Herz-Kreislauf-Erkrankungen" und entwickelte auf dem Boden dieser Professur ein „Interdisziplinäres Zentrum für Geschlechterforschung in der Medizin (GIM)" an der Charité, das erste und bisher immer noch einzige in Deutschland. Neu waren in diesem Zentrum der systematische Einbezug der Grundlagenforschung und die klare Unterscheidung von biologischem Sex und der soziokulturellen Dimension „Gender". Die Berliner Protagonistinnen glaubten, dass Faktoren, die Männer und Frauen biologisch unterscheiden (Sex), auch in Tiermodellen darstellbar und nachprüfbar sein sollten, dass daneben aber auch die soziokulturelle Dimension Gender wichtig waren. Erstmals förderte die Deutsche Forschungsgemeinschaft (DFG) ein Graduiertenkolleg (2001–2010) und eine Forschergruppe (2008–2015) mit dem Thema „Geschlechterunterschiede bei kardiovaskulären Erkrankungen", das sich mit biologischen Unterschieden zwischen Männern und Frauen und Weibchen und Männchen bei Versuchstieren auseinandersetzte (Tab. 1.1).

1.1.4 Entwicklungen der Gendermedizin in Europa, USA und Kanada

Gleichzeitig realisierten die Berlinerinnen sehr wohl, dass das biologische Geschlecht Sex nur einen Teil der Unterschiede zwischen Männern und Frauen ausmacht und dass die soziokulturelle Dimension Gender ebenfalls wichtig ist. Im Jahr 2007 gründete Vera Regitz-Zagrosek mit Kolleginnen aus Stockholm (Prof. Karin Schenck-Gustafsson) und Wien (Prof. Jeanette Strametz-Juranek) in Berlin die internationale Gesellschaft für Medizin (ISOGEM 2022) und kurz darauf die Deutsche Gesellschaft für geschlechtsspezifische Medizin (DGESGM 2020). Diese beiden Gesellschaften trieben erfolgreich die Gendermedizin in Deutschland und Europa voran. Mehrere nationale Gesellschaften und Netzwerke wurden gegründet, so die schwedische, österreichische,

Tab. 1.1 Meilensteine in der Gendermedizin

Jahr	Ereignis	
1990	Office of Research on Women´s Health am NIH	USA
1997	Erste Publikationen zu Gendermedizin, Marianne Legato	NY
2001	Bedeutung von Geschlecht für Gesundheit und Krankheit, CDC	USA
2002	Zentrum Gendermedizin am Karolinska Institut, Stockholm, Karin Schenck-Gustafsson	Schweden
2003	Zentrum Gendermedizin Charité Berlin, Vera Regitz-Zagrosek	Berlin
2006	Erster internationaler Kongress Gendermedizin in Berlin	Berlin
2006	Gründung OSSD (Organisation for the Study of Sex Differences)	USA
2006	Gründung International Society Gendermedizin	Berlin
2007	Gründung Deutsche Gesellschaft für Geschlechtsspezifische Medizin (DGesGM)	Berlin
2008	„Sex, Gender and Health Initiative" am CIHR	Montreal
Ab 2010	Gründung weiterer Fachgesellschaften und Netzwerke Gendermedizin in Europa (Austria, Italien, Schweiz, Niederlande, Schweden)	Europa
2012	Integration Gendermedizin in Pflichtstudiengang Medizin an Charité	Berlin
2012	Etablierung EU-Expertengruppe „Advisory Board Sex and Gender" im Europäischen Forschungsprogramm	Brüssel
2015	7. Internationaler Kongress Gendermedizin	Berlin
2021	Gendermedizin im Koalitionsvertrag Deutschland	

italienische und niederländische Gesellschaft für Gendermedizin und das Schweizer Gender Health Network. In Deutschland nahm sich auch der Deutsche Ärztinnenbund des Themas an. Auch in Wien etablierte sich ein starkes Zentrum für Gendermedizin. Alle 2 Jahre finden seither europäische Kongresse in Gendermedizin statt, neben zahlreichen nationalen Tagungen, und Projekte werden von der EU gefördert. Nationale Forschungsförderorganisation integrierten die neuen Gedanken zu Sex und Gender.

Auf europäischer Ebene gab es seit dem sechsten europäischen Forschungsrahmenprogramm (2002–2006) das Bestreben, Geschlechteraspekte in den Forschungsthemen zu integrieren. Die EU gründete eine Experten Gruppe „Innovation through Gender/Gendered Innovations", um die Genderdimension in Forschung und Entwicklung auf breiter Basis zu implementieren. Die U.S. National Science Foundation schloss sich dem Projekt 2012 an. Im Rahmen des nachfolgendes europäischen Forschungsprogramms Horizon 2020 beschloss die EU, den Einschluss von Sex und Gender in die biomedizinische Forschung weiter voranzutreiben, mit der Begründung, dass

dies dazu beitrage, wissenschaftliche Qualität und soziale Relevanz zu verstärken. Dementsprechend wurde die Expertengruppe in ein formales Beratungsgremium umgewandelt (Advisory Board Gender). Diese Gruppe treibt mittlerweile erfolgreich die Integration der Sex- und Genderdimension in der Forschung in Europa voran, und zwar sowohl auf Ebene der Forschungsinhalte als auch auf Ebene der Forschenden und der Regulierungen.

In USA erklärte das „Center for Disease Control (CDC)" der USA erstmals 2001, dass Geschlecht ein wesentliches Element menschlicher Erkrankungen ist. 2006 wurde eine Fachgesellschaft „Organisation for the Study of Sex Differences (OSSD 2022)" gegründet, die seither regelmäßig Kongresse abhält und eine Fachzeitschrift unterhält (Biology of Sex Differences). 2012 wurde ein „Office of Women's Health" der amerikanischen Arzneimittelbehörde FDA gegründet, mit dem Ziel, mehr Frauen in klinische Studien einzuschließen. 2014 beschloss die Nationale Amerikanische Forschungsförderinstitution (National Institutes of Health, NIH) ihre Förderpolitik, nur noch

Projekte zu fördern, in denen das Geschlecht der Versuchstiere oder Patienten explizit begründet war. Danach wurden geschlechtsspezifische Informationen zu einem zentralen Thema in der Diskussion über wissenschaftliche Validität und Reproduzierbarkeit von Studien (Clayton und Collins 2014). Vertreter des CDC stimmten zu, dass Geschlecht auch einen zentralen Effekt bei der Optimierung der Patientenversorgung hat (Wizemann und Pardue 2001; National Research Council 2010). Trotz dieser Anstrengung fehlen immer noch geschlechtsspezifische Informationen in Lehrbüchern und Leitlinien (Conroy et al. 2003).

Kanada gründete in seinem Nationalen Institut für Gesundheitsforschung (Canadian Institute for Health Research, CIHR) ein Büro für Geschlechterforschung (Institute of Gender and Health), das sich sehr systematisch sowohl um die Integration der biologischen Dimension Sex als auch um die Integration der soziokulturellen Dimension Gender in die medizinische Forschung kümmerte (Tannenbaum et al. 2019; Day et al. 2017). Das kanadische Büro hat im Folgenden wesentlich zu Begriffsbestimmungen und Definitionen beigetragen und die Webseite ist eine gute Referenz für die Integration von Sex und Gender in die Medizin.

1.1.5   Gendermedizin heute

Unter Gendermedizin verstehen wir heute eine Medizin, die sowohl das biologische Geschlecht als auch das soziokulturelle Geschlecht Gender einbezieht, um Krankheitsprozesse zu verstehen, ihre Entwicklung vorauszusagen und Therapie zu optimieren (2012). Der korrektere Begriff „sex- und gendersensible Medizin» ist sprachlich zu sperrig, um sich schnell im täglichen Gebrauch durchzusetzen.

> **Gendermedizin**
> **Synonym**: geschlechtersensible Medizin oder sex- und gendersensible Medizin
>
> **Gendermedizin** ist eine Medizin, die davon ausgeht, dass Krankheitshäufigkeiten, Entstehungsmechanismen, Beschwerdebilder, Verlauf und Therapieerfolg vom Geschlecht der Patient:innen abhängen. Sie berücksichtigt dabei biologisches und soziokulturelles Geschlecht und auch geschlechtsspezifische Interaktionen der Patient:innen mit Ärztinnen und Ärzten und dem Gesundheitssystem. Sie integriert Menschen mit allen Geschlechteridentitäten, also weibliche, männliche und diverse Menschen.

Gendermedizin ist für alle existierenden Geschlechterkonzepte offen. Sie erkennt an, dass es Geschlechterkonzepte gibt, die von den klassischen Rollenbildern von Männern und Frauen abweichen und bezieht auch diese ein. Sie wendet sich auch nicht bevorzugt an die Frauen oder bevorzugt an die Männer. Es geht ihr vielmehr darum, wie das Frau- oder Mann-sein oder die Annahme einer anderen Geschlechteridentität in einer Gesellschaft sich auf Gesundheit und Krankheit auswirkt. Sie bewegt sich vorurteilslos auf Menschen mit allen Geschlechteridentitäten zu und bemüht sich, die Qualität der medizinischen Versorgung für alle zu verbessern.

> **Fazit**
>
> - Die Ansätze zu einer geschlechtersensiblen Medizin sind ab 1990 aus der Frauengesundheitsbewegung in den USA entstanden.
> - Ab 2000 kam es zu einer vermehrten Berücksichtigung der soziokulturellen Di-

mension Gender. Gendermedizin wurde nun parallel in Europa, USA und Kanada weiterentwickelt.

- Gendermedizin heute berücksichtigt das biologische Geschlecht Sex ebenso wie das soziokulturelle Geschlecht Gender und wendet sich an alle Frauen, Männer und diverse Menschen.

1.2   Sex und Gender – Begriffsbestimmungen

1.2.1   Das biologische Geschlecht Sex

Unter Sex verstehen wir das biologische Geschlecht, das primär durch die Geschlechtschromosomen geprägt wird, die die Geschlechtshormone und die Entwicklung der Geschlechtsorgane bestimmen. Die Definition von Sex bei Kindern erfolgte früher bei der Inspektion der Genitalorgane bei der Geburt als männlich oder weiblich. Derzeit gibt es in Deutschland die Möglichkeit, das Geschlecht eines Kindes bei Geburt als „divers" eintragen zu lassen, wenn der Phänotyp nicht eindeutig erkennbar ist. Davon wurde in Deutschland in 2019 in ca. 150 Fällen Gebrauch gemacht; das entspricht weniger als ein Promille der Geburten.

1.2.2   Das soziokulturelle Geschlecht Gender

Gender ist dagegen das Ergebnis eines soziokulturellen Prozesses. Gender integriert die psychologischen, verhaltensmäßigen, sozialen und kulturellen Aspekte, d. h. die soziokulturelle Dimension des Mann- oder Frau-Seins in einer gegebenen Gesellschaft. Gender beschreibt sozial konstruierte Rollen, Verhaltensformen, Beziehungen, Interaktionen und Identitäten von Menschen, von Mädchen, Jungen, Frauen, Männern und diversen Menschen (Johnson et al. 2009). Gender beinhaltet, wie Menschen sich selbst wahrnehmen, wie sie in Abhängigkeit von der Verteilung von Macht und Ressourcen in der Gesellschaft handeln und interagieren. Genderidentität, als eine der Dimensionen von Gender, ist nicht auf eine binäre Identität Mann oder Frau begrenzt und ist nicht statisch. Gender existiert im Bereich eines Kontinuums und kann sich im Lauf der Zeit verändern. Es gibt eine ganz erhebliche Variabilität darin, wie Individuen und Gruppen Gender verstehen und ausdrücken, durch die Rollen, die sie annehmen, und die Erwartungen, die sie selbst haben und die in sie gesetzt werden.

Gender wurde im Lauf der wissenschaftsgeschichtlichen Entwicklung der letzten Jahrzehnte immer wieder unterschiedlich definiert (Schiebinger 1993; Johnson et al. 2009). Die Auffassung von Gender variiert zwischen den Kulturen, in Abhängigkeit vom Alter, von soziokulturellen und gesundheitlichen Bedingungen. Aber die meisten Forscher:innen folgen derzeit den Definitionen, die auf der Homepage des Canadian Institutes of Health Research und das National Institute of Health der USA und von Horizon 2020 dargestellt sind. Diese Gruppen verfügen über die derzeit größten Forschungsprogramme und Kompetenzen in Gendermedizin.

Unter anderem wurden vier Dimensionen beschrieben, die unterschiedliche Aspekte beinhalten:

- Gender-Rollen oder Gender-Normen
- Genderidentität, d. h. die Selbstwahrnehmung des eigenen Geschlechtes
- Gender in sozialen Beziehungen
- Gender in den Institutionen

Gender-Rollen und -Normen präsentieren die Verhaltensnormen, die auf Männer und Frauen in einer Gesellschaft angewandt werden und die die täglichen Aktionen, Erwartungen und Erfahrungen eines Menschen bestimmen. Gender-Normen werden durch soziale Institution (wie Familie, Schule, Arbeitsplatz, Universitäten) produziert, ebenso durch soziale Interaktionen (Partner, Kollegen, Familienmitglieder, Gruppen oder Vereine) und durch kulturelle Produkte (wie Bücher, Filme, Videos). Gender-Normen beziehen sich auf soziale und kulturelle Haltungen und Erwartungen, was für einen Mann oder eine Frau in einer gegebenen Gesellschaft angemessen ist.

Genderidentität beschreibt, wie wir uns selbst in Bezug auf unser Geschlecht sehen, als Frauen oder Männer oder genderdiverse Menschen, und sie bestimmt unsere Gefühle und Verhalten gegenüber anderen.

Gender Relations bezieht sich darauf, wie wir mit anderen Personen und in Institutionen interagieren, in Familien, Schulen, an Arbeitsplätzen, im öffentlichen Leben.

Gender in den Institutionen beschreibt die Machtverteilung zwischen Frauen und Männern in den politischen und sozialen Institutionen in der Gesellschaft, inklusive des Erziehungssystems.

Da Gender auf der einen Seite das individuelle Verhalten bestimmt, auf der anderen Seite den Umgang der Gesellschaft mit dem Individuum, spielt Gender auch im Umgang mit Gesundheit und Krankheit eine wesentliche Rolle. Gender bestimmt Krankheitsbewusstsein, Risikoverhalten, Suche nach Hilfe, Interaktion von Patient:innen mit Ärzt:innen und mit dem Gesundheitssystem (Regitz-Zagrosek 2012). Unter anderem beeinflusst Gender den Zugang zur Versorgung oder die Inanspruchnahme von Versorgung, aber auch Versorgungsstrukturen und Entwicklungen in der pharmazeutischen Industrie, in Arzneimitteln und Medizinprodukten. Gender ist zum Beispiel dafür verantwortlich, wenn Frauen mit Herzinfarkt später in die Notaufnahme kommen und später Behandlung erhalten als Männer, oder wenn Männer die Diagnose einer Depression ablehnen. Gender erklärt auch unterschiedliche Behandlungsergebnisse von männlichen und weiblichen Ärzt:innen (Greenwood et al. 2018). Da Gender und das biologische Geschlecht sich zwar überlappen, aber nicht identisch sind, kann Gender Gesundheit und Krankheit unabhängig vom biologischen Geschlecht beeinflussen (Pelletier et al. 2015, 2016).

1.2.3 Prägung von Sex und Gender durch Gene, Hormone und Umwelt

Die primäre Festlegung des biologischen Geschlechtes, des Sex, d. h. die Geschlechtsdetermination erfolgt durch die Geschlechtschromosomen. Jede entstehende menschliche Zelle hat 2 Geschlechtschromosomen, deren Genprodukte bereits im Embryo die Funktion anderer Gene beeinflussen und damit die Entstehung anderer Organe prägen. Insbesondere die Gene der Region SRY auf dem Y-Chromosom führen zur Aktivierung der männlichen Gonaden-Entwicklung im Embryo, einem wichtigen Schritt in der Festlegung des biologischen Geschlechts. Die Hoden produzieren bereits im frühen Embryo männliche Sexualhormone, was zu einer epigenetischen Prägung anderer Organe und der nachfolgenden Ausbildung eines männlichen Phänotyps beiträgt. In Embryonen mit Karyotyp XX induzieren X-chromosomale Gene zusammen mit dem Fehlen der Y-chromosomalen Genprodukte die Bildung von Ovarien und die Ausbildung eines weiblichen Phänotyps (Abb. 1.1).

Die Synthese der männlichen und weiblichen Sexualhormone ausgehend von Cholesterol und auch die Synthesewege sind hoch komplex und eng miteinander verknüpft. Weibliche und männliche Hormone können an vielen Stellen ineinander umgewandelt werden. Auch nutzen weibliche und männliche Individuen immer auch die Sexualhormone des anderen Geschlechts, wenn auch in niedrigeren Konzentrationen (Abb. 1.2). Mögliche Enzymdefekte in der Synthese der Sexualhormone sind vielfältig und führen ebenso wie Varianten in der Zahl der Geschlechtschromosomen zu einem Überwiegen männlicher oder weiblicher Elemente im Phänotypen, unabhängig vom Genotyp.

In der Regel stimmt bei der Geburt das genetische (X/Y), hormonale und gonadale Geschlecht miteinander überein, aber es gibt auch Abweichungen. Dazu gehören Unregelmäßigkeiten bei der Meiose oder den nachfolgenden ersten Zellteilungen, die zu einer atypischen Zahl von Sexchromosomen in allen oder einem Teil der Körperzellen führen und Störungen in der Funktion der SRY-Region oder der Synthese weiblicher Genprodukte, Störungen in der Entwicklung der Gonaden, Störungen in der Synthese der männlichen oder der weiblichen Sexualhormone verursachen.

Bei Störungen der Zellteilungsmechanismen sind unterschiedliche Verteilungen der Geschlechtschromosomen möglich: Es resultieren

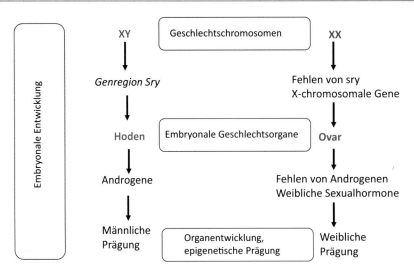

Abb. 1.1 Geschlechtsdeterminierung während der Embryonalentwicklung. Die Geschlechtschromosomen X und Y bestimmen die Entwicklung der embryonalen Geschlechtsorgane, Hoden und Ovar. Der Hoden produziert bereits während der Embryonalentwicklung Androgene, die zu einer männlichen Prägung des Embryos führen

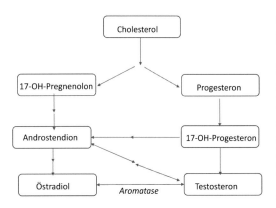

Abb. 1.2 Biosynthese der Geschlechtshormone, ausgehend von Cholesterin

die Karyotypen XO (Turner, 1:3000), XXX (Triple X, 1:800), XXY (Klinefelter, 1:1000), XYY (Jacobs, 1:2000) und noch seltenere Varianten. Die Träger dieser Varianten weichen vom voll ausgebildeten weiblichen oder männlichen Phänotyp ab. Weiter können Variationen in den Enzymen, die die Sexualhormone produzieren und die Entwicklung der Sexualorgane bestimmen, vorliegen. Auch dies führt zu Abweichungen vom typisch weiblichen oder männlichen Phänotyp. In diesen Fällen sprechen wir von Intersex oder von sexuell diversem Phänotyp. Die Häufigkeit von Intersex ist umstritten. Schätzungen bewegen sich zwischen eins zu 1000 bis zu 1/100 (https://de.wikipedia.org/wiki/Intersexualität).

Die betroffenen Individuen sind dann mit ihrem gonadalen oder hormonalen Geschlecht nicht eindeutig männlich oder weiblich. Die Intergeschlechtlichkeit wird den sogenannten „Störungen der Geschlechtsentwicklung" zugerechnet (engl. *Disorders of Sex Development* DSD) und ist z. T. im ICD codiert, ihr Krankheitswert ist zum Teil strittig (Abschn. 1.2.4).

Auch die Umwelt kann zur Ausprägung des biologischen Geschlechts beitragen. Im Tierreich ist das biologische Geschlecht häufig abhängig von den Umgebungsbedingungen, von der Nahrungszufuhr oder der Wassertemperatur. Bei Menschen sehen wir, dass Umwelt, Training, Ernährung aber auch Stress schon im Mutterleib Embryonen und Feten geschlechtsspezifisch beeinflussen kann. Stress und Hunger während der intrauterinen Entwicklung beeinflusst die Entwicklung männlicher und weiblicher Feten unterschiedlich. In Abhängigkeit von der Nahrungsaufnahme der Mutter während der Schwangerschaft finden sich im Erwachsenenalter unterschiedliche metabolische Phänotypen. Das entsprechende Wissensgebiet *Developmental Origins of Health and Disease* (DOHaD) entwickelt sich rapide (Witchel 2018).

Die Entwicklung des soziokulturellen Geschlechtes Gender ist weniger klar. Die Debatte, ob biologische oder soziokulturelle Faktoren dabei eine dominierende Rolle spielen, ist weiterhin offen, beide tragen aber dazu bei (Fisher et al. 2018). Bereits im Mutterleib beeinflussen Umwelteinflüsse den Embryo und führen zu biologisch langanhaltenden Veränderungen an seinem Körper, u. a. über epigenetische Veränderungen an der DNA aller Organe (Tohi et al. 2022). Dies kann zu einer veränderten Reaktion auf Umwelteinflüsse oder die Nahrungsaufnahme im späteren Leben führen (Tohi et al. 2022). Dabei sind diese Mechanismen zum Teil geschlechtsspezifisch, hängen also von der chromosomalen Umgebung, also dem biologischen Sex, ab (Swanson et al. 2009). Eine erste Prägung der Geschlechtsidentität beginnt im Gehirn schon in der frühen Embryonalentwicklung. In der zweiten Hälfte der Fetalentwicklung prägt ein Anstieg von Testosteron nicht nur alle männlichen Organe, sondern auch das männliche Gehirn (Swaab et al. 2021). Kulturell bedingt ist anzunehmen, dass auch Reaktionen der Mutter und der Umwelt auf eine Schwangerschaft mit einem Mädchen zu einem anderen Verhalten führen können als eine Schwangerschaft mit einem Jungen.

In der Pubertät setzen geschlechtsspezifische Wachstumsprozesse ein, die von Sexualhormonen und von der Umwelt gesteuert werden, die Blutdruck, Entwicklung des Herz-Kreislauf-Systems, Prägung des Stoffwechsels, der Knochen und der Muskulatur prägen und auch die Genderidentität modulieren können (Fisher et al.

2018). Gleichzeitig führen geschlechtsspezifisches Verhalten, Verfügbarkeit von Nahrung, Stress oder Umweltreize dazu, dass sich bestimmte körperliche Elemente mehr oder weniger deutlich ausbilden. Nahrung, Umwelttoxine, Stress oder Feinstaub führen zu langanhaltenden epigenetischen Veränderungen an der DNA (Suzuki 2018). Mit anderen Worten: Es gibt eine kontinuierliche Interaktion von biologischen und soziokulturellen Einflüssen, von Sex und Gender, die die Entwicklung von Individuen bestimmen, und insofern sind die Einflüsse von Sex und Gender schwer voneinander zu trennen (Abb. 1.3).

1.2.4 Intersex, Transsexualismus

Intersexualität ist ein Oberbegriff für unterschiedliche klinische Phänomene mit unterschiedlichen biologischen Ursachen, so beispielsweise Abweichungen der Geschlechtschromosomen oder genetisch bedingte hormonelle Entwicklungsstörungen (Witchel 2018). Die Intersexualität wird durch den ICD 10 den „Störungen der Geschlechtsentwicklung" zugerechnet und umfasst auch Fälle, die nicht mit einem uneindeutigen Genitale bei Geburt auffallen. Der ICD 11, der auch in Deutschland gerade etabliert wird, spricht neutraler von „conditions related to sexual health".

Die Häufigkeit eines uneindeutigen Genitales bei Geburt wird in Deutschland auf etwa 1:5000 (0,0002 %) geschätzt, andere schätzen die Zahl der intergeschlechtlichen Personen in Deutschland

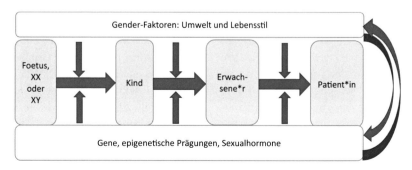

Abb. 1.3 Verknüpfung von Sex und Gender. Genderfaktoren, Umwelt und Lebensstil aber auch Gene, epigenetische Prägungen und Sexualhormone beeinflussen den Fötus, das Kind, Erwachsene und Patient:innen. Sie beeinflussen sich auch gegenseitig

auf etwa 0,2 % der Bevölkerung. Betroffene Menschen bezeichnen sich selbst als *intersexuelle oder intergeschlechtliche Menschen*. Die Bundesärztekammer spricht seit 2015 nun von „Varianten/Störungen der Geschlechtsentwicklung", um eine aus Sicht der Betroffenen diskriminierende Pathologisierung zu vermeiden.

Um Intersexualität auszuschließen oder korrekt zu diagnostizieren, sind eine ausführliche klinische Untersuchung einschließlich Chromosomenanalyse, genetische Analysen und Hormonanalysen sowie die Erfassung der individuellen Genderidentität notwendig.

1.2.5   Genderinkongruenz

Derzeit können sich eine zunehmende Anzahl von Menschen mit ihrem bei Geburt zugewiesenen Geschlecht nicht identifizieren und wünschen sich zum Teil auch, dieses zu ändern. Diese innere Haltung wird als Genderinkongruenz, Genderdysphorie oder Transgender bezeichnet. Als Trans-Männer werden Personen mit ursprünglich weiblichem biologischem Geschlecht, die sich selbst als Männer empfinden, bezeichnet. Trans-Frauen sind Personen mit ursprünglich männlichem biologischem Geschlecht, die sich als Frauen fühlen.

Männer, die sich auch als Männer fühlen, werden als cis-Männer bezeichnet und Frauen, die sich auch als Frauen fühlen, als cis-Frauen. Allerdings gibt es auch Menschen, die sich selbst weder als weiblich noch als männlich empfinden oder fühlen, dass ihr Geschlecht in einem Kontinuum zwischen weiblich und männlich angesiedelt ist, und die sich als *lesbian, gay, bisexual, transgender, transsexual and intersex* bezeichnen (LGBTI) (Osterhaus 2019). Um über diese Menschen diskriminierungsfrei zu sprechen und ihre Menschenrechte und ihre Rechte als Patientinnen und Patienten unabhängig von sexueller Orientierung, geschlechtlicher Identität, Geschlechtsausdruck und Geschlechtsmerkmalen (englisch: *sexual orientation, gender identity and expression and sex characteristics*, kurz SOGIESC) sicherzustellen, wurde der Term SOGIESC eingeführt.

Der ICD 10 codiert derzeit (1.9.2022) noch Transgender unter Transsexualismus, als Störung der Persönlichkeit und des Verhaltens Erwachsener. Die ICD 10-Klassifikation wird jedoch von vielen Betroffenen abgelehnt, da sie die Transgender-Identität grundsätzlich als Krankheit ansieht und sie im Bereich der psychischen Erkrankung klassifizierte.

Die neue S3 Leitlinie „Geschlechtsinkongruenz, Geschlechtsdysphorie und Trans-Gesundheit: S3-Leitlinie zur Diagnostik, Beratung und Behandlung" der Arbeitsgemeinschaft der Wissenschaftlichen Medizinischen Fachgesellschaften (AWMF) vertritt eine eher partizipative Position, die es Transgender-Menschen ermöglichen will, selbstbestimmt und individuell ihr Geschlecht zu wählen. Danach kann eine geschlechtsunterstützende/bestätigende Hormontherapie bereits direkt nach der Diagnose beginnen, und Psychotherapie ist keine Voraussetzung mehr für die Hormontherapie (Guethlein et al. 2021).

Nach den ICD 11-Kodierungen, die in Deutschland ab 2022 implementiert werden sollen, wird Transsexualismus als Geschlechtsinkongruenz definiert, unter den Grundlagen der sexuellen Gesundheit aufgeführt und damit von den mentalen und somatischen Erkrankungen abgetrennt. Somit findet eine Depathologisierung des Begriffes Transgender statt (Guethlein et al. 2021).

Die Prävalenz für Transgender lag in Deutschland, Belgien und den Niederlanden lange in der Größenordnung von etwa 1:12.000 für Transgender-Frauen und 1:30.000 für Transgender-Männer (Guethlein et al. 2021). Allerdings wurde in den letzten Jahren ein deutlicher Anstieg gesehen und echte Prävalenzen sind schwer zu ermitteln, auch stark von Alter und sozialen Gruppen abhängig. Schätzungen gehen von 0,005 bis 0,5 % Menschen aus, die sich selbst als Transgender empfinden (de Freitas et al. 2020). Auch größere Häufigkeiten werden angegeben. Nach neueren Studien würden sich etwa 0,5 % der erwachsenen Bevölkerung und 0,5–4,1 % der Heranwachsenden als Transgender identifizieren (Bonifacio et al. 2019).

Noch existieren in Deutschland zahlreiche Probleme für die Transgender-Menschen. Nur wenige Zentren sind auf die Transitions-behandlung spezialisiert. Gesundheits-leistungen für Transgender-Menschen sind nach einer Entscheidung des Bundessozial-gerichtes (BSG 3 RK 15/86) in Deutschland durch die Krankenversicherung abgedeckt. Allerdings sind oft Gutachten nötig, damit die Behandlungskosten wirklich von der Krankenkasse übernommen werden.

Die Therapie erfolgt interdisziplinär unter Beteiligung der Endokrinologie, der Gynäkologie, der Chirurgie zur Umwandlung der Geschlechts-organe, der HNO zur Kontrolle der Stimme, der Dermatologie zur Behandlung von Akne und Hirsutismus sowie der Psychosomatik, Psycho-therapie und auch der Psychiatrie zur Stabilisie-rung. Bei Erwachsenen werden Behandlungen mit Geschlechtshormonen in hohen Dosen und zum Teil chirurgische Eingriffe durchgeführt (Kap. 2). Nach einer erfolgreichen Transition ist eine medizinische Behandlung psychischer, psychosomatischer und somatischer Probleme häufig notwendig. Aufgrund der Hormontherapie entstehen für Transgender-Menschen zusätzliche Probleme, welche auch kardiovaskuläre Risiko-faktoren betreffen (Aranda 2019, in Güthlein). Dabei ist wenig dazu bekannt, welche Aus-wirkung die Sexualhormone in hohen Dosierun-gen auf die Nicht-Sexualorgane im Körper haben. Weitere offene Fragen beinhalten z. B. die Integ-ration von Transgender-Menschen in den Leistungssport, die Frage, unter welchen Be-dingungen Transgender-Frauen tatsächlich als Frauen starten dürfen.

Eine Veränderung des Tumorrisikos durch af-firmative Hormontherapie ist nicht bekannt. Untersuchungen zu Prävention und Früh-diagnostik von Tumoren auch der Genitalorgane bei Transgender-Menschen erfordern Spezial-wissen, das vor allem in den Transgender-Zent-ren vorhanden ist.

Derzeit entwickeln zunehmend mehr Jugend-liche eine Genderinkongruenz oder -dysphorie (Strittmatter und Holtmann 2020). Leider fehlen Daten, die es ermöglichen, die Beständigkeit (Persistenz) bzw. Unbeständigkeit (Desistenz) der Geschlechtsdysphorie bei Jugendlichen si-cher vorherzusagen können. Betroffene Jugend-liche können von Depression und Ängstlichkeit geprägt sein und eine Neigung zur Suizidalität haben. Eine affirmative Therapie verbessert ihre Lebenssituation oft erheblich (Turban und Ehren-saft 2018). Dabei kann der Einsatz von Pubertäts-blockaden dazu führen, dass der zeitliche Ablauf hinausgezögert wird und Eltern ebenso wie die betroffenen Jugendlichen mehr Zeit für ihre indi-viduellen Entscheidungen erhalten (Bonifacio et al. 2019). Die Behandlung wird derzeit nur in spezialisierten Zentren durchgeführt (Kap. 2).

1.2.6 Sex-/Genderkonzepte

Um die Wirkung von Sex und Gender auf klini-sche Syndrome zu erfassen und um ihr Gewicht mit dem anderer Einflussfaktoren/Variablen, wie z. B. Größe, Alter, Ethnie oder Schulbildung, zu vergleichen, wäre es hilfreich, wenn sowohl Sex als auch Gender durch eine jeweils einzige Va-riable kodiert werden könnten.

Die Erfassung des biologischen Geschlechts Sex erscheint nur auf den ersten Blick einfach. Häufig wird das Geschlecht in der Geburts-urkunde oder die Aussage der/s Betroffenen zu-grunde gelegt. Für klinische Studien, die nicht speziell auf die Untersuchungen der sexuellen Gesundheit zielen, ist die Kodierung weiblich, männlich, divers für das biologische Geschlecht derzeit üblich. Für weitergehende Frage-stellungen müssen körperliche Untersuchungen den Genotyp, den Zustand der Gonaden und den Hormonstatus klären.

Die Erfassung der soziokulturellen Dimension des Geschlechts Gender ist komplexer. Ein erstes Problem ist, dass es kein allgemeingültiges Gen-derkonzept gibt und dass darüber hinaus die Inte-gration der Trans-Menschen in vielen ge-sellschaftlichen Bereichen ein ungelöstes Prob-lem ist. Einige der aktuellen Sex-/Genderkonzepte bestehen darauf, dass Sex und Gender so eng mit-einander verbunden sind (Springer et al. 2012), dass sie nicht getrennt voneinander erfasst wer-den können (Bolte et al. 2021). Andere Konzepte gehen davon aus, dass biologisches und sozio-kulturelles Geschlecht eng miteinander verknüpft sind und sich gegenseitig an vielen Stellen beeinflussen, jedoch unabhängig voneinander erfassbar und messbar sind (Pelletier et al. 2015, 2016; Pohrt et al. 2022).

1.2.7 Erfassung von Gender

Unabhängig von ihrer anerkannt engen Interaktion ist es für die Medizin sinnvoll, die geschlechtsspezifischen Einflüsse von Biologie und Umwelt, Sex und Gender zumindest bis zu einem bestimmten Grad voneinander zu trennen, da therapeutische Einflüsse vor allem bei einzelnen Faktoren ansetzen können. Enzymdefekte können behandelt werden, und auch soziale Bedingungen können verbessert werden, wenn sie identifiziert und ihre Relevanz erkannt werden. Dazu gehört natürlich, dass ihr Einfluss auf den Krankheitsprozess messbar ist. Diese Bestrebungen haben zu den Versuchen geführt, auch Gender messbar zu machen und Scores zu entwickeln, die Gender messen sollen. Grundsätzlich versuchen diese Scores, Frauen und Männer allein aufgrund soziokultureller Eigenschaften, also aufgrund ihres Genders zu charakterisieren. Das heißt, sie versuchen zu erfassen, ob Menschen unabhängig von ihrem biologischen Geschlecht typische weibliche und männliche Verhaltensmerkmale und Persönlichkeitsmerkmale haben und ob sich dies auf Gesundheit oder Krankheit auswirkt. Diese Ansätze gehen davon aus, dass Persönlichkeits- und Verhaltensmerkmale vielerlei Abstufungen aufweisen und sich

biologische Frauen auch „männlich" verhalten können und umgekehrt (Pelletier et al. 2015, 2016; Nielsen et al. 2021).

Eine der ersten Forscherinnen, die versuchte, Gender mithilfe eines Scores messbar zu machen, ist Louise Pilote aus Montreal. Sie versuchte, Männer und Frauen aufgrund ihres soziokulturellen Verhaltens und Status zu identifizieren, ohne dafür biologische Kriterien zu benutzen. Hierfür benannte ein Team von Expertinnen etwa 50 Verhaltens- und Persönlichkeitsmerkmale, die unabhängig vom biologischen Sex Männer und Frauen in der Gesellschaft charakterisierten. Aus den wichtigsten Merkmalen wurde ein Score errechnet, der von 0–100 ging und Individuen als soziokulturell typisch männlich (0) oder typisch weiblich (100) charakterisierte, unabhängig von ihrem biologischen Geschlecht (Abb. 1.4).

Pilote analysierte zuerst die Verteilung dieses Gender Scores in einer mittelalten Patientenkohorte nach Herzinfarkt. Sie fand, dass die biologischen Männer überwiegend in dem maskulinen Bereich der Skala lokalisiert sind, während die biologischen Frauen mit ihrem Gender Score relativ breit streuen, d. h. sowohl maskuline als auch feminine Eigenschaften haben (Abb. 1.5a).

Pilote benutzte diesen Gender Score dann, um die Verteilung von Risikofaktoren und das Überleben nach akutem Koronarsyndrom zu charakterisieren. Es zeigte sich, dass einige Risikofaktoren eher vom biologischen Sex und andere eher vom soziokulturellen Geschlecht Gender bestimmt waren. Darüber hinaus zeigte sich, dass das bio-

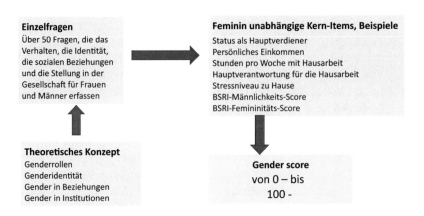

Abb. 1.4 Erarbeitung eines Gender Scores, ausgehend von einem theoretischen Konzept über 50 Einzelfragen, die auf Kern-Items reduziert werden, aus denen ein Gender Score errechnet wird. (Nach Pelletier et al. 2015; Nauman et al. 2021)

Einzelfragen
Über 50 Fragen, die das Verhalten, die Identität, die sozialen Beziehungen und die Stellung in der Gesellschaft für Frauen und Männer erfassen

Theoretisches Konzept
Genderrollen
Genderidentität
Gender in Beziehungen
Gender in Institutionen

Feminin unabhängige Kern-Items, Beispiele
Status als Hauptverdiener
Persönliches Einkommen
Stunden pro Woche mit Hausarbeit
Hauptverantwortung für die Hausarbeit
Stressniveau zu Hause
BSRI-Männlichkeits-Score
BSRI-Femininitäts-Score

Gender score
von 0 – bis
100 -

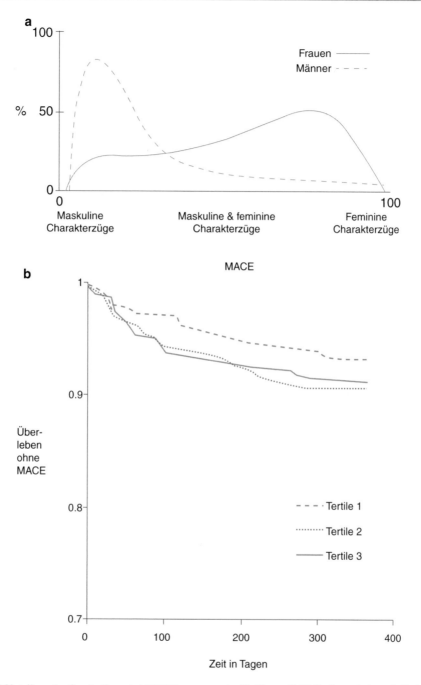

Abb. 1.5 (**a**) Verteilung des Gender Score bei 1024 Frauen und Männern mit akutem Koronarsyndrom (aus Pelletier et al. 2016). (**b**) Überleben in Abhängigkeit vom Gender Score: Das Überleben ohne MACE (*Major Adverse Cardiovascular Events*) ist besser bei einem Gender Score in der ersten Tertile von 0–33 %, der typisch maskulin ist (aus Pelletier et al. 2016). Tertile 1: Gender Score von 0–33=überwiegend maskuline Charakterzüge; Tertile 2: Gender Score von 34–66=maskuline und feminine Charakterzüge; Tertile 3: Gender Score von 67–100=feminine Charakterzüge

logische Geschlecht die Überlebenschancen nach Herzinfarkt eher verbesserte, während das soziokulturelle Geschlecht Gender sie eher verschlechterte (Pelletier et al. 2015, 2016). Patient:innen mit einem Gender Score in der ersten Tertile (0–33 %, also maskulin) überlebten besser als die mit höheren Gender Scores (Abb. 1.5b).

Determinanten des soziokulturellen Geschlechtes in dem Modell von Pilote sind Erziehung, Einkommen, Verantwortung für Hausarbeit, Verantwortung für Pflege und einige Persönlichkeitsmerkmale wie Risikobereitschaft, Aggressivität oder Ängstlichkeit. Insbesondere die Ängstlichkeit bestimmte bei Frauen das Risiko für einen Re-Infarkt nach einem ersten Infarkt.

Nachfolgende Untersuchungen in Deutschland und in der Schweiz zeigen, dass die Charakterisierung von Patient:innen als typisch männlich oder weiblich vom Alter und von der Grunderkrankung abhängig ist. In einer älteren deutschen Kohorte waren Eigenschaften wie Merkfähigkeit oder Kognition sowohl von Sex als auch von Gender bestimmt, und zwar in gegenläufiger Weise: Während weiblicher Sex eher mit besserer kognitiver Funktion einherging, war die soziokulturelle Dimension Weiblichkeit eher mit einer Verschlechterung der Kognitionsfähigkeit verbunden (Kendel et al. 2011). Wie das soziokulturelle Geschlecht diese Effekte ausübt, wissen wir nicht. Es ist jedoch anzunehmen, dass die Erfüllung der Rollenbilder, die das Indivi-

duum und die Gesellschaft als typisch männlich oder weiblich sieht, auch mit Gesundheit und Leistungsfähigkeit korrespondieren.

Für die Integration in die tägliche Praxis sind die formalen Gender Scores derzeit noch nicht reif. Allerdings können die Elemente des Gender Scores in der Praxis durchaus schon berücksichtigt werden: Erziehung, Einkommen, Verantwortung für Hausarbeit, Verantwortung für Pflege, Risikobereitschaft, Aggressivität oder Ängstlichkeit bestimmen den Umgang mit Erkrankungen und/oder ihrer Prävention. Dies zeigt sich bei der Bereitschaft zur kardiovaskulären Prävention, die bei Frauen oft niedriger als bei Männern ist, oder bei der Tumorfrühdiagnose, wo männliches Gender die Bereitschaft zur Prävention zu reduzieren scheint (Kap. 3). Der Dualismus zwischen Sex und Gender im Bereich der Kardiologie wurde kürzlich in einer Übersicht zusammengefasst (Regitz-Zagrosek und Gebhard 2022). Wir zeigen hier eine Gegenüberstellung sexbezogener Faktoren und genderbezogener Faktoren, die so bei den meisten Erkrankungen zutrifft, aber unterschiedlich ausgestaltet ist (Abb. 1.6).

Im Bereich kardiovaskulärer Erkrankungen ist weibliche Biologie Sex eher ein Schutzfaktor, während weibliches Gender mit erhöhten Risiken verbunden ist, während männliche Biologie mit höheren Risiken assoziiert ist, aber männliches Gender protektiv (Regitz-Zagrosek und Gebhard 2022).

Abb. 1.6 Gegenüberstellung sexbezogener Faktoren und genderbezogener Faktoren, die bei vielen Erkrankungen eine Rolle spielen

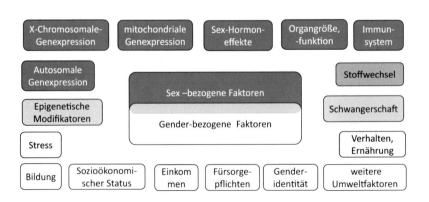

Zentrale Elemente, die Gender in Deutschland bestimmen (Nauman et al. 2021)

• Erziehung
• Einkommen
• Verantwortung für Hausarbeit
• Verantwortung für Pflege
• Risikobereitschaft
• Aggressivität
• Ängstlichkeit

1.2.8   Genderbias und geschlechtsabhängige Kommunikation

Genderbias beinhaltet Erwartungshaltungen oder Vorurteile, die mit dem Geschlecht assoziiert sind und von denen auch wir Ärztinnen und Ärzte manchmal nicht verschont sind. Meistens sind diese Erwartungshaltungen unbewusst, sie haben sich im Laufe unseres Lebens entwickelt, geprägt durch persönliche Erfahrungen, gesellschaftliche Haltungen, unsere Aus- und Weiterbildung und Erfahrungen in der Berufspraxis.

Ein weit verbreitetes Vorurteil in der Diagnose und in der Therapie sieht so aus, dass Geschlechterunterschiede nicht wahrgenommen werden. Bei diesem Typ des Vorurteils geht man davon aus, dass Männer und Frauen gleich sind und daher die gleiche Risikoabschätzung, die gleiche Diagnostik, Therapie und Prävention brauchen. Dahinter steht oft das Streben oder der Wunsch nach Objektivität, der Versuch, Gleichheit herzustellen. Dies führt zu einer Gleichbehandlung, wo eigentlich eine differenzierte Behandlung nötig wäre, zum Beispiel dann, wenn Arzneimitteldosierungen an das Geschlecht angepasst werden müssten oder die geschlechtsspezifische Ausprägung von Symptomen beachtet werden müsste, etwa bei der unterschiedlichen Manifestation von Depressionen bei Frauen und Männern, oder wenn die Diagnose bei Frauen und Männern andere Wege nehmen müsste, zum Beispiel bei der Diagnostik der Angina Pectoris bei jüngeren Menschen.

Ein anderes Vorurteil ist, dass Geschlechterunterschiede angenommen werden, die in Wirklichkeit nicht vorhanden sind. Zum Beispiel, dass Blut im Urin bei Frauen weniger gefährlich als bei Männern ist oder Frauen durch ihre Hormone geschützt sind und daher keine Prävention von Herz-Kreislauf-Erkrankungen brauchen oder keine ebenso strikte Senkung der Blutfette wie Männer. Oder dass Männer keine Osteoporose, keine Depression und keinen Brustkrebs bekommen. Auch diese Einstellung kann uns diagnostisch und therapeutisch in die Irre führen.

Frauen und Männer kommunizieren unterschiedlich. Frauen gehen häufiger zum Arzt, nutzen präventive Maßnahmen und sprechen mehr über ihre Probleme. Statistiken haben gezeigt, dass Frauen beim Herzinfarkt etwa 8–10 Symptome schildern, während Männer nur ein oder zwei Symptome, dies aber deutlicher und eindringlicher erwähnen (Eugenmed et al. 2016). Über Sexualität sprechen Patient:innen und Ärzt:innen offensichtlich selten. Dabei wünschen sich viele Männer, dass sexuelle Probleme vom Arzt häufiger angesprochen werden. Über Depressionen und seelische Störungen scheinen Männer besonders ungern zu sprechen. Sie neigen eher dazu, ihre Beschwerden in eine körperliche Form zu bringen, zu somatisieren. Möglicherweise weisen Depressionen bei Männern und Frauen auch eine unterschiedliche Symptomatik auf und können bei Männern durch ein aggressives oder süchtiges Verhalten oder Zentrierung auf Schmerzsymptome gekennzeichnet sein.

1.2.9   Geschlecht und Präzisionsmedizin

Verwendet wird der Begriff Präzisionsmedizin, auch personalisierte Medizin, vor allem für eine maßgeschneiderte Pharmakotherapie, welche zusätzlich zum speziellen Krankheitsbild die individuelle physiologische Konstitution berücksichtigt. Grundlage der Präzisionsmedizin sind moderne Diagnostikmethoden wie die Genom-Sequenzierung oder die molekulare Bildgebung. Damit soll die Ursache der Erkrankung auf molekularer Ebene identifiziert werden, um Patient:innen individueller zu behandeln. Nun bestimmen die Geschlechtschromosomen, vor allem das X-Chromosom, in ihrer Interaktion mit anderen Genen den Phänotyp entscheidend mit. Daher sollte die Berücksichtigung des biologischen Geschlechts eine Grundvoraussetzung für die Präzisionsmedizin sein, ebenso wie die individuellen sozialen Determinanten der Gesundheit (Gender) (Lee et al. 2022).

Tatsächlich ist eine wesentliche Limitation der Präzisionsmedizin, dass nur wenige Biomarker so eingehend getestet sind, dass ihr prädiktiver Wert und ihre Interaktion mit anderen Merkmalen (wie z. B. Geschlecht, Sex und Gender) sicher nachgewiesen ist. Am ehesten ist dies im Bereich der Onkologie der Fall. In der Diabetologie wurde gezeigt, welche geschlechtsspezifischen molekularen Marker von Pankreaszellen mit einem relativen Schutz der Frauen vor Typ-2-Diabetes einhergehen (Yong et al. 2022). Weiter wurde gezeigt, dass das Ergebnis von Gewichtsreduktion (Zhu et al. 2022), der Verlust der Nierenfunktion bei Diabetikern (Grams et al. 2022) und das Ansprechen auf Therapieverfahren (Dawed et al. 2022) präzise und in Abhängigkeit vom Geschlecht vorausgesagt werden können.

Für die Realisierung der Ziele der Präzisionsmedizin müssen noch mehr Studien zu den Auswirkungen individueller Biomarker inklusive des biologischen und des soziokulturellen Geschlechtes durchgeführt werden. Daher sind die Ziele der geschlechtsspezifischen Medizin essentiell für die Etablierung der Präzisionsmedizin.

> **Fazit**
>
> - Biologisches und soziokulturelles Geschlecht werden durch Gene, Hormone und Umweltfaktoren und ihre Interaktion geprägt.
> - Intersexualität bedeutet, dass das biologische Geschlecht nicht eindeutig binär kategorisiert werden kann.
> - Genderinkongruenz bedeutet, dass die gefühlte Genderidentität nicht mit dem biologischen Geschlecht übereinstimmt.
> - Es gibt derzeit erfolgversprechende Ansätze zur Messung von Gender und damit für die Integration dieser soziokulturellen Dimension in klinische Studien.
> - Gender spielt eine große Rolle in der Ärzt:in-Patient:in-Kommunikation und bei den Behandlungsergebnissen.
> - Gendermedizin ist ein wichtiges Element der Präzisionsmedizin. Sowohl das biologische als auch das soziokulturelle Geschlecht müssen in die Patientencharakterisierung der Präzisionsmedizin einbezogen werden, wenn diese erfolgreich sein will.

1.3 Integration von Sex und Gender in Lehre und Versorgung

1.3.1 Integration von Gendermedizin in die medizinische Lehre in Deutschland

In Deutschland war die Charité in Berlin die Vorreiterin in der Entwicklung der Gendermedizin. 2012 wurde Gendermedizin an der Charité in Berlin in den regulären Studiengang Medizin integriert und geschlechtsspezifische Aspekte vieler Erkrankungen wurden prüfungsrelevant (Ludwig et al. 2015). In immer mehr klinischen und vorklinischen Studien wurde das Geschlecht berücksichtigt. In Bielefeld entstand eine Professur für geschlechtersensible Medizin, in Magdeburg wurde 2022 eine Professur ausgeschrieben. Im Jahr 2021 wurde Gendermedizin in Deutschland in der Koalitionsvereinbarung der Rot-Grün-Gelben-Bundesregierung zum ersten Mal in ein Regierungsprogramm integriert und soll von nun an allen medizinischen Fakultäten implementiert werden.

1.3.2 Implementierung von Genderaspekten in der medizinischen Lehre in Europa

Medizinische Lehre ist in den meisten europäischen Ländern Sache der einzelnen Universitäten. Insofern ist auch die Lehre in der Gendermedizin in den europäischen Nachbarländern inhomogen. Erstmals 2008 wurde ein europäisches Projekt EUGIM (https://gender.charite.de/en/research/research_group_cvd/projects_with_the_eu/eugim/) (2009–2011) durchgeführt, in dem die Elemente der Lehre in der Gendermedizin definiert wurden. Beteiligt waren die Universitäten Berlin (federführend), Budapest, Innsbruck, Maastricht, Nijmegen, Sassari und Stockholm. Seit 2006 trafen sich die Partner:innen in unterschiedlichen Konferenzen mit international anerkannten Expert:innen für Gendermedizin und diskutierten die Grundlagen der zu unterrichtenden Inhalte und die Lehrformate. Das Ergebnis war ein Modul Gendermedizin, das flexibel in die humanmedizinische Lehre oder in biomedizinische Master- oder Bachelor-Studiengänge integriert werden konnte. Teile dieses Konzeptes wurden in der Folge an den Partneruniversitäten etabliert und auch weiterentwickelt.

Weitere Europäische Universitäten in Wien, Rom, Padua, Radboud und das Karolinska Institut übernahmen Teile des Curriculums oder bauten vergleichbare auf. In Kanada gibt es starke Angebote des CIHR, das selbst über seine Internetauftritte gendermedizinisches Wissen vermittelt. In den USA etablierte das Texas Tech University Health Sciences Center (TTUHSC) (Miller et al. 2013) eine Bibliothek für Lehre in der Gendermedizin. Diese beinhaltete Foliensätze, Redetexte, Literaturstellen und Angaben zum Evidenzniveau der Befunde. Diese Sammlung erleichterte den Lehrenden die Integration gendermedizinischer Inhalte erheblich und wurde dementsprechend gut nachgefragt. Eine systematische Analyse der Lehrinhalte zeigte jedoch, dass insgesamt der Erfolg eher gering blieb (Schluchter et al. 2020). Mittlerweile hat sich European Federation of Internal Medicine (EFIM) in Europa entschlossen, geschlechts-spezifische Aspekte für die Behandlung ihrer Patient:innen einzufordern. Eine erste systematische Erhebung zeigt, dass noch deutlicher Verbesserungsbedarf besteht (Biskup et al. 2022).

1.3.3 Gendermedizin in der Lehre in Deutschland, Österreich und der Schweiz (DACH-Region)

Im deutschsprachigen Raum boten 2021 zahlreiche Universitäten Kurse in Gendermedizin an. Eine Integration von Genderaspekten in die Pflichtlehre fand jedoch bisher nur in Berlin, Innsbruck und Wien statt. Derzeit bietet vor allem die Universität Hannover zahlreiche gendermedizinische Veranstaltungen auf überwiegend freiwilliger Basis an und die Universität Bielefeld arbeitet an einer systematischen Integration von Genderaspekten in das Medizinstudium (2022).

An der Charité Berlin wird Gendermedizin in spezifischen, auf das Thema fokussierten Vorlesungen, einer Einführungsvorlesung im ersten Studienjahr (Modul 1) sowie in drei Vorlesungen im fünften Studienjahr (Modul 35) schwerpunktmäßig gelehrt. Darüber hinaus wurden 2014 sex- und genderbezogene Aspekte in 94 Vorlesungen, 33 Seminare und 16 praktische Kurse vom ersten bis sechsten Studienjahr integriert (Ludwig et al. 2015).

Integration von Sex und Gender in das Medizinstudium der Charité Berlin
(Angegeben sind die Module (M) des Medizinstudiums in der Charité Berlin mit genderbezogenen Inhalten.)

M1: Einführung Sex und Gender, Laufbahnplanung
M4: Grundlagenwissenschaften: Steroidhormone
M6, 20, 31: Posttraumatische Belastungsstörungen
M6, 22, 35: Sexualität und sexuelle Probleme, sexuelle Identität

M6, 12, 17: Fettleibigkeit
M6, 12, 22, 35: Gender und Kultur
M6, 22, 35: Geschlechterspezifische Gesundheitsversorgung/Qualität der Versorgung
M6: Soziale Determinanten von Gesundheit und Krankheit
M9: Hormone und Haut, Dermatitis und Ekzeme
M10: Osteoporose
M11, 25: Herz-Kreislauf-Erkrankungen
M13: Chronisch obstruktive Lungenerkrankung
M14, 35: Harnwegsinfektionen, sonstige Harnwegsbeschwerden
M15: Multiple Sklerose, idiopathisches Parkinson-Syndrom, Demenz
M17: Diabetes mellitus, Hämochromatose, Autoimmunerkrankungen
M18: Hepatitis
M19: Neoplasie
M20, 31: Depression, Angststörungen
M20: Schmerzwahrnehmung
M21: Burnout-Syndrom
M23 und M37: Sex und Gender in der Forschung
M22, 33, 35: Sexueller Missbrauch und Gewalt, Kindesmissbrauch, Partnergewalt
M22, 33, 35: Übergangsphasen (Menopause, Adoleszenz)
M22, 32, 35: Fortpflanzung, Empfängnisverhütung, Geschlechtskrankheiten, Unfruchtbarkeit
M25: Pharmakotherapie
M25: Asthma bronchiale
M26: Transplantation
M26: Reizdarmsyndrom
M27: Orthopädie, Sportverletzungen, pädiatrische Orthopädie
M29: Hörstörungen
M29: Erkrankungen der Schleimhaut
M31: Abhängigkeit von Alkohol oder Benzodiazepinen
M34: Essstörungen

M35: Grundlagen der Gendermedizin, geschlechtsspezifische Mechanismen in der Krankheitsentstehung, Diagnose und Therapie
M36: Gynäkologische und urologische Erkrankungen

Darüber hinaus wurde ein Postgraduierten-Modul aufgebaut, dessen Kernstück eine webbasierte „eLearning platform gender medicine" (http://egender.charite.de) war, die von 2011–2019 aktiv war (Seeland et al. 2016). Diese Plattform konnte im Studium und für die berufliche Weiterbildung von Ärzt:innen und Forscher:innen genutzt werden. Eine ähnliche Plattform (FUTURE educational platform) war am Karolinska Institut in Stockholm aufgebaut worden, ist aber mittlerweile ebenfalls nicht mehr in Englisch verfügbar.

An der Medizinischen Universität Innsbruck findet sich Gendermedizin sowohl in der Pflichtlehre als auch bei den Wahlfächern. Die Lehrveranstaltungen der Pflichtlehre in Innsbruck decken die Grundlagen der Gendermedizin ab und vermitteln folgende Inhalte:

- Methodenkompetenz zu Gender
- Gender und Anamnese
- Gendergerechte ärztliche Gesprächsführung
- Gender und Forschung
- Gender und Medizindidaktik
- Überblick über gendermedizinisch relevante Unterschiede in einzelnen Fachdisziplinen

An der Universität Wien wird ein Postgraduierten-Studiengang Gendermedizin angeboten. Im medizinischen Regelstudium wird auf gendermedizinische Inhalte hingewiesen. In Italien gibt es eine starke Initiative, sex- und genderbezogene Inhalte in das Medizinstudium zu integrieren. 75 % der Fakultäten geben an, dies mittlerweile zu berücksichtigen.

Die stärkste Entwicklung findet derzeit in der Schweiz statt. Hier fördert das Swissuniversities-Projekt die Entwicklung eines Curriculums Gendermedizin, das an allen Schweizer Medizinischen Fakultäten unterrichtet werden soll. Dieses Curriculum sieht 9 zentrale Lerneinheiten vor, ebenso wie die Integration von Sex- und Genderaspekten in zahlreiche Fächer nach dem Modell der Charité Berlin.

Darüber hinaus haben die Universitäten in Bern und Zürich gemeinsam einen Postgraduierten-Studiengang (CAS Gendermedizin) etabliert, der seit 2020 unterrichtet wird (http://www.gender-medicine.ch). An der Universität Zürich ist geplant, 2023 einen Lehrstuhl Gendermedizin einzurichten.

1.3.4 Genderaspekte in der medizinischen Versorgung

Genderaspekte werden in Deutschland mehr und mehr auch in der Gesundheitsversorgung wahrgenommen, von Ärztinnen und Ärzten aber auch von Patientinnen und Patienten. Hierbei waren die Erkenntnisse und Aktivitäten in der Kardiologie richtungsweisend. Erkenntnisse zur Symptomatik des Herzinfarktes bei der Frau, die – wenn nicht beachtet – zum Tod eines Menschen führen, wurden offensichtlich stärker wahrgenommen als Hinweise aus anderen Bereichen, beispielsweise dass Medikamente falsch dosiert werden könnten. Im Fachbereich der Kardiologie scheinen die Ärztinnen und Ärzte sich der Unterschiede inzwischen grundsätzlich bewusst zu sein. So findet man in den Mitteilungen der Fachgesellschaft (z. B. Cardio News) inzwischen regelmäßig Artikel zur gendersensiblen Medizin.

Ziel einer ersten Versorgungsstudie AURORA war es, ein bundesweites Bild davon zu gewinnen, wie niedergelassene Kardiolog:innen und Hausärzt:innen im Alltag der Versorgung mit geschlechtsspezifischen Aspekten der symptomatischen chronischen KHK umgehen (Regitz-Zagrosek 2020). Dazu fand zwischen Oktober 2018 und April 2019 eine deutschlandweite Befragung von kardiologisch tätigen Ärztinnen und

Ärzten (Ärzt:innen, n = 360) im ambulanten Sektor mithilfe eines strukturierten Fragebogens statt. Im Fokus der Interviews stand die persönliche Einschätzung der befragten Kardiolog:innen zu geschlechtsspezifischen Aspekten bei Diagnostik und Therapie von Patient:innen mit chronischer KHK und den Konsequenzen für die Versorgung. Tatsächlich wurde das Symptomspektrum der chronischen KHK für weibliche und männliche Patient:innen von den Kardiologinnen und Kardiologen unterschiedlich bewertet. Aber immer noch schickten Hausärzt:innen Patienten früher zur kardiologischen Abklärung als Patientinnen. Erkenntnisse aus bisherigen Studien zu geschlechtsspezifischen Unterschieden bei ischämischer Herzkrankheit haben also in die Versorgung Eingang gefunden, zeigen aber noch Optimierungspotenzial in der Diagnostik, Therapie und der Zusammenarbeit zwischen hausärztlichen und kardiologischen Praxen. Gegenwärtig mangelt es vor allem an dezidierten geschlechtsspezifischen Leitlinien zur Prävention, Diagnose und Behandlung bei fast allen Erkrankungen.

Auch in der Gesellschaft ist es angekommen, dass die Symptome vieler Erkrankungen bei Frauen anders sind als bei Männern. In der ersten Phase der Covid-19-Pandemie schienen Männer schwerer zu erkranken und häufiger zu sterben. Das hat auch die Gesellschaft etwas mehr sensibilisiert, sodass Gendermedizin nicht mehr nur als Frauenmedizin wahrgenommen wird.

Für die ärztliche Weiterbildung wurde nach klaren Forderungen der Delegierten der Deutschen Ärztetage die gendersensible Medizin in den Grundlagen der fachärztlichen Weiterbildungsordnung (Musterweiterbildungsordnung der Bundesärztekammer, MWBO 2018)[1] verankert und sollte auch gelehrt werden. Auch in der geplanten neuen Approbationsordnung sollen die

---

[1] MWBO 2018, Teil B, Allgemeine Inhalte der WB für Anschnitt B, Seite 22 von 470 https://www.bundesaerzte-kammer.de/fileadmin/user_upload/BAEK/Themen/Aus-Fort-Weiterbildung/Weiterbildung/20220625_MWBO-2018.pdf, MWBO 2018 – Stand 25.06.2022.

gendersensiblen Inhalte aufgenommen werden und zu prüfungsrelevanten Fakten gehören, und zwar in allen medizinischen Fächern (Referentenentwurf zur Neuregelung der ärztlichen Ausbildung.)[2]

Problematisch ist aktuell, dass die Defizite in der Gendersensibilität der „analogen Medizin" bei der Übertragung in die Digitalisierung wenig Beachtung finden. Das hat einerseits damit zu tun, dass wie oben beschrieben die gendersensiblen Inhalte nicht vorliegen aber auch dass die IT-Experten zum großen Teil nicht gendersensibel denken.

Fazit

- Gendermedizin ist derzeit nur an wenigen Fakultäten im deutschsprachigen Raum als Pflichtfach in die Lehre integriert.
- In den meisten europäischen Ländern gibt es derzeit Bestrebungen, Sex und Gender in der medizinischen Lehre zu berücksichtigen. Allerdings wurden derzeit (2022) nur wenige Institute für Gendermedizin etabliert.
- In der Schweiz finden zentrale Bemühungen statt, Gender in die medizinische Lehre und Postgraduierten-Ausbildung zu integrieren. An der Universität Zürich wird 2023 ein Lehrstuhl für Gendermedizin etabliert. Darüber hinaus gibt es eine Initiative zur Gründung eines nationalen Forschungsprogramms Gendermedizin.
- In Deutschland sind gendermedizinische Aspekte sowohl in der neuen Muster-Weiterbildungsordnung für alle medizinischen Fächer aufgenommen, als auch in der Planung der neue Approbationsordnung vorhanden.

Nachtrag bei Drucklegung: 2023 schlug der Wissenschaftsrat in Deutschland die stärkere Berücksichtigung der Gendermedizin vor. https://doi.org/10.57674/9z3k-1y81

---

[2]Referentenentwurf des Bundesministeriums für Gesundheit. Verordnung zur Neuregelung der ärztlichen Ausbildung, Teil 1, Ärztliche Ausbildung, Kap 1 allgemeine Bestimmungen § 1 Ziele der ärztlichen Ausbildung, Satz 11, https://www.bundesgesundheitsministerium.de/fileadmin/Dateien/3_Downloads/Gesetze_und_Verordnungen/GuV/A/Referentenentwurf_AEApprO.pdf, Seite 15.

1.4 Sex und Gender im Beruf

1.4.1 Einführung

Obwohl im ärztlichen Bereich in Deutschland mittlerweile gleich viele Frauen und Männer tätig sind, sind in den Leitungsposition überwiegend Männer vertreten (Ärztinnenbund 2022). Dies prägt die Fachkultur, die klinische Aus- und Weiterbildung, Karrierewege, Verdienstmöglichkeiten und die Arbeitszufriedenheit ebenso wie Forschungsprioritäten, Schwerpunkte in der Lehre sowie die Therapieoptionen von und für Patienten und Patientinnen. Das Resultat ist, dass auf der Ebene der Klinikleitungen und in wichtigen Führungsbereichen wie der Chirurgie oder der Notfallmedizin zu wenig Frauen Entscheidungen treffen können. Die Belange der Frauen werden sowohl aus Sicht der Patientinnen als auch aus der der Ärztinnen weniger wahrgenommen. Dies könnte erklären, warum die Behandlungsergebnisse bei Patientinnen in Notfallsituationen schlechter sind als bei Patienten.

Auch ist immer noch 1/3 der Ärztinnen sexueller Belästigung ausgesetzt. Das Wissen über dieses Ausmaß ist jedoch bei den Ärztinnen größer als bei den Ärzten, die das Problem als nicht so relevant ansehen. Wenn es um die Verbesserung des Miteinanders im Beruf geht, schlagen in systematischen Studien allerdings sowohl Frauen als auch Männer ähnliche Maßnahmen vor.

1.4.2 Entwicklung der Ärzt:innenschaft

Seit mehr als 15 Jahren studieren in Deutschland mehr Studentinnen als Studenten Medizin. Der Beruf der Ärztin oder des Arztes hat sich von einer rein männerdominierten Domäne hin zu einem Beruf entwickelt, in dem mittlerweile mehr als 48 % Frauen tätig sind (Abb. 1.7). Allerdings haben die Frauen (58 %) häufiger als Männer keine Gebietsbezeichnung, haben seltener einen Facharzt für Innere Medizin (40 %) oder für Chirurgie (23 %) oder sind ohne ärztliche Tätigkeit (51,5 %). In der Allgemeinmedizin sind gleich viele Frauen und Männer tätig (Bundesärztekammer 2021) (Abb. 1.8).

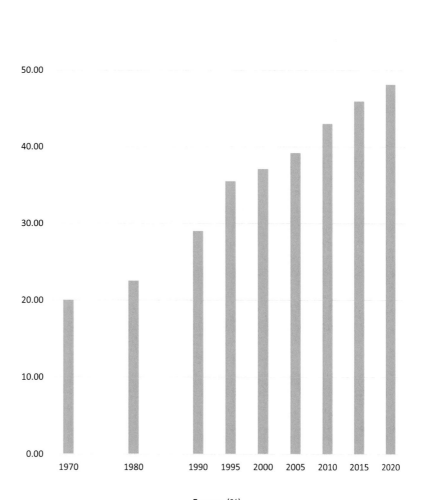

Abb. 1.7 Entwicklung des Frauenanteils in der Ärzteschaft in Deutschland. (Zahlen aus den Ärztestatistiken der Bundesärztekammer seit 1970 (Zusammenstellung C. Groß)

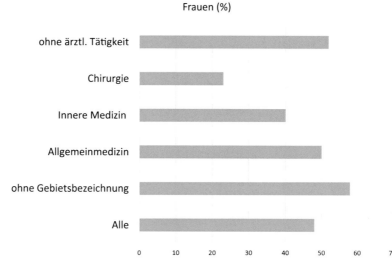

Abb. 1.8 Anteile der Frauen im Arztberuf in verschiedenen Berufsfeldern: ohne ärztliche Tätigkeit, in der Chirurgie, Innere Medizin, Allgemeinmedizin, ohne Facharztbezeichnung und insgesamt. (Zahlen aus Ärztestatistik, Bundesärztekammer 2019 Zusammenstellung C. Groß)

Die Vereinbarkeit von Beruf und Familie ist in einem Beruf mit regelmäßigen Nacht- und Wochenenddiensten und übermäßig vielen Überstunden schwer umsetzbar. Ärztinnen übernehmen im Vergleich zu Ärzten in der Mehrzahl die Hauptverantwortung für ihre Kinder. Sie sind diejenigen, die mehr Elternzeit nehmen und danach häufig nur in Teilzeit arbeiten. Die Teilzeit während der Weiterbildung bedingt ein Herausschieben der Facharztqualifikation und damit eine Verschiebung der Kariere nach hinten, sowohl in der Wissenschaft als auch bei der Niederlassung. In der drastisch zunehmenden Zahl der angestellten Ärztinnen und Ärzte im ambulanten Sektor spiegelt sich die Situation auch wider. Dort sind die Ärztinnen mit ca. 63 % als Angestellte eindeutig in der Mehrzahl.

1.4.3 Frauen und Männer in Gremien

In den die Berufspolitik bestimmenden Gremien des Gesundheitsbereiches sind die Frauen ebenfalls unterrepräsentiert. Dies betrifft sogar die Fächer und Professionen, in der schon länger mehr Frauen als Männer arbeiten, wie beispielsweise Apotheker:innen, Psychologische Psychotherapeut:innen oder Zahnärzt:innen (Abb. 1.9).

Es betrifft die Kammern, die hoheitliche Aufgaben umsetzen und im Sinne der Ärzteschaft durchführen müssen (z. B. Weiterbildungsordnung und Berufsordnung definieren, beschließen und umsetzen), die Kassenärztlichen Vereinigungen, die Bindeglied zu den Krankenkassen sind und die vertragsärztliche Versorgung sicherstellen müssen, ebenso wie die Berufsverbände, die bestimmte Berufsgruppen und deren Belange vertreten, und die Fachgesellschaften, die sich um die Kolleg:innen der jeweiligen Fächer und um die Behandlungsmethoden im Fachbereich kümmern.

Während sich bei den Kassenärztlichen Vereinigungen eher wenig Veränderung zeigt, sind bei den Fachgesellschaften wenigstens einige Frauen in den Vorstand oder gar in die Position der Vorsitzenden gerückt. Jeweils zwei Ärztekammern und zwei Kassenärztliche Vereinigungen (KV) werden von Frauen geführt (Stand Januar 2023). Den anderen 15 Kammern und 15 KVen stehen Männer vor.

Bei den Ärztekammern gab es in den letzten 10 Jahren schon deutliche Verbesserungen. Mehr Ärztinnen, aber insgesamt auch mehr Vertreter und Vertreterinnen der jüngeren Generation sind in die Kammerversammlungen gewählt worden und sind dann auch auf dem Deutschen Ärztetagen sichtbar. Die Zahl der Ärztinnen in den Vor-

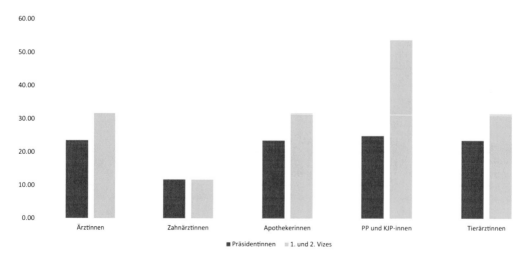

Abb. 1.9 Prozentualer Anteil der Frauen in den Präsidien (Präsident:innen und erste und ggf. zweite Vizepräsident:innen) der Heilberufe-Kammern. (Zahlen ent-nommen aus den jeweiligen Homepages der einzelnen Kammern, Stand 04.05.2021 Zusammenstellung C. Groß)

ständen nimmt langsam aber kontinuierlich zu. Dies ist auch bei der zunehmenden Anzahl der Ärztinnen auf den Deutschen Ärztetagen zu sehen. Aber auch 2022 waren sie noch weit von der Parität entfernt.

Auch bei den großen Berufsverbänden (Marburger Bund MB, Hartmann Bund HB, Virchow Bund VB, Hausärzteverband HV, Freie Ärzteschaft FÄ, Spitzenverband der Fachärzte SpiFa und Krankenhausgesellschaft KHG) ist die Veränderung spürbar. So kamen in den vergangenen Jahren mehr Frauen in die Vorstände (Abb. 1.10). Aber nur ein Verband, der Marburger Bund, hat eine weibliche Vorsitzende. Der Marburger Bund hatte aber auch schon 2016 erstmalig offiziell

eine Geschlechterquote (mindestens 1/3 Frauen, mindestens 1/3 Männer) für den Vorstand beschlossen.

Ein Blick auf die Fachgesellschaften lohnt sich ebenfalls, um das Ausmaß der Schräglage zu betrachten. Nach wie vor ist die Mehrzahl der Vorstände männlich. Das Fach Gynäkologie ist hier ein Beispiel für die Inkongruenz. In der Gynäkologie arbeiten inzwischen über 70 % Ärztinnen (BÄK, Ärztestatistik 2021). Dies spiegelt sich jedoch nicht in den Spitzenpositionen wider, weder bei den Lehrstühlen, die in Deutschland nur zu 20 % mit Frauen besetzt sind (MWoT Update 2022, DÄB), noch bei der Fachgesellschaft, in deren Vorständen nur 23 % Frauen vertreten

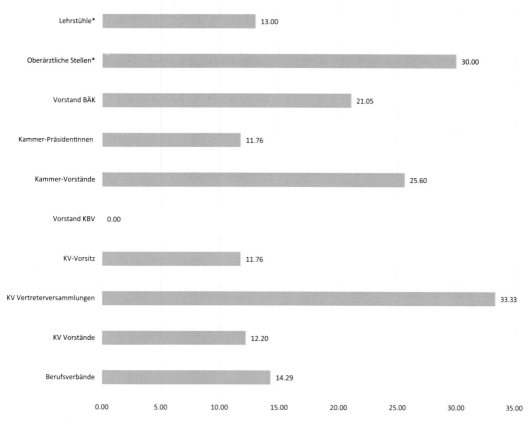

Abb. 1.10 Ärztinnen in Führungspositionen (%), *Frauenanteil auf Lehrstühlen und oberärztlichen Stellen in Universitätskliniken, entnommen aus MWoT Update 2022, Deutscher Ärztinnenbund (DÄB), Frauenanteil in den Vorständen der Bundesärztekammer (BÄK), der Ärztekammern (ÄK), der Kassenärztlichen Vereinigungen (KVen), der Kassenärztlichen Bundes-

vereinigung (KBV) und einiger großer Berufsverbände (Marburger Bund MB, Hartmannbund HB, Virchowbund VB, Hausärzteverband HV, Spitzenverband der Fachärzte SpiFa, Freie Ärzteschaft FÄ, Krankenhausgesellschaft KHG), Präsidentinnen und Vorsitzende von ÄK und KVen. (Daten entnommen aus den jeweiligen Homepages, Stand April 2022) sind (Homepages der Deutschen Gesellschaft für Gynäkologie und Geburtshilfe DGGG, https://www.dggg.de/die-dggg/organe-der-dggg/vorstand-1, des Bundesverbands der Frauenärzte, BVF, https://www.bvf.de/bvf/vorstand/ und der Bundesarbeitsgemeinschaft der Leitenden Ärztinnen und Ärzte in der Frauenheilkunde und Geburtshilfe, BLFG, https://www.blfg.de/).

1.4.4 Karriere an medizinischen Fakultäten und Universitätsklinika

Die Anzahl der Studentinnen in den Medizinberufen steigt seit den durch den Numerus Clausus geprägten 1970er-Jahren ständig an. Seit mehr als 15 Jahren beginnen und beenden mehr Frauen als Männer ein Medizinstudium. 60 % der Promovendinnen sind mittlerweile Frauen, aber nur noch 30 % der Habilitandinnen (Abb. 1.11).

Dieses Verhältnis zwischen Frauen·und Männern auf unterschiedlichen Ebenen der akademischen Karriereleiter unterscheidet sich in der Medizin nicht von den Gegebenheiten, die sich in anderen akademischen Fächern finden. Ganz Ähnliches gilt für das Verhältnis zwischen Männern und Frauen in der Gesamtzahl der Studierenden in Europa, der Promovierenden, der Habilitierenden und derjenigen auf mittlerer und hoher Leitungsebene in allen fast allen wissenschaftlichen Fächern. Allerdings zeigt eine aktuelle Erhebung des deutschen Ärztinnenbundes, dass die krassesten Geschlechterunterschiede auftreten, wenn man die Leitung der Universitätsklinika betrachtet. Derzeit finden sich in den wichtigsten klinischen Fächern, die an allen Universitätsklinken vertreten sind, durchschnittlich nur 13 % Frauen als Lehrstuhlinhaberinnen. Hierbei reicht die Bandbreite von 27 % Frauen in Dresden bis 0 % Frauen in Würzburg (Ärztinnenbund 2022) (Abb. 1.12).

Der größte Verlust an Frauen aus der akademischen Karriere findet direkt vor oder nach der Habilitation statt, also in der Lebensphase der Familiengründung und Schwangerschaft. Noch im akademischen Mittelbau finden sich etwa gleich viele Frauen und Männer. Allerdings ist der Frauenanteil – vor allem bei den befristet Beschäftigten und bei den Teilzeitstellen – deutlich

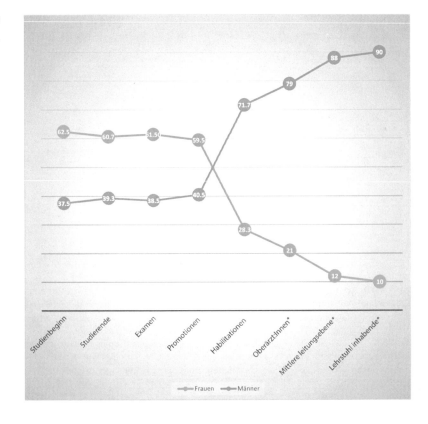

Abb. 1.11 Prozentualer Anteil von Frauen und Männern in der Humanmedizin von Studienbeginn über Habilitationen bis zu Führungspositionen in Universitätskliniken. (Daten Studienbeginn bis Habilitation entnommen aus: Bundesärztekammer, ausgewählte Daten zur Gesundheitspolitik, Ausgabe 2016; Daten oberärztliche Stellen bis Lehrstühle entnommen aus: Medical Women on Top – MwoT, Deutscher Ärztinnenbund (DÄB), 2016)

Klinikdirektorinnen

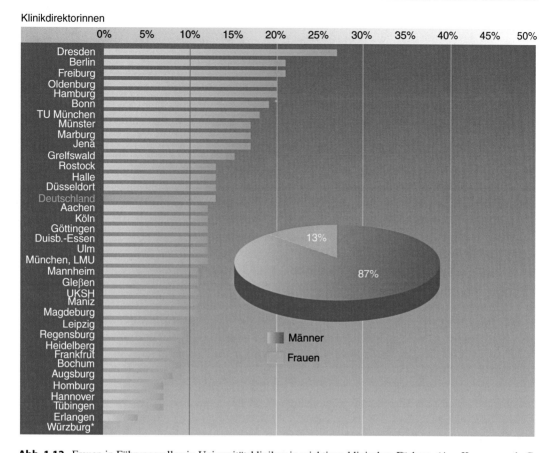

Abb. 1.12 Frauen in Führungsrollen in Universitätskliniken in wichtigen klinischen Fächern. (Aus Kaczmarczyk, G, Deutscher Ärztinnenbund, 2021)

angestiegen, zum Beispiel in der TU Dresden auf 82 %. Während 2/3 der Männer, die eine Dissertation abgeschlossen haben und damit prinzipiell die Voraussetzungen für eine Habilitation erfüllen, diese auch anstreben, tun dies weniger als 1/3 der Frauen. Bei den Studierenden oder Berufsanfängern mit Kindern ist der Unterschied noch größer: Nur weniger als 40 % der Frauen mit Kindern streben eine berufliche Karriere an, während mehr als 66 % der Männer dies tun.

Möglicherweise deshalb liegt der Anteil der Frauen bei den Habilitierten an den meisten medizinischen Fakultäten in Deutschland immer noch unter 40 %. In der Folge stellen die Frauen weniger als 20 % der W2 oder C3 Professor:innen und 15 % der W3 oder C4 Professor:innen (Krause 2021).

Häufig wird die Entscheidung der Frauen mit Kindern gegen eine medizinische Karriere immer noch als eine individuelle Präferenz gesehen und

nicht als Ergebnis eines strukturellen Karrierehemmnisses. Dabei ist die gesellschaftliche Rollenverteilung immer noch so, dass die Kinderbetreuung im Wesentlichen Aufgabe der Frauen ist. Obwohl die gesetzlichen Regelungen eine symmetrische Verteilung der Elternzeit ermöglichen, sind es überwiegend die Frauen, die in den ersten anderthalb Jahren aus dem Beruf aussteigen, um die Betreuung zu übernehmen. Zugang zur Ganztagskindergärten in ausreichender Zahl ist an keiner medizinischen Fakultät in Deutschland im ausreichenden Umfang gewährleistet. Damit müssen Eltern in den ersten Lebensjahren des Kindes davon ausgehen, dass sie ihren Lebensrhythmus auf die Betreuung des Kindes einstellen müssen. Und diese Verantwortung bleibt in der Regel bei den Frauen, abgesehen von individuellen Ausnahmen. Mittel für Schwangerschaftsvertretungen werden an den meisten Universitäten nicht zur Verfügung gestellt, am wenigsten in Leitungspositionen. Damit bleibt das Vorurteil bestehen, dass es eher ungünstig ist, Frauen einzustellen, da sie ja schwanger werden können, zeitlich befristet ausfallen und dann auf die Kolleginnen und Kollegen mehr Arbeit zukommt. Damit wird die biologische Aufgabe der Kindererziehung einseitig den Frauen aufgebürdet (Hendrix et al. 2019).

Eine große Rolle spielt dabei das Idealbild der ständigen Verfügbarkeit der Ärzt:innen in der Facharztausbildung. Arbeitsorganisation an Universitätsklinika legen zumeist keinen Wert darauf einzuplanen, dass Mitarbeiterinnen nur für ein bestimmtes Stundenkontingent und nicht rund um die Uhr zur Verfügung stehen.

Die Situation wird seit 2018 noch zusätzlich verschärft, weil die ursprünglich als Entlastung für berufstätige Schwangere überarbeitete Mutterschutzgesetzgebung gerade für Frauen im Gesundheitswesen eine Verschärfung mit sich brachte, die durch die Pandemie nochmals zu größeren Hürden führte. Ärztinnen betrifft die Situation besonders, weil sie meist sofort bei Bekanntgabe einer Schwangerschaft mit einem Beschäftigungsverbot belegt werden, was die Weiterbildung oder auch die wissenschaftliche Karriere verlängert oder gar komplett stört. Alternative Arbeitsplätze werden nur in wenigen Abteilungen präventiv geschaffen, obwohl dies vom Gesetzgeber gefordert wird. Abteilungen, in denen alternative Arbeitsplätze für schwangere und stillende Ärztinnen geschaffen werden, können dies als Wettbewerbsvorteil nutzen (Deutscher Ärztinnenbund).[3]

---

[3] Deutscher Ärztinnenbund, DÄB würdigt Positivbeispiele für Mutterschutz mit einem Online-Siegel, Pressemitteilung, 09.06.2022, https://www.aerztinnenbund.de/DAEB_wuerdigt_Positivbeispiele_fuer.3746.0.2.html.

1.4.5 Karriere in der Kardiologie (KIK)

Um die niedrigen Frauenanteile in Leitungspositionen in der universitären Medizin besser zu verstehen, wurden in mehreren Ländern systematische Studien durchgeführt. Wir beschreiben hier näher eine aktuelle Studie aus Deutschland, die die Karrieren in der Kardiologie untersucht hat (Dettmer et al. 2021). Hier stagniert der Anteil der Frauen seit Jahren bei unter 20 %, obwohl der Anteil von Ärztinnen 2018 48 % erreichte (Bundesärztekammer 2019). Im Jahr 2020 wurde ein standardisierter Fragebogen an alle 3800 Mitglieder der Deutschen Gesellschaft für Kardiologie verschickt (Dettmer et al. 2021). Antworten von etwa 300 Frauen und 300 Männer wurden analysiert. Es zeigte sich, dass viele Frauen und Männer mit ihrer beruflichen Arbeit unzufrieden waren. Bei fast der Hälfte aller Befragten, und häufiger bei Frauen als bei Männern (52 % der Frauen und 42 % der Männer) dauerte die Weiterbildung länger als erwartet. Das durchschnittliche Bruttomonatseinkommen unterschied sich bei Vollzeiterwerbstätigkeit in vergleichbaren Positionen signifikant zwischen Frauen und Männern; das galt sowohl für die Fachärzte und -ärztinnen als auch für die Assistenzärzte und -ärztinnen. 32 % der Frauen berichteten zudem über sexuelle Belästigungen am Arbeitsplatz (Dettmer et al. 2021) (Abb. 1.13).

Zu starker Wettbewerb im Arbeitsalltag belastete die Frauen mehr als die Männer, ebenso die mangelnde Vereinbarkeit von Privatleben und Beruf. Über eine zu hohe Arbeitsbelastung klagten allerdings mehr Männer als Frauen. Als Strategien zur Verbesserung der Attraktivität des Berufes nannten beide Geschlechter gleichermaßen Maßnahmen zur Verbesserung der Work-Life-Balance, Job-Sharing und der Flexibilisierung der Arbeitszeit.

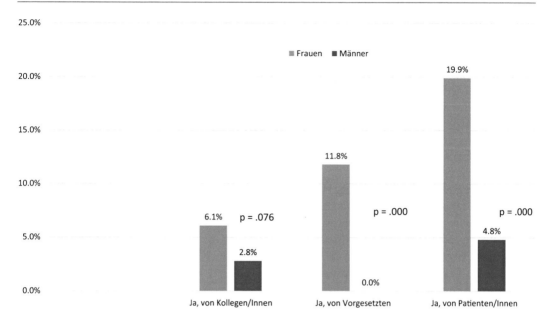

Abb. 1.13 Sexuelle Belästigung am Arbeitsplatz bei Ärzt:innen. Insgesamt unterliegen 38 % der Frauen sexueller Belästigung am Arbeitsplatz, 6 % durch Kollegen, 12 % von Vorgesetzten circa 20 % durch Patienten und Patienten. (Dettmer et al. 2021)

Karrierehemmnisse in der Kardiologie für Frauen (KIK Studie)
- Verzögerung in der Facharztausbildung
- Schlechte Vereinbarkeit von Familie und Beruf
- Unzureichender Zugang zur Kinderbetreuung und unflexible Arbeitszeiten
- Fehlende Förderung durch Netzwerke
- Mangelhaftes Mentoring und emotionale Unterstützung
- Erschwerter Zugang zu Forschungsprojekten
- Einkommensunterschiede und langsamere Beförderung im Vergleich zu männlichen Kollegen
- Sexuelle Belästigung

Die KIK-Studie ist die erste, die die Karrieremöglichkeiten junger Frauen und Männer als Ärzt:innen und Ärzt:innen in der klinischen Kardiologie in Deutschland detailliert untersucht. Die Ergebnisse zu geschlechtsspezifischen Unterschieden in Bezug auf die wichtigsten sozialen und biografischen Merkmale der Befragten, wie Familienstand, Kinderzahl, Arbeitszeit, berufliche und private Aufgabenteilung in Paarbeziehungen, Berufsunterbrechungen, Einkommensunterschiede u. a., stimmen mit Studien aus anderen medizinischen Fachgebieten überein (Dettmer et al. 2021). Die Auswertung der Arbeitsbedingungen in der Kardiologie ergab bei den Befragten eine geringe Zufriedenheit, die bei Frauen tendenziell noch geringer war als bei Männern.

1.4.6 Arbeitszufriedenheit

Laut einer aktuellen Analyse mit 50.000 Ärzt:innen aus 17 europäischen Ländern sind nur 59 % der Ärzt:innen, die in europäischen Krankenhäusern arbeiten, insgesamt mit ihrer Arbeitssituation zufrieden (Domagała et al. 2019).

Die Arbeitszufriedenheit war höher, wenn in der betroffenen Organisation gute und transparente Management- und Führungsstrategien vorhanden waren. Integration in Forschungsvorhaben, die Möglichkeit zu beruflicher Autonomie, Arbeitsstabilität und berufliche Entwicklungsmöglichkeiten steigerten die Arbeitszufriedenheit. Insbesondere gute Beziehungen innerhalb des Kollegiums und nicht-finanzielle Anreize trugen maßgeblich zur Zufriedenheit bei (Domagała et al. 2019). Von den 13 Studien untersuchten nur vier den Einfluss des Geschlechtes. Hierbei wurde festgestellt, dass Männer häufiger zufrieden zu sein scheinen als Frauen.

Erstaunlicherweise wurde kaum über kontrollierte Versuche berichtet, um diese Situation zu verbessern. Einmal wurden die Auswirkungen von Dialoggruppen auf die Arbeitszufriedenheit untersucht. Dabei zeigte sich, dass diese Interventionen die Arbeitszufriedenheit vor allem bei den Frauen erhöhte (Dettmer et al. 2021).

1.4.7   Mentoring und Förderung

Frauen berichteten über geringeres Mentoring und Förderung im Vergleich zu Männern. Ein Grund dafür mag sein, dass die informellen Netzwerke von Männern besser funktionieren als die von Frauen. Darüber hinaus sind die mündliche Kommunikation und das Vertrauensniveau zwischen gleichgeschlechtlichen Partnern größer als zwischen den Geschlechtern. Homosoziale Kooptation oder Homosozialität beschreibt das Bestreben, gesellschaftlich ähnliche Personen bei strategischen Entscheidungen zur Führungsposition oder Förderung von Junioren zu bevorzugen (Rusconi und Kunze 2015; Holgersson 2013). Homosozialität wurde im Zusammenhang mit der Einstellung von Top-Managern in Schweden festgestellt. Dort erhielten Frauen in den von Männern dominierten Disziplinen weniger Unterstützung. Bei der Rekrutierung für Führungspositionen in der klinischen Medizin könnten ähnliche Mechanismen zum Tragen kommen.

Dieses Problem ist nicht spezifisch für die Kardiologie. In einer bundesweiten Befragung wurden die persönlichen, Arbeits- und Karrieresituationen von Frauen in der akademischen Chirurgie in Deutschland untersucht (Weber et al. 2005). Ein Fragebogen wurde an Chirurginnen verschickt, die in 36 Abteilungen für Allgemein-, Bauch-, Trauma- und Gefäßchirurgie tätig sind; 79 % berichteten über geschlechtsspezifische Karrierehemmnisse in der akademischen Chirurgie. Die am häufigsten angesprochenen Behinderungen waren: überwiegend männliche Strukturen (80 %), fehlende Mentoring-Programme (70 %), zu wenige operative Fälle pro Monat (67 %) und damit keine Chancengleichheit (im Beruf) im Vergleich zu männlichen Chirurgen (60 %). Dies steht in bemerkenswerter Übereinstimmung mit der Kardiologie. Auch Untersuchungen in der Radiologie zeigen das gleiche Bild.

1.4.8   Einkommensunterschiede

In einer kürzlich von Medscape durchgeführten internationalen Umfrage berichteten Ärztinnen in den USA, Großbritannien, Deutschland, Frankreich, Brasilien und Mexiko über geschlechtsspezifische Lohnunterschiede, wobei Ärztinnen in diesen Ländern 20–29 % weniger verdienen als ihre männlichen Kollegen. Fachärzt:innen berichteten sogar noch größere geschlechtsspezifische Lohnunterschiede, die von 19 % in Spanien bis 47 % in Deutschland reichen (Boesveld 2020). Ein systematischer Überblick über das geschlechtsspezifische Lohngefälle in der Medizin umfasste 46 Artikel, die seit dem Jahr 2000 veröffentlicht wurden. In fast allen Studien verdienen Ärztinnen trotz ähnlicher demografischer und arbeitsbezogener Profile deutlich weniger als Männer, oft zehntausende Dollar pro Jahr. Diese Einkommenslücke besteht über Zeit, Fachgebiet und Land der Praxis hinweg (Hoff und Lee 2020).

Alle methodisch und statistisch einwandfreien (gut gemachten) Studien haben nur Vollzeitbeschäftigte verglichen. Dennoch können die häufigeren Unterbrechungen der Erwerbstätigkeit von Frauen aufgrund von Elternzeit und anschließender Nichterwerbstätigkeit meist aus familiären Gründen eine besondere Rolle bei den geschlechtsspezifischen Einkommensunterschieden spielen, da sich diese Unterbrechungen negativ auf das durchschnittliche Lohnniveau und damit auch auf das Einkommen auswirken, wenn die Bewerberinnen wieder Vollzeit arbeiten. Ein weiterer Grund könnte ein defensiveres Verhalten bei Lohnverhandlungen sein (Dettmer et al. 2021). Auch wenn die Gehälter in akademischen Krankenhäusern für Frauen und Männer der gleichen Lohngruppengruppe nicht unterschiedlich sind, ist die Zuordnung einer Person zu einer der bestimmten Lohngruppen flexibel. Darüber hinaus werden leistungsbezogene Zulagen an Universitätskliniken oft persönlich ausgehandelt und in der Regel nicht offengelegt.

Auch in der Niederlassung klafft eine Einkommenslücke, die meistens daraus resultiert, dass Frauen häufiger die medizinischen Fächer wählen, die weniger „Technik-lastig" sind und traditionell geringer honoriert werden, zugleich aber mehr Zuwendung für die Patientinnen und Patienten bedeuten (z. B. Psychotherapie, Kinder- und Jugendmedizin). Aber auch in anderen Fächern zeigt sich eine Einkommenslücke, die daraus resultiert, dass Ärztinnen sich häufiger mehr Zeit nehmen für den einzelnen Fall (ZI Praxis-Panel 2015).[4] Die aktuelle Honorierung nach Fällen oder Fallpauschalen bewertet nur die Anzahl und nicht die Qualität der Behandlung.

1.4.9   Klinische Weiterbildung und Einbindung in Forschungsprojekte

Unzufrieden waren beide Geschlechter mit den Möglichkeiten für klinische Weiterbildung und insbesondere Frauen mit der schlechteren Einbindung in Forschungsprojekte. Ein besseres Mentoring und unterstützende Supervisionen, insbesondere bei hohen Belastungen am Arbeitsplatz, wird vor allem von Frauen vermisst. Wenn strukturierte Programme die Freistellung für Forschung ermöglichen, werden sie auch von Frauen stark nachgefragt (BIH, Charité).

---

[4]ZI Praxis-Panel, Jahresbericht 2015, Wirtschaftliche Situation und Rahmenbedingungen in der vertragsärztlichen Versorgung der Jahre 2011 bis 2014, 6. Jahrgang Juli 2017.

1.4.10   Sexuelle Belästigung

In mehreren Studien wurde (auch) eine hohe Inzidenz sexueller Belästigung von Klinikpersonal und Medizinstudierenden nachgewiesen, wobei Frauen besonders häufig Opfer sind (Dettmer et al. 2021). Häufige Formen sexueller Belästigung sind abfällige Bemerkungen, unerwünschter Körperkontakt, Pfeifen, Greifen, Grabschen, sexuelle Angebote oder Kussversuche, Vergünstigungen für sexuelle Gefälligkeiten und auch sexuelle Übergriffe. Die meisten Studien unterscheiden nicht zwischen diesen aufgeführten Formen der sexuellen Belästigung. Jede Form aber kann sehr negative Folgen für die Gesundheit und das Wohlbefinden der Betroffenen haben. Es hat sich gezeigt, dass Arbeitszufriedenheit, Leistung und Motivation beeinflusst werden können. Auch Depressionen und weitere Beeinträchtigungen des allgemeinen Wohlbefindens können Folgen dieser Übergriffe sein. Erhebliches Machtungleichgewicht, kurzfristige Arbeitsverträge und Rollenmodelle, die zu organisatorischer Blindheit gegenüber diesem Thema führen, sind relevante Kontextfaktoren in akademischen Einrichtungen. Die Opfer können sich oft nicht wehren, wenn die sexuelle Belästigung von Personen ausgeht, die oberhalb in der Hierarchie angesiedelt sind. Frauen in Führungspositionen können ebenso sexuell belästigt werden, wenn sie als Bedrohung männlicher Autoritätsansprüche wahrgenommen werden.

1.4.11   Verbesserungsmöglichkeiten für Arbeitsbedingungen

In Befragungen schlugen Frauen vor allem Verbesserungen vor, die eine ausgewogene Vertretung von Frauen und Männern auf Managementebene und die Möglichkeit der Aufteilung von Managementaufgaben erfordern. Dies sollte die derzeitige Diskussion über Job-Sharing und die Erhöhung des Frauenanteils in Klinikleitungen anregen. Flachere Hierarchien werden als Lösungsstrategie von mehr Männern angeboten. Zusammenfassend lässt sich sagen, dass die Flexibilisierung der Arbeitszeit und der Verantwortlichkeit ein Potenzial für die Zufriedenheit von Frauen und Männern bietet.

Fazit

- Seit mehr als 15 Jahren beginnen mehr Frauen als Männer das Medizinstudium und schließen es auch ab.
- Der Anteil der Ärztinnen liegt mittlerweile bei fast 50 % mit starken Unterschieden zwischen den Fächern.
- In den Leitungspositionen, insbesondere in den ärztlichen Leitungen der Universitätsklinika, in den Gremien der Ärzteschaft und Vorständen der Kassenärztlichen Vereinigungen sind jedoch noch überwiegend Männer vertreten.
- Frauen haben nach wie vor – vor allem an den Universitätskliniken – schlechtere Karrieremöglichkeiten und verdienen häufig weniger für die gleiche Vollzeittätigkeit. Sie verdienen auch im Bereich der Niederlassung weniger.
- Die Arbeitszufriedenheit der Klinikärzt:innen ist bei beiden Geschlechtern mittelmäßig, aber bei den Frauen schlechter als bei den Männern.
- Sexuelle Belästigungen betreffen 1/3 der Frauen, sie gehen sowohl von Vorgesetzten und Kollegen als auch von Patienten aus.
- In systematischen Studien schlagen Frauen und Männer spezifische Verbesserungen vor, um die Arbeitszufriedenheit zu erhöhen: mehr Möglichkeiten für flexiblere Arbeitszeiten, Möglichkeit für Arbeitsteilungen und Teilzeitarbeit, verlässlichere Arbeitszeiten, flachere Hierarchien, bessere Kommunikation.

1.5 Blick in die Zukunft, Digitalisierung

1.5.1 Einführung

In der zukünftigen Medizin werden die Digitalisierung und künstliche Intelligenz eine große Rolle spielen. Big Data, Risikoprädiktions- algorithmen, diagnostische Systeme und Gesundheits-Apps werden in die Medizin der Zukunft eingehen. Allerdings steckt bei ihnen die Berücksichtigung des Geschlechtes noch in den Kinderschuhen und ohne diese werden sie kaum zu einer Qualitätsverbesserung in der Versorgung für Männer und Frauen beitragen. Ob dies allerdings spontan geschieht, muss derzeit bezweifelt werden. Eine aktuelle Literatursuche in der großen amerikanischen Datenbank Pubmed zeigte, dass sich unter dem Stichwort Digitalisierung und künstliche Intelligenz 651 Übersichtsarbeiten finden. Fügt man als Suchbegriffe „Sex" oder „Gender" hinzu, finden sich nur noch 5 bzw. 11 Arbeiten.

1.5.2 Die Versprechen

Die Digitalisierung der Medizin verspricht große Fortschritte für die Gesundheit aller. Zu den wesentlichen Elementen, die mithilfe der Digitalisierung aufgebaut werden sollen, gehören unter anderem bessere Algorithmen, um Krankheitswahrscheinlichkeiten vorherzusagen, gemeinsam zu nutzende elektronische Patientenakten, Gesundheits-Applikationen, Auswertung medizinischer Untersuchungen, wobei derzeit nuklearmedizinische oder kardiologische Verfahren bereits weit fortgeschritten sind, neue Sensoren und tragbare Geräte zum Beispiel für die Behandlung von Herzrhythmusstörungen, medizinische Chatbots. Alle diese neuen Technologien haben das Potenzial, das Gesundheitssystem und die Behandlung von Patientinnen und Patienten wesentlich zu verbessern.

1.5.3 Big Data

Das häufig benutzte Schlagwort ist „Big Data". Entscheidend für ihre Nutzung ist die Interoperabilität. Grob kann Interoperabilität definiert werden als die Fähigkeit von zwei oder mehr Systemen, Informationen auszutauschen und die ausgetauschte Information weiter zu verwenden (Lehne et al. 2019). Interoperabilität erfordert als Eingangskriterium eine Standardisierung und

Strukturierung der Rohdaten (Lehne et al. 2019). Hier gibt es leider keine Einigung darüber, wie die Begriffe Sex und Gender zu benutzen sind. Aus der anfänglich zitierten Übersicht und aus dem Mangel an Publikationen in dem Bereich wird ersichtlich, dass hier noch großer Aufwand getrieben werden muss, damit Geschlecht angemessen eingearbeitet werden kann.

1.5.4 Algorithmen und maschinelles Lernen

Wenn die Verfügbarkeit der Daten gegeben ist, können Algorithmen entwickelt werden, um sie auszuwerten. Tatsächlich fallen im Bereich der öffentlichen Gesundheitsversorgung, der Datenerhebung für Versicherungen und andere Institutionen große Mengen an Daten an, die früher nur schwer in Zusammenhang gebracht werden konnten. Aufgrund der hohen Verarbeitungsgeschwindigkeit und neuer Strukturen in der Verarbeitung können Zusammenhänge in den Datensätzen entdeckt werden, die mit den früheren hypothesengetriebenen Ansätzen nicht gefunden wurden. Algorithmen, die im Bereich des maschinellen Lernens erstellt und an großen Datensätzen trainiert werden und dann selbstständig weiter lernen, können genauer als Menschen vorhersagen, wer welche Krankheiten mit hoher Wahrscheinlichkeit entwickeln wird.

Diesem Prozess liegt eine Modellbildung zugrunde, die natürlich von der Kohorte abhängt, an der der Lernprozess stattfindet. Sich wiederholende Trainings- und Validierungsschritte sind zentrale Elemente im weiteren automatisierten Lernprozess des Algorithmus. Ein kritischer Schritt ist die Verallgemeinerung des Gelernten auf andere Kohorten. Kritische Publikationen haben darauf aufmerksam gemacht, dass ein unerkanntes Bias in Bezug auf Rasse und Geschlecht im Trainingsset durch die Algorithmen perpetuiert werden kann. Bei der Gesichtserkennung und im Gesundheitswesen wurde gezeigt, dass einige Apps Minderheiten benachteiligten (Adedinsewo et al. 2022; Cirillo et al. 2020).

1.5.5 Risikoprädiktion

Ein häufig zitiertes Beispiel für die Nutzung von Algorithmen ist die Risikoprädiktion im Bereich der Herz-Kreislauf-Erkrankung; und natürlich auch anderer Erkrankungen wie Krebs, rheumatische Erkrankungen, Stoffwechselerkrankungen, Schlaganfälle, Diabetes oder Unfälle.

Im Bereich der Herz-Kreislauf-Erkrankung liegen die größten Datensätze vor. Hier wurden mittels maschinellem Lernen Algorithmen erstellt, die in der Lage sind, sehr viele Variablen in die kardiovaskuläre Risikoberechnung einzubeziehen und komplexe Modelle zu erstellen. So wurde an über 400.000 Probanden der UK-Biobank ohne Herz-Kreislauf-Erkrankungen gezeigt, dass auf dem Boden von 473 Variablen genauere Risikoberechnungen möglich sind, als anhand des Framingham Scores, bzw. anderer Risikos Scores (Alaa et al. 2019). Wenn diese Algorithmen jedoch nicht darauf trainiert werden, welche der Eingangsvariablen geschlechtsspezifisch sind, werden sie bei Frauen eine schlechtere Leistungsfähigkeit haben. Algorithmen, bei deren Entwicklung in den Trainingssets eine zu geringe Menge an weiblichen Datensätzen benutzt wurde, hatten eine schlechtere Leistungsfähigkeit bei der Diagnose von Befunden oder bei der Vorhersage des Verlaufs bei Frauen (Adedinsewo et al. 2022).

1.5.6 Verbesserung der Risikoprädiktion durch Beachtung von Geschlecht

Wenn auf maschinellem Lernen basierte Systeme geschlechtsspezifisch eingesetzt werden, können sie die kardiovaskuläre Risikovorhersage in beiden Geschlechtern verbessern. Dies wurde kürzlich anhand des wichtigen GRACE Scores (*Global Registry of Acute Coronary Events*) gezeigt (Wenzl et al. 2022). Die Autoren überprüften in einem ersten Ansatz die Risikovorhersage durch den etablieren GRACE 2.0 Score für Frauen und Männer und fanden, dass die Vorhersage durch GRACE 2.0 das Risiko für Frauen systematisch unterschätzt. Daraufhin entwickelten sie einen auf maschinellem Lernen basierenden Algorithmus GRACE 3.0, der mehr Informationen zu Geschlecht erhielt und zu einer richtigeren Klassifizierung von mehr Frauen und Männern in die Hochrisikogruppe führte, ohne dass es zu mehr Fehleinschätzungen in der Gruppe mit niedrigen bis mittleren Risiko kam. Der neuentwickelte, auf maschinellem Lernen basierte Algorithmus GRACE 3.0 zeigte einen verbesserten Vorhersagewert in beiden Geschlechtern und könnte das zukünftige Management von Patienten mit koronarer Herzerkrankung und NSTEMI wesentlich beeinflussen.

1.5.7   Diagnostische Systeme

Weitere Fortschritte in Algorithmen betreffen die Analyse des EKGs (Siontis et al. 2021). Bei der Analyse des EKGs wird normalerweise auf erhebliches menschliches Expertenwissen zurückgegriffen, welches nicht immer und überall direkt zur Verfügung stellt. Mittlerweile ist es möglich, mit entsprechenden Algorithmen ein 12-Kanal-EKG so auszuwerten, dass valide Hinweise für linksventrikuläre Hypertrophie, linksventrikuläre Dysfunktion, hypertrophe KMP, kardiale Amyloidose, Aortenstenose, sogar auf intermittierendes Vorhofflimmern bei Patienten mit Sinusrhythmus entdeckt werden können. Dies wird möglich durch die Erkennung sich wiederholender Muster. Die Algorithmen können durch den Einschluss der Geschlechtsangabe verbessert werden, aber dies geschieht nicht immer (Adedinsewo et al. 2022).

Auch bei anderen diagnostischen Verfahren zum Beispiel bei der Analyse von Hautveränderungen können Verfahren der künstlichen Intelligenz (KI) erhebliche Unterstützung leisten. Interessant ist es vor allem, die Befunde mit einer Vielzahl von Patient:innendaten unter anderem

mit dem Geschlecht in Zusammenhang zu bringen (Hohn et al. 2021). Auch in der Zahnmedizin wurden Systeme der künstlichen Intelligenz mit hervorragenden Ergebnissen eingesetzt (Khanagar et al. 2021). Die Voraussage von malignen Befunden im Mundbereich wird durch KI extrem erleichtert, und oft ist die Treffsicherheit des Algorithmus der Diagnose der Experten überlegen (Khanagar et al. 2021).

Gleiches gilt für die Charakterisierung von COVID-Patienten (Pereira et al. 2021). Hier können Algorithmen genutzt werden, um aus einer Vielzahl von Patient:inneninformationen individuell optimierte Therapiestrategien im Sinne der Präzisionsmedizin abzuleiten. Auch das soziokulturelle Geschlecht Gender ist ein wichtiger Prädiktor bei der Voraussage des Verlaufs von COVID und könnte bei der Planung therapeutischer Interventionen helfen. Also ist auch hier Geschlecht eine der wichtigen Information für das System. Häufig wird allerdings anstelle des sozialkulturellen Geschlechtes Gender das biologische Geschlecht Sex eingesetzt (Fernandes et al. 2020). Resultat ist, dass Gender in diesen Systemen unterrepräsentiert ist.

Am Beispiel von Lebererkrankungen wurde schon darauf aufmerksam gemacht, dass automatisierte Systeme geschlechtsspezifische Vorurteile verstärken können (Straw und Wu 2022). Eine internationale Datenbank für Lebererkrankungen wurde intensiv genutzt, um Algorithmen zu entwickeln, die Lebererkrankungen vorhersagen. Hier fehlten jedoch lange Daten, die klären, ob dieses erfolgreiche Modell möglicherweise ein geschlechtsspezifisches Bias hatte. Eine solche Analyse wurde kürzlich durchgeführt. Es zeigte sich, dass es bei den Frauen eine sehr viel höhere Rate falsch negativer Diagnosen gab als bei Männern. Der Grund war, dass zwar Risikofaktoren und klinische Marker für Lebererkrankungen in die effektivsten Modelle eingingen, dass sie aber vorher nicht geschlechtsspezifisch stratifiziert waren und dass zu wenig Frauen im Trainingssample waren.

Die Folge war eine große Zahl von klinischen Fehldiagnosen bei Frauen und dementsprechend fehlender Implementierung von Therapie. Möglicherweise trug dies auch dazu bei, dass bei Frauen seltener eine Lebertransplantation durchgeführt wurde als bei Männern. Zu den falschen Grundannahmen bei der Entwicklung von Algorithmen gehörte u. a., dass bei den Frauen zu selten Alkoholmissbrauch angenommen wurde und die Wertigkeit von Biomarkern nicht geschlechterdifferenziert betrachtet wurde. So ist die Wertigkeit erhöhter Transaminasen, ALT und AST bei Frauen höher als bei Männern. Der Algorithmus konnte inzwischen verbessert werden, indem die Zahl der Frauen und Männer in dem Trainingssample angeglichen wurde und indem die Biomarker und klinischen Charakteristika geschlechtsspezifisch bewertet wurden.

1.5.8 Gesundheits-Apps und Chatbots

Ein weiteres wichtiges Thema ist die Nutzung von Gesundheits-Apps, auch um das Präventionsverhalten zu modifizieren oder mit chronischen Erkrankungen besser umzugehen. Chatbots, also Computerprogramme, die menschliche Kommunikation simulieren, werden derzeit schon in vielen Bereichen genutzt, unter anderem, um präventives Verhalten zu fördern, wie körperliche Aktivität, gesundes Essverhalten, Gewichtskontrolle und vieles mehr. Dabei waren die Ergebnisse zur Verbesserung der körperlichen Aktivität durchaus als erfolgreich zu werten. Es scheint, dass das systematische persönliche Ansprechen der Zielgruppe ganz entscheidend ist und dass dieses Element bei der Entwicklung häufig vernachlässigt wird. In einer großen Übersicht sprachen nur 33 % der Chatbots die Teilnehmer gezielt als Männer oder Frauen an (Oh et al. 2021).

Auch der Einsatz von Robotern in der Pflege hat geschlechtsspezifische Aspekte bezogen auf die Sprache, die Tonlage und die Diktion. Auch im Pflegebereich unterscheiden sich weibliche und männliche Patienten, und die Frage ist, für wen die Roboter gebaut werden.

Fazit

- Die Digitalisierung der Medizin hat das Potenzial, das Gesundheitssystem und die Behandlung aller wesentlich zu verbessern. Allerdings wird sie nur dann positiv für diejenigen Gruppen sein, die in die Entwicklung der Systeme angemessen berücksichtigt werden.
- Zu den wesentlichen Elementen, die mithilfe der Digitalisierung aufgebaut werden, gehören bessere Algorithmen in der Risikoprädiktion, Algorithmen, die die Auswertung medizinischer Untersuchungen insbesondere bildgebender, nuklearmedizinischer oder kardiologischer Verfahren unterstützen, die gemeinsame Nutzung elektronischer Patientenakten, Gesundheits-Applikationen.
- Sex und Gender müssen bei der Digitalisierung der Medizin frühzeitig berücksichtigt werden. In die Trainingskohorten zur Entwicklung von Algorithmen müssen Frauen und Männer gleichermaßen eingeschlossen, Risikofaktoren müssen geschlechtsspezifisch gewertet und für beide Geschlechter müssen Algorithmen entwickelt werden. Auch diverse Geschlechteridentitäten sollten berücksichtigt werden.
- Die zu berücksichtigenden Variablen müssen geschlechtsspezifische Risikofaktoren – Kinderzahl, Hormonstatus, Stress, Umweltrisiken – enthalten, die als solche gekennzeichnet sind.

Literatur

Adedinsewo, D. A., A. W. Pollak, S. D. Phillips, T. L. Smith, A. Svatikova, S. N. Hayes, S. L. Mulvagh, C. Norris, V. L. Roger, P. A. Noseworthy, X. Yao, and R. E. Carter. 2022. ‚Cardiovascular Disease Screening in Women: Leveraging Artificial Intelligence and Digital Tools‘, *Circ Res*, 130: 673–90.

Alaa, A. M., T. Bolton, E. Di Angelantonio, J. H. F. Rudd, and M. van der Schaar. 2019. ‚Cardiovascular disease risk prediction using automated machine learning: A prospective study of 423,604 UK Biobank participants‘, *PLoS One*, 14: e0213653.

Ärztinnenbund, Deutscher. 2022. ‚Medical women on top‘, Accessed 6.1.2023. https://www.aerztinnenbund.

de/DAEB-Dokumentation_Medical_Women_On_Top.2557.0.2.html.

Barsky, L., C. N. B. Merz, J. Wei, C. Shufelt, E. Handberg, C. Pepine, T. Rutledge, S. Reis, M. Doyle, W. Rogers, L. Shaw, and G. Sopko. 2020. ‚Even „WISE-R?"- an Update on the NHLBI-Sponsored Women's Ischemia Syndrome Evaluation', *Curr Atheroscler Rep*, 22: 35.

Biskup, E., A. M. Marra, I. Ambrosino, E. Barbagelata, S. Basili, J. de Graaf, A. Gonzalvez-Gasch, R. Kaaja, E. Karlafti, D. Lotan, A. Kautzky-Willer, M. Perticone, C. Politi, K. Schenck-Gustafsson, A. Vilas-Boas, J. Roeters van Lennep, E. A. Gans, V. Regitz-Zagrosek, L. Pilote, M. Proietti, V. Raparelli, and I. N. Europe Working group within the European Federation of Internal Medicine Internal Medicine Assessment of Gender differences. 2022. ‚Awareness of sex and gender dimensions among physicians: the European federation of internal medicine assessment of gender differences in Europe (EFIM-IMAGINE) survey', *Intern Emerg Med*.

Boesveld, S. 2020. ‚What's driving the gender pay gap in medicine?', *CMAJ*, 192: E19–e20.

Bolte, G., K. Jacke, K. Groth, U. Kraus, L. Dandolo, L. Fiedel, M. Debiak, M. Kolossa-Gehring, A. Schneider, and K. Palm. 2021. ‚Integrating Sex/Gender into Environmental Health Research: Development of a Conceptual Framework', *Int J Environ Res Public Health*, 18.

Bonifacio, J. H., C. Maser, K. Stadelman, and M. Palmert. 2019. ‚Management of gender dysphoria in adolescents in primary care', *CMAJ*, 191: E69–E75.

Bundesärztekammer. 2019. „Ärztestatistik zum 31. Dezember 2019." 2021. ‚Ärztestatistik'.

Cirillo, D., S. Catuara-Solarz, C. Morey, E. Guney, L. Subirats, S. Mellino, A. Gigante, A. Valencia, M. J. Rementeria, A. S. Chadha, and N. Mavridis. 2020. 'Sex and gender differences and biases in artificial intelligence for biomedicine and healthcare', *NPJ Digit Med*, 3: 81.

Clayton, J. A., and F. S. Collins. 2014. ‚Policy: NIH to balance sex in cell and animal studies', *Nature*, 509: 282–3.

Conroy, R. M., K. Pyorala, A. P. Fitzgerald, S. Sans, A. Menotti, G. De Backer, D. De Bacquer, P. Ducimetiere, P. Jousilahti, U. Keil, I. Njolstad, R. G. Oganov, T. Thomsen, H. Tunstall-Pedoe, A. Tverdal, H. Wedel, P. Whincup, L. Wilhelmsen, I. M. Graham, and Score project group. 2003. ‚Estimation of ten-year risk of fatal cardiovascular disease in Europe: the SCORE project', *Eur Heart J*, 24: 987–1003.

Dawed, A. Y., E. Haider, and E. R. Pearson. 2022. ‚Precision Medicine in Diabetes', *Handb Exp Pharmacol*.

Day, S., R. Mason, C. Tannenbaum, and P. A. Rochon. 2017. ‚Essential metrics for assessing sex & gender integration in health research proposals involving human participants', *PLoS One*, 12: e0182812.

de Freitas, L. D., G. Leda-Rego, S. Bezerra-Filho, and A. Miranda-Scippa. 2020. ‚Psychiatric disorders in individuals diagnosed with gender dysphoria: A systematic review', *Psychiatry Clin Neurosci*, 74: 99–104.

Dettmer, S., A. Wenzel, T. Trenkwalder, C. Tiefenbacher, and V. Regitz-Zagrosek. 2021. ‚Gender and career in cardiology-a cross-sectional study', *Herz*, 46: 150–57.

DGESGM. 2020. ‚DGESGM', Accessed 1.8.j2022. https://www.dgesgm.de/.

Domagała, A., M. M. Bała, J. N. Peña-Sánchez, D. Storman, M. J. Świerz, M. Kaczmarczyk, and M. Storman. 2019. ‚Satisfaction of physicians working in hospitals within the European Union: state of the evidence based on systematic review', *Eur J Public Health*, 29: 232–41.

Eugenmed, V. Regitz-Zagrosek, S. Oertelt-Prigione, E. Prescott, F. Franconi, E. Gerdts, A. Foryst-Ludwig, A. H. Maas, A. Kautzky-Willer, D. Knappe-Wegner, U. Kintscher, K. H. Ladwig, K. Schenck-Gustafsson, and V. Stangl. 2016. 'Gender in cardiovascular diseases: impact on clinical manifestations, management, and outcomes', *Eur Heart J*, 37: 24–34.

Fernandes, M., S. M. Vieira, F. Leite, C. Palos, S. Finkelstein, and J. M. C. Sousa. 2020. ‚Clinical Decision Support Systems for Triage in the Emergency Department using Intelligent Systems: a Review', *Artif Intell Med*, 102: 101762.

Fisher, A. D., J. Ristori, G. Morelli, and M. Maggi. 2018. ‚The molecular mechanisms of sexual orientation and gender identity', *Mol Cell Endocrinol*, 467: 3–13.

Grams, M. E., N. J. Brunskill, S. H. Ballew, Y. Sang, J. Coresh, K. Matsushita, A. Surapaneni, S. Bell, J. J. Carrero, G. Chodick, M. Evans, H. J. L. Heerspink, L. A. Inker, K. Iseki, P. A. Kalra, H. L. Kirchner, B. J. Lee, A. Levin, R. W. Major, J. Medcalf, G. N. Nadkarni, D. M. J. Naimark, A. C. Ricardo, S. Sawhney, M. M. Sood, N. Staplin, N. Stempniewicz, B. Stengel, K. Sumida, J. P. Traynor, J. van den Brand, C. P. Wen, M. Woodward, J. W. Yang, A. Y. Wang, N. Tangri, C. K. D. Prognosis Consortium, J. Chalmers, M. Woodward, C. Y. Hsu, A. C. Ricardo, A. Anderson, P. Rao, H. Feldman, A. R. Chang, K. Ho, J. Green, H. L. Kirchner, S. Bell, M. Siddiqui, C. Palmer, V. Shalev, G. Chodick, B. Stengel, M. Metzger, M. Flamant, P. Houillier, J. P. Haymann, N. Stempniewicz, J. Cuddeback, E. Ciemins, C. P. Kovesdy, K. Sumida, J. J. Carrero, M. Trevisan, C. G. Elinder, B. Wettermark, P. Kalra, R. Chinnadurai, J. Tollitt, D. Green, J. Coresh, S. H. Ballew, A. R. Chang, R. T. Gansevoort, M. E. Grams, O. Gutierrez, T. Konta, A. Kottgen, A. S. Levey, K. Matsushita, K. Polkinghorne, E. Schaffner, M. Woodward, L. Zhang, S. H. Ballew, J. Chen, J. Coresh, M. E. Grams, K. Matsushita, Y. Sang, A. Surapaneni, and M. Woodward. 2022. ‚Development and Validation of Prediction Models of Adverse Kidney Outcomes in the Population With and Without Diabetes', *Diabetes Care*, 45: 2055–63.

Greenwood, B. N., S. Carnahan, and L. Huang. 2018. ‚Patient-physician gender concordance and increased mortality among female heart attack patients', *Proc Natl Acad Sci U S A*, 115: 8569–74.

Guethlein, N., M. Grahlow, C. A. Lewis, S. Bork, U. Habel, and B. Derntl. 2021. 'Healthcare for Trans*gender People in Germany: Gaps, Challenges, and Perspectives', *Front Neurosci*, 15: 718335.

Hendrix, U., Mauer, H., & Niegel, J. 2019. ‚. (2019). Karrierehindernis Geschlecht? Zum Verbleib von Frauen in der Hochschulmedizin. 11(1), 47–62‘, *GENDER – Zeitschrift für Geschlecht, Kultur und Gesellschaft*, 11: 47–62.

Hoff, Timothy, and Do-Rim Lee. 2020. ‚The Gender Pay Gap in Medicine: A Systematic Review‘, *Academy of Management Proceedings*, 2020: 13135.

Hohn, J., A. Hekler, E. Krieghoff-Henning, J. N. Kather, J. S. Utikal, F. Meier, F. F. Gellrich, A. Hauschild, L. French, J. G. Schlager, K. Ghoreschi, T. Wilhelm, H. Kutzner, M. Heppt, S. Haferkamp, W. Sondermann, D. Schadendorf, B. Schilling, R. C. Maron, M. Schmitt, T. Jutzi, S. Frohling, D. B. Lipka, and T. J. Brinker. 2021. ‚Integrating Patient Data Into Skin Cancer Classification Using Convolutional Neural Networks: Systematic Review‘, *J Med Internet Res*, 23: e20708.

Holgersson, Charlotte. 2013. ‚Recruiting Managing Directors: Doing Homosociality‘, *Gender, Work & Organization*, 20: 454–66.

ISOGEM. 2022. ‚ISOGEM‘, Accessed 1.7.2022. http://www.isogem.eu/.

Johnson, J. L., L. Greaves, and R. Repta. 2009. ‚Better science with sex and gender: Facilitating the use of a sex and gender-based analysis in health research‘, *Int J Equity Health*, 8: 14.

Kaczmarczyk, Gabriele. 2021. ‚Medical women on top‘, Deutscher Ärztinnenbund. https://prof-gabriele-kaczmarczyk.de/medical-women-on-top-update/.

Kendel, F., A. Dunkel, T. Muller-Tasch, K. Steinberg, E. Lehmkuhl, R. Hetzer, and V. Regitz-Zagrosek. 2011. ‚Gender differences in health-related quality of life after coronary bypass surgery: results from a 1-year follow-up in propensity-matched men and women‘, *Psychosom Med*, 73: 280–5.

Khanagar, S. B., A. Al-Ehaideb, P. C. Maganur, S. Vishwanathaiah, S. Patil, H. A. Baeshen, S. C. Sarode, and S. Bhandi. 2021. ‚Developments, application, and performance of artificial intelligence in dentistry – A systematic review‘, *J Dent Sci*, 16: 508–22.

Khanagar, S. B., S. Naik, A. A. Al Kheraif, S. Vishwanathaiah, P. C. Maganur, Y. Alhazmi, S. Mushtaq, S. C. Sarode, G. S. Sarode, A. Zanza, L. Testarelli, and S. Patil. 2021. ‚Application and Performance of Artificial Intelligence Technology in Oral Cancer Diagnosis and Prediction of Prognosis: A Systematic Review‘, *Diagnostics (Basel)*, 11.

Krause, N. 2021. ‚Ärztinnen und Wissenschaftlerinnen. Situation von Ärztinnen und Wissenschaftlerinnen an Medizinischen Fakultäten und Universitätskliniken‘, Accessed 15.8.2022. https://tu-dresden.de/med/der-bereich/chancengleichheit/aerztinnen-und-wissenschaftlerinnen.

Lee, B. Y., J. M. Ordovas, E. J. Parks, C. A. M. Anderson, A. L. Barabasi, S. K. Clinton, K. de la Haye, V. B. Duffy, P. W. Franks, E. M. Ginexi, K. J. Hammond, E. C. Hanlon, M. Hittle, E. Ho, A. L. Horn, R. S. Isaacson, P. L. Mabry, S. Malone, C. K. Martin, J. Mattei, S. N. Meydani, L. M. Nelson, M. L. Neuhouser, B. Parent, N. P. Pronk, H. M. Roche, S. Saria, Fajl Scheer, E. Segal, M. A. Sevick, T. D. Spector, L. Van Horn, K. A. Varady, V. S. Voruganti, and M. F. Martinez. 2022. ‚Research gaps and opportunities in precision nutrition: an NIH workshop report‘, *Am J Clin Nutr*, 116: 1877–900.

Legato, M. J. 1997. ‚Gender-specific physiology: how real is it? How important is it?‘, *Int J Fertil Womens Med*, 42: 19–29.

Lehne, M., J. Sass, A. Essenwanger, J. Schepers, and S. Thun. 2019. ‚Why digital medicine depends on interoperability‘, *NPJ Digit Med*, 2: 79.

Ludwig, S., S. Oertelt-Prigione, C. Kurmeyer, M. Gross, A. Gruters-Kieslich, V. Regitz-Zagrosek, and H. Peters. 2015. ‚A Successful Strategy to Integrate Sex and Gender Medicine into a Newly Developed Medical Curriculum‘, *J Womens Health (Larchmt)*, 24: 996–1005.

Miller, V. M., M. Rice, L. Schiebinger, M. R. Jenkins, J. Werbinski, A. Nunez, S. Wood, T. R. Viggiano, and L. T. Shuster. 2013. ‚Embedding concepts of sex and gender health differences into medical curricula‘, *J Womens Health (Larchmt)*, 22: 194–202.

National Research Council. 2010. *Women‘s Health Research: Progress, Pitfalls, and Promise* (The National Academies Press: Washington, DC).

Nauman, A. T., H. Behlouli, N. Alexander, F. Kendel, J. Drewelies, K. Mantantzis, N. Berger, G. G. Wagner, D. Gerstorf, I. Demuth, L. Pilote, and V. Regitz-Zagrosek. 2021. ‚Gender score development in the Berlin Aging Study II: a retrospective approach‘, *Biol Sex Differ*, 12: 15.

Nielsen, M. W., M. L. Stefanick, D. Peragine, T. B. Neilands, J. P. A. Ioannidis, L. Pilote, J. J. Prochaska, M. R. Cullen, G. Einstein, I. Klinge, H. LeBlanc, H. Y. Paik, and L. Schiebinger. 2021. ‚Gender-related variables for health research‘, *Biol Sex Differ*, 12: 23.

Oh, Y. J., J. Zhang, M. L. Fang, and Y. Fukuoka. 2021. ‚A systematic review of artificial intelligence chatbots for promoting physical activity, healthy diet, and weight loss‘, *Int J Behav Nutr Phys Act*, 18: 160.

OSSD. 2022. ‚OSSD‘.

Osterhaus, Juliane. 2019. ‚Sex, gender and sexuality Human rights issues in development cooperation‘, Deutsche Gesellschaft für Internationale Zusammenarbeit (GIZ) GmbH, Accessed 20.11.2022. https://www.institut-fuer-menschenrechte.de/fileadmin/Redaktion/Publikationen/e-info-tool_sex_gender_and_sexuality_as_human_rights_issues_in_development_cooperation_01.pdf

Pelletier, R., B. Ditto, and L. Pilote. 2015. ‚A composite measure of gender and its association with risk factors in patients with premature acute coronary syndrome‘, *Psychosom Med*, 77: 517–26.

Pelletier, R., N. A. Khan, J. Cox, S. S. Daskalopoulou, M. J. Eisenberg, S. L. Bacon, K. L. Lavoie, K. Daskupta, D. Rabi, K. H. Humphries, C. M. Norris, G. Thanassoulis, H. Behlouli, L. Pilote, and Genesis-Praxy Investigators. 2016. ‚Sex Versus Gender-Related Characteristics: Which Predicts Outcome After Acute Coronary Syndrome in the Young?‘, *J Am Coll Cardiol*, 67: 127–35.

Pereira, N. L., F. Ahmad, M. Byku, N. W. Cummins, A. A. Morris, A. Owens, S. Tuteja, and S. Cresci. 2021. ‚COVID-19: Understanding Inter-Individual Variability and Implications for Precision Medicine‘, *Mayo Clin Proc*, 96: 446–63.

Pohrt, A., F. Kendel, I. Demuth, J. Drewelies, T. Nauman, H. Behlouli, G. Stadler, L. Pilote, V. Regitz-Zagrosek, and D. Gerstorf. 2022. ‚Differentiating Sex and Gender Among Older Men and Women‘, *Psychosom Med*.

Regitz-Zagrosek, V. 2012. ‚Sex and gender differences in health. Science & Society Series on Sex and Science‘, *EMBO Rep*, 13: 596–603.

———. 2020. ‚[Gender-specific aspects of chronic coronary artery disease in everyday practice. Results of the AURORA health care study]‘, *MMW Fortschr Med*, 162: 21–27.

Regitz-Zagrosek, V., and C. Gebhard. 2022. ‚Gender medicine: effects of sex and gender on cardiovascular disease manifestation and outcomes‘, *Nat Rev Cardiol*.

Rusconi A., Kunze C. 2015. ‚Einführung in das Themenheft: Reflexionen zu Geschlechterverhältnissen in der Wissenschaft‘, *Beiträge zur Hochschulforschung*, 37: 8–21.

Schiebinger, L. 1993. ‚Why mammals are called mammals: gender politics in eighteenth-century natural history‘, *Am Hist Rev*, 98: 382–411.

Schluchter, H., A. T. Nauman, S. Ludwig, V. Regitz-Zagrosek, and U. Seeland. 2020. ‚Quantitative and Qualitative Analysis on Sex and Gender in Preparatory Material for National Medical Examination in Germany and the United States‘, *J Med Educ Curric Dev*, 7: 2382120519894253.

Schmetzer O, Flörcken A. 2012. ‚Sex and Gender Differences in Hematology.‘ in Vera Regitz-Zagrosek Sabine Oertel Prigione (ed.), *Sex and Gender Aspects in Clinical Medicine* (Springer: London).

Seeland, U., A. T. Nauman, A. Cornelis, S. Ludwig, M. Dunkel, G. Kararigas, and V. Regitz-Zagrosek. 2016. ‚eGender-from e-Learning to e-Research: a web-based interactive knowledge-sharing platform for sex- and gender-specific medical education‘, *Biol Sex Differ*, 7: 39.

Siontis, K. C., P. A. Noseworthy, Z. I. Attia, and P. A. Friedman. 2021. ‚Artificial intelligence-enhanced electrocardiography in cardiovascular disease management‘, *Nat Rev Cardiol*, 18: 465–78.

Springer, K. W., J. Mager Stellman, and R. M. Jordan-Young. 2012. ‚Beyond a catalogue of differences: a theoretical frame and good practice guidelines for researching sex/gender in human health‘, *Soc Sci Med*, 74: 1817–24.

Straw, I., and H. Wu. 2022. ‚Investigating for bias in healthcare algorithms: a sex-stratified analysis of supervised machine learning models in liver disease prediction‘, *BMJ Health Care Inform*, 29.

Strittmatter, E., and M. Holtmann. 2020. ‚[Gender identities in transition]‘, *Z Kinder Jugendpsychiatr Psychother*, 48: 93–102.

Suzuki, K. 2018. ‚The developing world of DOHaD‘, *J Dev Orig Health Dis*, 9: 266–69.

Swaab, D. F., S. E. C. Wolff, and A. M. Bao. 2021. ‚Sexual differentiation of the human hypothalamus: Relationship to gender identity and sexual orientation‘, *Handb Clin Neurol*, 181: 427–43.

Swanson, J. M., S. Entringer, C. Buss, and P. D. Wadhwa. 2009. ‚Developmental origins of health and disease: environmental exposures‘, *Semin Reprod Med*, 27: 391–402.

Tannenbaum, C., R. P. Ellis, F. Eyssel, J. Zou, and L. Schiebinger. 2019. ‚Sex and gender analysis improves science and engineering‘, *Nature*, 575: 137–46.

Tohi, M., J. L. Bay, S. Tu'akoi, and M. H. Vickers. 2022. ‚The Developmental Origins of Health and Disease: Adolescence as a Critical Lifecourse Period to Break the Transgenerational Cycle of NCDs-A Narrative Review‘, *Int J Environ Res Public Health*, 19.

Turban, J. L., and D. Ehrensaft. 2018. ‚Research Review: Gender identity in youth: treatment paradigms and controversies‘, *J Child Psychol Psychiatry*, 59: 1228–43.

Weber, T., M. Reidel, S. Graf, U. Hinz, M. Keller, and M. W. Büchler. 2005. ‚[Careers of women in academic surgery]‘, *Chirurg*, 76: 703–11; discussion 11.

Wenzl*, Florian A, Simon Kraler*, Gareth Ambler, Clive Weston, Sereina A Herzog, Lorenz Räber, Olivier Muller, Giovanni G Camici, Marco Roffi, Hans Rickli, Keith A A Fox, Mark de Belder, Dragana Radovanovic, John Deanfield†, Thomas F Lüscher. 2022. ‚Sex-specific evaluation and redevelopment of the GRACE score in non-ST-segment elevation acute coronary syndromes in populations from the UK and Switzerland: a multinational analysis with external cohort validation‘, *The Lancet*.

Witchel, S. F. 2018. ‚Disorders of sex development‘, *Best Pract Res Clin Obstet Gynaecol*, 48: 90–102.

Wizemann, T.M., and M.L. Pardue. 2001. *Exploring the Biological Contributions to Human Health: Does Sex Matter?* (National Academies Press: Washington, DC).

Yong, H. J., M. P. Toledo, R. S. Nowakowski, and Y. J. Wang. 2022. ‚Sex Differences in the Molecular Programs of Pancreatic Cells Contribute to the Differential Risks of Type 2 Diabetes‘, *Endocrinology*, 163.

Zhu, R., I. Craciun, J. Bernhards-Werge, E. Jalo, S. D. Poppitt, M. P. Silvestre, M. Huttunen-Lenz, M. A. McNarry, G. Stratton, S. Handjiev, T. Handjieva-Darlenska, S. Navas-Carretero, J. Sundvall, T. C. Adam, M. Drummen, E. J. Simpson, I. A. Macdonald, J. Brand-Miller, R. Muirhead, T. Lam, P. S. Vestentoft, K. Faerch, J. A. Martinez, M. Fogelholm, and A. Raben. 2022. ‚Age- and sex-specific effects of a long-term lifestyle intervention on body weight and cardiometabolic health markers in adults with prediabetes: results from the diabetes prevention study PRE-VIEW‘, *Diabetologia*, 65: 1262–77.

Grundlagen einer sex- und gendersensiblen Diagnose und Therapie

2

Inhaltsverzeichnis

Die Originalversion des Kapitels wurde revidiert. Ein Erratum ist verfügbar unter https://doi.org/10.1007/978-3-662-67090-3_16

Vera Regitz-Zagrosek, Charité – Universitätsmedizin Berlin, Berlin, Deutschland; Universitäre Medizin Zürich, Zürich, Schweiz

© Der/die Autor(en), exklusiv lizenziert an Springer-Verlag GmbH, DE, ein Teil von Springer Nature 2023, korrigierte Publikation 2024
V. Regitz-Zagrosek, *Gendermedizin in der klinischen Praxis*,
https://doi.org/10.1007/978-3-662-67090-3_2

2.1   Genderbias in der Diagnose[1]

2.1.1 Geschlechterunterschiede in der labormedizinischen Diagnostik

Diagnostische Strategien, die Geschlechterunterschiede berücksichtigen, waren in der Labormedizin historisch die Regel. Dies hat sich aber nicht in allen Bereichen der Inneren Medizin durchgesetzt und oft werden Alter und Geschlecht bei der Angabe von Laborwerten nicht berücksichtigt. Die alte Tradition kommt aber auch in der Labormedizin ins Wanken, weil die klassischen geschlechtsspezifischen Referenzwertintervalle zusehends durch geschlechtsneutrale, klinische Entscheidungsgrenzen ersetzt oder ergänzt werden (Ozarda et al. 2018).

Referenzwertintervalle werden idealerweise **direkt** in Bevölkerungen gesunder Menschen ermittelt und beschreiben die Häufigkeitsverteilung der jeweiligen Messgrößen zwischen der 2,5- und 97,5-Perzentile (Ozarda et al. 2018). Typischerweise werden die so definierten Referenzwertintervalle nach möglichen biologischen Einflussgrößen stratifiziert, so immer nach Geschlecht, häufig auch nach Ethnizität und Alter. Für einige Laborparameter werden auch Faktoren der Geschlechtsreife (präpubertär, postmenopausal, Schwangerschaftsstatus) oder Biorhythmen (Jahreszeit, Menstruationszyklus, Tageszeit, prandialer Zustand) berücksichtigt.

Referenzwertintervalle sind trotz Standardisierung für viele Laborparameter abhängig von der Messmethode, aber auch von der Art des Probenmaterials (z. B. Serum versus Plasma) oder der Region (z. B. Schilddrüsenfunktionsparameter). Entsprechend sollten Referenzbereiche nicht einfach aus der Literatur oder von anderen Laboratorien übernommen, sondern jeweils selbst entwickelt werden. Diese Vorgabe ist nicht einfach umsetzbar, weil für jede Gruppe (also jedes Geschlecht, jede Ethnizität, jedes Alters etc.) und

jeden Parameter Proben von mindestens 120 Personen, die frei von Einflussgrößen (z. B. Medikamente, Grundkrankheiten, Lebensstilfaktoren) für den jeweiligen Laborparameter sind, gemessen und statistisch ausgewertet werden müssen (CLSI 2010) (Ozarda et al. 2018). Eine umfassende Stratifizierung allein nach Geschlecht und zwei Altersgruppen erfordert also Messungen von mindestens 480 Proben gut charakterisierter und nach Gesundheitsstatus selektierter Menschen.

Dieser relativ große Aufwand kann nicht von jedem Labor geleistet werden, weswegen es alternative **indirekte** Strategien gibt. So können mit 20 Proben pro Stratum vorhandene Referenzintervalle z. B. eines Testherstellers verifiziert werden (Ozarda et al. 2018). Oder es wird aus vielen Messergebnissen eines Labors eine „pseudogesunde" Referenzpopulation geschaffen und in dieser Referenzintervalle etabliert (Ozarda et al. 2018).

Das Referenzwertkonzept impliziert *per definitionem*, dass 5 % aller Messergebnisse in einer gesunden Bevölkerung nicht normal sind. Oder dass bei Messung von 20 Parametern in einer gesunden Person ein Ergebnis zufälligerweise pathologisch sein wird. Entsprechend werden für manche Laborparameter, z. B. Leberenzym-Aktivitäten, erst mehrfache Überschreitungen des oberen Referenzbereiches als klinisch relevant angesehen. Zudem muss bei der Beurteilung, ob ein Messergebnis die Referenzwertgrenzen unter- oder überschreitet, die durch die Imprezision der Analytik definierte minimale Differenz berücksichtigt werden: Um jeden Cut-off gibt es einen Graubereich von zwei Standardabweichungen, innerhalb dessen nicht sicher beurteilt werden kann, ob ein Messergebnis normal ist oder nicht. Dieses traditionelle Konzept der Referenzbereiche, das Geschlechtsunterschiede berücksichtigt, gilt nach wie vor für viele Laborparameter, z. B. Blutzellzahlen, Elektrolytkonzentrationen oder Enzymaktivitäten.

Für etliche diagnostische Laborparameter sind die Entscheidungsgrenzen in Bezug auf Sensitivität oder Spezifität optimiert; selten wird ein Kompromiss zwischen beidem aus einer *receiver operator characteristic*-Kurve abgeleitet (z. B. einige Autoantikörper-Titer). Häufiger gibt es für den Ausschluss und Einschluss der Verdachtsdiagnosen untere und obere Cut-offs, z. B. für

---

[1]Unter Mitarbeit von Prof. Dr. Arnold von Eckardstein, Direktor, Institut für Klinische Chemie, Universitäres Zentrum für Labormedizin und Pathologie (UZL). Rämistr. 100, Zürich, Schweiz.

kardiale Troponine und natriuretische Peptide in der Diagnostik des akuten Koronarsyndroms bzw. der akuten Herzinsuffizienz (Collet et al. 2021; McDonagh et al. 2021). Diese sind in der Regel nicht nach Geschlecht stratifiziert. Zumindest in Bezug auf die sehr tiefen Cut-off-Konzentrationen von kardialen Troponinen für den Ausschluss eines Herzinfarktes sind der Ableitung geschlechtsspezifischer Cut-offs auch technische Grenzen gesetzt, da diese oft den unteren Messgrenzen der hochsensitiven Assays entsprechen.

Für viele prognostische Laborparameter sind Idealwerte aus prospektiven epidemiologischen Beobachtungsstudien abgeleitet, die häufig auch nicht nach Geschlecht differenziert sind. Wie für anthropometrische Messgrößen (z. B. Body-Mass-Index, Blutdruck) werden diese Grenzwerte häufig von großen Teilen der „gesunden" Bevölkerung überschritten. Beispielsweise wird für LDL-Cholesterin der von Guidelines für Laborberichte empfohlene Grenzwert von 3 mmol/l (115 mg/dl) in Mitteleuropa von 60–70 % der Männer und Frauen gleichermaßen überschritten (Nordestgaard et al. 2020).

Bei anderen Laborparametern gibt es erhebliche Geschlechtsunterschiede pathologischer Messergebnisse, manchmal in Abhängigkeit von der Definition. So unterscheidet sich die Prävalenz des erhöhten Diabetesrisikos bei Männern und Frauen je nach Definition durch Nüchternglukose- oder HbA1c-Kriterien: In der deutschen KORA-Studie haben 44 % der Männer aber nur 24 % der Frauen ohne Diabetes mellitus eine Nüchternglukose > 5,6 mmol/l. Der HbA1c-Grenzwert > 5,7 % wird hingegen von ca. 25 % bei beiden Geschlechtern überschritten (Greiner et al. 2020). Für manche Risikofaktoren werden direkt (z. B. HDL-Cholesterin und Harnsäure; Nordestgaard et al. 2020; Richette et al. 2020) oder indirekt (z. B. die geschätzte glomeruläre Filtrationsrate eGFR durch Berücksichtigung des Geschlechts in der CKD-EPI-Formel; Levey et al. 2020) Geschlechtsunterschiede gemacht.

Therapeutische Zielwerte sind das Ergebnis von randomisierten kontrollierten Interventionsstudien, z. B. für LDL-Cholesterin, glykiertes Hämoglobin A1c oder neuerdings auch Ferritin (von Haehling et al. 2019; Nordestgaard et al.

2020). Für die Etablierung geschlechtsspezifischer Zielwerte bräuchte es randomisierte kontrollierte Studien, welche die Wirksamkeit der jeweiligen Intervention geschlechtsspezifisch untersuchen, anstatt post-hoc mittels statistischer Methoden, wie bislang die Regel, Interaktionen zwischen Intervention und Geschlecht auszuschließen und entsprechend auf unterschiedliche Interventionsgrenzen und Zielwerte zu verzichten. Ähnliches gilt für therapeutische Bereiche bei der Messung von Medikamentenspiegeln beim therapeutischen Drug Monitoring (Tab. 2.1).

Viele Labore machen in ihren Befundberichten nicht deutlich, ob die sogenannten „Normalwerte" (dieser uneindeutige und auch diskriminierende Begriff sollte eigentlich vermieden werden) und damit auch als pathologisch markierten Messergebnisse nach dem Referenzwertkonzept definiert oder häufig aus Guidelines übernommene Entscheidungsgrenzen sind (Ozarda et al. 2018). Die technische Umsetzung ist schon für sich schwierig. Sie wird weiter verkompliziert, weil je nach klinischer Fragestellung Referenzwertintervalle oder Entscheidungsgrenzen relevant sind und idealerweise patientenspezifisch berichtet und kommentiert werden sollten (Cadamuro et al. 2021).

So werden für die Diagnose einer manifesten Eisenmangelanämie nach einigen Guidelines untere Referenzwertgrenzen des Ferritins geschlechtsspezifisch mit 15 µg/l bei Frauen und 30 µg/l bei Männern angegeben, nach anderen einheitlich für beide Geschlechter mit 30 µg/l (Cappellini et al. 2020; Numan und Kaluza 2020). Bei Menschen mit Herzinsuffizienz, chronischer Niereninsuffizienz, Krebserkrankungen, entzündlichen Darmerkrankungen oder vor großen elektiven Operationen sind für beide Geschlechter einheitliche therapeutische Zielwerte empfohlen, die mindestens 100 µg/l betragen (Cappellini et al. 2020; von Haehling et al. 2019). Weitere Beispiele sind je nach Risikosituation unterschiedliche Zielwerte für LDL-Cholesterin versus 90. oder 95. Perzentilgrenzen für die Differenzialdiagnose familiäre Hypercholesterinämie (Nordestgaard et al. 2020), Perzentilgrenzen für TSH zum Ausschluss einer Schilddrüsenfehlfunktion versus nicht messbares TSH als Zielwert für die

Tab. 2.1 Geschlechtsabhängige Häufigkeitsverteilung, diagnostische Grenzwerte, Risikoschwellenwerte und therapeutische Zielwerte bei Laborparametern

Laborparameter	Geschlechtsabhängige Häufigkeitsverteilung	Diagnostische Cut-offs für Rule-out	Diagnostische Cut-offs für Rule-in	Risikoschwellenwerte	Therapeutische Zielwerte
Kardiale Troponine	ja	Unisex (ACS)	Unisex (ACS)	n.a.	n.a.
BNP (ng/l)	ja	Unisex (AHF, CHF)	Ja (AHF)	Unisex >35 (CHF)	nein
NT-proBNP (ng/l)	ja	Unisex (AHF, CHF)	Ja (AHF)	Unisex >125 (CHF)	nein
Hämoglobin (g/l)	ja		M: <135 (Anämie) F: <120 (Anämie)		indikationsabhängig
Ferritin (mg/l)	ja	M: >30 (IDA) F: >15 (IDA) Unisex >30 (IDA)	<12 (IDA)		Unisex >100 (CHF, elektive Chirurgie; Krebserkrankungen) unisex >200 (CKD)
Nüchternglukose (mmol/l)	ja		>7,0 (Diabetes)	>5,6 (Diabetes)	<7,0
HbA1c (%)	ja		>6,5 (Diabetes)	>5,7 (Diabetes)	<7,0
Gesamtcholesterin (mmol/l)	ja	n.a.	n.a.	Allgemein und unisex: >5 (ASCVD)	Nein
LDL-Cholesterin (mmol/l)	nein	n.a.	n.a.	Allgemein und unisex: >3 (ASCVD)	Unisex ASCVD-risikoabhängig: sehr hoch: <1,4 hoch: <1,8 moderat: <2,6
HDL-Cholesterin (mmol/l)	ja	n.a.	M: <1,05 (MetS) F: <1,25 (MetS)	Allgemein und unisex: <1 (ASCVD)	nein
Triglyzeride (mmol/l)	ja	n.a.	Unisex: >1,7 (MetS)	Allgemein und unisex: >2 (ASCVD)	nein
Harnsäure (mmol/l)	ja			F: <360 (Gicht ASCVD) M: <420 (Gicht, ASCVD) Unisex: <360 (Gicht, ASCVD)	
25OH-Vitamin D3 (nmol/l)	ja			Unisex: <50 (Frakturen)	Unisex: >75 (Frakturen)

ACS = akutes Koronarsyndrom; AHF = akute Herzinsuffizienz; ASCVD = atherosklerotische kardiovaskuläre Krankheiten; BNP = B-Typ natriuretisches Peptid; CHF = chronische Herzinsuffizienz; CKD = chronische Nierenkrankheit, HbA1c = glykiertes Hämoglobin A1; HDL = High Density Lipoprotein; IDA = Eisenmangelanämie; LDL = Low Density Lipoprotein; MetS = Metabolisches Syndrom

Suppressionstherapie bei euthyreoter Struma oder Schilddrüsenkarzinom, oder C-reaktives Protein für den Ausschluss einer akuten Infektion (<10 mg/l) versus kardiovaskuläre Risikostratifizierung (<2 mg/l).

Bei Personen, bei denen soziales und genetisches Geschlecht abweichen oder eine geschlechtsbestätigende Hormontherapie durchgeführt wurde, sind besondere Regeln zu beachten (Kap. 1). Beispielsweise sind Marker des Eisen- oder Knochenstoffwechsels, der Nierenfunktion und der Muskulatur von Sexualhormonen und der Körperzusammensetzung abhängig und können sich unter genderaffirmativer Hormontherapie verändern (Cheung et al. 2021). Grundsätzlich sollten die Referenzwerte des Zielgeschlechtes als erster Anhaltspunkt benutzt werden. Allerdings können sich hieraus auch klinisch relevante Fehlentscheidungen ergeben, z. B. bei der Schätzung der Nierenfunktion durch Formeln wie CKD-EPI (Eckenrode et al. 2022).

2.1.2 Funktionelle Tests und diagnostische Strategien

Blutdruck Auch ein so einfacher Parameter wie der Blutdruck ist geschlechtsspezifisch. Frauen haben in ihrer Jugend niedrigere Blutdruckwerte als Männer und diese steigen im Alter steiler an. Das relative Herzkreislaufrisiko steigt bei Frauen schon bei niedrigeren Blutdruckwerten an als bei Männern (Ji et al. 2020, 2021) (Kap. 4). Da sich die Risikobewertungen in den Leitlinien vor allem auf das absolute Risiko stützen, das bei Männern höher ist als bei Frauen, wurden daraus bisher keine Konsequenzen für die Diagnostik oder die Prävention in unseren Leitlinien gezogen.

Herzgrößen und Herzfunktion In der kardiovaskulären Diagnostik werden Herzgrößen und Herzfunktion in der Regel nicht geschlechtsspezifisch dargestellt (Kap. 4). Dabei haben echokardiografische Studien deutliche Unterschiede zwischen Frauen und Männern in gesunden Populationen gefunden. Unterschiede in der Herzgröße, den linksventrikulären Dimensionen

und der Vorhofgröße können auf die geringere Körpergröße der Frauen zurückgeführt werden. Sie müssten zumindest auf die Körperoberfläche bezogen werden, was häufig nicht geschieht. Aber andere Parameter wie z. B. das Schlagvolumen sind bei Frauen auch nach Adjustierung auf Körpergröße und Alter niedriger. Das Alter beeinflusst Parameter der diastolischen Funktion bei Frauen stärker als bei Männern (Petitto et al. 2018). Darüber hinaus werden z. B. Klappenöffnungsflächen auch oft nicht auf die Körpergröße oder Körperoberfläche normalisiert, was dazu führen kann, dass der Schweregrad von Stenosen bei Frauen eher überschätzt wird. Die Tatsache, dass Männer und Frauen sich in ihrer Auswurffraktion des Herzens unterscheiden, wird bei der Diagnostik der Herzinsuffizienz in den Leitlinien nicht berücksichtigt (Chung et al. 2006). Die daraus resultierenden Probleme sind im Detail in Kap. 4 dargelegt.

2.1.3 Geschlechtsspezifische Symptome und Diagnostik

Beim Verdacht auf einen Herzinfarkt werden häufig typische geschlechtsspezifische Schilderungen der Beschwerden nicht berücksichtigt.Bei Frauen kann oft Müdigkeit und extreme Schwäche oder eine vagale Reaktion im Vordergrund stellen. Und bei typischer Angina Pectoris wird vor allem bei jungen Frauen zu häufig und zu früh eine Koronarangiografie durchgeführt, die lediglich die Obstruktion der epikardialen Kranzgefäße mit arteriosklerotischen Plaques misst, anstatt dass diagnostische Verfahren angewendet werden, die die Durchblutung des Myokards messen, die auch vom Tonus der Koronararterien und von der Mikrozirkulation abhängt, die mit der Koronarangiografie nicht erfasst werden können. Das heißt, dass bei Frauen zu selten bildgebende Verfahren wie Stressechokardiografie, nuklearmedizinische Methoden wie die Positronenemissionstomografie oder Szintigrafie oder Magnetresonanztomografie zur Durchblutungsmessung eingesetzt werden. Damit werden die

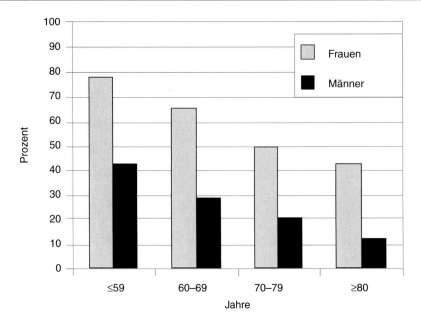

Abb. 2.1 Anteil der Normalbefunde an den Untersuchungsergebnissen bei Frauen und Männern, bei denen wegen Verdacht auf Angina Pectoris und koronare Herzerkrankung in Schweden eine Koronarangiografie durchgeführt wurde. (Zahlen eines landesweiten Registers; Johnston et al. 2011)

bei ihnen relativ häufigen nicht-obstruktiven Koronarerkrankungen nicht adäquat diagnostiziert (Abb. 2.1) (Johnston et al. 2011) (Kap. 4).

Blasenerkrankungen und Niereninsuffizienz Auch in der Nephrologie gibt es Vorurteile, die die Diagnostik beeinflussen. So führt das Auftreten von Blut im Urin bei Männern relativ schnell zu einer weiterführenden Diagnostik, während es bei Frauen häufiger als eher normal angesehen wird und so die Diagnose eines Blasenkarzinoms verschleppt wird. Ebenso kann es sein, dass bei der Diagnose einer Niereninsuffizienz im Stadium 3 die relative Nierenfunktion bei Frauen unterschätzt wird, da die üblichen Schätzformeln für die glomeruläre Filtrationsrate (GFR) diese für eine Standard-Körperoberfläche von 1,73 m² berechnen. Da die tatsächliche Körperoberfläche bei Frauen oft niedriger ist und bei Männern höher, kann dies zur Fehleinschätzung in Bezug auf das Vorliegen einer Nierenfunktionsstörung führen (Kap. 7).

Tumordiagnostik Bei der Tumordiagnostik ist zwar bekannt, dass die meisten Karzinome bei Männern häufiger sind als bei Frauen und insbesondere das Dickdarmkarzinom bei Männern früher auftritt als bei Frauen und dass daher die Männer früher zur Vorsorgeuntersuchung aufgefordert werden müssten. Aber das wird in der Praxis nicht immer umgesetzt, wahrscheinlich auch weil den Patienten dieser Unterschied nicht bewusst ist.

Orthopädie Im orthopädischen Bereich wurde die axiale Spondylarthropathie, früher als ankylosierende Spondylitis oder als Morbus Bechterew bezeichnet, sehr häufig an der radiologischen Diagnostik der Wirbelsäule festgemacht und an der Versteifung, die bei Männern früher einsetzt als bei Frauen (Kap. 9). Das entsprechende typische klinische Bild der Frauen wurde übersehen und aus diesem Grund galt axiale Spondylarthropathie lange als Männererkrankung. Seit in der Diagnostik häufiger Magnetresonanztomografie eingesetzt wird, sieht man, dass fast so viele Frauen wie Männer an der axialen

Spondylarthropathie erkranken. Osteoporose dagegen wurde vor allem bei Frauen diagnostiziert und die Referenzwerte für Knochendichte stammten anfangs nur von den Frauen. Wenn man die Messwerte der fraglich erkranken Männer darauf bezog, wurde diesen in der Regel eine normale Knochendichte bestätigt, da Männer physiologischerweise eine höhere Knochendichte haben als Frauen und auch bei Erkrankung oft noch im Bereich der Referenzwerte für die Frauen liegen.

Depression Schließlich gibt es Hinweise darauf, dass der Verdacht auf die Diagnose einer Depression bei Männern zu selten gestellt wird, da entsprechende Fragebögen auf die Symptomatik der Frauen ausgelegt sind.

Fazit

- Genderbias kommt in unterschiedlichen Formen vor: als Blindheit für tatsächlich existierende Geschlechterunterschiede und in der Annahme von Geschlechterunterschieden, wo es keine gibt.
- Referenzwerte in der Labormedizin sollten grundsätzlich geschlechtsspezifisch ermittelt werden: für Männer, Frauen und Transgender-Gruppen.
- Schwellenwerte für Interventionen sind in der Regel nicht geschlechtsspezifisch definiert. Grund dafür ist vor allem das Fehlen adäquater prospektiver Studien.
- Geschlechterunterschiede in der Organgröße und Organfunktion werden häufig nicht berücksichtigt, etwa bei der kardialen Auswurffraktion (EF).
- Diagnostische Strategien können optimiert werden, wenn man geschlechtsspezifische Krankheitsausprägungen und Symptome berücksichtigt, wie bei Herzinfarkt, axialer Spondylarthropathie oder Depression.

2.2 Pharmakotherapie

2.2.1 Einführung

Eine bekannte europäische Führungskraft eines großen pharmazeutischen Unternehmens sagte vor einigen Jahren am Rande eines Kongresses bei einer Diskussion zu Geschlechterunterschieden: „Es wird die Ärzte völlig verwirren, wenn wir unterschiedliche Tabletten oder unterschiedliche Dosierung für Männer und Frauen vorschlagen." Der Betreffende hatte offensichtlich wenig Ahnung davon, mit welcher Komplexität sich Ärztinnen und Ärzte tagtäglich in ihren Praxen auseinandersetzen müssen. Aber dies ist leider weitgehend immer noch die Haltung der pharmazeutischen Industrie. Dabei organisieren mittlerweile recht viele pharmazeutische Firmen Fortbildungen im Bereich der Geschlechterforschung. Es ist unklar, warum sie die Erkenntnisse, die sie den Ärztinnen und Ärzten vermitteln, nicht auf die eigene Forschung und Entwicklung anwenden. Die Arzneimittelentwicklung und Testung ist leider immer noch auf den jüngeren bis mittelalten kaukasischen Mann fokussiert, beginnend im Tiermodell bis hin zu klinischen Studien.

2.2.2 Genderbias in der Arzneimittelentwicklung und -testung

Die Arzneimittelentwicklung hat viele Phasen. Sie geht von der Auswahl eines Krankheitsbildes, für das ein Arzneimittel entwickelt werden soll, über tierexperimentelle Studien zur Identifizierung und Validierung eines Angriffspunktes, der Identifizierung von Wirkstoffkandidaten, Untersuchungen zur Pharmakologie, Bestimmung der Kurzzeit- und Langzeittoxizität, der Teratogenität und Kanzerogenität, im Tier schließlich zu 4 Phasen von Studien am Menschen:

Arzneimittelentwicklung: Entwicklung am Menschen
- Phase 1: Sicherheit, Verträglichkeit, Pharmakokinetik
- Phase 2: Dosisfindung und Pharmakokinetik in Zielpopulation
- Phase 3: Wirksamkeit
- Phase 4: Analyse nach der Markteinführung

Geschlechtsspezifische Aspekte finden sich in allen Phasen. Schon die Auswahl von Krankheitsbildern, für die Arzneimittel entwickelt werden sollen, kann durch die erwartete Zielgruppe beeinflusst werden. Arzneimittel für häufige Erkrankungen haben einen größeren Markt als solche für seltene. Arzneimittel, die potenziell bei beiden Geschlechtern wirken, haben natürlich auch potenziell einen größeren Markt als Arzneimittel, die nur bei einem Geschlecht wirksam sind. Schon aus diesem Grund zielen Arzneimittelentwicklungen fast immer auf beide Geschlechter.

2.2.2.1 Tierversuche

Wenn sich eine erste Idee etabliert hat, wie eine bestimmte Erkrankung behandelt werden könnte, werden Tierversuche geplant. Auch bei der Planung der Tierversuche spielen geschlechtsspezifische Aspekte eine Rolle. Natürlich wollen Forscher:innen aus Gründen des Tierschutzes und weil Tiere teuer sind, eine möglichst geringe Anzahl an Tieren verwenden. Das heißt also, man wird die Tierspezies und das Geschlecht der Versuchstiere so auswählen, dass man mit wenigen möglichst wenigen Tieren einen möglichst großen Effekt erzielt. Man kann davon ausgehen, dass Forscher:innen, beziehungsweise die finanzierenden Institutionen und Laborleitungen sich sehr genau überlegen, mit welchem Modell, welcher Tierspezies und welchem Geschlecht sie einen größtmöglichen Effekt erzielen.

In der Herz-Kreislauf-Forschung ist z. B. bekannt, dass mit Männchen häufiger größere Effekte zu erzielen sind als mit Weibchen. Bei den klassischen Modellen für Herzinfarkt sterben die männlichen Mäuse in der Regel deutlich häufiger als die weiblichen Mäuse. Allerdings gibt es kaum Tiermodelle für Ursachen und Formen des Herzinfarktes, die bei Frau häufiger sind, z. B. Spasmen oder die Dissektionen der Gefäße, oder für den Typ II Myokardinfarkt, der auf einer Imbalance von Bedarf und Angebot von Sauerstoff beruht (Thygesen et al. 2018). Auch für die stressinduzierte Herzschwäche, das sogenannte Takotsubo-Syndrom, gab es lange kein geeignetes Tiermodell. Zeitweilig wurden Experimente zu diesem Syndrom, das in 90 % der Fälle postmenopausale Frauen betrifft, an jungen männlichen Ratten durchgeführt. Dagegen ist in der Stress- und Schmerzforschung gut bekannt, dass weibliche Tiere häufiger die besseren Versuchsobjekte sind.

Nach der Auswahl der Spezies, initial zumeist Nager, also Ratten oder Mäuse, und nach Auswahl des Modells bzw. der Intervention, z. B. Verschluss einer Koronararterie zur Induktion eines Herzinfarktes, steht die statistische Planung der Experimente an, die von den Tierschutzkommissionen genehmigt werden müssen.

Diese Kommission achten sehr darauf, dass so wenig Tiere wie möglich eingesetzt werden. Das Geschlecht der Tiere wird meistens nicht beachtet. Es gibt in Deutschland keine Richtlinien, die hierzu Stellung nehmen, im Gegensatz zu den Vereinigten Staaten, die mittlerweile vorschreiben, dass die Auswahl des Geschlechtes begründet werden muss, dass die Aussagen nur für das untersuchte Geschlecht Gültigkeit haben und bevorzugt beide Geschlechter untersucht werden sollen. In Deutschland werden Untersucher:innen nur Experimente mit dem Geschlecht durchführen, von dem sie sich die besten schnellsten und homogensten Ergebnisse versprechen. Sehr häufig sind dies männliche Tiere, denn man erwartet sich von ihnen wohl größere Effekte und geringere Variabilität.

Bei Tierexperimenten wird der weibliche Zyklus oft als Störfaktor angesehen. Um seinen Einfluss zu reduzieren, werden weibliche Tiere von den Versuchen ausgeschlossen. Allerdings hindert das die Firmen nicht, die fertigen Produkte auch für Frauen auf den Markt zu bringen, die sehr wohl einen Zyklus haben. Insgesamt werden tierexperimentelle Untersuchungen zu 60 % nur an männlichen Tieren durchgeführt, zu 10 % an weiblichen Tieren und nur zu 10 % an Tieren beiderlei Geschlechts. 20 % der Experimente werden ohne Angabe des Geschlechts durchgeführt. Diese Experimente sollten eigentlich obsolet sein, denn aufgrund der großen Unterschiede zwischen Männchen und Weibchen können sie in anderen Labors oft nicht reproduziert werden (Ramirez et al. 2017).

Diese unglückliche Situation haben wir seit etwas mehr als 10 Jahren. 2010 wurde die erste Publikation mit diesen Zahlen in Nature veröffentlicht (Zucker und Beery 2010) und vor wenigen Jahren wurde bei einer Aktualisierung der Zahlen herausgefunden, dass sie sich nicht verändert hatten. Im Jahr 2014 hat das National Institute of Health der USA eine Richtlinie etabliert, nach der Forscher das Geschlecht der Tiere in ihren Experimenten begründen müssen und möglicherweise und optimalerweise Tiere beiderlei Geschlechts untersuchen müssen (Clayton und Collins 2014). Dabei sind Vermutungen, dass weibliche Tiere zu einer höheren Streuung der Untersuchungsergebnisse führen, mittlerweile widerlegt. Systematische Untersuchungen haben gezeigt, dass trotz des weiblichen Zyklus die Streuung bei weiblichen Tieren nicht höher ist, als bei männlichen, eher umgekehrt (Prendergast et al. 2014).

Diese Strategie des Ausklammerns weiblicher Tiere hat einen weiteren unerwünschten Effekt: Substanzen, die vor allem an weiblichen Individuen wirken, können gar nicht erst entdeckt werden. Auch aus diesem Grund muss man darauf drängen, dass Tierversuche an männlichen und weiblichen Tieren durchgeführt werden.

2.2.2.2 Klinische Studien

Nach den Tierversuchen gehen neue Mittel in eine erste Testung an Menschen. In der Phase 1 werden in der Regel wenige gesunde männliche Freiwillige untersucht, ca. 100. Es geht hier vor allem um die Unschädlichkeit der Substanz, um Aufnahme, Stoffwechsel, Exkretion und erste Vorstellungen zur benötigten Dosis, Wirkdauer sowie um Sicherheit, Verträglichkeit, Pharmakokinetik. Phase 1 dauert üblicherweise 1–3 Jahre. Substanzen, die in Phase 1 eintreten, haben eine Chance von 10–20 %, dass sie tatsächlich zu einem Medikament entwickelt werden (Raz und Miller 2012). Nach den international harmoni-

sierten Leitlinien zur Arzneimittelentwicklung müssen mittlerweile Daten zum Stoffwechsel und zur Dosisfindung sowohl an Männern als auch an Frauen dargelegt werden.

In der nachfolgenden Phase 2 findet dann eine Dosisfindung und eine Bestimmung der Pharmakokinetik in der Zielgruppe statt. Auch hier werden vor allem Männer eingeschlossen, freiwillige Probanden und ausgewählte Patienten, ca. 100–300. Phase 2 dauert in der Regel ca. 2 Jahre und Substanzen, die in Phase 2 gehen, haben eine ca. 70 %ige Chance auf eine finale Zulassung.

Hier spielt sicher die Forderung nach einem sicheren Ausschluss von Schwangerschaften bei weiblichen Versuchspersonen eine größere Rolle. Frauen sind für diese Studienphase wahrscheinlich auch nur mit höherem Aufwand zu rekrutieren als Männer. Dennoch sollte sich dieser Aufwand lohnen: Eine für Frauen optimierte Dosis wird in späteren Studienphasen bessere Ergebnisse bringen. Darüber hinaus ist es medizinisch, ethisch und gesundheitsökonomisch sinnvoll, durch optimale Dosierung Nebenwirkungen, die in Phase 3 oder 4, also bei der Wirksamkeitsprüfung oder erst nach der Markteinführung entdeckt werden, rechtzeitig zu verhindern.

In der Phase 3 findet dann die eigentliche Wirksamkeitsprüfung statt, in der Regel in doppelt verblindeten randomisierten Studie. Sie sind entscheidend für die Zulassung eines Arzneimittels. Hier werden in der Regel je nach Häufigkeit des Krankheitsbildes Hunderte bis Tausende von Patientinnen und Patienten untersucht. Tatsächlich werden hier bei den großen Zulassungsstudien mittlerweile Frauen und Männer zumeist in einem balancierten Verhältnis eingeschlossen. Allerdings findet sich in den Prüfplänen meistens keine geschlechtsspezifische Auswertung und die Statistik ist nicht darauf ausgelegt, die Wirkung eines Pharmakons sowohl in der Frauengruppe als auch in der Männergruppe oder Unterschiede zwischen den Geschlechtern nachzuweisen.

Wenn geschlechtsspezifische Analysen jedoch nicht von vornherein im Studienprotokoll inkludiert sind, sind alle Befunde zu Geschlechterunterschieden „post-hoc"-Analysen, die nicht oder nur eingeschränkt belastbar sind. Hierzu gehören die Geschlechterunterschiede bei den Wirkungen von Digitalis (Kap. 4). Auch die Regel, dass Männer und Frauen in die Studien eingeschlossen werden sollen, und zwar in dem Verhältnis, in dem das Krankheitsbild bei ihnen auch auftritt, wird häufig verletzt. In kürzlich durchgeführten Studien zu einer neuen Therapie des Herzinfarktes lagen die Frauenanteil bei 15 beziehungsweise 19 % (Gebhard und Regitz-Zagrosek 2021). In Phase 3 werden auch Nebenwirkungen identifiziert, wobei man davon ausgeht, dass sehr häufige (> 10 %), häufige (1–10 %) und gelegentliche (0,1–1 %) Nebenwirkungen entdeckt werden können. Leider werden diese Nebenwirkungen häufig nicht für beide Geschlechter publiziert (Abschn. 2.5 Publikationen).

Phase 4 ist die Überwachung nach der Marktzulassung. Dazu sind die jeweiligen Pharmafirmen verpflichtet und dazu dienen die großen Pharmakovigilanz-Datenbanken. Nur hier können seltene (0,01–0,1 %) und sehr seltene Nebenwirkungen (< 1/10.000) erfasst werden. Daher ist auch diese Phase äußerst wichtig. Geschlechterunterschiede werden oft erst hier entdeckt.

2.2.2.3 Richtlinien für Studien

Wegen der Contergan-(Thalidomid)-Katastrophe in den 1950er- und 1960er-Jahren in Europa waren Frauen von klinischen Studien lange ausgeschlossen. Das Schlafmittel Contergan, ein Arzneimittel, das man für relativ sicher hielt, führte, wenn es während der Schwangerschaft eingenommen wurde, zu schweren Missbildungen des Fötus. Diese Erfahrung führte dazu, dass Frauen, die ja potenziell schwanger werden könnten, in Europa und USA kaum mehr zu klinischen Studien herangezogen wurden. In den USA verhinderte die Food and Drug Administration (FDA) bis 1993 den Einschluss von Frauen in die Studienphasen 1 und 2. Dagegen wendeten sich in den 1970er- und 1980er-Jahren vor allem Frauen in den USA. Doch erst 1993 wurde dies durch entsprechende Gesetzgebung geändert.

2001 publizierte die US-Regierung die Ergebnisse einer retrospektiven Zusammenstellung von Arzneimitteln, die von der Arzneimittelbehörde der USA (FDA) zwischen 1997 und 2000 wegen Nebenwirkungen vom Markt genommen worden waren, und beschrieb, dass diese Arzneimittel für Frauen ein größeres Gesundheitsrisiko darstellten als für Männer. Danach begannen Forschergruppen und Behörden nach neuen Regelungen zu suchen, da man erkannte, dass Arzneimittel auch an Frauen erprobt werden sollten, natürlich so, dass alle und auch Schwangere sicher waren. Nun wurde verlangt, dass klinische Studien alle beteiligten Gruppen, Frauen, Männer und Minoritäten einschließen. In Kanada wurden ähnliche Richtlinien 1997 erlassen. Diese verlangten den Einschluss von Frauen, sowohl von prämenopausalen als von postmenopausalen Frauen, auch in die frühen Stadien der Arzneimittelentwicklung. Allerdings waren die Vorschriften vor allem Empfehlungen, dementsprechend wurden sie auch in Kanada lange vernachlässigt (Raz und Miller 2012).

In Europa veröffentlichte die EU 2004 ein Regelwerk für klinische Studien, die die Studienteilnehmer:innen besser schützen sollten (European Clinical Trials directive, 2001/20/EC). Allerdings kam das Wort „Frauen" in dem Dokument nicht vor.

Die Harmonisierung der Arzneimittelherstellung in allen Industriestaaten wird durch die ICH (International Conference on Harmonisation of Technical Requirements for Registration of Pharmaceuticals for Human Use) erreicht. Hier erarbeiten die regulatorischen Behörden der USA (Federal Drug Administration), Europas (EMA, European Medicines Agency) und Japans (MHLW, Ministry of Health, Labour and Welfare) die Richtlinien, nach denen die pharmazeutische Qualität, Wirksamkeit und Unbedenklichkeit von Arzneimitteln bewertet werden. ICH-Guidelines sind Richtlinien für die Prüfung der Qualität, Wirksamkeit und Sicherheit sowie für multidisziplinäre Fragen (Gruppe E). Hersteller berufen sich in der Regel darauf, dass sie beide Geschlechter berücksichtigen. Dazu gibt es allerdings sehr unterschiedliche Meinungen.

Übersicht -Geschlecht in ICH Leitlinien

- E 8: Für neue Substanzen müssen pharmakokinetische Information aus Phase 1 für Frauen und Männer vorliegen.
- E 4: Dosis-Wirkungskurven müssen für Frauen und Männer erstellt werden.
- E 18: Studienpopulation in klinischen Studien sollen die Geschlechterverhältnisse in der Risikopopulation widerspiegeln.
- E3 und M4E: Auswertungen sollen für beide Geschlechter geplant und durchgeführt werden.

Die ICH-Richtlinien sehen vor, dass möglichst alle Bevölkerungsgruppen, denen Arzneimittel verabreicht werden, auch in die Prüfung dieser Arzneimittel einbezogen werden. Allerdings sind die zu Grunde liegenden Bestimmungen vor allem „Soll"-Bestimmungen, d. h. Empfehlungen, die nicht verbindlich sind. Sie empfehlen lediglich, dass sowohl Männer als auch Frauen in der Prüfung einbezogen werden sollen. Transgender-Menschen werden nicht erwähnt. Sie ermöglichen es den Zulassungsbehörden jedoch, auch diese Empfehlung zu vernachlässigen. Eine Konkretisierung dieser Regelungen hat die europäische Zulassungsbehörde EMA 2005 abgelehnt (EMEA/CHMP/3916/2005 -ICH). In der Folge gibt es keine verpflichtenden Regelungen zur Wirksamkeitsprüfung und Analyse für Nebenwirkungen getrennt für Frauen und Männern (Ruiz Cantero und Angeles Pardo 2006). Darüber hinaus legen die ICH-Richtlinien nicht fest, dass Nebenwirkungen gesondert für die Gruppe der Männer und der Frauen beschrieben und veröffentlicht werden müssen.

Eine Analyse von 240 wichtigen klinischen Studien, die die EMEA von 2000 bis 2003 durchgeführt hat, zeigte, dass es ist in diesem Zeitraum zu einer deutlichen Erhöhung des Frauenanteils gekommen war. Insgesamt lag 2005 der Frauenanteil in internationalen klinischen Studien bei circa 33 % in Europa und 27 % in der USA. Überall waren die Frauen vor allem in Phase 1 immer noch stark unterrepräsentiert (Raz und Miller 2012). In Herz-Kreislauf-Studien und in industriegeleiteten Studien waren Frauen besonders stark unterrepräsentiert.

Ein besonderes Problem sind Studien, in denen eine neue Anwendung bereits zugelassener Arzneimittel getestet wird. In diesen Fällen ist die Wiederholung der Phase 1- und Phase 2-Studien nicht erforderlich, um eine Zulassung für die neue Indikation zu erhalten. Damit werden auch keine geschlechtsspezifischen Daten für die alten Substanzen erstellt.

In der Durchsetzung geschlechtsspezifischer Regulierungen sind mittlerweile die USA und Kanada Vorreiter: In den Vereinigten Staaten verlangt der Gesetzgeber, dass in allen klinischen Studien, die durch die Nationale Gesundheitsbehörde (National Institutes of Health, NIH) finanziert werden, sowohl Frauen also auch Männer und ethnische Minderheiten eingeschlossen werden müssen. Die Umsetzung dieser Anordnung wird relativ strikt überwacht. So werden bereits die Anträge auf klinische Studien diesbezüglich überprüft. US-Untersucher können keine NIH-Unterstützung mehr verlangen, wenn sie keinen Plan zur Berücksichtigung von Geschlechteraspekten vorlegen. Neben dem Einschluss von Frauen in die Studien ist es auch wichtig, dass gezielte Analysen hinsichtlich der Wirkungen und Nebenwirkungen bei Frauen geplant und durchgeführt werden. So weit sind wir in Europa und Deutschland leider noch lange nicht.

2.2.3 Geschlechterunterschiede in der Pharmakokinetik

Die Pharmakokinetik analysiert die Aufnahme, Verteilung, den Stoffwechsel und die Ausscheidung von Arzneimitteln. Geschlechtsspezifische Aspekte finden sich an vielen Stellen (Abb. 2.2). Geschlechterunterschiede in der Pharmakokinetik sind häufig mit Arzneimittelnebenwirkungen bei Frauen assoziiert (Zucker und Prendergast 2020).

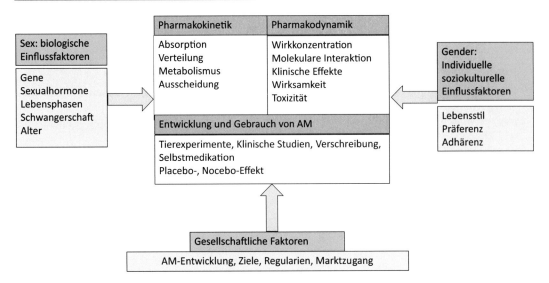

Abb. 2.2 Interaktion geschlechtsspezifischer Faktoren, von Sex und Gender, in der Arzneimittelwirkung, in Pharmakokinetik, Pharmadynamik und im Gebrauch von Arzneimitteln (AM)

2.2.3.1 Magen-Darm-Passage

Tatsächlich dauert die Magen-Darm-Passage insgesamt bei Frauen länger als bei Männern, insbesondere die Dickdarmpassage. Einige Enzyme, die an der Arzneimittelresorption beteiligt sind, sind geschlechtsspezifisch unterschiedlich ausgeprägt, so z. B. die Alkoholdehydrogenase im Magen. Ihre Aktivität ist vor allem im jungen Erwachsenenalter höher bei Männern als bei Frauen, später gleichen sich die Unterschiede an. Die Sexualhormone Östrogen und Progesteron hemmen die Beweglichkeit des Darms und verlängern die Magen-Darm-Passage, daher wird die Aufnahme von Arzneimitteln in das Blut auch durch den Zyklus beeinflusst. Einige sehr wichtiger Arzneimittel, wie z. B. Gerinnungshemmer, sind von diesem Geschlechterunterschied betroffen. Und auch die Bindung der Arzneimittel im Blut unterliegt hormonellen Schwankungen. Dies betrifft insbesondere Medikamente, die mit der Schilddrüsenfunktion oder mit Cortison zusammenhängen.

Weiter beeinflusst das Mikrobiom im Magen und im Darm die Arzneimittelaufnahme. Wir wissen, dass wir etwa 1,5 kg Bakterien im Darm mit uns tragen, deren Stämme eine große Vielfalt aufweisen und sich in Abhängigkeit von der Ernährung unterscheiden. Sie sind bei Männern und Frauen signifikant unterschiedlich. Gesunde

Frauen haben eine größere Vielfalt in ihrem Mikrobiom als Männer, und prämenopausale Frauen eine größere Vielfalt als postmenopausale. Das Darm-Mikrobiom verändert sich auch während der Schwangerschaft. Es wird durch orale Kontrazeptiva und Ovariektomie beeinflusst, und auch durch Medikamente wie Protonenpumpenhemmer, Paracetamol, Opioide oder Metformin. Mikrobiota können zirkulierende Östrogene metabolisieren und einige Stämme konvertieren Glukokortikoide zu Androgenen. Das Mikrobiom interagiert mit dem Cytochromsystem in der Leber und hat eine große Kapazität, über Signalsubstanzen andere Organe, Immunsystem und auch das Gehirn zu beeinflussen. Es beeinflusst auch Antibiotikaresistenzen. Endokrine Aktivitäten der Darmbakterien können daher die Biologie von Männern und Frauen geschlechtsspezifisch beeinflussen (Sisk-Hackworth et al. 2022; Clemente et al. 2012) (Abb. 2.3).

2.2.3.2 Verteilungsvolumen

Auch das Verteilungsvolumen für Arzneimittel ist bei Männern und Frauen unterschiedlich. Das Verteilungsvolumen für Arzneimittel schwankt mit dem Zyklus, wenn sich Wasser und Salzgehalt verändern. Das Verteilungsvolumen für wasserlösliche Pharmaka ist bei Männern höher als bei Frauen. Frauen weisen einen höheren

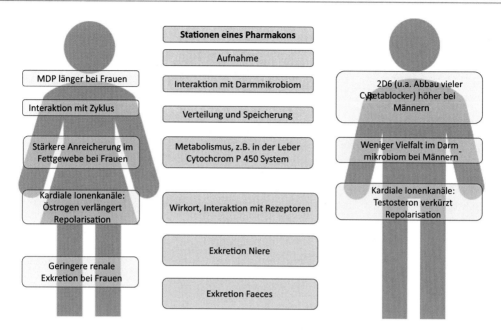

Abb. 2.3 Beispiel für geschlechtsspezifische Faktoren in den Stationen eines Pharmakons bei Frauen und Männern (MDP = Magen-Darm-Passage, AMT = Arzneimitteltherapie)

Körperfettgehalt auf, dies gilt sowohl für Extremsportlerinnen als auch für Adipöse. Fettlösliche Pharmaka, wie z. B. Amiodaron, Lidocain oder Digoxin, reichern sich daher bei Frauen stärker an. Die Arzneimittelaufnahme über die Haut wird vom Fettgehalt der Haut beeinflusst und der ist bei Frauen in der Regel höher als bei Männern.

2.2.3.3 Metabolisierung in der Leber

Die Metabolisierung in der Leber ist der nächste entscheidende Schritt. Hier spielt das Cytochrom-P450-System eine große Rolle. Enzyme des Cytochrom-P450-Systems metabolisieren etwa 3/4 der Arzneimittel. Sie unterscheiden sich schon genetisch bei Männern und Frauen deutlich; weitere Unterschiede kommen durch die Interaktion mit dem Darmmikrobiom hinzu. Allerdings sind die Unterschiede komplex und abhängig von Alter, Ernährung und Stoffwechsellage der Individuen. Insofern kann Tab. 2.2 nur grobe Anhaltspunkte liefern.

Da manche Cytochrome auch Sexualhormone abbauen, werden sie während des Zyklus unterschiedlich stark induziert oder blockiert. Dadurch schwankt ihre verbleibende freie Aktivität über den Zyklus. Dies könnte erklären, wieso sowohl die Effekte als auch die Nebenwirkungen mancher Arzneimittel bei Frauen stärker ausgeprägter sind.

2.2.3.4 Nierenfunktion

Bei der Ausscheidung von vielen Arzneimitteln spielt die Nierenfunktion eine große Rolle. Die renale Elimination hängt ab von der tubulären Sekretion, Reabsorption und glomerulären Filtration, die bei Frauen niedriger sind als bei Männern. Wahrscheinlich kommen Männer und Frauen mit gleicher Nierenfunktion und mit der gleichen Anzahl von Nephronen zur Welt, und verlieren diese im Laufe des Lebens. Dieser Verlustprozess scheint bei Frauen schneller zu laufen als bei Männern, was dazu führt, dass Frauen häufiger eine mäßige Einschränkung der Nierenfunktion im Alter haben, auch wenn keine spezifischen Nierenerkrankungen vorliegen. Die verzögerte renale Elimination betrifft Antibiotika, wie Aminoglykoside, Cephalosporine, Fluoroquinolone oder Vancomycin. Hier sollte die Dosierung bei Frauen anhand der glomerulären Filtrationsrate angepasst werden.

Tab. 2.2 Geschlechterunterschiede im Cytochromsystem (angegeben sind Isoenzyme von Cytochrom C, bei denen bekannte geschlechtsspezifische Unterschiede vorliegen, die Art der Unterschiede und die Hauptsubstrate des Isoenzyms)

Isoenzym	Geschlechterunterschied (GU)	Substrate
CYP1A2	Niedrigere Aktivität bei Frauen	Koffein, Paracetamol
CYP2C9	Kein GU	Marcumar
CYP2C19	Kontrovers	Omeprazol, Diazepam
CYP2D6	Höhere Aktivität bei Männern	Propanolol, Metoprolol, Carvedilol, Nebivolol, Mitrazepin
CYP2E1	Höhere Aktivität bei Männern	Halothan, Isofluoran
CYP3A4	Höhere Aktivität bei Frauen	Erythromycin, Takrolimus, Diltiazen, Nifedepin, Cyclosporin, Verapamil, Doxorubicin

2.2.3.5 Interaktion mit Geschlechtshormonen

Schließlich spielt die Interaktion mit Geschlechtshormonen bei Arzneimittelwirkungen eine große Rolle. Diese Interaktion kann im Wesentlichen in zwei Richtungen gehen: Einmal können Geschlechtshormone den Abbau von Arzneimitteln stimulieren, indem sie die entsprechenden Enzyme induzieren. Dann können aber Geschlechtshormone auch den Abbau von Arzneimitteln hemmen, indem sie um das abbauende Enzym konkurrieren. Eine relativ große Rolle spielt das in der Praxis bei der Interaktion zwischen Geschlechtshormonen, z. B. bei Einnahme der Pille und der Einnahme von Stimmungsaufhellern, von Benzodiazepinen. Gegebenenfalls sollten hier Dosierungen angepasst werden (Tab. 2.3).

Während der Schwangerschaft verändert sich der Stoffwechsel zahlreicher Arzneimittel, einmal durch das Auftreten zusätzlicher Kompartimente, den Föten, die Amnionflüssigkeit, die Plazenta und andere physiologische Effekte der Schwangerschaft. Unter anderem ist die Clearance von Substanzen, die unverändert durch die Niere ausgeschieden werden, wie Heparin, erhöht. Einige Cytochrome in der Leber werden induziert. Da die Wirkung von Arzneimitteln in der Schwangerschaft sehr stark von den einzelnen Substanzen und damit von den Erkrankungen, bei denen sie verordnet werden, abhängt, werden die Effekte von Arzneimitteln in der Schwangerschaft bei den jeweiligen Krankheitskapiteln behandelt.

Aktuelle Arbeiten haben gezeigt, dass Geschlechterunterschiede in der Pharmakokinetik häufig Geschlechterunterschiede in Neben-

Tab. 2.3 Interaktion von Sexualhormonen mit Arzneimitteln

Erniedrigter Arzneimitteleffekt oder -konzentration	Erhöhter Arzneimitteleffekt oder -konzentration
Mechanismus: gesteigerter Arzneimittelabbau	Mechanismus: verlangsamter Arzneimittelabbau
Benzodiazepine: Lorazepam, Temazepam und Oxazepam (Östrogen-dosisabhängig)	Antidepressiva: Imipramin, Amitryptylin
Clofibrat	Koffein
Cyclosporin	Kortikosteroide (Prednison, Prednisolon)
Phenytoin	
Rifampicin	Theophyllin
Warfarin	

wirkungen voraussagen. In einer Meta-Analyse von Arbeiten mit Angaben zu: Geschlechterunterschiede (GU) in Pharmakokinetik und/oder GU in Nebenwirkungen (NW), Datenbankanalysen zu Nebenwirkungen – WHO VigiBase wurden 86 Substanzen mit Geschlechterunterschieden in der Pharmakokinetik identifiziert. 76/86 hatten höhere Blutspiegel bei Frauen. Höhere Blutspiegel sagten in 88 % geschlechtsspezifische Nebenwirkungen bei Frauen voraus (Zucker und Prendergast 2020).

2.2.4 Geschlechterunterschiede in der Pharmakodynamik

Es gibt zahlreiche Beispiele für Geschlechterunterschiede in der Arzneimittelwirkung, die über die Pharmakodynamik vermittelt werden.

Im Detail werden Unterschiede in der Arzneimittelwirkung in den einzelnen Fachkapiteln beschrieben. Hier sollen nur kurz einige allgemeine Prinzipien diskutiert werden, die zu Unterschieden in der Pharmakodynamik führen.

2.2.4.1 Genetische Polymorphismen

Genetische Polymorphismen spielen eine große Rolle im Stoffwechsel zahlreicher Pharmaka. So beeinflusst ein Polymorphismus im Angiotensin Convertierungsenzym 1 (ACE1) die Aktivität der ACE-Hemmer. Genetische Polymorphismen im Cytochrom-2D6-System interagieren mit Geschlechterunterschieden in der Wirkung einiger Betablocker. Oft ist allerdings der Zusammenhang zwischen dem genetischen Polymorphismus und den geschlechtsspezifischen Effekt mechanistisch nicht direkt erkennbar und ergibt sich nur aus der Datenlage großer Studien. Man nimmt an, dass etwa 20–40 % der interindividuellen Differenz in der Arzneimittelwirkungen genetisch bedingt ist, während 40–80 % auf nicht genetische Faktoren zurückzuführen sind.

2.2.4.2 Epigenetische Modifikationen

In den letzten Jahren ist die Komplexität durch die Erkenntnis, dass auch epigenetische Modifikationen eine große Rolle in der Genaktivität und Genexpression spielen, erheblich angestiegen. Man unterscheidet zwischen epigenetischen Modifikationen, die die Modifikation, die Methylierung oder Acetylierung der DNA selbst betreffen und so die Transkription spezifischer Gene beeinflussen, und die epigenetischen Modifikationen, die die Histone betreffen, die Proteine, die die DNA dauerhaft verpacken und so spezifische Bereiche blockieren oder aktivieren können. Sowohl DNA-Modifikation als auch Histon-Modifikation können durch Sexualhormone beeinflusst werden und sich bei Männern und Frauen unterscheiden.

2.2.4.3 Krankheitssubstrate

Eine Reihe von Geschlechterunterschieden kommen dadurch zustande, dass sich Zielstrukturen bei Männern und Frauen in ihrer Menge oder Ausprägung unterscheiden. Dies gilt z. B. für Ionenkanalstrukturen des Herzens, könnte aber auch für viele andere Rezeptoren zutreffen.

Geschlechterunterschiede bei Erkrankungen, die mit einer Aktivierung des Renin-Angiotensin-Aldosteron-Systems (RAAS) einhergehen oder bei denen Komponenten des RAAS Therapieziele sind, z. B. Bluthochdruck oder Herzinsuffizienz, wurden auf die unterschiedliche Dichte dieser Rezeptoren zurückgeführt. Weitere Systeme, die häufig an Geschlechterunterschieden beteiligt sind, ist die Blutdruckregulation durch NO (Stickstoffmonoxid), durch das Endothelin-System, die Regulation der Plättchenfunktion, aber auch des Herzrhythmus durch Arachidonsäure-abhängige Wege und die Regulation von Ionenkanälen in glatten Muskelzellen durch Sexualhormone (Regitz-Zagrosek 2006). Sie werden in den jeweiligen Fachkapiteln diskutiert.

2.2.5 Arzneimittelnebenwirkungen bei Frauen und Männern

2.2.5.1 Häufigkeiten

Frauen haben mehr Arzneimittelnebenwirkungen als Männer. In einer britischen Übersichtsarbeit zu mehr als 400.000 Fällen lag das Risiko für unerwünschte Arzneimittelwirkungen bei Frauen um das 1,8-Fache höher als bei Männern (Martin et al. 1998). Die Unterschiede zeigen sich in jedem Lebensalter.

2001 dokumentierte ein offizieller Bericht der Zulassungsbehörde der USA (U.S. Government Accountability Office), dass 80 % der Arzneimittel, die wegen Nebenwirkungen 1997–2000 vom Markt genommen werden mussten, mehr Nebenwirkungen und mehr Toxizität in Frauen als bei Männern hatten (GAO, 2001, Greater Health Risks for Women 2001, http://www.gao. gov/). Die Kosten für die Rücknahme von Arzneimitteln vom Markt wurden in den letzten Jahren auf 1,78 Billionen $ geschätzt (Paul et al. 2010).

Neuere Übersichtsarbeiten zeigen ein ähnlich erhöhtes Risiko für Frauen, mehr Arzneimittelnebenwirkungen zu erleiden. Frauen werden häufiger wegen ungünstiger Arzneimittelwirkungen hospitalisiert (Hofer-Duckelmann 2012). Diese Unterschiede werden mit zunehmendem Alter größer, sie nehmen auch mit abnehmendem Körpergewicht der Frauen zu.

Mehrere nationale Studien haben diese Trends bestätigt. Kürzlich wurde zum ersten Mal eine weltweite Analyse zur Geschlechterverteilung von Arzneimittelnebenwirkungen publiziert, die auf die WHO Daten Basis Vigibase zugreift, die Meldungen von Arzneimittelnebenwirkungen weltweit registriert. Vigibase enthält über 18 Mio. Meldungen von Nebenwirkungen aus allen Ländern der WHO. Sie werden freiwillig und spontan von Patient:innen selbst, Ärzt:innen, Apotheker:innen oder anderen Angehörigen der Gesundheitsberufe registriert (Watson et al. 2019). Daten der zitierten Studie wurden von 1967–2004 in 131 Ländern erhoben, und es wurden ca. 15 Mio. Nebenwirkungen analysiert. Davon ereigneten sich etwa 60 % bei Frauen und 40 % bei Männern. Dieses Verhältnis war unabhängig davon, wer die Nebenwirkungen berichtete, Patient:innen, Ärzt:innen oder andere Angehörige der Gesundheitsberufe. Frauen hatten in allen Ländern mehr Nebenwirkungen als Männer. Dies schloss sogar Länder wie Indien ein, in denen es einen dokumentierten Nachteil für Frauen beim Zugang zum Gesundheitssystem gibt.

Die Vermeidung von Nebenwirkungen ist wichtig, nicht nur weil die aktuellen Nebenwirkungen Patient:innen gefährdet, sondern auch weil Nebenwirkungen dazu führen, dass Patient:innen eigenmächtig Medikamente absetzen und dadurch den potenziellen Nutzen verlieren. Dies ist ein Grund, sich mit der höheren Nebenwirkungsrate bei Frauen systematisch auseinander zu setzen. Und zu fragen, was die Ursachen für die häufigeren Nebenwirkungen bei Frauen sind.

2.2.5.2 Fehlende geschlechtsspezifische Dosierungen

Bei den allermeisten Arzneimitteln, die wir täglich benutzen, gibt es keine Empfehlung für geschlechtsspezifische Dosierung. In den Beipackzetteln finden sich keinerlei Hinweise, ob eine geschlechtsspezifische Dosierung notwendig ist oder nicht. Eine Ausnahme ist ein in den USA häufig benutztes Schlafmittel Zolpidem. Hier hat die amerikanische Arzneimittelbehörde verpflichtend festgelegt, dass auf Dosierungsunterschiede zwischen Männern und Frauen im Beipackzettel hingewiesen wird, und eine Pille mit einer niedrigeren Dosierung für die Frauen auf den Markt gebracht wurde. In der Regel ist dies nicht der Fall. Es wird im Gegenteil die Annahme gemacht, dass Männer und Frauen gleich sind, gleiche Arzneimittel und gleiche Dosen brauchen.

Leider gibt es oft kaum Daten, auf die diese Annahmen sich stützen können, da die Unterschiede zwischen Männern und Frauen nur selten untersucht worden sind. Bei einigen kardiovaskulären Arzneimitteln wurden diese Untersuchungen jedoch durchgeführt, systematische Studien zu optimalen Wirkdosen von weit verbreiteten Blutdrucksenkern und Mitteln gegen Herzschwäche, ACE-Hemmern und Betablockern (Santema et al. 2019). Die Daten zeigten, dass die optimale Dosis für Männer und Frauen wohl signifikant unterschiedlich ist. Während Männer eine optimale Risikoreduktion bei 100 % der Leitlinien-empfohlenen Dosis von ACE-Hemmern und Betablockern haben, findet sich bei Frauen eine optimale Wirkung bereits bei deutlich niedrigeren Dosen. Eine Dosiserhöhung führt nicht zu höherer Wirksamkeit, sondern nur zu mehr Nebenwirkungen (Details in Kap. 4).

Gründe für die häufigeren Arzneimittelnebenwirkungen bei Frauen
- Dosisfindung und Pharmakokinetik in den frühen klinischen Phasen überwiegend an Männern
- Wirksamkeitsstudien überwiegend an Männern
- Fehlende prospektive Analysen von Geschlechterunterschieden bei Nebenwirkungen bzw. fehlende Publikation von Unterschieden

2.2.5.3 Leitliniengerechte Therapie

Eine leitliniengerechte Therapie für Frauen und Männer ist oft schwierig, da die Leitlinien zumeist nicht geschlechtssensitiv oder geschlechtsspezifisch sind. Der Einbezug von Geschlecht in klinische Leitlinien wurde kürzlich systematisch überprüft. Eine kanadische Arbeitsgruppe identifizierte 118 klinische Leitlinien mit Empfehlungen für die klinische Praxis aus den Jahren 2013–2015 (Tannenbaum et al. 2017). 67 % der Leitlinien erwähnten zumindest Sex oder Gender als Schlüsselworte, 10 % davon jedoch lediglich im Zusammenhang mit Schwangerschaft. Weniger als 1/4 der Leitlinien enthielt geschlechtsspezifische Empfehlungen für Diagnose oder Therapie. Dieses Defizit wird einmal durch die medizinischen Fachgesellschaften verursacht, die sich nicht bemühen, geschlechtsspezifische Aspekte in ihren Leitlinien zu diskutieren. Zum anderen begründet das Fehlen angemessener Studien zu geschlechtsspezifischen Aspekten das Defizit. Hier sind die Forscher, aber auch die Forschungsförderer, DFG, BMG, BMBF, gefragt, die entsprechende Analysen finanzieren oder anstoßen müssten.

Aufgrund dieser Defizite hat man häufig keine Anhaltspunkte für geschlechtsspezifische Dosierungen, wenn man eine leitliniengerechte Therapie durchführen will. Der Grund für diese Defizite mag zum Teil daran liegen, dass für den Einschluss von Studien in Leitlinien in der Regel mehrere prospektive randomisierte kontrollierte Studien erforderlich sind. Diese werden aber der normalerweise nicht mit dem Ziel durchgeführt, Geschlechterunterschiede zu entdecken (Abschn. 2.1). Daher werden auch eklatante Geschlechterunterschiede in der Wirksamkeit und der Nebenwirkung eher in Post-hoc-Analysen entdeckt.

Dies gilt einmal z. B. für Digitalis. In der Digitalis-Studie bei Herzinsuffizienz zeigte sich in einer nicht-geschlechtsstratifizierten Analyse, dass der Effekt von Digitalis lediglich in einem Effekt auf die Morbidität bestand und die Mortalität nicht verändert wurde. Lediglich in einer nachgeschobenen, also post-hoc durchgeführten Analyse zeigte sich, dass die mit Digitalis behandelten Frauen signifikant schlechter über-

lebten als die Placebo-behandelten Frauen. Der Effekt war groß und hätte im umgekehrten Fall gereicht, um Placebo als Medikament zuzulassen. Bei Männern war der Effekt von Digitalis auf die Sterblichkeit schwächer und ging die umgekehrte Richtung, die mit Digitalis behandelten Männer überlebten etwas, aber nicht signifikant besser als ihre mit Placebo behandelten Studienkollegen. Da in der Studie 3/4 Männer und nur 1/4 Frauen eingeschlossen waren, neutralisiert sich der große Überlebensnachteil der 25 % Frauen mit dem kleinen Überlebensvorteil der größeren Männergruppe. Bei Fehlen einer geschlechtsspezifischen Analyse wurde Digitalis in die Leitlinien eingeschlossen. Erst die spätere Post-hoc-Analyse wies auf die Gefährdung der Frauen hin. Auch bei den Analysen zu den optimalen Dosierungen von ACE und Betablockern wurde die Analyse als Post-hoc-Analyse durchgeführt und war damit im Sinne einer leitliniengerechten Studie nicht mehr zu verwerten.

Insgesamt sollte man sich daher bei dem Verdacht auf Nebenwirkungen am klinischen Bild orientieren und die Dosis individuell anpassen.

2.2.5.4 Selbstmedikation

Viele Patient:innen, vor allem Ältere, sind häufig multimorbide und brauchen deshalb multiple Arzneimittel. Vor allem Frauen greifen neben den verschriebenen Substanzen häufig zur Selbstmedikation. Dies erhöht das Risiko der Multimedikation oder Polypharmazie, die als die Einnahme von wenigsten fünf Arzneimitteln gleichzeitig definiert wird. Selbstmedikation ist ein Problem, einmal weil es zu einer Interaktion des selbst gewählten Medikaments mit einer wirksamen Therapie kommen kann, zum anderen, weil die Selbstmedikation ernsthafte und gesundheitsgefährdende Nebenwirkungen haben kann.

Zu den häufigsten Formen der Selbstmedikation gehören Schmerztherapie und Entzündungshemmung. Große aktuelle Querschnittsstudien zeigen, dass 30 % der weiblichen und 13 % der männlichen Jugendlichen (13–19 Jahre) regelmäßig, d. h. wöchentlich, frei verkäufliche Schmerzmittel als Selbstmedikation einnehmen. Der häufigste Auslöser für die Medikamenteneinnahme waren Kopfschmerzen, gefolgt von Bauchschmerzen. Psychische Konditionen, die die Einnahme vorhersagten, waren Depression und Ängstlichkeit. Letztere begünstigen die Selbstmedikation auch unabhängig von tatsächlich vorhandenen Schmerzen (Jonassen et al. 2021).

Männer mit Stimmungsschwankungen oder Depressionen oder in schwieriger Lebenssituation greifen häufiger zur Selbstmedikation mit Alkohol (Turner et al. 2018). Aber auch Frauen nutzen Alkohol zur Selbstmedikation, um sozialen Stress zu umgehen. Selbstmedikation bei Frauen ist besonders häufig in unsicheren Lebenssituationen, so in der Schwangerschaft oder auch neuerdings während der COVID-Pandemie.

Oft geschieht die Selbstmedikation der Patienten in Unkenntnis ihrer tatsächlichen Gefährdung. So zeigte eine Untersuchung, dass ein hoher Teil der Patienten mit Nierenerkrankungen nicht-steroidale Antiphlogistika (NSAIDs) nutzte. Eine Aufklärung über den Schweregrad der Nierenerkrankung und mögliche Komplikationen konnte die Nutzung der NSAIDs reduzieren.

2.2.5.5 Therapie bei Älteren und Multimorbiden

Die angemessene Behandlung älterer und multimorbider Frauen und Männer stellt wegen der demografischen Entwicklung eine immer größere Herausforderung dar. Altersbedingt verändern sich die Pharmakokinetik und Pharmakodynamik zahlreicher Substanzen und das Risiko von Nebenwirkungen steigt. Parallel dazu steigt die Polypharmazierate. Frauen erhalten mehr anti-inflammatorische Substanzen, Schmerzmittel, Antidepressiva und Psycholeptika, Männer mehr Lipidsenker, RAS-Hemmer und Antithrombotika.

Die Einnahme potenziell ungeeigneter Substanzen erhöht das Risiko für eine Verschlechterung der kognitiven Funktionen, zunehmende Gebrechlichkeit (Frailty) und erhöht das Sturzrisiko. Um die Vermeidung der Verordnung solcher Arzneimittel bei Älteren zu erleichtern, wurden mehrere Listen publiziert, die für Ältere potenziell ungeeignete Arzneimittel aufführen.

Listen für kontraindizierte Arzneimittel im Alter

- FORTA-Liste (letzte Aktualisierung 2018): 196 Substanzen für 30 Diagnosen, Klassifizierung in Abhängigkeit von der Indikationsstellung
- PRISCUS-Liste (letzte Aktualisierung 2011): 83 Substanzen aus 18 Klassen, mit Hinweisen auf Begleiterkrankungen, die Nebenwirkungen besonders wahrscheinlich machen, Therapiealternativen und Maßnahmen, die zur Sicherheit der Therapie beitragen können, wenn eines der gelisteten Arzneimittel doch dringend indiziert ist
- EU7-PIM-Liste (letzte Aktualisierung 2015): 282 Substanzen aus 34 Klassen, EU-Liste, die sich auf mehrere nationale Listen stützt

---

Mithilfe aller Listen lässt sich zeigen, dass ältere Menschen in Deutschland relativ häufig potenziell ungeeignete Arzneimittel erhalten (Kruger et al. 2021). Dabei ergeben sich bei Nutzung der FORTA-Liste, der PRISCUS-Liste und der EU7-PIM-Liste durchaus unterschiedliche Häufigkeiten in der Anwendung potenziell ungeeigneter Substanzen. Grundlage ist hierfür, dass die unterschiedlichen Listen unterschiedlich aufgebaut sind:

- Die PRISCUS-Liste konzentriert sich auf klassische potenziell ungeeignete Substanzen, Antidepressiva, Hypnotika, Sedativa, auch Antihypertensiva, die bei Älteren mit erhöhter Sturzgefahr oder anderen bekannten Nebenwirkungen einhergehen.
- Die FORTA-Liste fügt auch Substanzen hinzu, die unwirksam sind oder durch modernere Therapien überholt sind, wie z. B. Phenprocumon, das durch die neueren Antikoagulantien ersetzt werden sollte.
- Bei Zugrundelegung der EU-Liste finden sich als potenziell ungeeignete Substanzen auch Protonenpumpenhemmer und nicht-steroidale Antiphlogistika.

Dies spricht dafür, dass es einen Bedarf gibt, diese Listen zu überarbeiten und möglichst auch zu harmonisieren.

Gemeinsam ist allen Untersuchungen, dass die Einnahme potenziell ungeeigneter Arzneimittel bei Frauen häufiger als bei Männern ist. Patient:innen, die älter als 80 Jahre sind, erhalten deutlich häufiger ungeeignete Arzneimittel als jüngere. Erwartungsgemäß spielt auch die Zahl der insgesamt eingenommen Arzneimitteln eine Rolle: Patient:innen, die mehr als sieben Arzneimittel einnehmen, haben eine sehr hohe Chance, auch potenziell ungeeignete Substanzen zu erhalten.

Darüber hinaus lässt sich nachweisen, dass die Einnahme potenziell ungeeigneter Substanzen mit einer Abnahme der kognitiven Funktionen bei Älteren assoziiert ist. Die stärkste Voraussage einer Abnahme der kognitiven Funktion durch potenziell ungeeignete Substanzen findet sich bei Nutzung der FORTA-Liste (Kruger et al. 2021). Insgesamt muss die Arzneimitteltherapie bei älteren Menschen und insbesondere bei älteren Frauen sicherer gemacht werden, indem potenziell ungeeignete Arzneimittel sicherer identi-fiziert und ihre Verschreibung vermieden werden kann (Abb. 2.4) (Hofer-Duckelmann 2012).

2.2.5.6 Placebo- und Nocebo-Effekt

Der Placebo-Effekt ist ein guter Bekannter. Es handelt sich um eine psychologische oder physiologische Veränderung z. B. der Leukozytenzahl, Insulinausschüttung als Antwort auf die Gabe einer unwirksamen Substanz, die zum Teil auch im Tierexperiment nachweisbar ist (Campesi et al. 2012). Unter dem Nocebo-Effekt verstehen wir eine gesteigerte Schmerzreaktion oder andere negative Symptome nach der Gabe einer ebenfalls inaktiven Substanz. Placebo- und Nocebo-Effekte können die Wirksamkeit von Therapien erheblich modifizieren und müssen daher bei der Studien- und Therapieplanung berücksichtigt werden. Und auch die Tatsache, dass beide sich häufig bei Männern und Frauen anders manifestieren, sollte berücksichtigt werden. Placebo-Effekte werden häufiger bei den Männern gefunden, während Nocebo-Effekte häufiger bei Frauen auftreten (Vambheim und Flaten 2017).

Placebo- und Nocebo-Effekte spielen u. a. eine besonders große Rolle in der Schmerz-

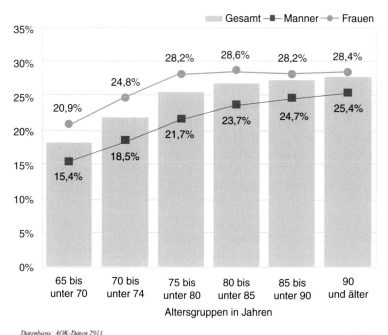

Abb. 2.4 Anteil der Patient:innen in Prozent, die ein nach der PRISCUS-Liste ungeeignetes Pharmakon erhielten, getrennt nach Frauen und Männern. (Hofer-Duckelmann 2012)

Datenbasis: AOK-Daten 2011

© WIdO 2012

therapie. In der Schmerzwahrnehmung gibt es erhebliche Geschlechterunterschiede, wobei Männer häufiger einen geringeren Schmerz nach einem Standardstimulus berichten. Männer haben in manchen Situationen eine höhere Schmerzschwelle als Frauen und einige Schmerzassoziierte Symptome sind häufiger bei Frauen (muskuloskelettale Schmerzen und Fibromyalgie). Die pathophysiologischen Mechanismen, die zu Placebo- oder Nocebo-Reaktionen bei der Schmerzwahrnehmung führen, sind teilweise bekannt (Vambheim und Flaten 2017). Vor allem Stress, Angst und die Reaktion des endogenen Opioid-Systems spielen eine große Rolle.

Verbal-induzierte Reaktionen auf Placebo sind bei Männern ausgeprägter, während sich verhaltensmäßig konditionierte Nocebo-Reaktionen häufiger bei Frauen finden. Placebo-Effekte werden bei Männern oft durch die Reduktion von Angst über eine Aktivierung des endogenen Opiod-Systems hervorgerufen. Dieses System ist bei Frauen schwächer und hormonabhängig, aber auch nachweisbar (Regitz-Zagrosek 2011). Bei Frauen verstärkt Vasopressin den Placebo-Effekt und reduziert Stressantworten. Dies konnte durch die Gabe Vasopressin-haltiger Nasensprays bestätigt werden.

Ängstlichkeit spielt für die subjektive Empfindung von Schmerz bei Frauen eine stärkere Rolle als bei Männern. Insbesondere die Wahrnehmung von Schmerz bei anderen führte zu größeren Nocebo-Effekten bei Frauen. Auch eine frühere negative Erfahrung kann die Nocebo-Effekte bei Frauen verstärken (Vambheim und Flaten 2017).

Neuere, zum Teil experimentelle Studien zeigten, dass Placebo- und Nocebo-Effekte wohl durch unterschiedliche neurophysiologische Mechanismen kontrolliert werden. Auch Schmerzen durch Hitzeapplikation können durch körperliche Belastung gemeinsam mit der Erwartungshaltung reduziert (Placebo-Effekt) oder gesteigert (Nocebo-Effekt) werden. Dabei spielte bei Frauen auch der Zyklus eine Rolle; in der Lutealphase fand sich ein stärkerer belastungsinduzierter hypalgischer Effekt als in der follikulären Phase. Erwartungshaltungen spielten dabei jedoch eine größere Rolle als Geschlechterunterschiede.

Oft unterschätzte Placebo- oder Nocebo-Effekte entstehen aus der Ärzt:in-Patient:in-Kommunikation. Worte sind schwerwiegende, oft unterschätze Werkzeuge im Handwerkszeug von Mediziner:innen. Eine systematische Untersuchung bei Anästhesist:innen und Chirurg:innen zeigte, dass Ärzt:innen-Patient:innen-Interaktionen häufig ungewollte Nocebo-Effekte hervorriefen. Das war häufiger bei weiblichen, jüngeren und unerfahreneren (weniger als 5 Dienstjahre) Ärzt:innen der Fall. Systematisches Training und Selbstreflexion sind nötig, um solchen Effekten vorzubeugen.

Eine klinisch relevante Rolle könnte der Nocebo-Effekt bei der Statin-Therapie spielen. Statine sind wichtig für die primäre und sekundäre Prävention kardiovaskulärer Erkrankungen und reduzieren die Mortalität bei Hochrisikopatienten. Statine sind als Substanzen sicher, aber von den betroffenen Patient:innen wird ihnen häufig eine hohe Nebenwirkungsrate nachgesagt, und sie werden abgesetzt oder reduziert. Nun weisen einige Befunde darauf hin, dass die häufig beklagten Nebenwirkungen der Statin-Therapie auf einen Nocebo-Effekt zurückzuführen sind. So fanden sich in einer großen Studie in der verblindeten Phase keine Hinweise auf einen Anstieg der Statin-verursachten muskulären Beschwerden, wohl aber in der nachfolgenden offenen Behandlungsphase. Dies spricht für eine Auslösung der Beschwerden durch eine negative Erwartungshaltung.

Zur Klärung der Frage, ob die große Häufigkeit der Statin-assoziierten Nebenwirkungen zum Teil auf einen Nocebo-Effekt zurückzuführen ist und ob dabei Geschlechterunterschiede auftreten, lief in den USA und anderen Ländern von Januar 2010 bis Dezember 2019 eine große Studie, die häufig genutzte Statine (Atorvastatin, Lovastatin, Pravastatin, Rosuvastatin und Simvastatin) einschloss (Moon et al. 2021). Die Studie benutzte ein verlässliches Datenbanksystem der amerikanischen Arzneimittelbehörde FDA (Food and Drug Administration Adverse Event Reporting System; FAERS). Unerwünschte Ereignisse wurden getrennt nach subjektiven und objektivierbaren Beschwerden. Zu den subjektiven Beschwerden gehörten Müdigkeit, subjektive muskuläre Beschwerden (Myalgien, Arthralgien, Muskelschwäche, Krämpfe, Schmerzen in den Extremitäten) und zentralnervöse Symptome (Schwindel, Kopfschmerzen, Schläfrigkeit). Objektive Nebenwirkungen wurden definiert als über-prüfbare muskuläre Beschwerden (Rhabdomyolyse, Myopathie, erhöhte Kreatinkinase, Chromaturie, Hämaturie) und Leberfunktionsstörungen.

Insgesamt fanden sich fast 3 Mill Reports zu Nebenwirkungen, deutlich mehr subjektive unerwünschte Ereignisse als objektive Nebenwirkungen. Es fanden sich starke länderspezifische Effekte. Subjektive Nebenwirkungen waren in den USA höher, objektive in allen Ländern ähnlich häufig. Während die Anzahl objektiver Störungen (Veränderungen der Leberwerte und der Muskelenzyme) relativ konstant über den Untersuchungszeitraum blieb, ergaben sich für die subjektiven Störungen relativ starke zeitliche Schwankungen, die zum Teil zeitlich mit der öffentlichen Diskussion über mögliche Statin-Nebenwirkungen zusammenhingen und insgesamt zunahmen. Frauen gaben sehr viel häufiger als Männer

subjektive Störungen an, aber weniger objektivierbare Nebenwirkungen.

Für Simvastatin wurden von beiden Geschlechtern häufiger objektive muskuläre Beschwerden angegeben als für alle anderen Statine. Es ist das am stärksten lipophile Statin und es wird spekuliert, dass die objektiven Nebenwirkungen mit der Lipophilie zusammenhängen. Die zunehmende Häufigkeit subjektiver Nebenwirkungen über die Zeit, die auf einem Nocebo-Effekt beruhen könnten, stellen eine Herausforderung für die Statin-Therapie dar, die sich ja als sehr geeignet erwiesen hat, das kardiovaskuläre Risiko in individuellen Patient:innen zu senken. Zunehmende Kenntnis des Nocebo-Effekts und seiner zugrundeliegenden Mechanismen mag Ärzt:innen in der Diskussion mit Patient:innen helfen, Adhärenz und Adhärenz zur Therapie aufrecht zu halten (Abb. 2.5) (Moon et al. 2021).

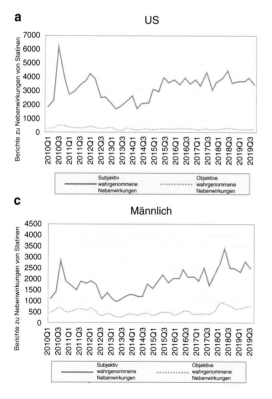

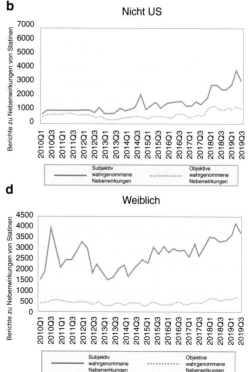

Abb. 2.5 Subjektive und objektive Nebenwirkungen bei Statinen bei Frauen (Females) und Männern (Males) über eine 10-Jahresperiode in den USA (US) und außerhalb der USA (nicht US). Die Zahl der Nebenwirkungen hängt vom Geschlecht und von der Region ab. (Moon et al. 2021)

2.2.6   Hormontherapie im Alter (HT)

2.2.6.1 Postmenopausale HT bei Frauen

Schon seit Jahrzehnten werden Östrogene und Gestagene bei Frauen in der Menopause eingesetzt. Lange glaubte man, diese Therapie würde Frauen auch vor altersbedingten Erkrankungen des Herz-Kreislauf-Systems, Demenz und Schlaganfällen schützen und sei eine Art Jungbrunnen. Mehrere seit 2003 durchgeführte Studien, allen voran die Women's Health Initiative (WHI) Studie zeigen allerdings klar, dass orale Hormontherapie mit Östrogen/ Progesteron-Kombinationen oder Östrogen alleine nach natürlicher Menopause die Zahl von Herzinfarkten und Schlaganfällen nicht vermindert, sondern sie eher erhöht (Manson, Chlebowski et al. 2013). Es zeigt sich auch, dass das Risiko für Brustkrebs und für eine Altersdemenz nicht reduziert, sondern höchstens geringfügig erhöht wird. Die Wirkung auf eine Depression ist unklar, aber es gibt keine Studien, die belegen, dass eine Hormontherapie einen günstigen Effekt hat. Auch ein Diabetes lässt sich durch eine Hormontherapie nicht günstig beeinflussen. Behauptungen, dass Jugendlichkeit oder eine straffere Haut durch die Hormontherapie gefördert würden, konnten nie belegt werden.

Die orale Hormontherapie kann bei korrekter Indikationsstellung Beschwerden der Menopause reduzieren, das heißt vasomotorische Symptome wie Hitzewallungen und Schweißausbrüche. Nach der aktuellen S3-Leitlinie zur Hormontherapie (DGGG 2020) soll Frauen mit vasomotorischen Beschwerden eine Hormontherapie angeboten werden, nachdem sie über die kurz- (bis zu 5 Jahren) und langfristigen Nutzen und Risiken informiert wurden. Für nicht-hysterektomierte Frauen kommt eine Hormontherapie mit adäquatem Gestagenanteil, für hysterektomierte Frauen eine reine Östrogentherapie in Betracht. Das Risiko besteht vor allem in einer Erhöhung kardiovaskulärer Komplikationen und ist bei Patientinnen mit Risikofaktoren wie Hypertonie, Rauchen, Übergewicht oder Thromboembolieanamnese besonders ausgeprägt.

Orale Hormontherapie mit Östrogenen und Gestagenen erhöht das Thromboembolierisiko auf etwa das Doppelte. Das Risiko ist bei Therapiebeginn am höchsten und nimmt dann kontinuierlich ab. Bei transdermaler Therapie ist diese Risikoerhöhung nicht nachweisbar. Eine orale Hormontherapie erhöht auch das Risiko für Schlaganfall, das ist bei transdermaler Therapie nicht der Fall.

Insgesamt ist eine Hormontherapie zur Prävention der koronaren Herzkrankheit ungeeignet. Ob sie kontraindiziert ist, hängt von den begleitenden Risikofaktoren ab. Eine Hormontherapie zur Behandlung klimakterischer Beschwerden sollte aus kardiologischer Sicht vor dem 60. Lebensjahr begonnen werden.

Eine orale Hormontherapie hemmt die Osteoporose und das damit verbundene Knochenbruchrisiko. Allerdings ist dies keine primäre Indikation. Zur Prävention einer Osteoporose sollen zuerst allgemeine Maßnahmen eingesetzt werden: Untergewicht, aber auch Übergewicht sollte vermieden werden, wichtig ist regelmäßige körperliche Aktivität mit der Zielsetzung, Muskelkraft, Gleichgewicht und Koordination zu fördern. Die Versorgung mit Kalzium und Vitamin D über die tägliche Nahrung sind außerdem wichtig.

Liegt eine manifeste Osteoporose vor, etwa wenn es bereits zu Knochenbrüchen an der Wirbelsäule oder am Oberschenkelhals gekommen ist, ist eine spezifische medikamentöse Therapie der Osteoporose geboten. Hier kommt dann, neben anderen Therapien, auch eine Hormontherapie in Frage. Lokale Behandlungen mit Östrogenen können Beschwerden in der Scheide oder gehäuften ungewollten Harnverlust reduzieren, vor allem in Kombination mit Beckenbodentraining. Möglicherweise befördert die Hormontherapie auch das Entstehen einer Gallenblasenentzündung und erhöht das Risiko, an einem Brustkrebs oder Darmkrebs zu erkranken, geringfügig.

2.2.6.2 Testosterontherapie

Testosterontherapie bei Männern wird zunehmend populär in den USA und auch in Deutschland. Hauptindikation ist ein vermuteter Verlust an Virilität aufgrund eines altersabhängigen Abfalls in den Testosteronspiegeln (Gagliano-Juca und Basaria 2019). Typische Anzeichen eines Hypogonadismus sind Verlust der Körperbehaarung, sexuelle Dysfunktion, Hitzewallungen und Vergrößerung der Brust. Die häufig angegebenen Depressionen, Müdigkeit, Verlust an Kraft und Lebensfreude sind weniger spezifisch. Niedrige Testosteronspiegel sollten durch aufeinanderfolgende morgendliche Messungen bestätigt werden. Die FDA warnt, dass eine Testosterontherapie das Risiko kardiovaskulärer Komplikationen und venöser Thromboembolien erhöhen kann. Alle Patienten, bei denen diese Therapie diskutiert wird, sollten über die möglichen Risiken beraten werden. Für einen Nutzen wie gesteigerte Libido, verbesserte Sexualfunktion, verbesserte Stimmung, Anstieg der Muskelmasse und Knochendichte gibt es wenig tatsächlich klinische Nachweise. Testosterontherapien wurden auch benutzt, um einen Libidoverlust bei postmenopausalen Frauen zu behandeln. Die Datenlage dazu zeigt keinen eindeutigen Nutzen.

> **Fazit**
> - Geschlechterunterschiede in der Arzneimittelentwicklung finden sich im Bereich der Tierversuche, die immer noch an überwiegend männlichen Tieren durchgeführt werden und im Bereich der klinischen Studien. Sie führen dazu, dass frauenspezifische Arzneimittel oder frauenspezifische Dosierungen selten entwickelt werden.
> - Geschlechterunterschiede in der Pharmakokinetik entstehen auf dem Boden von Unterschieden in der Körperzusammensetzung, des Darmmikrobioms, der Metabolisierung in der Leber, der Ausscheidung über die Nieren, der Interaktion der Pharmaka und ihrer Metabolisierung mit Sexualhormonen.
> - Geschlechterunterschiede in der Pharmakokinetik können dazu führen, dass Frauen und Männer unterschiedliche Dosierungen brauchen, häufig Frauen die niedrigeren Dosierungen.
> - Schwangerschaft verändert den Medikamentenbedarf, u. a. durch die Veränderung des zirkulierenden Volumens, des Leberstoff-

wechsels, der Nierenfunktion, der Interaktionen der Medikamente mit Sexualhormonen.
- Geschlechterunterschiede in der Pharmakodynamik, d. h. in der spezifischen Wirkung von Arzneimitteln, entstehen durch Unterschiede in den Zielstrukturen, d. h. den Zellen von Männern und Frauen, auf dem Boden genetischer, epigenetischer oder hormonaler Effekte. Beispielsweise sind Ionenkanäle im Herzen bei Männern und Frauen unterschiedlich exprimiert.
- Frauen haben mehr Arzneimittelnebenwirkungen als Männer. Ursachen sind unter anderem Unterschiede in der Pharmakokinetik, die unzureichend untersucht und berücksichtigt werden, fehlende Leitlinien zu geschlechtsspezifischen Dosierungen, Unterschiede in der Pharmakodynamik und im Gebrauch von Arzneimitteln.
- Häufig hilft eine Dosistitration, um Arzneimittelnebenwirkungen zu vermeiden, wie bei der Therapie der Hypertonie oder Herzinsuffizienz mit ACE-Hemmern oder Betablockern (Kap. 4).

2.3   Reproduktionsmedizin[2]

In der Reproduktionsmedizin gibt es einige genderspezifische Aspekte, auf welche wir hier tiefer eingehen möchten. Zudem werden wir die Grundprinzipien der genderaffirmativen Hormontherapie vorstellen.

2.3.1   Kinderwunsch und Unfruchtbarkeit

Aktuell sind ca. 15 % aller Paare von einem unerfüllten Kinderwunsch betroffen. Die Ursachen liegen jeweils bei ca. 1/3 ausschließlich auf Seite der Frau, bei 1/3 auf Seite des Mannes und bei dem verbleibenden 1/3 liegt einer Kombination

---

[2] Unter Mitarbeit von Prof Dr. Brigitte Leeners, Direktorin Klinik für Reproduktionsmedizin und gynäkologische Endokrinologie, Universitätsspital und Universität Zürich, Zürich, Schweiz.

von Ursachen auf weiblicher und männlicher Seite vor. In verschiedenen Kulturen werden Frauen trotz dieser Ursachenverteilung als die alleinige Ursache für ein Ausbleiben einer Schwangerschaft gesehen, was auch heute noch zu Trennungen und einem Verstoßen von Frauen aus Familien führt.

Während bei den Männern die Ursache in den meisten Fällen bei einer reduzierten Spermienqualität, einem Fehlen von Spermien oder seltener in sexuellen Störungen liegt, sind die Ursachen bei Frauen vielfältiger. Diese Ursachen reichen von hormonellen Störungen, welche eine Eizellreifung erschweren oder sogar verhindern (z. B. das polyzystische Ovarsyndrom), über eine Endometriose, welche das Eintreten einer Schwangerschaft über mechanische und biochemische Faktoren stören kann, bis zu einem oftmals entzündlich bedingten Verschluss der Eileiter, welcher ein Zusammentreffen von Eizelle und Spermien verhindert.

Bei bis zu 10 % der betroffenen Paare lässt sich mit dem heute zur Verfügung stehenden Wissen keine klare Ursache der Sterilität identifizieren, dies wird als unerklärte Sterilität bezeichnet. Bei beiden Geschlechtern können Lifestyle-Faktoren beispielsweise Nikotinabusus oder Übergewicht die Chancen auf das Eintreten einer Schwangerschaft und eine gesunde Schwangerschaft reduzieren.

Obwohl die Ursachen der Sterilität sehr ausgewogen auf Frauen und Männer verteilt sind, ist sowohl die Ursachenabklärung wie auch die anschließende Therapie für Frauen deutlich aufwändiger. Die Abklärung sterilitätsrelevanter Faktoren umfasst auf Seite der Frau neben einer sorgfältigen Anamnese eine frühzyklische Hormonanalyse, den Ausschluss eines Chlamydieninfektes und einen transvaginalen Ultraschall zur Beurteilung des Genitales und der Erfassung der Anzahl der antralen Follikel. Außerdem erfolgt eine Hydrosonografie oder Hydrokontrastsonografie zur Beurteilung von Cavum uteri und der Tuben. Bei beiden Partnern werden verschiedene Infekte, sowie bei der Frau der Impfstatus in Bezug auf Röteln und Windpocken, welche zu Schädigungen des Embryos bzw. des Neugeborenen führen könnten, untersucht. Auf

Seite des Mannes werden entsprechend der Empfehlungen der WHO zwei Spermiogramme in einem Abstand von 3 Monaten durchgeführt, bei einem pathologischen Spermiogramm erfolgt eine urologische Abklärung.

Liegen behandlungs- oder schwangerschaftsrelevante Vorerkrankungen vor, so werden diese ebenfalls abgeklärt und behandelt. Eine besondere Situation stellen in diesem Zusammenhang Erbkrankheiten dar, welche in Kooperation mit klinischen Genetikern abgeklärt werden können. Auf Wunsch der Eltern und unter Berücksichtigung der rechtlichen Rahmenbedingungen können über eine Präimplantationsdiagnostik (PID) Erbkrankheiten bei Embryonen untersucht werden.

Auf der Basis der aus der Abklärung sterilitätsrelevanter Faktoren resultierenden Untersuchungsergebnisse wird über die Reproduktionsmediziner:in eine Therapieempfehlung zur Behandlung eines unerfüllten Kinderwunsches gegeben und mit dem Paar diskutiert. Bei entsprechenden Voraussetzungen ist die erste Empfehlung die Durchführung sogenannter monofollikulärer Stimulationen, mit dem Ziel, eine einzelne Eizelle zur Reife zu bringen und nach Auslösen des Eisprungs entweder über Geschlechtsverkehr oder über eine intrauterine Insemination mit gereinigten, konzentrierten Spermien zu befruchten. Das optimale Zeitfenster wird in beiden Fällen über eine Ultraschallmessung des reifenden Follikels definiert.

Sollte dieser Weg aufgrund einer reduzierten Spermienqualität, verschlossenen/fehlenden Eileitern oder einer ausbleibenden Schwangerschaft nach mehreren Versuchen mit monofollikulärer Stimulation nicht möglich/sinnvoll sein, besteht die Möglichkeit, die Chancen auf eine Schwangerschaft über eine sogenannte multifollikuläre Stimulation mit anschließender Gewinnung der Eizellen über eine transvaginale Follikelpunktion und Befruchtung über In-vitro-Fertilisation (IVF) oder intrazytoplasmatische Spermieninjektion (ICSI), bei der jeweils ein Spermium gezielt in eine Eizelle gegeben wird, zu verbessern.

Bei einer ungeklärten Sterilität führt eine kombinierte IVF/ICSI-Behandlung oftmals zu besseren Ergebnissen als eine monofollikuläre

Stimulation mit getimtem Geschlechtsverkehr oder intrauteriner Insemination. Bei der IVF/ICSI-Behandlung folgt eine 9–13-tägige Stimulationsphase, bei der Botenstoffe der Hypophyse (follikelstimulierendes Hormon (FSH)/luteinisierendes Hormon (LH)) von der Patientin selbst täglich subkutan gespritzt werden, auf eine mehrwöchige Vorbereitungsphase, bei der täglich ein Gestagen eingenommen bzw. ein GnRH-Analogon gespritzt wird. Sobald die größten Follikel die Größe, bei der eine reife Eizelle im Follikel erwartet werden darf (ca. 18 mm), erreicht haben, werden durch eine weitere Spritze die letzten Reifungsschritte induziert und die Eizellen ca. 36 h später, d. h. bevor die Eizellen springen würden, über eine transvaginale Follikelpunktion entnommen. Die so gewonnenen reifen Eizellen werden am gleichen Tag befruchtet, anschließend kultiviert und 2–3 bzw. 5 Tage später kann/können, mit dem Ziel, eine Schwangerschaft zu induzieren, ein – je nach Situation maximal zwei – Embryo(nen) in die Gebärmutter zurückgegeben werden.

Sowohl die mono- wie auch die multifollikuläre Stimulation sind für die Frau deutlich aufwendiger als für den Mann, welcher lediglich Spermien für die Befruchtung der Eizelle(n) zur Verfügung stellen muss. Auch wenn die Belastung durch eine IVF/ICSI-Behandlung vor einer ersten Behandlung oftmals überschätzt wird und Nebenwirkungen eher in der Vorbereitungsphase als während der Stimulationsphase auftreten, ist die Behandlung doch mit ca. 4 Terminen in der behandelnden Klinik und dem Eingriff zur Eizellentnahme verknüpft. Diese Situation führt bei Männern oftmals zu Gefühlen der Hilflosigkeit, vor allem wenn die Ursache der Sterilität auf ihrer Seite liegt.

Weitere Unterschiede zeigen sich im Umgang mit der Belastung durch den unerfüllten Kinderwunsch. Oftmals ist der Kinderwunsch bei beiden Partnern unterschiedlich stark ausgeprägt, was naturgemäß große Auswirkungen darauf hat, welche körperliche und finanzielle Belastung als akzeptabel zur Realisierung des Kinderwunsches gewertet wird.

Diskrepanzen in Bezug auf den Kinderwunsch und den als akzeptabel erlebten Aufwand führen nicht selten zu Konflikten in der Partnerschaft, welche teilweise schwierig zu lösen sind, da ein Ansprechen und Austragen dieser Konflikte dem Konzept, eine Familie gründen zu wollen, entgegensteht. Erschwerend kommt hinzu, dass die Fruchtbarkeit bei Frauen stark altersabhängig ist, während Männer auch im höheren Alter eine Schwangerschaft induzieren können. Dies bedeutet für Frauen oftmals einen höheren Druck nicht nur direkt in Bezug auf die Realisierung des Kinderwunsches, sondern auch in Bezug auf die Partnerschaft. Auch wenn die nun seit einigen Jahren bestehende und zunehmend genutzte Möglichkeit eines Egg freezings hier neue Optionen bietet, ist der Weg, die fruchtbare Phase zu verlängern, für Frauen deutlich aufwendiger und kostenintensiver als für Männer. Die Erfolgsraten für IVF/ICSI-Behandlungen liegen derzeit bei 35–40 %.

Da die Vorbereitungen für die Behandlungen relativ aufwendig und die Behandlungen selbst zyklusgebunden sind, begleitet das Thema unerfüllter Kinderwunsch ein betroffenes Paar meist über längere Zeit und prägt deren Alltag und soziale Kontakte stark. In vielen Fällen sind die Bewältigungsstrategien beider Partner sehr unterschiedlich. Ein unerfüllter Kinderwunsch wird sowohl von Frauen wie auch von Männern oftmals als Infragestellen der weiblichen/männlichen Identität erlebt, welches als belastend erlebt wird und nur schwer zu kommunizieren ist. Da sich eigene Betroffenheit mit Belastungen von außen mischt, ist es für beide Partner mitunter schwierig, sich gegenseitig zu unterstützen. Während Frauen oftmals einen verbalen Austausch und eine vertiefte Auseinandersetzung mit dem Thema als hilfreich empfinden, ziehen viele Männer ein Ablenken und Konzentrieren auf entlastende Aktivitäten vor. Aufgrund dieser unterschiedlichen Coping-Strategien werden auch Unterstützungsangebote von Frauen und Männern unterschiedlich genutzt. Diese Unterschiede stellen oftmals neben dem unerfüllten Kinderwunsch eine zusätzliche Belastung dar.

2.3.2 Genderaffirmative Hormontherapie

Die genderaffirmative Hormontherapie (GaHT) ist ein Baustein eines interdisziplinären abgestimmten Therapiekonzeptes zur Behandlung der Genderdysphorie. Zur Orientierung stehen eine amerikanische Leitlinie und eine Leitlinie der europäischen Gesellschaft für Endokrinologie zur Verfügung, eine rein deutschsprachige Leitlinie gibt es derzeit nicht. Eine Übersicht im deutschen Ärzteblatt 2020 fasst die aktuelle Situation in Deutschland zusammen (Meyer et al. 2020).

Neben der evidenten Indikation, das äußere Erscheinungsbild mit dem erlebten Geschlecht in Einklang zu bringen, deuten aktuelle Daten auf eine Verbesserung des Körpergefühls und einer Reduktion depressiver Symptome durch eine GaHT bei entsprechender Indikation.

Die Diagnose einer Genderdysphorie kann in jedem Alter gestellt werden. Möglicherweise durch eine verbesserte Aufklärung, Sensibilisierung, erleichterten Zugang zu Symptomen und Hintergründen einer Genderdysphorie (auch per Internet, sodass die ratsuchende Person anonym bleiben kann) und zu medizinischer Unterstützung wird die Diagnose zunehmend auch bei jüngeren Personen gestellt. Nach den derzeitigen Regeln in Deutschland kann eine GaHT begonnen werden, sobald die betroffene Person 16 Jahre alt ist, ein schriftliches Einverständnis der Eltern/Erziehungsberechtigten vorliegt und die Person als reif genug eingeschätzt wird, eine Therapieentscheidung zu treffen. Bei jüngeren Kindern und Heranwachsenden kann eine reversible Suppression der Pubertät mit GnRH (Gonadotropin-releasing Hormon) helfen, Zeit für eine endgültige Entscheidung zu gewinnen.

Da die Therapie zum Teil irreversible Veränderungen mit sich bringt, müssen sowohl die Diagnostik als auch die Abklärung potenzieller Kontraindikationen sehr sorgfältig evaluiert werden. Bei sorgfältiger Behandlung stellen vorbestehende Risikofaktoren wie arterielle Hypertonie, Diabetes, Fettstoffwechselstörungen oder HIV keine absoluten Kontraindikationen für eine GaHT dar.

Die heutigen medizinischen und chirurgischen Therapieoptionen werden gemeinsam mit der Patient:in sorgfältig auf die individuellen Bedürfnisse abgestimmt und sind gegenüber der Situation bis vor wenigen Jahren deutlich vielseitiger geworden. Je nach Grad einer eventuell gewünschten Anpassungsoperation ist das Karzinomrisiko verbleibender Organe in der Planung der GaHT zu berücksichtigen und auf dieser Basis ein Gesamtkonzept unter Einbezug aller medikamentösen und chirurgischen Behandlungsoptionen zu erstellen.

Bei der Behandlung von Transgender-Frauen (männlicher Genotyp bei erlebtem weiblichem Geschlecht) wird eine Östrogentherapie mit gleichzeitiger antiandrogener Therapie (sofern die Hoden nicht entfernt wurden) eingesetzt, um die gewünschte Feminisierung zu erreichen. Grundsätzlich wird eine transdermale Östrogentherapie gegenüber einer oralen Einnahme zur geringeren Belastung des Leberstoffwechsels empfohlen, jedoch wird die konkrete Applikation im Rahmen eines differenzierten Beratungsgespräches stets auf die individuellen Bedürfnisse der Patientin abgestimmt.

Bei Transgender-Männern (weiblicher Genotyp bei erlebtem männlichem Geschlecht) richtet sich die hormonelle Therapie auf die Ausbildung eines männlichen Phänotyps mittels Testosterontherapie. Die Applikation kann sowohl transdermal wie auch intramuskulär erfolgen.

In beiden Fällen empfehlen wir sowohl die initiale Einstellung der hormonellen Therapie wie auch eine Anpassung der Therapie bei einer Veränderung der Bedürfnisse bzw. dem Auftreten von unerwünschten Wirkungen durch im Bereich Transgender-Medizin spezialisierte Endokrinolog:innen. Die hormonelle Therapie sollte in beiden Geschlechtern von einer sorgfältigen initial häufigeren und mindestens jährlichen Kontrolle des Blutdrucks, Blutbilds, des Leber- und Fettstoffwechsels und ggfs. weiterer Parameter unter Berücksichtigung der individuell erlebten Begleitwirkungen erfolgen. Die klinische Untersuchung umfasst außerdem den Ausschluss eines Mammakarzinoms bzw. Prostatakarzinoms.

2.4 Nicht-pharmakologische Therapie

2.4.1 Einführung

Therapie besteht nicht nur aus Arzneimitteln. Interventionen setzen sich mittlerweile in immer größeren Bereichen durch. Und das Arztgeschlecht selbst spielt eine große Rolle in der Therapie.

2.4.2 Interventionelle Therapie

In den letzten Jahren häufen sich die Berichte, dass Frauen seltener eine interventionelle Therapie erhalten als Männer. Dies gilt für die Aufnahme auf die Intensivstation, wo gezeigt wurde, dass Frauen schwerer krank sein müssen, um auf einer Intensivstation aufgenommen zu werden, und dass sie dort weniger intensiv beziehungsweise seltener interventionell behandelt werden als Männer (Kap. 13). Auch bei einem akuten Herzinfarkt erhalten Frauen seltener eine Koronarangiografie, eine Bypass-Operation oder eine Herzkatheterintervention. Antitachykarde Schrittmachersysteme, häufig lebensrettende Systeme, werden bei Frauen seltener implantiert als bei Männern. Eine Resynchronisationstherapie wird bei Frauen seltener angewandt, obwohl sie mehr davon zu profitieren scheinen als Männer. Frauen werden seltener als Männer für eine Herztransplantation oder nur in einem klinisch anderen Zustand für eine mechanische Herzkreislaufstützung akzeptiert (Kap. 4). Obwohl Frauen den Großteil der Patient:innen im Stadium 3 der Niereninsuffizienz darstellen, erhalten sie deutlich seltener eine Nierenersatztherapie als Männer, seltener eine Dialysetherapie, seltener eine Nierentransplantation. Bei Herz-, Leber- und Nierentransplantationen sind Frauen vor allem die Organspenderinnen und sehr viel seltener die Transplantatempfängerinnen (Kap. 7).

Die Ursachen für diese Phänomene sind weitgehend unklar. Es wurde diskutiert, dass Frauen eine interventionelle Therapie häufiger ablehnen. Letztlich sind diese Ablehnungen jedoch Ergebnisse von Aufklärungsgesprächen, in die der Wille und die Selbsteinschätzung der Patient:innen ebenso einfließen wie der Kommunikationsstil der Ärztinnen und Ärzte.

2.4.3 Rolle des Arztgeschlechts in der Therapie

In den letzten Jahren wurde vermehrt die Rolle des Arztgeschlechts auf die Therapie untersucht. Vor allem im Bereich der Herz-Kreislauf-Therapie, der Diabetestherapie, der Behandlung von Depression und Schmerzen wurde in Europa überprüft, wie gut männliche und weibliche Ärzte die Leitlinien respektieren und ihre Therapieziele erreichen. Dabei zeigte sich häufig, dass Ärztinnen Männer und Frauen gleich gut behandelten, während männliche Ärzte Frauen schlechter, d. h. weniger leitliniengerecht behandelten als Männer. Gleichzeitig erreichten Ärztinnen ihre Therapieziele besser als ihre männlichen Kollegen. In einer schwedischen Studie zur Hypertoniebehandlung und in der Prävention wurde dies erstmals 2008 nachgewiesen, und zwar für die Senkung von Gesamt-Cholesterin, LDL-Cholesterin, Behandlung des Blutdrucks, Einsatz von ACE-Hemmern, Angiotensinrezeptorblockern und Statinen. Spätere größere Studien bestätigen diese Befunde.

Auch in Deutschland wurde für die Herzinsuffizienztherapie und Diabetestherapie belegt, dass männliche Ärzte männliche Patienten besser und effektiver behandelten als Patientinnen. Sie verordneten den Männern mehr ACE-Hemmer oder RAS-Hemmer (Baumhakel et al. 2009). In der Diabetestherapie erreichten die Ärztinnen bessere Ergebnisse in der Blutzuckereinstellung, in der Reduktion des Blutdrucks und der Lipidwerte als ihre männlichen Kollegen (Gouni-Berthold et al. 2008).

Zwei Erklärungen wurden angeführt: Es gibt Hinweise dafür, dass die Ärztinnen die Meinung der Patienten intensiver aufnehmen als die Ärzte und dass sie ihre Patienten eher zu Fragen ermutigten als männliche Ärzte dies taten und dabei eine höhere Teilnahme der Patienten stimulierten. Die weiblichen Ärzte arbeiteten häufiger in Teilzeit als die männlichen Ärzte. Es wurde unterstellt, dass die Teilzeit-Arbeitenden weniger unter Zeitdruck arbeiteten als die Vollzeit-Arbeitenden und daher eine höhere Arbeitsqualität erreichten.

Große amerikanische und kanadische Studien legten nahe, dass Patient:innen im Krankenhaus, die von Ärztinnen behandelt wurden, eine niedrigere Sterblichkeit hatten, als die, die von männlichen Ärzten behandelt wurden (Sergeant et al. 2021; Tsugawa et al. 2017). Ärztinnen verordneten mehr diagnostische Prozeduren und bildgebende Verfahren als ihre männlichen Kollegen, und die Mortalität ihrer Patienten war niedriger. Erkrankungsart und Schwere der Erkrankung beeinflussten diese Ergebnisse nicht. Allerdings wurden sie durch das Berufsalter beeinflusst, das bei den Ärzten höher war als bei den Ärztinnen. Mit zunehmender zeitlicher Entfernung vom Staatsexamen und der „Residency", der Pflichtjahre der Ausbildung im Krankenhaus, nahm die Mortalität der behandelten Patienten bei Krankenhausärzten im amerikanischen und kanadischen System zu.

Eine andere Studie aus dem amerikanischen Raum weist auf die Bedeutung des Arztgeschlechts bei der Behandlung des Herzinfarktes hin. Sie untersuchte retrospektiv die Notaufnahmen in Florida zwischen 1991 und 2010 wegen Herzinfarkt, insgesamt 581.845 Fälle. Es zeigte sich, dass die Patientinnen, die von Ärztinnen behandelt worden waren, deutlich

besser überlebten als die Patientinnen, die von männlichen Ärzten behandelt worden waren. Bei den männlichen Patienten fand sich keine Abhängigkeit des Überlebens vom Arztgeschlecht. Allerdings zeigte sich, dass die männlichen Ärzte bessere Behandlungsergebnisse hatten, wenn sie mit Kolleginnen zusammenarbeiteten. Daher wurden die Behandlungsergebnisse auf unterschiedliche Kommunikationsstrategien zurückgeführt (Abb. 2.6) (Greenwood et al. 2018).

2021 erschien ein weiterer Artikel, der Bedenken weckt: Eine retrospektive Analyse in Kanada hat 1.320.108 Operationen bezüglich der Übereinstimmung von Arzt- und Patientengeschlecht von 2007–2019 angeschaut (Wallis et al. 2022). Es wurden 21 Operationstypen aus 9 Fächern analysiert sowie 2937 Operateur:innen. Dazu wurden mehrere nationale und berufsständische Datenbanken genutzt. Bei 509.634 Operationen waren Arzt- und Patienten-Geschlecht männlich, bei 92.926 waren beide weiblich, in 667.279 Fällen operierten männliche Ärzte Patientinnen und in 50.269 Fällen Chirurginnen männliche Patienten. Insgesamt 189.390 Patienten erlitten Komplikationen nach der Operation (14,7 %). Die fehlende Übereinstimmung von Arzt- und Patienten-Geschlecht ging mit einer signifikanten Erhöhung der Wahrscheinlichkeit für Tod oder postoperative Komplikationen einher. Dies betraf vor allem Frauen, die von männlichen Ärzten operiert wurden (aOR 1,15; 95 % CI 1,10–1,20). Sie hatten ein deutlich höheres Risiko als Frauen, die

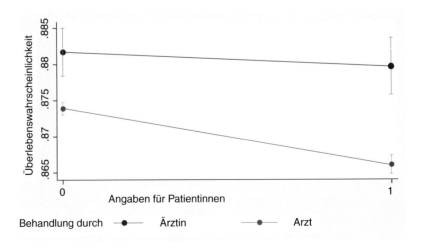

Abb. 2.6 Rolle des Arztgeschlechts in der Therapie. Überleben nach Herzinfarkt bei Patientinnen, die von einer Ärztin (obere Kurve) oder von einem männlichen Arzt (untere Kurve) behandelt wurden. (Greenwood et al. 2018)

von Chirurginnen operiert worden waren. Dagegen hatten männliche Patienten, die von Frauen operiert wurden, keine schlechteren Verläufe als die, die von Männern operiert worden waren.

Bei der gezeigten retrospektiven Analyse wurden 21 Standard-Operationen ausgewählt, es wurden sowohl Herz-Kreislauf-Erkrankungen als auch neurologische, orthopädische oder gastrointestinale sowie viele andere Fachgebiete eingeschlossen. Der untersuchte primäre Endpunkt war eine Kombination aus Tod, stationärer Wiederaufnahme oder präspezifizierter Komplikationen innerhalb der ersten 30 Tage nach Operation. Als Kovariablen wurden u. a. das Alter der Patient:innen beachtet, die Region, sozioökonomische Daten, Alter der Ärzt:innen, ihre Berufserfahrung und der Typ des Krankenhauses.

Die Assoziation der Übereinstimmung von Arzt- und Patienten-Geschlecht mit besserem Ausgang war vor allem bei kardiovaskulären Operationen, bei jüngeren Operateur:innen und solchen mit einer Berufserfahrung unter 15 Jahren hoch und betraf Patient:innen aller Altersgruppen. In der Frauengruppe finden sich eindeutig bessere Ergebnisse, wenn sie von Chirurginnen operiert werden, und zwar in fast allen Untergruppen, d. h. in fast allen Fächern, unabhängig vom Alter und der Erfahrung der Chirurg:innen, stärker ausgeprägt in kleineren Krankenhäusern als in Universitätsklinika und am stärksten ausgeprägt bei älteren Patientinnen und solchen mit mehr Komorbiditäten.

Über die Gründe gibt es nur Spekulationen. Möglicherweise wurden postoperative Komplikation von männlichen Ärzten bei Frauen weniger gut wahrgenommen als bei Männern. Auf diese Möglichkeit weisen auch andere Untersuchungen hin, die zeigen, dass Frauen gegenüber männlichen Untersuchen weniger Schmerz berichten als gegenüber Ärztinnen (Meyer-Friessem et al. 2019).

Rolle des Arztgeschlechtes in der Therapie

- Frauen werden in vielen Bereichen weniger leitliniengetreu und weniger umfassend behandelt als Männer.
- Ärztinnen erreichten in einigen Bereichen, wie antihypertensive Therapie, Herzinsuffizienztherapie und Diabetestherapie oder Herzinfarkttherapie bei Frauen, bessere Ergebnisse als Ärzte.
- Therapieergebnisse können durch die fehlende Übereinstimmung von Arzt- und Patientengeschlecht negativ beeinflusst werden – in mehreren Studien fanden sich bei Frauen schlechtere Ergebnisse bei einer Behandlung durch männliche Ärzte als bei einer Behandlung durch Ärztinnen.
- Geschlechtsspezifische Kommunikation zwischen Ärzt:innen und Patient:innen scheint zu diesem Ergebnis beizutragen.

Was auch immer der Grund ist, ernst nehmen müssen wir die Befunde. Die vorgelegten Studien sollten Anlass geben, Geschlecht in alle statistischen Analysen, in alle pro- und retrospektiven Qualitätskontrollen im Gesundheitssystem mit adäquaten Methoden einzubeziehen und darüber hinaus prospektive Studien zur Abklärung der Ursachen zu unterstützen. Und sie sollte alle Ärztinnen und Ärzte anreizen, sich zu überlegen, ob auch sie Unterschiede in der Kommunikation machen, wenn sie dem anderen Geschlecht gegenüberstehen, und ob die Kommunikation von Frau zu Mann ebenso effektiv ist wie die von Frau zu Frau oder von Mann zu Mann.

Fazit

- Interventionelle Therapie wird häufig Frauen immer noch seltener angeboten als Männer, aber nicht immer ist das Alter der Grund. Dies betrifft u. a. Koronardilatationen, aortokoronare Bypassoperationen, Implantation komplexer Schrittmachersysteme, interventionelle Maßnahmen in der Intensivmedizin, Dialyse, Nieren-, Herz- und Lebertransplantation.
- Das Arztgeschlecht spielt eine wichtige Rolle in der Therapie. Insbesondere die Kommunikationsstrukturen zwischen männlichen Ärzten und Patientinnen scheinen in besonderen Situationen eine Rolle zu spielen. Schwierigkeiten werden reduziert, wenn Ärztinnen und Ärzte in gemischten Teams zusammenarbeiten.

2.5 Publikation von Geschlechterunterschieden

2.5.1 Einführung

Voraussetzung für die Berücksichtigung von Geschlechterunterschieden ist, dass diese bekannt sind. Diese Tatsache erscheint banal, aber sie wird in der gegenwärtigen Publikationspraxis häufig übersehen. Während die Herausgeber medizinischer Zeitschriften sich auf Standards geeinigt haben, um Geschlechterunterschiede in allen wissenschaftlichen Arbeiten zu erfassen, missachten sie selbst diese theoretischen Ziele in der Praxis häufig. Wir diskutieren die Vorgaben und zeigen, wie sie im Fall von COVID und von Herz-Kreislauf-Erkrankungen unberücksichtigt bleiben.

2.5.2 Vorgaben – die SAGER-Empfehlungen

Eine aktualisierte Studie ergab 2021, dass Empfehlungen zur Berichterstattung über die Ergebnisse klinischer und experimenteller Studien das Geschlecht weitgehend vernachlässigen. Von 407 Empfehlungen, die zwischen 1995 und 2018 veröffentlicht wurden, erwähnten 58 % mindestens einmal Sex oder Gender. In den zentralen Empfehlungen war das aber nur bei 13,8 % (Sex) bzw. 11 % (Gender) der Fall. Nur eine Leitlinie erfüllte die Kriterien für die korrekte Verwendung von Sex- und Genderkonzepten (Gogovor et al. 2021).

Die Leitlinie, die die Empfehlungen zur Berücksichtigung von Sex und Gender in Publikationen adäquat zusammenfasst und auf die sich die meisten Herausgeber verständigt haben, sind die SAGER-(Sex and Gender Equity in Research)-Empfehlungen (Heidari et al. 2016). Diese verlangen, dass mögliche Geschlechterunterschiede in der Wirkung eines Medikamentes schon in der Einleitung zu einer Veröffentlichung diskutiert werden, dass die Methode der Geschlechteranalyse in der Studie erklärt wird, einschließlich Offenlegung der geplanten statistischen Analysen, dass die Auswahl männlicher oder weiblicher Probanden oder Versuchstiere in der Studie begründet wird, dass in den Ergebnissen analysiert wird, ob Geschlechterunterschiede vorhanden sind oder nicht und dies explizit dargelegt wird. Schließlich sollte das Vorhandensein oder Fehlen von Geschlechtsspezifischen Analysen für die Bewertung der Studie diskutiert werden. Leider werden diese selbst gesetzten Regeln häufig nicht befolgt.

SAGER-(Sex and Gender Equity in Research)-Richtlinien für die Berücksichtigung von Geschlechterunterschieden bei Publikationen (Heidari et al. 2016)

- Einleitung: Sex- und Genderunterschiede diskutieren
- Methode der Sex- und Genderanalyse in der Studie erklären
- Auswahl weibl. oder männl. Patienten/Tiere begründen
- Ergebnisse: Darlegen, ob Sex- und Genderunterschiede vorhanden sind oder nicht
- Diskussion: Sex und Gender diskutieren
- Übertragbarkeit: Bedeutung fehlender Sex- und Genderanalysen für Übertragbarkeit der Studie diskutieren

2.5.3 Praxis des Publikationsverhaltens

Eine eklatante Nicht-Beachtung der Empfehlung, Frauen und Männer gleichmäßig einzuschließen, findet sich vor allem in kardiovaskulären Studien und in Industrie-gesponserten Studien. Besonders auffällig war die Publikation einer neuen entzündungshemmenden Therapie gegen Herzinfarkt, die Verabreichung von Colchicin in relativ niedriger Dosierung (Gebhard und Regitz-Zagrosek 2021). Drei große Studien zeigten die Wirksamkeit dieser Therapie an drei unterschiedlichen Patientenkollektiven, aber in allen drei Kollektiven lag der Frauenanteil unter 20 %. Die Wirksamkeit wurde nicht getrennt für Frauen und Männer analysiert. Lediglich eine Studie zeigte, und dies auch nur im elektronischen Anhang, die Wirksamkeit getrennt für Frauen und Männer. Dabei zeigte sich, dass die Substanz bei Männern zu einer Risikoreduktion um 30 % führte, bei Frauen aber nicht zu einer signifikanten Risikoreduktion (rechnerisch nur 1 %). Die Nebenwirkungen wurden in keinem Fall geschlechtsspezifisch aufgeschlossen. Die Publikation solcher Arbeiten verstößt gegen die selbstgesetzten Richtlinien der Zeitschriften, sind aber leider immer noch üblich (Abb. 2.7) (Bots et al. 2019).

Am Beispiel der COVID-Impfungen wurde exemplarisch gezeigt, wie sehr die Gleichbehandlung von Frauen und Männern in den Prüfplänen vernachlässigt wird (Palmer-Ross et al. 2021) und wie wenig auch bei der Publikation der großen klinischen Studien geschlechtsspezifische Aspekte berücksichtigt werden. Eine systematische Analyse der ersten Studien zu COVID zeigte, das mit Ausnahme der großen Impfstudien viele therapeutische Studien überwiegend Männer einschlossen, dass die großen Impfstudien zwar die Wirkungen getrennt für Männer und Frauen darstellen, aber nicht die Nebenwirkungen, und dass eine systematische Analyse der Ergebnisse für Männer oder Frauen nur in Ausnahmefällen stattfand (Palmer-Ross et al. 2021).

Bei den COVID-Impfungen trafen die allergischen Nebenwirkungen zuerst vor allem die Frauen, die entzündlichen Herzmuskelerkrankungen vor allem die Männer. Dies wurde jedoch erst lange, nachdem die Daten vorlagen, in der Öffentlichkeit thematisiert (Palmer-Ross et al. 2021).

Eine systematische Auswertung aller 4420 klinischen Studien, die von Januar 2020 bis Januar 2021 für COVID-19 geplant waren, zeigte, dass lediglich 21 % der Studien Sex und Gender in dem Kontext der Patientenrekrutierung an-

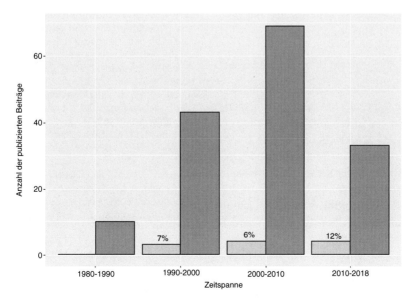

Abb. 2.7 Publikation von Arzneimittelnebenwirkungen spezifiziert nach Geschlecht. **dunkelgrau**: Anzahl der Publikationen, **hellgrau** : Anzahl der Publikationen mit Disaggregation der Angaben zu Nebenwirkungen für beide Geschlechter. (Bots et al. 2019)

Tab. 2.4 Interaktion von Geschlecht und Arzneimitteltherapie

Phänomene	Mögliche Ursachen oder Probleme
Geschlechterunterschiede in Resorption, Stoffwechsel und Elimination	Entwicklung an männlichen Tieren
Mehr Nebenwirkungen an Frauen	Modellsubstanzen auf der Basis männlicher Tiere
Geschlechterunterschiede in den optimalen Wirkdosen	Testung in frühen Phasen überwiegend an männlichen Freiwilligen
Geschlechterunterschiede in den Wirkungen	Insuffiziente G-Analysen in den klinischen Studien: z. T. immer noch mit 80 % Männern (NEJM 2019/2020)
Falsch positive Befunde	Fehlende geschlechtsspezifische Analysen und Reporting von Nebenwirkungen (< 12 % der Studien)
	Unkritische Analysen

sprachen. Lediglich 5,4 % der Studien planten überhaupt geschlechtsspezifische Analysen und nur 4 % fügten tatsächlich einen Auswerteplan bei, in dem Sex oder Gender tatsächlich als Variable eingeschlossen war. Lediglich 17,8 % der COVID-Studien, die in wissenschaftlichen Zeitschriften publiziert worden waren, stellten geschlechtsspezifische Ergebnisse oder Gruppenanalysen vor (Brady et al. 2021).

Fehlender Anschluss an die fehlende Untersuchung von Frauen bei COVID ist leider keine Ausnahme. Weitere systematische Analysen zeigen, dass weniger als 12 % der großen Herz-Kreislauf-Studien ihre Ergebnisse, insbesondere die Nebenwirkungen nach dem Geschlecht aufschlüsseln. Dies wurde in mehreren systematischen Studien gleichlautend gefunden (Tab. 2.4) (Maas et al. 2011; Bots et al. 2019).

> **Fazit**
> - Es gibt klare Vorgaben zur Publikation geschlechtsspezifischer Aspekte in experimentellen und klinischen Studien, die verlangen, dass geschlechtsspezifische Hypothesen, Methoden, Ergebnisse und Diskussionsbeiträge veröffentlicht werden, die SAGER-Richtlinien.
> - Die SAGER-Richtlinien zur Publikation geschlechtsspezifischer Aspekte werden häufig nicht beachtet.
> - Geschlechtsspezifische Nebenwirkungen oder Komplikationen werden in klinischen Studien selten publiziert, obwohl die Daten dafür in der Regel vorhanden sind.

Literatur

Baumhakel, M., U. Muller, and M. Bohm. 2009. 'Influence of gender of physicians and patients on guideline-recommended treatment of chronic heart failure in a cross-sectional study', *Eur J Heart Fail*, 11: 299–303.

Bots, S. H., F. Groepenhoff, A. L. M. Eikendal, C. Tannenbaum, P. A. Rochon, V. Regitz-Zagrosek, V. M. Miller, D. Day, F. W. Asselbergs, and H. M. den Ruijter. 2019. 'Adverse Drug Reactions to Guideline-Recommended Heart Failure Drugs in Women: A Systematic Review of the Literature', *JACC Heart Fail*, 7: 258–66.

Brady, E., M. W. Nielsen, J. P. Andersen, and S. Oertelt-Prigione. 2021. 'Lack of consideration of sex and gender in COVID-19 clinical studies', *Nat Commun*, 12: 4015.

Cadamuro, J., A. Hillarp, A. Unger, A. von Meyer, J. M. Bauca, O. Plekhanova, A. Linko-Parvinen, J. Watine, A. Leichtle, C. Buchta, E. Haschke-Becher, C. Eisl, J. Winzer, and A. H. Kristoffersen. 2021. 'Presentation and formatting of laboratory results: a narrative review on behalf of the European Federation of Clinical Chemistry and Laboratory Medicine (EFLM) Working Group "postanalytical phase" (WG-POST)', *Crit Rev Clin Lab Sci*, 58: 329–53.

Campesi, I., M. Fois, and F. Franconi. 2012. 'Sex and gender aspects in anesthetics and pain medication', *Handb Exp Pharmacol*: 265–78.

Cappellini, M. D., K. M. Musallam, and A. T. Taher. 2020. 'Iron deficiency anaemia revisited', *J Intern Med*, 287: 153–70.

Cheung, A. S., H. Y. Lim, T. Cook, S. Zwickl, A. Ginger, C. Chiang, and J. D. Zajac. 2021. 'Approach to Interpreting Common Laboratory Pathology Tests in Transgender Individuals', *J Clin Endocrinol Metab*, 106: 893–901.

Chung, A. K., S. R. Das, D. Leonard, R. M. Peshock, F. Kazi, S. M. Abdullah, R. M. Canham, B. D. Levine, and M. H. Drazner. 2006. 'Women have higher left ventricular ejection fractions than men independent of differences in left ventricular volume: the Dallas Heart Study', *Circulation*, 113: 1597–604.

Clayton, J. A., and F. S. Collins. 2014. 'Policy: NIH to balance sex in cell and animal studies', *Nature*, 509: 282–3.

Clemente, J. C., L. K. Ursell, L. W. Parfrey, and R. Knight. 2012. 'The impact of the gut microbiota on human health: an integrative view', *Cell*, 148: 1258–70.

CLSI. 2010. 'Defining, establishing, and verifying reference intervals in the clinical laboratory; approved guideline, 3rd ed. CLSI document EP28-A3C., 2010.' in Clinical and Laboratory Standards Institute (ed.) (CLSI document EP28-A3C).

Collet, J. P., H. Thiele, E. Barbato, O. Barthelemy, J. Bauersachs, D. L. Bhatt, P. Dendale, M. Dorobantu, T. Edvardsen, T. Folliguet, C. P. Gale, M. Gilard, A. Jobs, P. Juni, E. Lambrinou, B. S. Lewis, J. Mehilli, E. Meliga, B. Merkely, C. Mueller, M. Roffi, F. H. Rutten, D. Sibbing, G. C. M. Siontis, and E. S. C. Scientific Document Group. 2021. '2020 ESC Guidelines for the management of acute coronary syndromes in patients presenting without persistent ST-segment elevation', *Eur Heart J*, 42: 1289–367.

DGGG. 2020. ,Peri- und Postmenopause – Diagnostik und Interventionen'. https://www.awmf.org/uploads/tx_szleitlinien/015-062l_S3_HT_Peri-Postmenopause-Diagnostik-Interventionen_2021-01.pdf

Eckenrode, H. E., J. C. Carwie, and L. M. Curtis. 2022. 'Does Gender Affirming Hormone Therapy Increase the Risk of Kidney Disease?', *Semin Nephrol*, 42: 151284.

Gagliano-Juca, T., and S. Basaria. 2019. 'Testosterone replacement therapy and cardiovascular risk', *Nat Rev Cardiol*, 16: 555–74.

Gebhard, C., and V. Regitz-Zagrosek. 2021. 'Colchicine in Patients with Chronic Coronary Disease', *N Engl J Med*, 384: 776–77.

Gogovor, A., H. T. V. Zomahoun, G. Ekanmian, E. L. Adisso, A. Deom Tardif, L. Khadhraoui, N. Rheault, D. Moher, and F. Legare. 2021. 'Sex and gender considerations in reporting guidelines for health research: a systematic review', *Biol Sex Differ*, 12: 62.

Gouni-Berthold, I., H. K. Berthold, C. S. Mantzoros, M. Bohm, and W. Krone. 2008. 'Sex disparities in the treatment and control of cardiovascular risk factors in type 2 diabetes', *Diabetes Care*, 31: 1389–91.

Greenwood, B. N., S. Carnahan, and L. Huang. 2018. 'Patient-physician gender concordance and increased mortality among female heart attack patients', *Proc Natl Acad Sci U S A*, 115: 8569–74.

Greiner, G. G., K. M. F. Emmert-Fees, J. Becker, W. Rathmann, B. Thorand, A. Peters, A. S. Quante, L. Schwettmann, and M. Laxy. 2020. 'Toward targeted prevention: risk factors for prediabetes defined by impaired fasting glucose, impaired glucose tolerance and increased HbA1c in the population-based KORA study from Germany', *Acta Diabetol*, 57: 1481–91.

Heidari, S., T. F. Babor, P. De Castro, S. Tort, and M. Curno. 2016. 'Sex and Gender Equity in Research: rationale for the SAGER guidelines and recommended use', *Res Integr Peer Rev*, 1: 2.

Hofer-Duckelmann, C. 2012. 'Gender and polypharmacotherapy in the elderly: a clinical challenge', *Handb Exp Pharmacol*: 169–82.

Ji, H., A. Kim, J. E. Ebinger, T. J. Niiranen, B. L. Claggett, C. N. Bairey Merz, and S. Cheng. 2020. 'Sex Differences in Blood Pressure Trajectories Over the Life Course', *JAMA Cardiol*, 5: 19–26.

Ji, H., T. J. Niiranen, F. Rader, M. Henglin, A. Kim, J. E. Ebinger, B. Claggett, C. N. B. Merz, and S. Cheng. 2021. 'Sex Differences in Blood Pressure Associations With Cardiovascular Outcomes', *Circulation*, 143: 761–63.

Johnston, N., K. Schenck-Gustafsson, and B. Lagerqvist. 2011. 'Are we using cardiovascular medications and coronary angiography appropriately in men and women with chest pain?', *Eur Heart J*, 32: 1331–6.

Jonassen, R., E. Hilland, C. J. Harmer, D. S. Abebe, A. K. Bergem, and S. Skarstein. 2021. 'Over-the-counter analgesics use is associated with pain and psychological distress among adolescents: a mixed effects approach in cross-sectional survey data from Norway', *BMC Public Health*, 21: 2030.

Kruger, C., I. Schafer, H. van den Bussche, H. Bickel, T. Dreischulte, A. Fuchs, H. H. Konig, W. Maier, K. Mergenthal, S. G. Riedel-Heller, G. Schon, S. Weyerer, B. Wiese, W. von Renteln-Kruse, C. Langebrake, and M. Scherer. 2021. 'Comparison of FORTA, PRISCUS and EU(7)-PIM lists on identifying potentially inappropriate medication and its impact on cognitive function in multimorbid elderly German people in primary care: a multicentre observational study', *BMJ Open*, 11: e050344.

Levey, A. S., J. Coresh, H. Tighiouart, T. Greene, and L. A. Inker. 2020. 'Measured and estimated glomerular filtration rate: current status and future directions', *Nat Rev Nephrol*, 16: 51–64.

Maas, A. H., Y. T. van der Schouw, V. Regitz-Zagrosek, E. Swahn, Y. E. Appelman, G. Pasterkamp, H. Ten Cate, P. M. Nilsson, M. V. Huisman, H. C. Stam, K. Eizema, and M. Stramba-Badiale. 2011. 'Red alert for women's heart: the urgent need for more research and knowledge on cardiovascular disease in women: proceedings of the workshop held in Brussels on gender differences in cardiovascular disease, 29 September 2010', *Eur Heart J*, 32: 1362–8.

Manson, J.E., et al. 2013. Menopausal hormone therapy and health outcomes during the intervention and extended poststopping phases of the Women's Health Initiative randomized trials. *JAMA*, 310(13).

Martin, R. M., P. N. Biswas, S. N. Freemantle, G. L. Pearce, and R. D. Mann. 1998. 'Age and sex distribution of suspected adverse drug reactions to newly marketed drugs in general practice in England: analysis of 48 cohort studies', *Br J Clin Pharmacol*, 46: 505–11.

McDonagh, T. A., M. Metra, M. Adamo, R. S. Gardner, A. Baumbach, M. Bohm, H. Burri, J. Butler, J. Celutkiene, O. Chioncel, J. G. F. Cleland, A. J. S. Coats, M. G. Crespo-Leiro, D. Farmakis, M. Gilard, S. Heymans, A. W. Hoes, T. Jaarsma, E. A. Jankowska,

M. Lainscak, C. S. P. Lam, A. R. Lyon, J. J. V. McMurray, A. Mebazaa, R. Mindham, C. Muneretto, M. Francesco Piepoli, S. Price, G. M. C. Rosano, F. Ruschitzka, A. Kathrine Skibelund, and E. S. C. Scientific Document Group. 2021. '2021 ESC Guidelines for the diagnosis and treatment of acute and chronic heart failure', *Eur Heart J*, 42: 3599–726.

Meyer, G., U. Boczek, and J. Bojunga. 2020. 'Hormonal Gender Reassignment Treatment for Gender Dysphoria', *Dtsch Arztebl Int*, 117: 725–32.

Meyer-Friessem, C. H., P. Szalaty, P. K. Zahn, and E. M. Pogatzki-Zahn. 2019. 'A prospective study of patients' pain intensity after cardiac surgery and a qualitative review: effects of examiners' gender on patient reporting', *Scand J Pain*, 19: 39–51.

Moon, J., R. Cohen Sedgh, and C. A. Jackevicius. 2021. 'Examining the Nocebo Effect of Statins Through Statin Adverse Events Reported in the Food and Drug Administration Adverse Event Reporting System', *Circ Cardiovasc Qual Outcomes*, 14: e007480.

Nordestgaard, B. G., M. R. Langlois, A. Langsted, M. J. Chapman, K. M. Aakre, H. Baum, J. Boren, E. Bruckert, A. Catapano, C. Cobbaert, P. Collinson, O. S. Descamps, C. J. Duff, A. von Eckardstein, A. Hammerer-Lercher, P. R. Kamstrup, G. Kolovou, F. Kronenberg, S. Mora, K. Pulkki, A. T. Remaley, N. Rifai, E. Ros, S. Stankovic, A. Stavljenic-Rukavina, G. Sypniewska, G. F. Watts, O. Wiklund, P. Laitinen, Society European Atherosclerosis, Chemistry the European Federation of Clinical, and Initiative Laboratory Medicine Joint Consensus. 2020. 'Quantifying atherogenic lipoproteins for lipid-lowering strategies: Consensus-based recommendations from EAS and EFLM', *Atherosclerosis*, 294: 46–61.

Numan, S., and K. Kaluza. 2020. 'Systematic review of guidelines for the diagnosis and treatment of iron deficiency anemia using intravenous iron across multiple indications', *Curr Med Res Opin*, 36: 1769–82.

Ozarda, Y., V. Higgins, and K. Adeli. 2018. 'Verification of reference intervals in routine clinical laboratories: practical challenges and recommendations', *Clin Chem Lab Med*, 57: 30–37.

Palmer-Ross, A., P. V. Ovseiko, and S. Heidari. 2021. 'Inadequate reporting of COVID-19 clinical studies: a renewed rationale for the Sex and Gender Equity in Research (SAGER) guidelines', *BMJ Glob Health*, 6.

Paul, S. M., D. S. Mytelka, C. T. Dunwiddie, C. C. Persinger, B. H. Munos, S. R. Lindborg, and A. L. Schacht. 2010. 'How to improve R&D productivity: the pharmaceutical industry's grand challenge', *Nat Rev Drug Discov*, 9: 203–14.

Petitto, M., R. Esposito, R. Sorrentino, M. Lembo, F. Luciano, A. M. De Roberto, L. La Mura, E. Pezzullo, S. Maffei, M. Galderisi, and P. Lancellotti. 2018. 'Sex-specific echocardiographic reference values: the women's point of view', *J Cardiovasc Med (Hagerstown)*, 19: 527–35.

Prendergast, B. J., K. G. Onishi, and I. Zucker. 2014. 'Female mice liberated for inclusion in neuroscience and biomedical research', *Neurosci Biobehav Rev*, 40: 1–5.

Ramirez, F. D., P. Motazedian, R. G. Jung, P. Di Santo, Z. MacDonald, T. Simard, A. A. Clancy, J. J. Russo, V. Welch, G. A. Wells, and B. Hibbert. 2017. 'Sex Bias Is Increasingly Prevalent in Preclinical Cardiovascular Research: Implications for Translational Medicine and Health Equity for Women: A Systematic Assessment of Leading Cardiovascular Journals Over a 10-Year Period', *Circulation*, 135: 625–26.

Raz, L., and V. M. Miller. 2012. 'Considerations of sex and gender differences in preclinical and clinical trials', *Handb Exp Pharmacol*: 127–47.

Regitz-Zagrosek, V. 2006. 'Therapeutic implications of the gender-specific aspects of cardiovascular disease', *Nat Rev Drug Discov*, 5: 425–38.

———. 2011. 'Sex and gender differences in symptoms of myocardial ischaemia', *Eur Heart J*, 32: 3064–6.

Richette, P., M. Doherty, E. Pascual, V. Barskova, F. Becce, J. Castaneda, M. Coyfish, S. Guillo, T. Jansen, H. Janssens, F. Liote, C. D. Mallen, G. Nuki, F. Perez-Ruiz, J. Pimentao, L. Punzi, A. Pywell, A. K. So, A. K. Tausche, T. Uhlig, J. Zavada, W. Zhang, F. Tubach, and T. Bardin. 2020. '2018 updated European League Against Rheumatism evidence-based recommendations for the diagnosis of gout', *Ann Rheum Dis*, 79: 31–38.

Ruiz Cantero, M. T., and M. Angeles Pardo. 2006. 'European Medicines Agency policies for clinical trials leave women unprotected', *J Epidemiol Community Health*, 60: 911–3.

Santema, B. T., W. Ouwerkerk, J. Tromp, I. E. Sama, A. Ravera, V. Regitz-Zagrosek, H. Hillege, N. J. Samani, F. Zannad, K. Dickstein, C. C. Lang, J. G. Cleland, J. M. Ter Maaten, M. Metra, S. D. Anker, P. van der Harst, L. L. Ng, P. van der Meer, D. J. van Veldhuisen, S. Meyer, C. S. P. Lam, Asian-Hf investigators, and A. A. Voors. 2019. 'Identifying optimal doses of heart failure medications in men compared with women: a prospective, observational, cohort study', *Lancet*, 394: 1254–63.

Sergeant A, Saha S, Shin S et al. 2021. 'Variations in Processes of Care and Outcomes for Hospitalized General Medicine Patients Treated by Female vs Male Physicians', *JAMA Health Forum*, 2 e211615.

Sisk-Hackworth, L., S. T. Kelley, and V. G. Thackray. 2022. 'Sex, puberty, and the gut microbiome', *Reproduction*.

Tannenbaum, C., B. Clow, M. Haworth-Brockman, and P. Voss. 2017. 'Sex and gender considerations in Canadian clinical practice guidelines: a systematic review', *CMAJ Open*, 5: E66-E73.

Thygesen, K., J. S. Alpert, A. S. Jaffe, B. R. Chaitman, J. J. Bax, D. A. Morrow, H. D. White, and Infarction Executive Group on behalf of the Joint European Society of Cardiology/American College of Cardiology/American Heart Association/World Heart Federation Task Force for the Universal Definition of Myocardial.

2018. 'Fourth Universal Definition of Myocardial Infarction (2018)', *Circulation*, 138: e618-e51.

Tsugawa, Y., A. B. Jena, J. F. Figueroa, E. J. Orav, D. M. Blumenthal, and A. K. Jha. 2017. 'Comparison of Hospital Mortality and Readmission Rates for Medicare Patients Treated by Male vs Female Physicians', *JAMA Intern Med*, 177: 206–13.

Turner, S., N. Mota, J. Bolton, and J. Sareen. 2018. 'Self-medication with alcohol or drugs for mood and anxiety disorders: A narrative review of the epidemiological literature', *Depress Anxiety*, 35: 851–60.

Vambheim, S. M., and M. A. Flaten. 2017. 'A systematic review of sex differences in the placebo and the nocebo effect', *J Pain Res*, 10: 1831–39.

von Haehling, S., N. Ebner, R. Evertz, P. Ponikowski, and S. D. Anker. 2019. 'Iron Deficiency in Heart Failure: An Overview', *JACC Heart Fail*, 7: 36–46.

Wallis, C. J. D., A. Jerath, N. Coburn, Z. Klaassen, A. N. Luckenbaugh, D. E. Magee, A. E. Hird, K. Armstrong, B. Ravi, N. F. Esnaola, J. C. A. Guzman, B. Bass, A. S. Detsky, and R. Satkunasivam. 2022. 'Association of Surgeon-Patient Sex Concordance With Postoperative Outcomes', *JAMA Surg*, 157: 146–56.

Watson, S., O. Caster, P. A. Rochon, and H. den Ruijter. 2019. 'Reported adverse drug reactions in women and men: Aggregated evidence from globally collected individual case reports during half a century', *EClinicalMedicine*, 17: 100188.

Zucker, I. and A.K. Beery. 2010. Males still dominate animal studies. Nature, 465(7299): p. 690.

Zucker, I., and B. J. Prendergast. 2020. 'Sex differences in pharmacokinetics predict adverse drug reactions in women', *Biol Sex Differ*, 11: 32.

Inhaltsverzeichnis

3.1 Einführung

Das Hausarztsystem in Deutschland funktioniert trotz aller Probleme immer noch hervorragend. Die Hausärzt:innen sind am nächsten an den Pa-

tient:innen, in der Regel hochmotiviert und immer an neuen Erkenntnissen interessiert. In ihrer gesprächsintensiven Arbeit spielt das Geschlecht eine besondere Rolle. Bei der Begleitung von Patient:innen mit chronischen Erkrankungen und in der Prävention muss das Geschlecht berücksichtigt werden, da dieses eine große Rolle für die Häufigkeit und Ausprägung vieler Erkrankungen spielt. Wir diskutieren in diesem Ka-

---

Unter Mitarbeit von Dr. sc. Yael Rachamin, Institut für Hausarztmedizin, Universität Zürich und Universitätsspital Zürich, Schweiz

© Der/die Autor(en), exklusiv lizenziert an Springer-Verlag GmbH, DE, ein Teil von Springer Nature 2023
V. Regitz-Zagrosek, *Gendermedizin in der klinischen Praxis*,
https://doi.org/10.1007/978-3-662-67090-3_3

pitel geschlechtsspezifische Aspekte bei der Lotsenfunktion der Hausärzt:innen und in den häufigen Beschwerdebildern, die sie in ihrer Praxis sehen. Dazu zählen chronische Schmerzen, Störungen der psychischen Gesundheit, Prävention von Herz-Kreislauf-Erkrankungen und die Früherkennung maligner Erkrankungen. Am Beispiel chronischer Schmerzen beschreiben wir geschlechtsspezifische zelluläre Grundlagen der Symptome. Ebenfalls diskutiert werden Therapietreue und Adhärenz sowie sexuelle Gesundheit und die Rolle körperlicher Gewalt.

3.2   Lotsenfunktion der Hausärzt:innen

Für Hausärzt:innen und Allgemeinmediziner:innen spielt die Sensibilität für geschlechtsspezifische Probleme eine entscheidende Rolle. Ihre Aufgabe ist ja die Grundversorgung aller Patient:innen mit körperlichen und seelischen Gesundheitsstörungen, die in ihrer Häufigkeit und Ausprägung häufig vom Geschlecht oder geschlechtsspezifischen Lebensbedingungen abhängen. Sie haben eine Lotsenfunktion in der Versorgung und sollen als erste ärztliche Ansprechpartner:innen bei allen Gesundheitsproblemen individuell beraten. Dabei sollen sie die körperlichen aber auch die psychischen, soziokulturellen und sozioökonomischen Aspekte der Patient:innen berücksichtigen, also auch Sex und Gender. Dieser ganzheitliche Ansatz steht bei der Allgemeinmedizin und Hausarztmedizin im Vordergrund.

Bei fast allen häufigen Erkrankungen finden sich Geschlechterunterschiede in der Epidemiologie, in der Häufigkeit des Auftretens und den Risikofaktoren, auch in den klinischen Manifestationen, im optimierten Weg zur Diagnose, im Ansprechen auf die Therapie und im Verlauf. Weitere Geschlechterunterschiede ergeben sich aus sich aus typisch weiblichen oder männlichen Rollenbildern, Verhaltens- und Kommunikationsmustern. Häufig sind die einzelnen Unterschiede relativ gering, aber in der Gesamtschau ergibt sich eine erhebliche Differenz zwischen Frauen und Männern. Zu vielen dieser Geschlechterunterschiede gibt es noch keine Hinweise in den Lehrbüchern und keine Empfehlungen in den Leitlinien. Insofern sind hier die Allgemeinmediziner:innen und Hausärzt:innen auf ihre Menschenkenntnis und persönlichen Erfahrungen oder eben auf die aktuelle Literatur angewiesen.

3.3   Geschlechtsspezifische Lebenserwartung und Krankheitshäufigkeit

Die Lebenserwartung in Deutschland liegt derzeit auch im europäischen Schnitt hoch, über den europäischen Mittelwerten. Sie lag 2019/2021 bei Frauen bei 83 Jahren und bei Männern bei 78 Jahren. Dieser Unterschied lässt sich unter anderem auf die höheren Sterberaten der Männer unter 65 Jahren aufgrund von Unfällen, Suiziden, tätlichen Angriffe und Herz-Kreislauf-Erkrankungen zurückführen (Bundesamt 2022, 2021).

Bei beiden Geschlechtern gibt es einen erheblichen Einfluss des sozioökonomischen Status auf die Lebenserwartung. Für den Zeitraum 1995–2005 beträgt die Differenz in der Lebenserwartung zwischen der niedrigsten und der höchsten von fünf Einkommensgruppen bei Frauen 8,4 Jahre und bei Männern 10,8 Jahre. Die Daten der Rentenversicherung belegen dabei, dass sich die Einkommensabhängigkeit in der Lebenserwartung in den letzten Jahren nicht reduziert hat.

Auch die Todesursachen sind geschlechtsspezifisch. Bei beiden Geschlechtern stehen ischämische Herzerkrankungen im Vordergrund, gefolgt von COVID. Bei Frauen folgen darauf Herzinsuffizienz, Brustkrebs, Herzinfarkt, Bronchial- und Lungenkrebs, arterielle Hypertonie, Vorhofflimmern und Vorhofflattern sowie chronische obstruktive Lungenerkrankung. Insgesamt ist Bronchial- und Lungenkrebs bei Frauen in der Häufigkeit in den letzten 20 Jahren deutlich angestiegen, die Bedeutung von arterieller Hypertonie, Vorhofflimmern und Vorhofflattern als Todesursache hat zugenommen. Bei Männern ist dagegen Bronchial- und Lungenkrebs häufigste Todesursache, gefolgt von Herzinfarkt und anderen Todesursachen, wozu auch Unfälle und

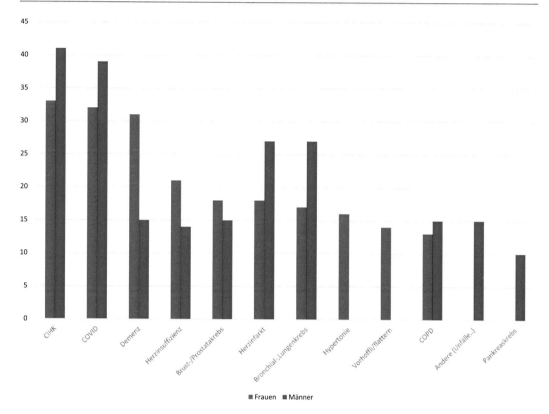

■ Frauen ■ Männer

Abb. 3.1 Die 12 häufigsten Todesursachen bei Frauen und Männern, nach Angaben des statistischen Bundesamtes (in Tausend). (Quelle: destatis, todesursachenstatistik, Statistisches Bundesamt 2022).

Suizide gehören, Prostatakrebs, COPD, Demenz, Herzinsuffizienz und Pankreaskrebs (Bundesamt 2022) (Abb. 3.1).

Der höheren Lebenserwartung von Frauen steht eine niedrigere Selbsteinschätzung der Gesundheit gegenüber. Nur 73 % aller Frauen schätzen ihre Gesundheit gut ein, gegenüber 77 % aller Männer. Die subjektive Einschätzung der Gesundheit und die Einschätzung der Erkrankungen, die den Gesundheitszustand beeinträchtigen, unterscheiden sich erheblich bei Männern und Frauen.

Zu den häufigsten Beratungsanlässen in der ambulanten Versorgung bei Frauen und Männern gehören nach der Statistik der Kassenärztlichen Vereinigung Nordrhein-Westfalen (NRW)-Lippe Bluthochdruck und Rückenschmerzen (NRW 2021). Insgesamt sind geschätzt 26 % der ambulanten Patient:innen von Bluthochdruck und 23 % von Rückenschmerzen betroffen. Auch Fettstoffwechselstörungen und Diabetes mellitus sind häufige Beratungsanlässe sowohl bei Männern wie auch bei Frauen. Sie betreffen vor allem die älteren Patient:innen. Weiter sind akute Infektionen der oberen Atemwege bei Männern und Frauen häufig. Bei Männern gehören Prostatahyperplasie, chronische ischämische Herzkrankheit, Adipositas, akute Bronchitis, infektiöse Gastroenteritis und Colitis zu den ersten zehn. Bei Frauen sind hingegen Erkrankungen der Vagina, Bauch- und Beckenschmerzen, depressive Episoden, klimakterische Störungen und Schilddrüsenerkrankungen sehr häufig (NRW 2021) (Abb. 3.2).

Der 2020 erschienene Bericht zur gesundheitlichen Lage der Frauen in Deutschland nennt als wichtigste Gesundheitsstörungen ebenfalls Herz-Kreislauf-Erkrankungen, Krebs, Diabetes mellitus, Muskel- und Skeletterkrankungen, psychische Gesundheit, gynäkologische Erkrankungen und Operationen sowie Infektionskrankheiten. Auch der sexuellen und

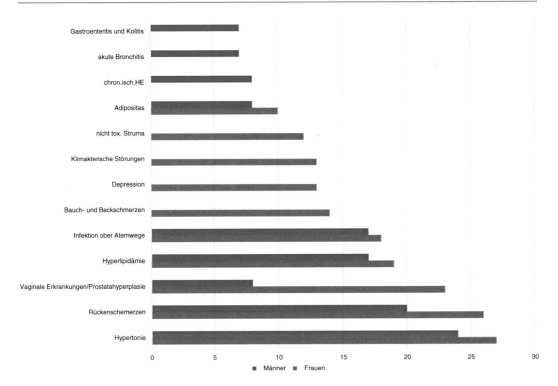

Abb. 3.2 Häufigste ambulante Diagnosen bei Frauen und Männern Angaben in % der Bevölkerung. (NRW 2021).

reproduktiven Gesundheit ist ein großes Kapitel gewidmet sowie den gesundheitlichen Auswirkungen von Gewalt gegen Frauen; (RKI 2022). Weitere umfassende Informationen können über das Frauen- bzw. Männergesundheitsportal abgerufen werden. Bei beiden Geschlechtern spielen Übergewicht und Adipositas, psychische Erkrankungen und Alkoholkonsum oder seine Folgen sowie natürlich auch Herz-Kreislauf-Erkrankungen eine große Rolle (BZgA 2022a, b).

Die Krankheitsprävalenzen und die damit verbundenen Geschlechterunterschiede spiegeln sich auch in den Arzneimittelverordnungsraten wider (Rachamin et al. 2022). Arzneimittelverordnungen sind aber auch durch die Wünsche der Patient:innen beeinflusst. In den Wünschen nach Therapie stehen bei Frauen oft Beruhigungsmittel, Mittel gegen Depression oder Stress im Vordergrund. Beide Geschlechter verlangen oft Schlafmittel, Schmerzmittel oder einfach „Medikamente, um sich besser zu fühlen". Hier müssen Geschlechterunterschiede in den Wirkungen und Nebenwirkungen (Kap. 2) berücksichtigt werden.

Neben der Persönlichkeit der Ärztin oder des Arztes machen nicht nur Medikamente die Therapie: Verschreibungsfähige digitale Gesundheits-Apps (DiGA) schieben sich zunehmend in den Vordergrund. Seit dem Start der ersten digitalen Gesundheitsanwendungen im Oktober 2020 haben gesetzlich Versicherte mindestens 39.000 Mal diese Apps in Anspruch genommen. Am beliebtesten war mit 8600 Nutzenden eine App für Patient:nnen mit Tinnitus, die helfen soll, den Alltag zu meistern. DiGA werden vor allem von Frauen genutzt, die bei den DiGA zur Therapie von neurologischen Erkrankungen rund 70 % der Nutzenden ausmachen (Gesundheitsapps 2022).

3.4   Betreuung chronisch kranker Patient:innen

Erster Ansprechpartner für chronisch Kranke ist normalerweise die Hausarztpraxis, die in der Regel auch die Langzeitbetreuung übernimmt. In der Facharztpraxis oder in einem Krankenhaus wird dort zwar eine Diagnose gestellt oder der Akutfall therapiert, es findet aber oft keine Langzeit-betreuung statt. Mitunter stockt der Informations-fluss zwischen den Behandelnden. Dieser Entwicklung soll durch Disease-Management-Programme (DMP) vorgebeugt werden.

Indikationen der DMP sind insbesondere häufige Erkrankungen wie koronare Herzkrankheit (KHK), Asthma, chronisch obstruktive Lungenerkrankung, Diabetes und Brustkrebs; über neue Themen wird diskutiert. Wesentlich sind nebst der medikamentösen Therapie auch die Patientenschulungen. Alle diese Maßnahmen, welche letztlich auf eine Verhaltensänderung der Patient:innen, auf eine größere Eigenverantwortlichkeit im Umgang mit der chronischen Erkrankung abzielen, erfordern jedoch eine individuelle, also auch geschlechtsspezifische Ansprache. Aus dem Jahr 2017 gibt es im DMP Nordrhein-Westfalen eine sehr gute geschlechtsspezifische Analyse bei koronarer Herzkrankheit (NRW 2017). Hier wurde neben einer Langzeitbeobachtung ein systematischer Vergleich von Frauen und Männern durchgeführt.

Die Frauen waren im Schnitt 4 Jahre älter als die Männer, wiesen höhere Blutdruck- und LDL-Cholesterinwerte auf und rauchten seltener. Männer hatten häufiger bereits einen Herzinfarkt oder andere Manifestationen einer peripheren arteriellen Verschlusskrankheit (pAVK) gehabt. Die Versorgung mit Thrombozyten-Aggregationshemmern (Frauen 79 % vs. Männer 86 %) sowie Statinen (72 % vs. 80 %) war bei Frauen schlechter als bei Männern. Im Rahmen des DMP nahmen Frauen aber häufiger Schulungen wahr und rauchten seltener oder stellten das Rauchen ein. Der Abstand zwischen Patientinnen und Patienten hat sich seit 2008 durchgängig verringert und die Versorgung hat sich insgesamt verbessert.

Auch bei den Verordnungsraten, die nicht zu den Qualitätsindikatoren im DMP koronare Herzkrankheiten gehören, bestanden zum Teil ausgeprägte Geschlechtsunterschiede im Jahr 2017. So erhielten männliche Patienten nicht nur häufiger Thrombozyten-Aggregationshemmer und Statine, sondern ebenfalls häufiger orale Antikoagulanzien, Betablocker, Angiotensin-Converting-Enzyme (ACE)-Hemmer und eine Kombination aus Betablockern und ACE-Hemmer oder Sartanen (NRW 2017). Patientinnen wurden dagegen häufiger Sartane, Diuretika sowie sonstige KHK-spezifische Wirkstoffe (mutmaßlich Nitrate und Kalziumantagonisten) verordnet.

Diese Unterschiede lassen sich vielleicht auf die unterschiedlichen Krankheitsausprägungen zurückführen. Denn trotz der weniger intensiven Behandlung und ihres höheren Alters sind bei den Frauen seltener Endpunkte wie ein erneuter tödlicher Herzinfarkt, ein Schlaganfall oder eine Herzinsuffizienz aufgetreten. Zwischen 2008/2009 und 2014/2015 ist die Inzidenz eines kombinierten Endpunktes (Herzinfarkt, Schlaganfall, Herzinsuffizienz) bei Frauen ab 76 Jahren von 12 % auf 8 % gesunken, bei den Männern nur von 12 % auf 10 %. Bei Männern sind Unterbrechungen des DMP häufiger, bei Frauen besteht ein größeres Risiko, dass sie ausscheiden. Sowohl Frauen als auch Männer profitieren also deutlich von den DMP, zumindest für koronare Herzkrankheit.

3.5 Therapietreue, Adhärenz

Zu den schwierigen Aufgaben der Hausärzt:innen und Internist:innen gehört es, die Therapietreue ihrer Patient:innen zu stabilisieren. Therapietreue ist manchmal besser bekannt unter den engl. Namen Compliance oder Adherence (Adhärenz), wobei der letzte Begriff auch die individuellen Probleme und eingeschränkten Möglichkeiten der Patient:innen berücksichtigt. Sie ist eine wichtige Voraussetzung zum Erreichen von Therapiezielen. Fehlende Adhärenz zur medikamentösen Therapie geht mit einem erhöhten Risiko an Komplikationen einher. Untersuchungen zur Nicht-Adhärenz weisen auf die Rolle des Geschlechtes hin.

Geschlecht, Alter, Persönlichkeitsmerkmale und Gesundheitswissen spielen bei der Adhärenz eine große Rolle. Adhärenz kann sich natürlich sowohl auf Lebensstilfaktoren als auch auf die Medikamenteneinnahme beziehen. Unbestritten ist, dass körperliche Aktivität das Risiko von vorzeitigem Tod, von Herz-Kreislauf-Erkrankungen,

Schlaganfällen, Diabetes mellitus, einigen Tumoren und dem Nachlassen der kognitiven Fähigkeiten reduziert. Sowohl mäßige körperliche Aktivität als auch starke körperliche Aktivität, Ausdauertraining und Krafttraining sind wirksam. Leider ist die Adhärenz der Patient:innen mit diesen Maßnahmen häufig gering. Die Verfügbarkeit von Schrittzählern und Messungen der Trainingsaktivität kann die Akzeptanz entsprechender Trainingsprogramme und die Adhärenz mit ihnen steigern. Auch die Arbeit in einer Gruppe fördert die Adhärenz. Entscheidend für die Aufrechterhaltung der Trainingsintensität sind im Amerikanischen die „fünf a": assess, advise, agree, assist, and arrange (Identifikation, gute Ratschläge, innere Zustimmung der Patient:innen, Unterstützung von außen und Arrangements von außen) (Chin 2014).

Gegen das reine Vergessen einer Therapie gibt es derzeit einige elektronische Hilfsmittel, die sich auf Dauer wahrscheinlich positiv auswirken. Mittlerweile existieren einige verordnungsfähige digitale Gesundheits-Apps (DiGAs), die mithelfen können, die Adhärenz zu steigern. Sie werden derzeit überwiegend, zu 70 %, von Frauen genutzt.

Insgesamt zeigt die Literatur, dass das Gesundheitswissen der Patient:innen entscheidend für Adhärenz ist (Oertelt-Prigione et al. 2015). Ärzt:innen könnten dies mit beeinflussen, in dem sie zu Informationsmedien raten, die ein qualitativ hochwertiges Gesundheitswissen für Laien vermitteln, z. B. Fachblätter in Apotheken, der Versicherungen oder deren Internetseiten.

3.6 Schmerztherapie

Viele chronische Schmerzsyndrome unterscheiden sich bei Frauen und Männern. Beispielsweise tritt die Fibromyalgie und die rheumatoide Arthritis eindeutig häufiger bei Frauen auf; Cluster-Kopfschmerzen hingegen dreimal so häufig bei Männern wie bei Frauen. Frauen leiden insgesamt/generell häufiger an (chronischen) Schmerzen und bekommen mehr Analgetika/Antirheumatika verschrieben (Abb. 3.3). In den letzten Jahren wurden erheb-

liche Fortschritte bei der Aufklärung der am Schmerz beteiligten molekularen, zellulären, psychosozialen und soziokulturellen Mechanismen gemacht. Diese Erkenntnisse sollten in den nächsten Jahren zu erfolgreichen geschlechtsspezifischen Ansätzen in der Therapie führen.

Die gewonnenen Erkenntnisse zur Biologie der Schmerzen stammen zum Teil aus Tiermodellen, konnten in das menschliche System übertragen und in unterschiedlichen Labors reproduziert werden (Dance 2019). Insbesondere die Reaktion der Mikroglia und ihre Interaktion mit dem Immunsystem wurde in den letzten 10 Jahren entdeckt und herausgearbeitet (Sorge und Totsch 2017). Mikroglia spielt in der Schmerzvermittlung vor allem bei Männern eine Rolle, während Frauen bei vergleichbaren chronischen Schmerzzuständen eher T-Zellen aktivieren (Dance 2019).

Rheumatoide Arthritis, der Prototyp der entzündlichen und autoimmun vermittelten Arthritis, ist bei jüngeren Frauen dreimal so häufig wie bei Männern und die Schmerzen sind bei Frauen häufiger stärker ausgeprägt als bei Männern. Die Zustände und Ausprägung der Schmerzen schwanken mit dem Menstruationszyklus (Sorge und Totsch 2017). Die Erkrankung verbessert sich oft in der Schwangerschaft und verschlechtert sich wieder nach der Geburt. Im Alter nimmt der Geschlechterunterschied ab. Östrogenspiegel sind in den Gelenken der betroffenen Männer und Frauen häufig erhöht. Bei den Männern kommen die hohen intraartikulären Östrogenspiegel durch die Aktivität der Aromatase, die im Gelenk Testosteron zu Östrogen metabolisiert, zustande. Gleichzeitig finden sich oft relativ niedrige Spiegel männlicher Sexualhormone bei Männern und bei Frauen mit rheumatoider Arthritis. Mit einer Testosterontherapie kann eine mäßige Verbesserung erreicht werden (Kim und Kim 2020).

Darüber hinaus spielen soziodemografische Faktoren bei der Schmerzentwicklung, insbesondere bei den entzündlichen rheumatischen Erkrankungen, eine wichtige Rolle. Bereits zu Beginn der Erkrankung haben Frauen, Ältere und Nicht-Kaukasier stärkere Schmerzen und auch im 10-Jahresverlauf entwickeln sich bei ihnen stärkere Schmerzen als bei jüngeren kaukasischen Männern (Kumaradev et al. 2021).

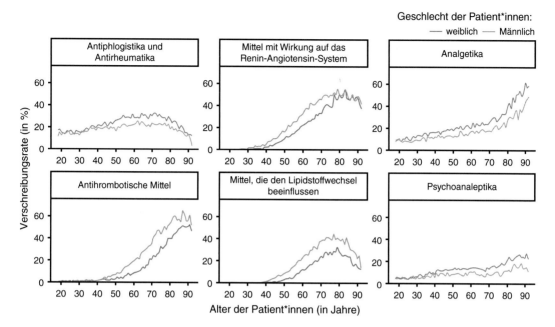

Abb. 3.3 Verschreibungsraten in Abhängigkeit vom Geschlecht. Daten basieren auf elektronischen Krankengeschichten von 116 Schweizer Hausärzt:innen und über 100.000 Patient:innen.

Die Osteoarthritis hat eine andere Pathogenese als die rheumatoide Arthritis und ist der Prototyp einer nicht-autoimmun vermittelten Arthritis, betrifft aber ebenfalls vorzugsweise Frauen. Diese leiden stärker unter den dadurch verursachten Schmerzen als Männer. Geschlechtshormone spielen eine weniger starke Rolle als bei der rheumatoiden Arthritis. Dagegen ist Adipositas ein stärker ausgeprägter Risikofaktor sowohl für die Osteoarthritis als auch für die damit verbundenen Schmerzzustände (Kim und Kim 2020).

Auch wenn Geschlechterunterschiede in der Schmerzentwicklung und Schmerzwahrnehmung bekannt sind, haben nur wenige Studien systematisch geschlechtsspezifische Wirkungen von schmerzlindernden Medikamenten untersucht. Der Effekt von TNF-Alpha-Antagonisten war in einigen Studien bei Männern stärker als bei Frauen. Auch die intraartikuläre Injektion von Hyaluronsäure und Kortikosteroiden hat bei Frauen mit Osteoarthritis häufig einen schlechteren therapeutischen Effekt als bei Männern. Bei Frauen war hingegen der Placebo-Effekt zur Schmerzlinderung stärker ausgeprägt als bei Männern. Rofecoxib hatte bei beiden Geschlechtern

einen gleich starken Effekt (Kim und Kim 2020). Außerdem ist bekannt, dass das Cannabissystem bei Frauen und Männer unterschiedlich reguliert ist und Frauen stärker auf Cannabis ansprechen (Blanton et al. 2021) und dass Opiate bei Männern und Frauen unterschiedlich stark wirken können.

3.7 Psychische Gesundheit

Mittlerweile gehören psychische Erkrankungen zu den häufigsten Krankheitsursachen in Deutschland und zu den häufigsten Ursachen für individuelle Krankheitsbelastung und Krankschreibungen (Bundesamt 2022). Hier gibt es jedoch große Geschlechterunterschiede: Bei Frauen sind 14,3 % der Krankschreibungen auf psychische Erkrankungen zurückzuführen, bei Männern nur 8,6 %. Im Jahr 2015 wurden doppelt so viele Frauen wie Männer wegen psychischer Erkrankungen vorzeitig berentet. Psychische Erkrankungen und Verhaltensstörungen verursachen insgesamt die höchsten Krankheitskosten bei Frauen (EUR 27,7 Mrd. bzw. 14,6 % aller Krankheitskosten bei Frauen).

Ursachen für die Geschlechterunterschiede bei psychischen Erkrankungen sind multifaktoriell. Genetische Prädisposition und Hormonspiegel spielen ebenso eine Rolle wie psychosoziale Faktoren, Abhängigkeiten in Beziehungen und am Arbeitsplatz. Auch Gewalterfahrungen können als Auslöser eine Rolle spielen. Darüber hinaus könnte auch ärztliches Bias bei der Diagnosestellung eine Rolle spielen. Die Diagnose einer Depression wird bei Frauen häufiger gestellt als bei Männern (Prävalenz 15,4 % vs. 7,8 %). Allerdings erhalten bei gleicher Symptomatik Frauen häufiger eine psychische, Männer eine somatische Diagnose (Sass 2020). Frauen werden mehr Psychopharmaka verordnet als Männern (auch in der Hausarztmedizin, Abb. 3.3). Zu den häufigsten psychischen Diagnosen bzw. Syndromen gehören depressive Störungen, Angststörungen, Essstörung, Abhängigkeit und Suizide. Allein von Angststörungen sind ca. 15 Mio. Menschen in Deutschland betroffen, mehr als doppelt so viele Frauen wie Männer (Prävalenz 19,8 % vs. 9,2 %). Sie können sich spezifisch nur auf einzelne Aspekte des Lebens beziehen oder als Panikstörungen auf einen großen Bereich (Tab. 3.1) (RKI 2022).

Tab. 3.1 Zwölf Monats-Prävalenzen von Angststörungen bei 18–79-Jährigen (DEGS MH).

Störung ICD-10-Code	Frauen in %	Männer in %	Anzahl Betroffener in Mio.
Angststörung	21,4	9,3	9,8
Panikstörung	2,8	1,2	1,3
Agoraphobie	5,8	2,3	2,6
Soziale Phobie	3,6	1,9	1,7
Generalisierte Angststörung	3,0	1,5	1,4
Spezifische Phobie	15,4	5,1	6,6

Essstörungen manifestieren sich häufig bereits im Jugendalter und sind bei Mädchen (28,9 %) deutlich häufiger als bei Jungen (15,2 %). Depressionen äußern sich bei Frauen vorzugsweise durch Unruhe, Traurigkeit und Selbstzweifel. Bei Männern sind Depressionen eher durch Aggressivität, sozialen Rückzug, Substanzmissbrauch und Stressgefühle gekennzeichnet, die oft nicht primär mit einer Depression in Zusammenhang gebracht werden. Insofern könnte es sein, dass Depressionen bei Männern unterdiagnostiziert werden. Die sozioökonomische Situation spielt eine große Rolle für die Krankheitsmanifestation, ebenso die Lebenssituation und die Frage der partnerschaftlichen Lebensbewältigung.

Magersucht als eine potenziell tödliche Form einer Essstörung ist bei Frauen mit 1,2 % viermal so häufig wie bei Männern mit 0,3 %. Abhängigkeiten von Drogen und Alkohol sind dagegen bei Frauen und Männern etwa gleich häufig (7,2 % vs. 7,9 %). Der Missbrauch von Schmerzmitteln ist bei Frauen etwas häufiger, für den Missbrauch von Schlafmitteln findet sich aber kein Geschlechterunterschied. Suizide sind vor allem bei Männern eine häufige Todesursache, 2017 starben daran 6990 Männer und 2251 Frauen in Deutschland. Suizidversuche sind bei Männern häufiger erfolgreich als bei Frauen (Jacobi et al. 2014) Zur psychischen Gesundheit von Menschen mit einer abweichenden Geschlechteridentität liegen nur wenige Zahlen vor. Insgesamt haben sie mehr psychische Probleme als Cis-Frauen und Cis-Männer.

3.8 Prävention von Herz-Kreislauf-Erkrankungen

Lange galten Herz-Kreislauf-Erkrankungen als vorwiegend männliche Erkrankungen, obwohl sie auch bei Frauen die häufigste Todesursache sind. Heute sind Geschlechterunterschiede in der Prävention und Behandlung von Herz-Kreislauf-Erkrankungen relativ gut erforscht. Noch immer werden jedoch Frauen bei gleichem kardiovaskulärem Risiko weniger intensiv (präventiv) behandelt und bei einem Herzinfarkt später therapiert, mit negativen Auswirkungen auf die Gesundheit (Fischer et al. 2022). Im Nachfolgenden werden wir Geschlechterunterschiede bei kardiovaskulären Risikofaktoren und im Risikobewusstsein diskutieren.

3.8.1 Klassische kardiovaskuläre Risikofaktoren

Die klassischen Risikofaktoren wie Alter, Rauchen, Bluthochdruck, erhöhte Lipide und Diabetes mellitus sind alle bei Frauen und Männern wirksam (Yusuf et al. 2004; Millett et al. 2018). Allerdings ist ihre Gewichtung zum Teil noch umstritten. Die Hinweise darauf, dass ein neu diagnostizierter Diabetes bei Frauen mit einem relativ größeren Risiko für das Auftreten einer Herz-Kreislauf-Erkrankung verbunden ist als bei Männern, ergaben sich erst aus retrospektiven Analysen großer Studien und sind mangels prospektiver erhobener Datensätze immer noch nicht allgemein anerkannt (Regensteiner et al. 2015; Kannel et al. 1974; Harreiter und Kautzky-Willer 2018). Kenntnisse zu Geschlechterunterschieden im normalen Blutdruck wurden erst durch die retrospektive Analyse großer Studien erlangt. Es zeigte sich, dass Frauen in der Regel im jungen Alter einen sehr viel niedrigeren Blutdruck haben als Männer und erst ab dem mittleren Lebensalter mit ihrem Blutdruck stärker ansteigen (Wills et al. 2011; Ji et al. 2020)

Gleichzeitig hat die retrospektive Analyse vier großer US-amerikanischer Studien gezeigt, dass bei Frauen schon eine niedrigere Erhöhung des systolischen oder diastolischen Blutdrucks als bei Männern mit einer signifikanten Risikosteigerung verbunden ist (Ji et al. 2021). Wiederum handelt es sich um eine retrospektive Analyse, die auf der Analyse des relativen Risikos beruht und aus diesem Grund keinen Eingang in die Leitlinien gefunden hat.

Auch die Tatsache, dass Rauchen eine stärkere Erhöhung des relativen Risikos für Frauen als für Männer mit sich bringt, hat bisher keinen Eingang in die Leitlinien gefunden, ebenso wenig wie die Tatsache, dass ein Stopp des Rauchens für Frauen sehr viel schwieriger zu realisieren ist als für Männer (Tab. 3.2).

Während Blutdruck und Diabetes bei Frauen und Männern mit erhöhtem kardiovaskulärem Risiko gleich gut behandelt werden, gibt es bei der Dyslipidämie große Geschlechterunterschiede zu Ungunsten der Frauen. Frauen haben vor der Menopause tendenziell tiefere LDL-Cholesterinwerte, was sich aber mit fortschreitendem Alter ändert: Mehrere Studien, darunter eine große Beobachtungsstudie aus der Schweiz, haben gezeigt, dass Frauen höhere LDL-Cholesterinwerte aufweisen als Männer mit demselben kardiovaskulären Risiko und dass sie weniger intensiv medikamentös behandelt werden (Rachamin et al. 2021) (Abb. 3.4).

Um das individuelle Risiko von Patient:innen zu kalkulieren und dies den Patient:innen auch vermitteln zu können, wurden im Bereich der Kardiologie Risiko-Scores etabliert (Kap. 4). Die am häufigsten gebräuchlichen Risiko-Scores für Herz-Kreislauf-Erkrankungen wie der Framingham Risk Score oder der EuroSCORE führen das altersabhängige Risiko beruhend auf den wichtigsten klassischen Risikofaktoren getrennt für Männer und Frauen an, aber eine tatsächliche geschlechtsspezifische Risikobewertung findet nicht statt, da zahlreiche geschlechtsspezifisch relevante oder neu erkannte Risikofaktoren nicht berücksichtigt werden.

Tab. 3.2 Klassische und neue kardiovaskuläre Risikofaktoren mit ihren geschlechtsspezifischen Besonderheiten. Grenzwerte nach der Leitlinie der Europäischen Gesellschaft für Kardiologie ESC 2019. (Knuuti et al. 2020).

Klassische Risikofaktoren		
	Frauen	Männer
Alter	Erreichen höheres Alter, unklar warum	Sterben früher; evtl. Zusammenhang mit Stress
Rauchen	Größere Schädigung, schwerer Entzug bei Frauen	Früher dominant bei Männern
Diabetes mellitus	Stärkere Risikoerhöhung bei Frauen	Von Männern oft vernachlässigt
Hypertonie	Niedrigere Risikoschwelle bei Frauen	
Hyperlipidämie	Gleiches Risiko für beide	
Noch nicht in den klassischen Scores enthaltene Risikofaktoren		
Übergewicht	BMI sollte 20–25 sein	BMI sollte 20–25 sein
Taillenumfang	Soll-Bauchumfang < 80 cm	Soll-Bauchumfang < 94 cm
Körperliche Inaktivität	Häufiger bei Frauen, wichtiger bei Frauen	
Chronische entzündliche, rheumatische Erkrankungen	Häufiger bei Frauen	
CRP	Besserer Risikoprädiktor bei Frauen	
Polyzystisches Ovarialsyndrom, vorzeitige Menopause, Andropause	Oft unterschätzt bei Frauen	Schlechte Datenlage
Erektile Dysfunktion	--	Neu erkannter Risikofaktor bei Männern
Schwangerschafts-komplikationen	Manifestation der Folgen auch nach Menopause	--
Depressionen	Häufiger bei Frauen	Verdrängt bei Männern
Stress	Stress aus Doppelbelastung und sozialen Beziehungen, Aktivierung Immunsystem	Beruflicher Stress
Ungünstige sozioökonomische Bedingungen	Häufiger bei Frauen	

3.8.2 Neue Risikofaktoren

Die Liste der neu erkannten und geschlechtsspezifischen Risikofaktoren wird immer länger: Körpergewicht oder Taillenumfang, körperliche Inaktivität, entzündliche Marker und rheumatische Erkrankungen, Stress und Depressionen, erektile Dysfunktion und Andropause bei Männern und polyzystisches Ovarialsyndrom, frühe Menopause, Menopause und Schwangerschaftskomplikationen bei Frauen, daneben sozioökonomische und soziokulturelle Faktoren, die zum Teil als Genderfaktoren zusammengefasst werden können (Tab. 3.2) (Mosca et al. 2011; Organization 2007; Oertelt-Prigione und Regitz-Zagrosek 2009; Peters et al. 2014; Regitz-Zagrosek und Gebhard 2022).

Aktuelle Studien haben gezeigt, dass neben Schwangerschaftskomplikationen wie Präeklampsie und Schwangerschaftsdiabetes auch Früh- und Fehlgeburten mit einem erhöhten kardiovaskulären Risiko im späteren Leben einhergehen (Sikkema et al. 2006). Die Manifestation der Erkrankungen, die durch die Schwangerschaftskomplikationen ausgelöst werden können, kann dabei auch erst 10–20 Jahre später, weit nach der Menopause erfolgen. Daher müssten betroffene Frauen eigentlich systematisch nachuntersucht werden, was am ehesten in der Hausarztpraxis möglich ist (Regitz-Zagrosek et al. 2018).

Die Gesamtkörpermasse, gemessen mit dem Body Mass Index (BMI), ist bei Männern ein sehr guter Prädiktor für das kardiovaskuläre Risiko, aber bei Frauen ist aufgrund der unterschiedlichen Fettspeicherung die Gesamtkörpermasse weniger gut geeignet als der Taillenumfang. Einige entzündliche Marker, wie zum Beispiel das C-reaktive Protein, das vor allem bei Frauen wichtig sein könnte, wird in den Risiko-Scores noch nicht berücksichtigt (Mosca et al. 2011; Bairey Merz et al. 2006).

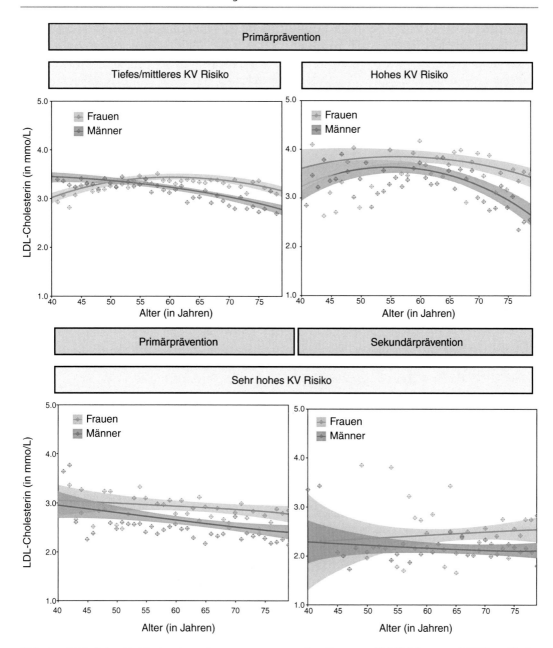

Abb. 3.4 LDL-Spiegel bei Patient:innen in unterschiedlichen kardiovaskulären Risikokategorien. Basierend auf Daten aus elektronischen Krankengeschichten von 62 Hausarztpraxen. Anzahl Patient:innen in der Primärprä-vention: Frauen n = 29.967, Männer n = 26.727; und in der Sekundärprävention: Frauen n = 696, Männer n = 1702. Abkürzungen: LDL-Cholesterin = Low Density Lipoprotein Cholesterin. (Adaptiert von Rachamin et al. 2021).

Körperliche Inaktivität ist ein wichtiger und zunehmender Risikofaktor. In einer weltweiten Studie spielte dieser Risikofaktor eine stärkere Rolle bei Frauen beziehungsweise war körperliche Bewegung mit einem größeren Nutzen bei Frauen verbunden (Yusuf et al. 2004). Oft wird auch nicht bedacht, dass bei Männern und Frauen unterschiedliche Stressformen mit einer Erhöhung des kardiovaskulären Risikos einhergehen (Orth-Gomer et al. 2000). Während Männer eher an den Folgen des beruflichen Stresses leiden, macht sich bei Frauen vor allem der Stress in Beziehungen bemerkbar. Betroffene Frauen haben signifikant höhere Raten an koronarer Herzerkrankung und eine erhöhte Rate an Depressionen (Balog et al. 2003).

Neben den psychosozialen Bedingungen sind auch andere soziokulturelle Determinanten der Gesundheit wichtig für die Prävention – die unter den Gender Scores diskutierten Faktoren Ausbildung, Einkommen, soziale Unterstützung und Stellung, Kommunikation, Stress im Haushalt, Genderidentität und andere Faktoren (Regitz-Zagrosek und Gebhard 2022) (Kap. 1). Mittlerweile berücksichtigen die modernen Risiko-Scores wie *SCORE2 Older Persons* zumindest auf Bevölkerungsebene die sozioökonomischen Faktoren, indem sie Scores für vier unterschiedliche europäische Regionen in Abhängigkeit von deren sozioökonomischer Struktur anbieten. Auf individueller Ebene werden diese Faktoren, die ja häufig bei Frauen auch ungünstiger sind als bei Männern, nicht berücksichtigt (group and collaboration 2021). Häufig wirken sich soziokulturelle Faktoren zu Ungunsten der Frauen aus, wie in Kap. 1 beschrieben (Regitz-Zagrosek und Gebhard 2022).

Darüber hinaus könnte die Digitalisierung der Medizin zu einer enormen Verbesserung der Präventions-Scores führen. Mithilfe von selbstlernenden maschinellen Systemen können eine Vielzahl von Variablen für die Erstellung von Scores genutzt werden und auch sehr viel besser für die Erkennung geschlechtsspezifischer Risiken eingesetzt werden. Mithilfe solcher Systeme wurde der sogenannte *GRACE-Score*, der das Risiko des Überlebens im Krankenhaus nach einem akuten Ereignis voraussagt, geschlechtsspezifisch adaptiert. Der neue *GRACE3-Score* liefert nun geschlechtsspezifisch adaptierte unterschiedliche Daten für Männer und Frauen (Wenzl et al. 2022).

3.8.3 Risikobewusstsein

Ein weiteres Problem ist, dass den meisten Frauen ihr kardiovaskuläres Risiko, im Gegensatz zu den Männern, nicht bekannt ist (Oertelt-Prigione et al. 2011; Eugenmed et al. 2016). Stu-

dien zur Selbsteinschätzung des kardiovaskulären Risikos bei Frauen zeigten, dass Frauen ihr kardiovaskuläres Risiko signifikant zu niedrig einschätzen. Sie sehen zum Beispiel als höchste Gefahr für ihre Gesundheit Brustkrebs an statt Herz-Kreislauf-Erkrankungen, was in deutlichem Widerspruch zur Todesursachenstatistik steht. Mithilfe von systematischen Aufklärungskampagnen gelang es in den USA, die Selbsteinschätzung des Risikos der Frauen zu verbessern (Mosca et al. 2011).

In einer Berliner Studie wurde an mehr als 1000 Frauen im Alter von 25–75 Jahren überprüft, welches Risiko für ein kardiovaskuläres Ereignis die Frauen nach dem *Framingham Risk Score* und *Mosca Score* tatsächlich hatten und wie sie ihr Risiko selbst einschätzen (Oertelt-Prigione et al. 2015). Es zeigte sich, dass 44 % der Frauen ihr Risiko signifikant unterschätzen. Nur 10 % überschätzten es, und nur 45 % lagen in etwa richtig. Männer dagegen schätzen ihr individuelles Risiko richtiger ein. Wichtige Prädiktoren für die Unterschätzung des Risikos bei Frauen waren hohes Alter, niedriger sozialer Status und geringes Gesundheitswissen. Leider gingen genau diese Faktoren auch mit einem tatsächlich erhöhten Risiko einher. Das heißt, dass diejenigen Frauen, die das höchste Risiko hatten, es auch am systematischsten unterschätzten (Oertelt-Prigione et al. 2015). Andere Studien haben gezeigt, dass Frauen das Risiko einer dritten Person relativ richtig einschätzen und die großen Fehler lediglich bei der Einschätzung des eigenen Risikos machen (Abb. 3.5).

Die subjektive Unterschätzung des Risikos für einen Herzinfarkt bei Frauen ist wohl auch die Ursache dafür, dass Frauen nach einem akuten Koronarsyndrom immer noch 1/2–1 h später in die Notaufnahme kommen als Männer. Und auch der Beginn einer effektiven Therapie, meistens eine Reperfusionstherapie in der Notaufnahme, erfolgt bei Frauen später als bei Männern (Eugenmed et al. 2016).

Risikobewusstsein bei Ärzt:innen und Patient:innen bestimmt auch präventives Handeln. Tatsächlich zeigen viele große Studien, dass die medikamentöse Sekundärprävention bei Frauen vernachlässigt wird. Sie erhalten bei gegebener

Abb. 3.5 Wichtige Prädiktoren für die Unterschätzung des Risikos bei Frauen sind hohes Alter, niedriger sozialer Status und geringes Gesundheitswissen. Genau diese Faktoren gingen auch mit einem tatsächlich erhöhten Risiko einher. Diejenigen Frauen, die das höchste Risiko hatten, unterschätzten es auch am systematischsten in Deutschland. (Oertelt Prigione, S et al, 2015)

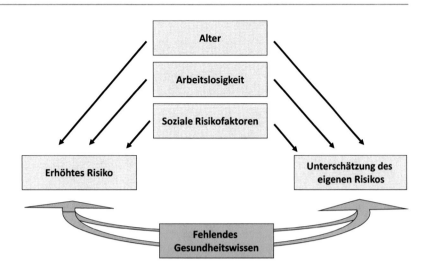

Indikation, auch nach einem durchgemachten Herzinfarkt, seltener eine Therapie zur Senkung der Blutfettspiegel als Männer (Rachamin et al. 2021). Oft liegt die Unterschätzung des Risikos durch die Patientinnen dieser Entscheidung zugrunde, nicht selten aber auch die Unterschätzung durch ihre Ärzt:innen.

3.9   Früherkennung maligner Erkrankungen

Maligne Erkrankungen sind insgesamt in Deutschland häufig. Im Jahr 2016 erkrankten 234.000 Frauen und 259.000 Männer an Krebs; 2017 verstarben 104.000 Frauen und 123.000 Männer an den Folgen einer Krebserkrankung. Die Risikofaktoren sind zum Teil genetisch bedingt, zum Teil von Kanzerogenen, der Umwelt und vom Lebensstil abhängig. Zu ihnen gehören Tabakkonsum, Ernährung mit einem geringen Obst- und Gemüseanteil und hohen Anteil an rotem Fleisch und Wurst, Übergewicht, Bewegungsmangel und Alkoholkonsum. Früherkennungsprogramme für Krebs sind wichtig, da sie die Chance bieten, Vorstufen zu identifizieren und so potenziell eine Krebserkrankung zu verhindern. Das gilt insbesondere für Gebärmutterhalskrebs und Darmkrebs.

Das Problem der Früherkennungsuntersuchungen liegt zum einen in der Möglichkeit negativer Befunde, die Patient:innen in falscher Sicherheit wiegen, und zum anderen in der Möglichkeit falsch-positiver Befunde, oder in ihrer Bedeutung überschätzter Befunde, die die Lebensqualität unnötig zerstören. Dies mag ein Grund dafür sein, dass etwa die Hälfte der anspruchsberechtigten Frauen weder an den Früherkennungsprogrammen für Gebärmutterhalskrebs noch an den Früherkennungsprogrammen für Brustkrebs teilnehmen. Man sagte früher, dass Männer Präventionsmuffel seien und dass nur 40 % der Männer an Früherkennungsprogrammen teilnehmen (Sieverding et al. 2008), aber neuere Studien bestätigen das nicht. Tatsächlich werden mittlerweile Darmspiegelungen früher bei Männern als bei Frauen empfohlen und auch häufiger durchgeführt. Und neuere Daten sagen, dass die Teilnahme an Früherkennungsprogrammen mehr vom sozialen Status als vom Geschlecht abhängt.

Vielen Patient:innen ist nicht bekannt, dass Vorsorgeuntersuchungen und Früherkennungsuntersuchungen Leistungen der gesetzlichen Krankenversicherung sind, bei Personen über 35 Jahren in Deutschland durch das Gesundheitssystem finanziert werden und dass für die zentralen Untersuchungen für sie keinerlei Kosten anfallen, auch keine verdeckten Kosten. Darauf sollten Ärzt:innen noch einmal hinweisen und auch die Patient:innen persönlich motivieren. Denn die Motivation durch die Ärztin oder den Arzt ist oft entscheidend für die Teilnahme an einem Präventions- oder Früherkennungsprogramm (Sieverding et al. 2008; Sass 2020).

3.10   Sexuelle Gesundheit

Nach der Definition der Weltgesundheitsorganisation (WHO) ist „sexuelle Gesundheit
(…) untrennbar mit Gesundheit insgesamt, mit
Wohlbefinden und Lebensqualität verbunden. Sie
ist ein Zustand des körperlichen und emotionalen
und sozialen Wohlbefindens in Bezug auf die
Sexualität und nicht nur das Fehlen von Krankheit, Funktionsstörung und Gebrechen." Das fordert die Ärzt:innen auf, sich um die sexuelle
Gesundheit ihrer Patient:innen zu bemühen und
bei einem Verdacht auf Einschränkung auch
nachzufragen.

Die letzten Entwicklungen in Deutschland
führten zu einer Vorverlegung des Alters beim
ersten Geschlechtsverkehr und liegt derzeit bei
Frauen bei 17,4 und bei Männern bei 18,3 Jahren;
und zu einem Anstieg der Zahl der
Sexualpartner:innen. Immer noch wird Sexualität
von Männern und Frauen unterschiedlich bewertet. Wechselnde Partnerschaften werden bei
Männern eher toleriert als bei Frauen.

Bei einer Studie zur Sexualität von Erwachsenen gaben 88 % der befragten Frauen an,
sie seien heterosexuell, 1,8 % bisexuell, 1,4 %
homosexuell und 0,5 % asexuell (Sass 2020).
Nach anderen Quellen liegt der Anteil der ausschließlich oder überwiegend homosexuellen
Frauen in Deutschland bei 1–2 %, bei Männern bei
2–4 %. Teilweise höhere Angaben finden sich bei
Untersuchungen von Jugendlichen: Hier gaben
3 % der 21–25-jährigen Frauen an, homosexuell
zu sein, 6 % identifizierten sich als bisexuell.
Immer noch findet Sexualität überwiegend in festen Beziehungen statt. Die Verantwortung für die
Verhütung ist nach wie vor weitgehend Frauen-
sache. Jüngere Frauen nutzen vor allem die Pille
und achten auf das Kondom ihrer Partner.

Bei beiden Geschlechtern ist sexuelle Gesundheit wichtig und wird von ärztlicher Seite zu
wenig angesprochen. Nach einschneidenden Er-
eignissen wie Herzinfarkt oder Schlaganfall be-
sprechen Ärzt:innen selten das Sexualleben mit
den männlichen Patienten, mit den weiblichen
fast gar nicht. Männer äußern den Wunsch nach
einer Diskussion sexueller Probleme mit dem
Arzt in Befragungen recht deutlich, Frauen eher

nicht und es gibt auch keine Leitlinien, sie entsprechend aufzuklären. Diese Lücke müsste ge-
füllt werden.

3.11   Gewalt

Gewalt, gegen Frauen oder Männer, ist leider eine
häufige Erfahrung in unserer Gesellschaft (Bildung 2019). Eine erste Studie zur Gewalt gegen
Frauen, die 2003 im Auftrag des Bundesministeriums für Familie, Senioren, Frauen und
Jugend durchgeführt wurde, hatte gezeigt, dass
nahezu 1/3 der Frauen nach dem 15. Lebensjahr
Gewalterfahrungen gemacht hatte. Eine europäische Studie, die fast 10 Jahre später durchgeführt
wurde, zeigte keine wesentliche Änderung. 35 %
der Frauen in Deutschland oder in Europa hatten
Gewalterfahrungen gemacht, davon betrafen
11–12 % sexuelle Gewalt. Gewalt erfolgt unabhängig vom sozialen Status; besonders gefährdet sind Frauen in Trennungssituationen. Die
Gewalt geht in der Mehrzahl der Fälle vom Partner aus. Diese Formen sind meistens besonders
schwerwiegend, da sie wiederholt oder kontinuierlich durchgeführt werden und sich häufig über
einen langen Zeitraum erstrecken.

Auch Männer sind von Gewalterfahrungen
betroffen. Eine Umfrage der RWTH Aachen an
Männern in Kliniken ergab, dass gut 1/4 Gewalt
erfahren hatte, wobei sie selbst bei 10 % der Fälle
aktiv beteiligt waren. Auch in diesen Fällen
waren die Männer gesundheitlich geschädigt.

3.11.1 Ansprechpartner

Die ersten Ansprechpartner für die Gewaltopfer
sind häufig die Hausärzt:innen. In Deutschland
steht zwar ein gutes Netz an öffentlichen Einrichtungen, an die sich Gewaltopfer wenden können, zur Verfügung, dennoch scheuen die Opfer
häufig vor diesen Schritten zurück und vertrauen
sich, wenn überhaupt, eher den Hausärzt:innen an.
Hier ist ein niederschwelliges Gesprächs- und
Informationsangebot wichtig. Broschüren und
Auslagen im Wartezimmer sind hilfreich. Weiter
können die Hausärzt:innen die Patient:innen bei

einem entsprechenden Verdacht darauf hinweisen, dass sie durch ihre Schweigepflicht gebunden sind, und die Patient:innen damit die Möglichkeit haben, die Probleme in einem sicheren und geschützten Bereich anzusprechen, bevor sie möglicherweise eine Strafverfolgung diskutieren müssen. Von den Gerichten wird der ärztlichen Befunddokumentation eine hohe Beweiskraft zugesprochen. Daher sollten die Hausärzt:innen mit der Befunddokumentation bei Gewaltfolgen vertraut sein. Tatsächlich wird seit 01.03.2020 die vertrauliche Spurensicherung bei Verdacht auf sexueller Gewalt auch von den Krankenkassen erstattet.

3.11.2 Folgen der Gewalt

Gewalt führt einmal zu direkten körperlichen Folgen, die Hausärzt:innen erkennen sollten, bei Frauen am häufigsten blaue Flecken und Kratzspuren (49 %), Wunden, Verstauchungen und Verbrennungen (16 %), Knochenbrüche und abgebrochene Zähne (5 %), Gehirnerschütterung innere Verletzungen oder Fehlgeburten. Die Hälfte der Gewalt-betroffenen Frauen hatte signifikante körperliche Verletzungen, etwa 1/3 davon so schwer, dass sie medizinische Hilfe in Anspruch nehmen mussten.

Weiter werden häufig gesundheitsgefährdende Strategien als Folgen von Gewalthandlungen ausgelöst. Es resultieren vermehrtes Rauchen, Alkohol- und Drogengebrauch, risikoreiches Sexualverhalten oder Selbstverletzung. Körperliche sportliche Aktivitäten oder positives Gesundheitsverhalten wird eingeschränkt. Studien an Patientinnen mit AIDS haben gezeigt, dass Gewalterfahrungen die Compliance mit der antiretroviralen Therapie signifikant reduzieren. Psychosomatische Folgen sind chronische Schmerzsyndrome, mit Kopf-, Rücken- und Bauchschmerzen, Herz-Kreislauf-Erkrankungen, Magen-Darm-Störungen und Atemwegsbeschwerden wie chronisches Asthma bronchiale und Bronchitis. Zu den wichtigsten psychischen Folgen gehören posttraumatische Belastungsstörungen, Depressionen, Ängste und Schlafstörungen, Essstörungen, der Verlust des Selbstwertgefühls und Suizidalität.

Die eigene Gesundheit wird von den Betroffenen schlecht eingeschätzt. Es kommt bei Frauen häufig zu Folgen für die reproduktive Gesundheit, zu Eileiter- und Eierstockentzündungen, sexuell übertragbaren Krankheiten, ungewollten Schwangerschaften, Schwangerschaftskomplikationen und Früh- oder Fehlgeburten, zu einem niedrigen Geburtsgewicht des Neugeborenen oder einer postpartalen Depression. Häufig, in fast 1/4 der Fälle, wird Gewalt in einer Paarbeziehung erstmals im Rahmen einer Schwangerschaft manifest. Unfälle mit Todesfolge können ebenfalls resultieren. All dies sind Gründe, beim Verdacht auf körperliche Gewalt gegen Patientinnen dies aktiv anzusprechen und Unterstützung anzubieten, gegebenenfalls durch Verweis auf soziale Institutionen oder Netzwerke.

Fazit

Geschlechterunterschiede in den organspezifischen Erkrankungen werden in den jeweiligen Fachkapiteln behandelt, geschlechtsspezifische Aspekte der Pharmakotherapie in Kap. 2. Wir fassen hier nur noch einmal kurz einige übergreifende Aspekte zusammen:

- Hausärzt:innen haben eine Lotsenfunktion in der Akutversorgung und sollen als erste ärztliche Ansprechpartner:innen bei allen Gesundheitsproblemen individuell beraten. Dabei sollen sie die körperlichen aber auch die psychischen, soziokulturellen und sozioökonomischen Aspekte der Patient:innen berücksichtigen, also auch Sex und Gender.
- Frauen leben länger als Männer, schätzen ihre Gesundheit aber schlechter ein.
- Sowohl Frauen als Männer profitieren deutlich von den DMP.
- Zu den schwierigen Aufgaben vor allem der Hausärzt:innen und Internist:innen gehört es, die Adhärenz ihrer Patient:innen zu stabilisieren.
- Frauen sind häufiger und schwerer von chronischen Schmerzzuständen betroffen als Männer, Mechanismen und optimale Therapie unterscheiden sich.

- Psychische Erkrankungen und Verhaltensstörungen verursachen insgesamt die höchsten Krankheitskosten bei Frauen (EUR 27,7 Mrd. oder 14,6 %). Männer werden häufiger unterdiagnostiziert.
- Bei der Prävention von Herz-Kreislauf-Erkrankungen werden geschlechtsspezifische Aspekte noch nicht angemessen berücksichtigt.
- Frauen und oft auch ihre behandelnden Ärzt:innen haben immer noch ein unzureichendes Bewusstsein über das Herz-Kreislauf-Risiko bei Frauen und die wichtigsten Risikofaktoren.
- Früherkennungsprogramme für maligne Erkrankungen werden nur von etwa der Hälfte der Anspruchsberechtigten genutzt. Die Beratungsrolle der Ärzt:innen ist wichtig für die Entscheidung zur Frühdiagnostik.
- Sexuelle Gesundheit wird im ärztlichen Gespräch häufig noch zu wenig berücksichtigt.
- Gewalterfahrungen betreffen einen großen Teil der Patient:innen in Hausarztpraxen und sollten von Ärzt:innen offen angesprochen werden, da sonst schwerwiegende langfristige Gesundheitsstörungen entstehen.

Literatur

Bairey Merz, C. Noel, Leslee J. Shaw, Steven E. Reis, Vera Bittner, Sheryl F. Kelsey, Marian Olson, B. Delia Johnson, Carl J. Pepine, Sunil Mankad, Barry L. Sharaf, William J. Rogers, Gerald M. Pohost, Amir Lerman, Arshed A. Quyyumi, and George Sopko. 2006. 'Insights From the NHLBI-Sponsored Women's Ischemia Syndrome Evaluation (WISE) Study', *Journal of the American College of Cardiology*, 47: S21-S29.

Balog, P., I. Janszky, C. Leineweber, M. Blom, S. P. Wamala, and K. Orth-Gomer. 2003. 'Depressive symptoms in relation to marital and work stress in women with and without coronary heart disease. The Stockholm Female Coronary Risk Study', *J Psychosom Res*, 54: 113–9.

Bildung, Bundeszentrale für politische. 2019. ‚Gewalt gegen Frauen‘, Accessed 27.11.2022. https://www.bpb.de/kurz-knapp/hintergrund-aktuell/196723/gewalt-gegen-frauen/.

Blanton, H. L., R. C. Barnes, M. C. McHann, J. A. Bilbrey, J. L. Wilkerson, and J. Guindon. 2021. 'Sex differences and the endocannabinoid system in pain', *Pharmacol Biochem Behav*, 202: 173107.

Bundesamt, Statistisches. 2021. ‚Todesursachenstatistik‘. https://www.destatis.de/DE/Themen/Gesellschaft-Umwelt/Gesundheit/Todesursachen/_inhalt.html.

———. 2022. ‚Gesundheitsberichterstattung des Bundes‘. https://www.gbe-bund.de/gbe/abrechnung.prc_abr_test_logon?p_uid=gast&p_aid=0&p_knoten=FID&p_sprache=D&p_suchstring=25396.

BZgA. 2022a. ‚Frauengesundheitsportal‘.

———. 2022b. ‚Männergesundheitsportal‘. https://www.maennergesundheitsportal.de/).

Chin, H. G. 2014. 'Physical activity in women: current guidelines and strategies for promoting compliance', *Clin Obstet Gynecol*, 57: 456–64.

Dance, A. 2019. 'Why the sexes don't feel pain the same way', *Nature*, 567: 448–50.

EUGenMed, V. Regitz-Zagrosek, S. Oertelt-Prigione, E. Prescott, F. Franconi, E. Gerdts, A. Foryst-Ludwig, A. H. Maas, A. Kautzky-Willer, D. Knappe-Wegner, U. Kintscher, K. H. Ladwig, K. Schenck-Gustafsson, and V. Stangl. 2016. 'Gender in cardiovascular diseases: impact on clinical manifestations, management, and outcomes', *Eur Heart J*, 37: 24–34.

Fischer, A. J., J. Feld, L. Makowski, C. Engelbertz, L. Kuhnemund, C. Gunster, P. Droge, T. Ruhnke, J. Gerss, E. Freisinger, H. Reinecke, and J. Koppe. 2022. 'ST-Elevation Myocardial Infarction as a First Event', *Dtsch Arztebl Int*, 119: 284–92.

‚Gesundheitsapps‘. 2022. *Deutsches Ärzteblatt*.

group, Score Op working, and E. S. C. Cardiovascular risk collaboration. 2021. 'SCORE2-OP risk prediction algorithms: estimating incident cardiovascular event risk in older persons in four geographical risk regions', *Eur Heart J*, 42: 2455–67.

Harreiter, J., and A. Kautzky-Willer. 2018. 'Sex and Gender Differences in Prevention of Type 2 Diabetes', *Front Endocrinol (Lausanne)*, 9: 220.

Jacobi, F., M. Hofler, J. Siegert, S. Mack, A. Gerschler, L. Scholl, M. A. Busch, U. Hapke, U. Maske, I. Seiffert, W. Gaebel, W. Maier, M. Wagner, J. Zielasek, and H. U. Wittchen. 2014. 'Twelve-month prevalence, comorbidity and correlates of mental disorders in Germany: the Mental Health Module of the German Health Interview and Examination Survey for Adults (DEGS1-MH)', *Int J Methods Psychiatr Res*, 23: 304–19.

Ji, H., A. Kim, J. E. Ebinger, T. J. Niiranen, B. L. Claggett, C. N. Bairey Merz, and S. Cheng. 2020. 'Sex Differences in Blood Pressure Trajectories Over the Life Course', *JAMA Cardiol*, 5: 19–26.

Ji, H., T. J. Niiranen, F. Rader, M. Henglin, A. Kim, J. E. Ebinger, B. Claggett, C. N. B. Merz, and S. Cheng. 2021. 'Sex Differences in Blood Pressure Associations With Cardiovascular Outcomes', *Circulation*, 143: 761–63.

Kannel, W. B., M. Hjortland, and W. P. Castelli. 1974. 'Role of diabetes in congestive heart failure: the Framingham study', *Am J Cardiol*, 34: 29–34.

Kim, J. R., and H. A. Kim. 2020. 'Molecular Mechanisms of Sex-Related Differences in Arthritis and Associated Pain', *Int J Mol Sci*, 21.

Knuuti, J., W. Wijns, A. Saraste, D. Capodanno, E. Barbato, C. Funck-Brentano, E. Prescott, R. F. Storey, C. Deaton, T. Cuisset, S. Agewall, K. Dickstein, T. Edvardsen, J. Escaned, B. J. Gersh, P. Svitil, M. Gilard, D. Hasdai, R. Hatala, F. Mahfoud, J. Masip, C. Muneretto, M. Valgimigli, S. Achenbach, J. J. Bax, and E. S. C. Scientific Document Group. 2020. '2019 ESC Guidelines for the diagnosis and management of chronic coronary syndromes', *Eur Heart J*, 41: 407–77.

Kumaradev, S., C. Roux, J. Sellam, S. Perrot, T. Pham, A. Dugravot, and A. Molto. 2021. 'Sociodemographic determinants in the evolution of pain in inflammatory rheumatic diseases: results from ESPOIR and DESIR cohorts', *Rheumatology (Oxford)*.

Millett, Elizabeth R C, Sanne A E Peters, and Mark Woodward. 2018. 'Sex differences in risk factors for myocardial infarction: cohort study of UK Biobank participants', *BMJ*, 363: k4247.

Mosca, L., E. Barrett-Connor, and N. K. Wenger. 2011. 'Sex/gender differences in cardiovascular disease prevention: what a difference a decade makes', *Circulation*, 124: 2145–54.

NRW, DMP. 2017. ,Qualitätsbericht DMP NR'.

NRW, Landeszentrum Gesundheit. 2021. ,Die häufigsten Diagnosen in der ambulanten Versorgung', Accessed 10.9.22. https://www.lzg.nrw.de/ges_bericht/factsheets/chronische_erkrankungen/diagnosen/index.html.

Oertelt-Prigione, S., and V. Regitz-Zagrosek. 2009. 'Women's cardiovascular health: prevention is key', *Arch Intern Med*, 169: 1740–1.

Oertelt-Prigione, S., U. Seeland, F. Kendel, M. Rucke, A. Floel, W. Gaissmaier, C. Heim, R. Schnabel, V. Stangl, and V. Regitz-Zagrosek. 2015. 'Cardiovascular risk factor distribution and subjective risk estimation in urban women--the BEFRI study: a randomized cross-sectional study', *BMC Med*, 13: 52.

Oertelt-Prigione, S., S. Wiedmann, M. Endres, C. H. Nolte, V. Regitz-Zagrosek, and P. Heuschmann. 2011. 'Stroke and myocardial infarction: a comparative systematic evaluation of gender-specific analysis, funding and authorship patterns in cardiovascular research', *Cerebrovasc Dis*, 31: 373–81.

Organization, World Health. 2007. *Prevention of cardiovascular disease : guidelines for assessment and management of total cardiovascular risk*. (World Health Organization).

Orth-Gomer, K., S. P. Wamala, M. Horsten, K. Schenck-Gustafsson, N. Schneiderman, and M. A. Mittleman. 2000. 'Marital stress worsens prognosis in women with coronary heart disease: The Stockholm Female Coronary Risk Study', *JAMA*, 284: 3008–14.

Peters, S. A., R. R. Huxley, and M. Woodward. 2014. 'Diabetes as risk factor for incident coronary heart disease in women compared with men: a systematic review and meta-analysis of 64 cohorts including 858,507 individuals and 28,203 coronary events', *Diabetologia*, 57: 1542–51.

Rachamin, Y., T. Grischott, T. Rosemann, and M. R. Meyer. 2021. 'Inferior control of low-density lipoprotein cholesterol in women is the primary sex difference in modifiable cardiovascular risk: A large-scale, cross-sectional study in primary care', *Atherosclerosis*, 324: 141–47.

Rachamin, Y., L. Jager, R. Meier, T. Grischott, O. Senn, J. M. Burgstaller, and S. Markun. 2022. 'Prescription Rates, Polypharmacy and Prescriber Variability in Swiss General Practice-A Cross-Sectional Database Study', *Front Pharmacol*, 13: 832994.

Regensteiner, Judith G., Sherita Golden, Amy G. Huebschmann, Elizabeth Barrett-Connor, Alice Y. Chang, Deborah Chyun, Caroline S. Fox, Catherine Kim, Nehal Mehta, Jane F. Reckelhoff, Jane E. B. Reusch, Kathryn M. Rexrode, Anne E. Sumner, Francine K. Welty, Nanette K. Wenger, and Blair Anton. 2015. 'Sex Differences in the Cardiovascular Consequences of Diabetes Mellitus', *Circulation*, 132: 2424–47.

Regitz-Zagrosek, V., and C. Gebhard. 2022. 'Gender medicine: effects of sex and gender on cardiovascular disease manifestation and outcomes', *Nat Rev Cardiol*.

Regitz-Zagrosek, V., J. W. Roos-Hesselink, J. Bauersachs, C. Blomstrom-Lundqvist, R. Cifkova, M. De Bonis, B. Iung, M. R. Johnson, U. Kintscher, P. Kranke, I. M. Lang, J. Morais, P. G. Pieper, P. Presbitero, S. Price, G. M. C. Rosano, U. Seeland, T. Simoncini, L. Swan, C. A. Warnes, and E. S. C. Scientific Document Group. 2018. '2018 ESC Guidelines for the management of cardiovascular diseases during pregnancy', *Eur Heart J*, 39: 3165–241.

RKI. 2022. 'Gesundheitsmonitoring'.

Sass, AC. 2020. *Gesundheitliche Lage der Frauen in Deutschland* (Berlin).

Sieverding, M., U. Matterne, and L. Ciccarello. 2008. 'Gender differences in FOBT use: evidence from a large German survey', *Z Gastroenterol*, 46 Suppl 1: S47–51.

Sikkema, J. M., H. W. Bruinse, G. H. Visser, and A. Franx. 2006. '[Pregnancy complications as a risk factor for metabolic and cardiovascular disease in later life]', *Ned Tijdschr Geneeskd*, 150: 898–902.

Sorge, R. E., and S. K. Totsch. 2017. 'Sex Differences in Pain', *J Neurosci Res*, 95: 1271–81.

Wenzl*, Florian A, Simon Kraler*, Gareth Ambler, Clive Weston, Sereina A Herzog, Lorenz Räber, Olivier Muller, Giovanni G Camici, Marco Roffi, Hans Rickli, Keith A A Fox, Mark de Belder, Dragana Radovanovic, John Deanfield†, Thomas F Lüscher. 2022.

'Sex-specific evaluation and redevelopment of the GRACE score in non-ST-segment elevation acute coronary syndromes in populations from the UK and Switzerland: a multinational analysis with external cohort validation', *The Lancet*.

Wills, A. K., D. A. Lawlor, F. E. Matthews, A. A. Sayer, E. Bakra, Y. Ben-Shlomo, M. Benzeval, E. Brunner, R. Cooper, M. Kivimaki, D. Kuh, G. Muniz-Terrera, and R. Hardy. 2011. 'Life course trajectories of systolic blood pressure using longitudinal data from eight UK cohorts', *PLoS Med*, 8: e1000440.

Yusuf, Salim, Steven Hawken, Stephanie Ôunpuu, Tony Dans, Alvaro Avezum, Fernando Lanas, Matthew McQueen, Andrzej Budaj, Prem Pais, John Varigos, and Liu Lisheng. 2004. 'Effect of potentially modifiable risk factors associated with myocardial infarction in 52 countries (the INTERHEART study): case-control study', *The Lancet*, 364: 937–52.

Geschlechtsspezifische Aspekte bei Herz-Kreislauf-Erkrankungen

4

Inhaltsverzeichnis

Unter Mitarbeit von Fr. Prof. Catherine Simone Gebhard,
Kardiologie, Universitätsklinik für Kardiologie, Inselspital
Bern, Schweiz

© Der/die Autor(en), exklusiv lizenziert an Springer-Verlag GmbH, DE, ein Teil von Springer
Nature 2023
V. Regitz-Zagrosek, *Gendermedizin in der klinischen Praxis*,
https://doi.org/10.1007/978-3-662-67090-3_4

4.1   Einführung

Die Beschreibung von Geschlechterunterschieden in der Medizin hat bei den Herz-Kreislauf-Erkrankungen angefangen. Es dauerte jedoch lange, bis die Erkenntnis in die Praxis Eingang fand, dass Frauen und Männer bei einem Herzinfarkt unterschiedliche Symptome haben können und dass unterschiedliche pathophysiologische Mechanismen bei ihnen eine Rolle spielen, die möglicherweise auch unterschiedliche therapeutische Ansätze brauchen. Noch immer ist nicht klar, warum die Arteriosklerose Männer mehrere Jahre früher trifft als Frauen und warum 90 % der plötzlichen Herztodesfälle beim Sport und die Mehrzahl der Kardiomyopathien und Myokarditiden Männer betreffen, oder die stressinduzierte Herzerkrankung oder das Takotsubo-Syndrom zu 90 % postmenopausale Frauen (Eugenmed et al. 2016).

Eine Reihe genetischer und molekularer Unterschiede in den Herzen von Männern und Frauen sind identifiziert worden, die zum Teil schon beim Fötus nachweisbar sind und die unterschiedlichen Krankheitsverläufe erklären (Gerdts and Regitz-Zagrosek 2019). Der Einfluss der Sexualhormone wurde umfassend untersucht und positive und negative Effekte von Östrogen und Testosteron beschrieben. Mittlerweile weiß man, dass Östrogene nicht in jeden Fall protektiv sind und dass vor allem die exogen zugeführten Hormone die Schutzwirkung des körpereigenen Östrogens nicht ersetzen können. Und mittlerweile wissen wir auch, dass man kardiovaskuläre Pharmaka für Männer und für Frauen optimieren muss und dass Frauen ebenso wie die Männer von invasiven und Katheter-gestützten Verfahren profitieren, hierunter der transkutane Aortenklappenersatz (TAVI), die kardiale Resynchronisationstherapie und die mechanische Kreislaufunterstützung.

Ursachen haben können, etwa Vasospasmen, Koronardissektionen, Störungen der Mikrozirkulation oder eine Dysbalance zwischen Sauerstoffbedarf und -verfügbarkeit. Obwohl hierbei die Ursache nicht in einer Erkrankung der epikardialen Koronargefäße liegt, sind die Symptome und die klinischen Manifestationen die gleichen. Die Bezeichnung ischämische Herzerkrankung (IHD) schließt sowohl die Erkrankungen der epikardialen Koronararterien, der Mikrozirkulation als auch eine Dysbalance zwischen Sauerstoffbedarf und -verfügbarkeit ein. Aus diesem Grund verwenden wir bevorzugt diesen Terminus (Abb. 4.1).

4.2   Ischämische Herzerkrankung

Die Ursache von Angina Pectoris oder dem akuten Koronarsyndromen (ACS) ist in der Regel eine Durchblutungsstörung, also ein Missverhältnis zwischen Sauerstoffbedarf des Herzens und Sauerstoffangebot über die Koronararterien. Lange hielt man eine Einengung oder Obstruktion der großen, epikardialen Koronararterien durch arteriosklerotische Plaques für die Hauptursache der Erkrankung. Die Bezeichnung „koronare Herzerkrankung" ist daher geprägt von der Vorstellung, dass arteriosklerotische Plaques die großen epikardialen Gefäße einengen.

Allerdings hat man mittlerweile festgestellt, dass Durchblutungsstörungen des Herzens auch andere

4.2.1   Epidemiologie

Ischämische Herzerkrankungen entwickeln sich bei Männern 6–10 Jahre früher als bei Frauen und bei Männern zumeist im Rahmen einer Arteriosklerose der epikardialen Koronararterien. Allerdings befinden sich Risikoverhalten und Lebensgewohnheiten von Frauen derzeit im Wandel, was dazu führt, dass auch bei ihnen die Arteriosklerose zunehmend früher im Leben auftritt. Derzeit nimmt die IHD bei jüngeren Frauen in Europa, in Frankreich und Deutschland deutlich zu (Ford and Capewell 2007; Puymirat et al. 2012). Bei jüngeren Frauen ist die IHD dabei häufig auf nicht-arteriosklerotische Koronarerkrankungen zurückzuführen, auf Vasospasmen, Koronardissektionen

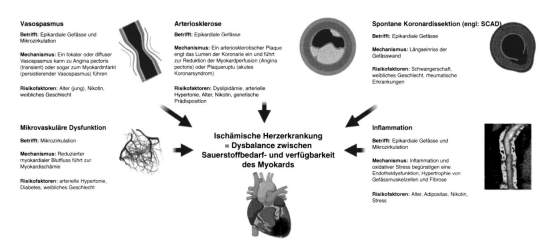

Abb. 4.1 Pathophysiologie der ischämischen Herzerkrankung. (created with BioRender.com and elements of Motifolio)

oder endotheliale Dysfunktion. Zu den wichtigsten Manifestationen der IHD gehören die akuten Koronarsyndrome. Während ihre Häufigkeit bei Männern seit den 1980er-Jahren erheblich zurückgegangen ist, hat sie vor allem bei jüngeren Frauen zugenommen.

4.2.2 Risikofaktoren und Prävention

Die Kardiologie hat als erstes Fach die Risikoabschätzung, z. B. für Herzinfarkt, Schlaganfall oder bestimmte Komplikationen systematisch vorangetrieben. Dies gilt sowohl für die Primär- als auch für die Sekundärprävention. Die *Framingham-Studie* setzte die Standards für die Erarbeitung von Risikomessungen (Scores), die den krankheitsbedingten Tod oder das Auftreten von Komplikationen vorhersagten. Nachfolgend wurden weitere Scores entwickelt, wie der *Euro-SCORE*, die noch genauere Vorhersagen erlaubten. Die bislang üblichen Scores zogen bei Männern und Frauen immer die gleichen klassischen Risikofaktoren Rauchen, Diabetes mellitus, Hypertonie und Hyperlipidämie heran und bewerteten die Risikofaktoren, die in die Risikoberechnung einbezogen wurden, nicht geschlechtsspezifisch. Sie hielten es für ausreichend, das Risiko für Männer und Frauen getrennt darzustellen (Visseren et al. 2021). Geschlechtsspezifische Scores, wie sie von Lori Mosca oder von Reynolds vorgeschlagen wurden, bezogen auch frauenspezifische oder frauentypische Risikofaktoren ein, konnten sich jedoch nicht durchsetzen (Kap. 3).

Die klassischen Risikofaktoren Rauchen, Diabetes, Hypertonie, Dyslipidämie und Übergewicht gelten natürlich für Frauen und für Männer, aber ihre Gewichtung ist unterschiedlich (Yusuf et al. 2004). Bei Frauen spielt Diabetes eine relativ größere Rolle und erhöhte Blutdruckwerte stellen bei niedrigeren absoluten Werten ein größeres relatives Risiko für eine IHD dar als bei Männern. Rauchen ist für Frauen ein relativ größerer Risikofaktor als für Männer, nicht nur für Herz-Kreislauf-Erkrankungen, sondern auch für Lungenerkrankungen und Malignome.

Hinzu kommt, dass bei beiden Geschlechtern neue biologische und soziokulturelle Risikofaktoren bekannt werden: entzündliche Erkrankungen, Veränderungen bei der Geschlechtshormonproduktion, vorzeitige Menopause bei Frauen, erektile Dysfunktion bei Männern, Schwangerschaftskomplikationen, mentaler Stress und ein niedriger sozioökonomischer Status bei beiden Geschlechtern. Diese sind jedoch unterschiedlich ausgeprägt bei Männern und Frauen und haben somit unterschiedlich starke Auswirkungen abhängig vom Geschlecht (Kap. 3, Tab. 4.3).

Risikoabschätzungen sind wichtig, um Patient:innen ein Gefühl für ihr individuelles Risiko zu geben und sie zur Prävention zu motivieren. Studien zur Selbsteinschätzung des kardiovaskulären Risikos bei Frauen zeigten, dass sie ihr kardiovaskuläres Risiko durchweg zu niedrig einschätzen.

Frauen sehen zum Beispiel als höchste Gefahr für ihre Gesundheit Brustkrebs an, aber nicht Herz-Kreislauf-Erkrankungen. Mithilfe von systematischen Aufklärungskampagnen gelang es in den USA, die Selbsteinschätzung des Risikos der Frauen zu verbessern (Mosca et al. 2011). In Deutschland hingegen beginnen gerade erst Kampagnen, die Frauen über ihr Herz-Kreislauf-Risiko informieren. Umso wichtiger ist die Arbeit der Kardiolog:innen, die die Patienten individuell überzeugen müssen, wie wichtig die Prävention von Herz-Kreislauf-Erkrankungen ist.

4.2.3 Pathophysiologie

Die allgemeine Pathophysiologie der koronaren Herzerkrankung ist gut bekannt. Wir diskutieren im Folgenden nur die Faktoren, die bei beiden Geschlechtern unterschiedliche Effekte haben.

4.2.3.1 Mentaler Stress

Insbesondere Frauen, die bereits im jungen Alter einen Herzinfarkt erleiden, besteht der dringende Verdacht, dass Stress ein wichtiger, jedoch noch unerkannter Auslöser ist. Junge Frauen mit Herzinfarkt haben in der Tat häufig keine klassischen Risikofaktoren, wie z. B. Diabetes oder

Hypertonie, die die Entstehung eines Herzinfarktes erklären könnten. Dagegen findet man bei ihnen häufiger Depressionen, Kindheitstraumata und eine hohe Stressbelastung im Alltag. Studien, bei denen die Teilnehmenden, Frauen und Männer nach einem Herzinfarkt, bewusst einem mentalen Stressstimulus ausgesetzt worden sind und dann die Reaktionen von Herz und Gefäßen dokumentiert wurden, bringen hier wesentliche Informationen. Mittels eines mentalen Stressstimulus konnte bei jüngeren Frauen, die einen Herzinfarkt durchgemacht hatten, doppelt so häufig wie bei Männern eine Ischämie am Herzen induziert werden (Vaccarino et al. 2018). Dabei hatten die Frauen deutlich weniger arteriosklerotische Veränderungen an ihren Koronararterien als die Männer. Als Ursachen für die höhere Stressreaktion bei Frauen wurden vor allem die Mikrozirkulation und eine höhere Empfindlichkeit der weiblichen Gefäße für Veränderung des vegetativen Nervensystems angesehen (Kasher et al. 2019; Vaccarino et al. 2018).

Auch werden geschlechtsspezifische Interaktionen von Herz und Gehirn als möglicher Grund für die größere Stressempfindlichkeit des weiblichen kardiovaskulären Systems diskutiert. In der Tat zeigen neuere Studien, dass es eine relative typische Verknüpfung zwischen stressbedingten Reaktionen in der Amygdala, einem Gehirnzentrum, das negative Emotionen verarbeitet, einer Aktivierung des Immunsystems und einer Perfusionsstörung am Herzen bei Frauen, aber nicht bei Männern gibt. Die Amygdalae sind ein zentraler Bestandteil des sogenannten limbischen Systems des Gehirns, das in der Verarbeitung von Emotionen und Stress eine zentrale Rolle spielt. Mehrere nuklearmedizinische Studien zeigen, dass die Amygdala bei herzkranken Frauen aktiver ist als bei herzkranken Männern (Fiechter et al. 2019).

Der Einfluss von geschlechtsspezifischen Herz-Gehirn-Interaktionen auf die Entstehung von Herz-Kreislauf-Erkrankungen und die Erforschung von Mechanismen, die diese Interaktionen unterhalten, ist derzeit Gegenstand weiterer Studien (Abb. 4.2).

4.2.3.2 Obstruktive und nicht-obstruktive koronare Herzerkrankung (INOCA)

Bei Männern mit IHD liegen der Erkrankung in der Mehrzahl der Fälle arteriosklerotische Plaques der epikardialen Koronararterien zu Grunde, die diese signifikant (>50 % des Lumens) einengen, die typische obstruktive koronare Herzerkrankung. Diese beginnt bei Männern deutlich früher im Leben als bei Frauen und hat eine starke entzündliche Komponente. Pathophysiologie, Diagnose und Therapie der koronaren Herzerkrankung sind in zahlreichen Lehrbüchern umfassend dargestellt. Die zu Grunde liegenden Risikofaktoren wurden in großen Präventionskampagnen angegangen, und es wurden effektive Medikamente entwickelt. Möglicherweise sehen wir deswegen eine relative Abnahme der klassischen ST-Hebungsinfarkte (STEMI) und relative Zunahme der Nicht-ST-Hebungsinfarkte (NSTEMI) bei beiden Geschlechtern.

Die Hälfte bis 2/3 der Frauen mit Angina Pectoris-typischen Beschwerden, bei denen eine Koronarangiografie durchgeführt wird, haben keine obstruktive Koronarerkrankung. Bei diesen Patientinnen finden sich doppelt so häufig wie bei Männern (65 % vs. 32 %) nicht signifikante (<50 %) koronare Lumeneinengungen durch Plaques. Ursprünglich als kardiales Syndrom X bezeichnet, wird dieses Syndrom mittlerweile als INOCA benannt (engl.: *Ischemia with Non-Obstructive Coronary Artery Disease*). Man schätzt, dass ca. 3–4.000.000 Patient:innen in den USA von INOCA betroffen sind. Wie bereits erwähnt, ist INOCA bei Frauen deutlich häufiger als bei Männern (Tjoe et al. 2021).

Die weitaus häufigste Ursache von INOCA ist eine Dysfunktion der koronaren Mikrozirkulation. Langzeitbeobachtungen in dem großen amerikanischen Studienprogramm WISE (*Women's Ischemia Syndrome Evaluation*) zeigten, dass die 10-Jahressterblichkeit bei Patientinnen mit INOCA fast doppelt so hoch war wie in der Normalbevölkerung. Und es zeigte sich auch, dass die Patientinnen ein hohes Risiko für eine Progression in Richtung obstruktiver Koronarerkrankung und Herzinsuffizienz hatten. Die

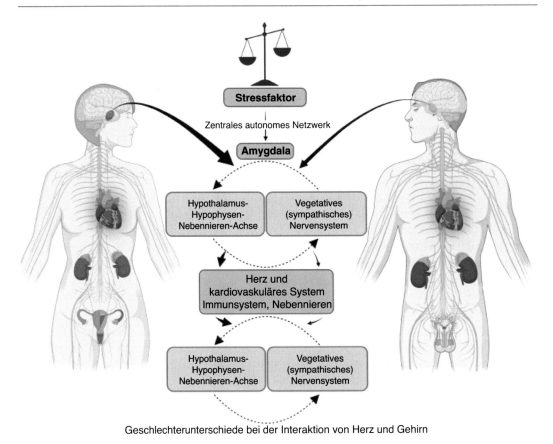

Geschlechterunterschiede bei der Interaktion von Herz und Gehirn

Abb. 4.2 Herz-Hirn-Achse in der Infarktentstehung. (created with BioRender.com and elements of Motifolio)

Symptomatik bei diesen Patientinnen ist ausgeprägt, was zu schlechter Lebensqualität und zu einer hohen Belastung für das Gesundheitssystem führt. Pathophysiologisch liegt INOCA eine gestörte Reaktion der Gefäße auf gefäßerweiternde Substanzen wie Adenosin, Acetylcholin und Nitroglycerin vor allem in der Mikrozirkulation zu Grunde (Tjoe et al. 2021). Wahrscheinlich handelt es sich um eine generalisierte Erkrankung des Endothels im gesamten Gefäßbett. Ähnliche Veränderungen finden sich auch beim Diabetes mellitus.

Nicht-obstruktive Koronarobstruktionen können nicht nur zu Ischämien (INOCA) führen, sondern auch zu einem Herzinfarkt, MINOCA (engl: *Myocardial Infarction with Non-obstructive Coronary Artery Disease*). MINOCA macht nach neueren Schätzungen 6–15 % aller Myokardinfarkte aus. Auch hiervon sind überdurchschnittlich häufig Frauen betroffen (Reynolds et al. 2021). Ursachen für MINOCA sind, analog zu INOCA, nebst Plaque-Ruptur oder Plaque-Erosion eines nicht-obstruktiven Plaques, eine koronare mikrovaskuläre Dysfunktion, eine spontane Koronardissektion (engl: *Spontenous Coronary Artery Dissection*, SCAD) oder ein epikardialer Koronarspasmus.

Zudem gehört das so genannte Takotsubo-Syndrom zur MINOCA Differenzialdiagnose von Herzinfarkten. Geschätzte 8 % der akuten Koronarsyndrome (ACS) bei Frauen, aber weniger als 1 % bei Männern, sind auf das Takotsubo-Syndrom zurückzuführen, welches in Abschn. 4.3. ausführlich beschrieben wird. Eine möglicherweise unterschätzte Ursache pectanginöser Beschwerden und von MINOCA ist bei Frauen, vor allem im jüngeren Alter, eine Koronardissektion. Koronardissektionen fielen zuerst vor allem bei Schwangeren auf; mittlerweile stellt sich jedoch heraus, dass sie nicht nur schwangerschaftsabhängig sind. Sie sind häufig mit rheumatischen Erkrankungen, z. B. Fibromyalgie assoziiert (Aziz et al. 2017).

4.2.4 Klinik – geschlechtsspezifisches Symptomspektrum

Häufig wurden beim Herzinfarkt oder bei der Angina Pectoris unterschiedliche Beschwerden bei Frauen und Männern beschrieben (Tab. 4.2). Bei einer Befragung deutscher Kardiolog:innen zeigte sich, dass sie Frauen und Männern tatsächlich teilweise unterschiedliche Angina Pectoris-Symptome zuordnen, beziehungsweise die Wichtung der Symptome differenzieren, wobei auch das Geschlecht der Ärzte und Ärztinnen eine Rolle spielt (Regitz-Zagrosek 2020). In einer Versorgungsstudie beschrieben männliche Kardiologen bei ihren Patient:innen häufiger als ihre weiblichen Kolleginnen ein retrosternales Druckgefühl oder Schmerzen im Hals/Kiefer als primäres Symptom einer IHD. Hingegen sahen die Kardiologinnen zu einem wesentlich größeren Anteil als ihre männlichen Kollegen ungewöhnliche Müdigkeit bzw. Erschöpfung bei den weiblichen Patienten als typische Angina Pectoris-Symptome an. Bei Männern sahen die Kardiologinnen und Kardiologen vor allem Brustschmerzen und Atemnot als typisch an (Abb. 4.3).

Immer noch brauchen Frauen mit akuten Koronarsyndrom länger als Männer, bis sie Hilfe rufen („Entscheidungszeit"). Dementsprechend dauert es länger bis sie eine adäquate Therapie erhalten. Das niedrige Risikobewusstsein der Frauen und ihrer Umgebung trägt wahrscheinlich erheblich zu diesem Phänomen bei. In der Notaufnahme selbst dauert es bei Frauen immer noch länger, bis die richtige Diagnose gestellt wird („Systemverzögerung"). Hier sollten bei der Beurteilung der hoch-sensitiven Troponinspiegel bei Frauen niedrigere Normalwerte angewandt werden. Bei Bezug auf geschlechtsspezifische Normalwerte wurden mehr Myokardinfarkte bei Frauen diagnostiziert (Cullen et al. 2016; Haider et al. 2020).

4.2.5 Diagnostik der IHD

Die Interpretation der nicht-invasiven Diagnostik der koronaren Herzerkrankung ist bei Frauen unter 60 Jahren schwieriger als bei Männern. Unspezifische EKG-Veränderungen, die bei Frauen bereits unter Ruhebedingungen auftreten, Effekte von Östrogen auf elektrische Vorgänge am Herzen und eine niedrigere Belastungstoleranz führen zu einer niedrigeren Sensitivität und Spezifität der EKG-Veränderungen unter Belastung und einer hohen Rate an falsch-positiven Ergebnissen bei Frauen.

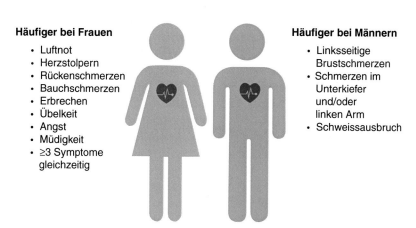

Häufiger bei Frauen

- Luftnot
- Herzstolpern
- Rückenschmerzen
- Bauchschmerzen
- Erbrechen
- Übelkeit
- Angst
- Müdigkeit
- ≥3 Symptome gleichzeitig

Häufiger bei Männern

- Linksseitige Brustschmerzen
- Schmerzen im Unterkiefer und/oder linken Arm
- Schweissausbruch

Abb. 4.3 Geschlechtsspezifisches Symptomspektrum bei ischämischer Herzerkrankung. (Created with BioRender. com and elements of Motifolio)

Das Belastungs-EKG wurde in den neuesten Leitlinien der Europäischen Gesellschaft für Kardiologie (ESC) durch bildgebende Verfahren ersetzt, bei beiden Geschlechtern (Knuuti et al. 2020). Diese Leitlinien empfehlen, in Abhängigkeit vom Risiko, zuerst den Einsatz bildgebender Verfahren. Für Patient:innen mit niedriger Wahrscheinlichkeit einer koronaren Herzerkrankung wird die Durchführung einer koronaren Computertomografie empfohlen. Allerdings können damit Ursachen der INOCA, wie z. B. die mikrovaskuläre Dysfunktion, nicht diagnostiziert werden. Für letzteres eignet sich am besten die Positronen-Emissions-Tomografie oder eine invasive Testung, was jedoch mit deutlich höherem Aufwand verbunden ist (Montalescot et al. 2013; Mieres et al. 2014).

Ein schwedisches Register zeigt, dass der Einsatz der Koronarangiografie als erstes diagnostisches Verfahren bei jüngeren Frauen mit Angina Pectoris zu einer sehr viel höheren Rate negativer Befunde als bei Männern führt: 80 % der untersuchten Frauen unter 60 Jahren hatten keine signifikante Koronarobstruktion (Johnston et al. 2011). Dies ist wahrscheinlich auf die unterschiedliche Pathophysiologie bei Frauen und Männern zurückzuführen. Daher sollte der Einsatz der Koronarangiografie als erstes diagnostisches Verfahren vor allem bei jüngeren Frauen vermieden werden, da er zu einer unnötig hohen Rate von Komplikationen führt und die wirklichen Ursachen myokardialer Perfusionsstörungen undiagnostiziert lässt (Aggarwal et al. 2018; Tab. 4.1).

Die Stress-Magnetresonanztomografie (MRT) nach Gabe von gefäßerweiternden Medikamenten, wie Adenosin oder Regadenoson, hat eine hohe diagnostische Trefferrate für eine myokardiale Ischämie und kann darüber hinaus, mittels des sogenannten *Late-Gadolinium-Enhancements* (LGE), auch Narben im Myokard nachweisen, die von prognostischer Bedeutung sind (Haider et al. 2020).

Eine spezifischere Funktionsdiagnostik für mikrovaskuläre Dysfunktion (Tjoe et al. 2021) kann über die Bestimmung der koronaren Flussreserve (CFR) erfolgen. Dies ist nicht-invasiv und ohne Strahlenbelastung mittels Doppler-Echokardiografie und Flussmessungen im RIVA möglich, oder über die Stress-MRT-Untersuchung anhand des myokardialen Perfusions-Index nach intravenöser Gabe von Adenosin oder Regadenoson oder invasiv (Knuuti et al. 2020). Allerdings hat das nicht-invasive echokardiografische Verfahren noch keinen Einzug in die klinische Routine erhalten. Die Positronen-Emissions-Tomografie (PET) gilt weiterhin als der Gold-Standard für die Bestimmung der CFR. Aufgrund der hohen Auflösung und diagnostischen Genauigkeit ermöglicht dieses Verfahren die genaue Quantifizierung des myokardialen Blutflusses unter Ruhebedingungen und nach Gabe von gefäßerweiternden Medikamenten. Nachteil des Verfahrens ist die Strahlenexposition durch Verabreichung radioaktiver Tracer sowie dessen eingeschränkte Verfügbarkeit.

Als invasive Verfahren im Herzkatheterlabor stehen die Messungen des Koronarfluss und des mikrozirkulatorischen Widerstandes anhand intrakoronarer Druck- und Temperatursensoren zur Verfügung. Für die Diagnostik der INOCA wurden im Rahmen des WISE-Projektes standardisierte Protokolle etabliert (Tjoe et al. 2021). In ihnen wird zuerst Adenosin injiziert; im Normfall resultiert eine muskulär vermittelte Vasodilatation und eine Flusszunahme um den Faktor 2,5. Geringere Flusszunahmen als 2,5 weisen auf nicht-endotheliale mikrovaskuläre Dysfunktion hin. Nachfolgend wird im Herzkatheterlabor mittels selektiver intrakoronarer Gabe von Acetylcholin (ACH) die Endothelfunktion untersucht. Normalerweise führt ACH zu einer endothelvermittelten Dilatation, einer Flusszunahme von mehr als 50 % und einer Zunahme des Gefäßdurchmessers. Im Falle eines dysfunktionalen Endothels löst die Gabe von Acetylcholin epikardiale oder mikrovaskuläre Spasmen, pektanginöse Beschwerden und EKG-Veränderungen aus. Die invasiven Testverfahren sind aufwändig, gelten aber in erfahrenen Händen als sicher.

Mittlerweile haben die bildgebenden Verfahren enorme Fortschritte gemacht und es wurde gezeigt, dass auch bei Frauen mit MINOCA in etwa 85 % die Ursache abgeklärt werden kann, wenn ein kombinierter Ansatz bestehend aus intrakoronarer Bildgebung (z. B. optische Kohärenz-

Tab. 4.1 Diagnostische Verfahren zum Nachweis einer kardialen Ischämie. Aufgeführt sind einige häufig genutzte Verfahren, mit Angaben dazu, ob sie lediglich in Ruhe oder auch bei Belastung (Stress) angewendet werden können, was die entscheidende Messgröße ist und wie hoch ihre Sensitivität und Spezifität ist, und welche entscheidenden Vor- und Nachteile es gibt. (Aggarwal et al. 2018)

Diagnostisches Verfahren	Stress	Messgröße	Sensitivität	Vorteile	Nachteile
Belastungs-EKG	Körperlich	Symptome, EKG	62/68	Günstig, generell verfügbar	Häufig falsch positiv bei Frauen
Stress-MPI-PET	Adenosin	Myokardperfusion	90 %/89 %		Limitierte Verfügbarkeit, Strahlenbelastung
Stress-MPI-SPECT, Szintigrafie (radioaktive Tracer)	Vasodilatatoren, Adenosin	Myokardperfusion	78–93 %/61–99 %	Breit verfügbar	Artefakte durch Mammae, Strahlenbelastung
Magnetresonanztomografie	Vasodilatator, Adenosin	CMD, Narben, regionale Myokardfunktion	89 %/80 %	Breit verfügbar	Nicht möglich bei Klaustrophobie
Stressechokardiografie	Belastung, Dobutamin	Regionale Myokardfunktion	79 %/83 %	Breit verfügbar	Untersucher-abhängig, geringe Sens. für kleine Läsionen
Transthorakale Dopplerechokardiografie	Adenosin	Koronarfluss linke Kranzarterie		Nicht abschließend validiert	Untersucher-abhängig
Computertomografie der Koronararterie (KA)	--	Direkte Visualisierung	93/77	Hohe Genauigkeit, Anatomie der KA	Strahlenbelastung, Kontrastmittel-NW
Koronarangiografie mit Flussmessung	Adenosin	Nicht-endotheliale Vasodilatation, CFR		Hohe Genauigkeit, Anatomie und Funktion der KA	Invasivität
	Acetylcholin	Endotheliale Vasodilatation, Spasmen epikardialer KA, Spasmen der Mikrozirkulation		s. o.	Invasivität, Provokation von Spasmen
	Nitroglycerin	Nicht-endotheliale Vasodilatation epikardiale KA		s. o.	

SPECT = Einzelphotonen-Emissions-Computertomografie
PET = Positronen-Emissions-Tomografie
CFR = Coronary Flow Reserve
MPI = Myocardial perfusion imaging

tomografie, OCT) im Herzkatheterlabor und MRT gewählt wird. Die Identifikation der Ursachen von MINOCA ist essentiell für eine effiziente Sekundärprävention (Reynolds et al. 2021).

4.2.6 Therapie der IHD und INOCA

Die Behandlung der IHD erfolgt bei beiden Geschlechtern nach aktuellen Leitlinien, bei denen Geschlechterunterschiede (noch) nicht berücksichtigt werden (Knuuti et al. 2020). Medikamentös steht die Standardtherapie der Angina Pectoris mit Betablockern, Kalzium-Antagonisten und Nitraten zur Verfügung. Zudem sind Maßnahmen der Sekundärprävention inkl. Lifestyle-Änderungen (Diät und Bewegung) und Therapie von Risikofaktoren wie der arteriellen Hypertonie, der Dyslipidämie (Statine) und dem Diabetes essenziell. Seltener genutzte Substanzen sind in Abschn. 4.10 aufgeführt.

Obwohl einigen Substanzen initial eine höhere Wirksamkeit bei INOCA oder bei Frauen zugesprochen wurde, konnte dies in prospektiven Studien nicht bestätigt werden. Da die Pathophysiologie der IHD und insbesondere der INOCA uneinheitlich ist (Aggarwal et al. 2018), ist wahrscheinlich auch das Ansprechen auf die Medikamente uneinheitlich. Daher sollte man immer mehrere Therapieversuche mit allen verfügbaren Substanzen machen. Eine unzureichende Diagnostik und Therapie der INOCA ist mit sehr hohen individuellen Belastungen für die Patient:innen und sehr hohen Gesundheitskosten, in den USA knapp 1 Mio. $ pro Fall, assoziiert (Eugenmed et al. 2016).

Allerdings gibt es bislang keine spezifische Therapie für die mikrovaskuläre Dysfunktion. Zu den Medikamenten, die anti-inflammatorisch wirken, die Endothelfunktion verbessern und sich günstig auf eine bestehende mikrovaskuläre Zirkulationsstörung auswirken, gehören Angiotensin-Converting-Enzyme-(ACE-)Hemmer, Angiotensin-Rezeptor-Blocker, Cholesterinsenker (Statine), das antianginöse Medikament Ranolazin, das herzfrequenzsenkende Medikament Ivabradin oder die Phosphodiesterase-5-(PDE-5)-Hemmer, die einen gefäßerweiternden

Effekt haben. Eine vasospastische Angina spricht auf Kalzium-Antagonisten (z. B. Nifedipin) oder Nitrate an.

Leider liegen nicht genügend prospektive klinische Studien vor, um sichere Therapieempfehlungen zu geben. Steht die Diagnose einer mikrovaskulären Dysfunktion oder koronarer Vasospasmen fest, sollten zu Grunde liegende Risikofaktoren medikamentös behandelt werden. Letzteres ist essenziell, da Patient:innen oftmals einen hohen Leidensdruck und ein signifikant erhöhtes Risiko haben, im weiteren Leben eine obstruktive koronare Herzerkrankung zu entwickeln. Oft tragen Bewegung und Lifestyle-Änderungen zur Verbesserung der Endothelfunktion bei.

Interventionelle Therapie und Verlauf Es ist mittlerweile unstrittig, dass die Frauen in Bezug auf die Mortalität den gleichen Nutzen von einer Katheter-geführten Koronarintervention haben wie Männer. Dennoch wurden immer wieder eine schlechtere Prognose und mehr Komplikationen bei Frauen nach Koronarinterventionen beschrieben (Toma et al. 2018). Der kleinere Gefäßdurchmesser bei Frauen ist ein Problem, ebenso wie die häufigeren Blutungskomplikationen. Diese sind zum Teil auf eine inadäquate Dosierung von Gerinnungshemmern zurückzuführen, auf die Anwendung größerer Katheter und aggressiver Techniken, zum Teil aber auch auf eine inhärent größere Blutungsneigung der Frauen.

Der Einsatz der beschichteten Stents (*Drug-eluting stents*, DES) verbesserte die Prognose der Frauen. Häufiger als Männer werden Frauen dennoch nicht beschwerdefrei nach der Intervention. Als Gründe hierfür werden eine gleichzeitig bestehende mikrovaskuläre Dysfunktion, funktionelle Koronaranomalien und ein diffuseres Muster der Arteriosklerose im Gegensatz zur fokalen Arteriosklerose, die sich leichter behandeln lässt, aufgeführt. Hier müssen Lebensstiländerungen und Behandlung der Risikofaktoren die invasive Therapie ergänzen.

Der transradiale Zugang für Koronarinterventionen verbessert die klinischen Ergebnisse und reduziert die periprozeduralen Komplikationen. Wegen des geringeren Durchmessers der Radialarterie und der größeren Neigung zu Gefäßspasmen ist diese Technik bei Frauen anspruchsvoller. Dennoch scheinen die Langzeitergebnisse ähnlich gut zu sein wie die der Männer.

4.2.7 Verlauf

Frauen haben einen schlechteren Verlauf nach akutem Koronarsyndrom als Männer, auch noch 2022 in Deutschland (Fischer et al. 2022). Vor allem bei jüngeren Frauen findet sich eine höhere Sterblichkeit als bei gleichalten Männern (Haider et al. 2020; Fischer et al. 2022) (Abb. 4.4).

Die Ursachen hierfür sind unklar; diskutiert werden Verzögerungen bei der Diagnose, Fehleinschätzungen durch Patientinnen, Umgebung und Behandler:innen. Möglich ist auch, dass die von der klassischen Arteriosklerose abweichende

Pathophysiologie bei jüngeren Frauen dazu beiträgt, dass schlechtere Behandlungsergebnisse im Vergleich zu Männern erzielt werden. Bei älteren Frauen ist es derzeit strittig, ob die höhere Sterblichkeit der größeren Häufigkeit an Begleiterkrankungen, ihrem höheren Alter, zeitlichen Verzögerungen bei der Diagnosestellung und Behandlung, der weniger intensiven invasiven und medikamentösen Behandlung oder einer höheren Rate an Komplikationen zuzuschreiben ist.

Nicht nur nach akutem Koronarsyndrom, sondern auch nach elektiver Katheterintervention bei chronischem Koronarsyndrom haben insbesondere jüngere Frauen eine schlechtere Prognose und höhere Sterblichkeit als Männer. Dieser, jetzt fast 20 Jahre alte Befund, wurde mehrfach in großen internationalen Studien bestätigt (Regitz-Zagrosek et al. 2004). In unserer Berliner Studie waren vor allem eine vorbestehende eingeschränkte Körperfunktion sowie eine schlechtere Lungen- und Nierenfunktion für

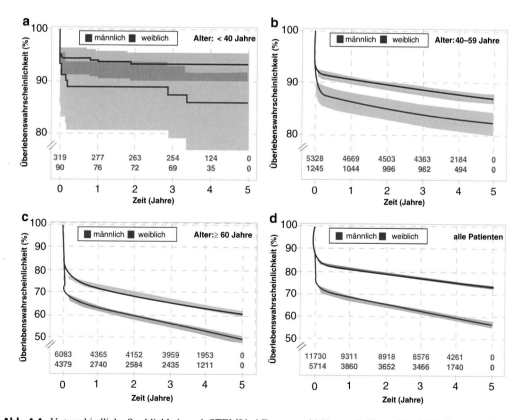

Abb. 4.4 Unterschiedliche Sterblichkeit nach STEMI bei Frauen und Männern in Deutschland (Fischer et al. 2022)

das schlechte Abschneiden der Frauen verantwortlich. Andere Studien zeigten, dass Frauen
nach einer Koronarintervention eine schlechtere
diastolische Herzfunktion und längere Kranken-
hausaufenthalte haben (Ferreira et al. 2015).

Risikoabschätzung bei NSTEMI Einer der wichtigsten Risikoindikatoren bei akuten koronaren Er-
eignissen, der von den behandelnden Ärztinnen und
Ärzten benutzt wird, um das Risiko für die Krankenhaussterblichkeit zu kalkulieren und das Management zu leiten, ist der sogenannte GRACE-Score 2
(*Global Registry of Acute Coronary Events*,
GRACE) (Gore J; Budaj et al. 2005). Auch er bezieht keine Geschlechterunterschiede in der Beurteilung ein. Kürzlich wurde überprüft, ob der
GRACE-Score bei NSTEMIs bei Männern und
Frauen gleich gute Voraussagen zur Krankenhaussterblichkeit und Indikatoren für das Management
liefert. Dies war tatsächlich nicht der Fall, GRACE 2
unterschätze bei den Frauen durchweg das Risiko,
was bei den Männern nicht der Fall war. Es wurde
überprüft, ob GRACE 2 durch geschlechtsspezifische Informationen verbessert werden kann. Die
Autoren nutzen Daten der UK-Biobank. An Datensätzen von mehr als 500.000 Patienten konnte, anhand von maschinellen Lernansätzen, ein neuer
Algorithmus entwickelt werden: GRACE 3. Dieser
neue Score bezieht keine neuen Risikofaktoren ein,
bewertete jedoch die vorhandenen Risikofaktoren
für Frauen und Männer unterschiedlich. Es resul-
tierte ein neuer Score GRACE 3, der für Frauen und
Männer wesentlich bessere Ergebnisse lieferte
(Wenzl et al. 2022).

Wir lernen aus der Verbesserung der
geschlechtsspezifischen Vorhersage mit dem
modifizierten GRACE 3-Score, dass wahrscheinlich sehr viele derzeit verwendete Risikoberechnungen noch überarbeitungsbedürftig
sind. Die Techniken des maschinellen Lernens
bieten hierzu neue Möglichkeiten.

Fazit
- Die Zahl der akuten Koronarsyndrome bei
  jüngeren Frauen nimmt kontinuierlich zu,
  während die Zahl bei Männern eher abnimmt.

- Risikofaktoren tragen geschlechtsspezifisch
  zu IHDs bei. Hormonstörungen, entzündliche Erkrankungen und Depressionen wurden als neue Risikofaktoren erkannt.
- Endotheliale Dysfunktion, Koronar-
  spasmen und Koronardissektionen sind
  unterschätzte Ursachen für akute Koronarsyndrome, die vor allem bei jungen Frauen
  auftreten.
- Zur Diagnose einer IHD bei Frauen mit
  niedrigem oder mittlerem Risiko sollen in
  erster Linie nicht-invasive bildgebende
  Verfahren eingesetzt werden.
- Eine Koronarangiografie alleine reicht oft
  nicht aus, um bei Frauen mit niedrigem
  oder mittlerem Risiko für eine IHD eine
  Diagnose zu sichern.
- Die Verläufe nach akutem Koronarsyndrom
  und elektiven Koronarinterventionen sind
  bei Frauen schlechter als bei Männern, was
  nur zum Teil auf das höhere Alter der
  Frauen und deren und Begleiterkrankungen
  zurückzuführen ist.
- Frauen haben nach Koronarinterventionen
  häufiger Blutungskomplikationen und mit-
  tel- und langfristig auch eine schlechtere
  Lebensqualität als Männer.
- Die Einschätzung der Prognose durch die
  derzeit üblichen Risiko-Scores vernachlässigt das Geschlecht. Hier sind in
  den nächsten Jahren erhebliche Verbesserungen zu erwarten.

4.3   Takotsubo-Syndrom

4.3.1   Epidemiologie

Die stressinduzierte Kardiopathie bzw. das
Takotsubo-Syndrom stellt ein schweres Krankheitsbild dar, das sich als akutes Koronarsyndrom
(ACS) manifestiert, ohne dass signifikante Stenosen der epikardialen Koronararterien vorliegen,
wohl aber eine schwer eingeschränkte Funktion
des linken Herzens. Bei etwa 8 % aller Frauen,
die mit einem akuten Koronarsyndrom notfallmäßig aufgenommen werden, wird die Diagnose
eines Takotsubo-Syndroms gestellt. Das Krank-

heitsbild ist zumeist weitgehend reversibel, aber die Mortalität liegt bei etwa 5 % und Rezidive sind mit 5 % relativ häufig (Cammann et al. 2021).

In ca. 90 % der Fälle sind postmenopausale Frauen betroffen, seltener (5 %) prämenopausale Frauen oder Männer. Emotionaler oder körperlicher Stress können das Syndrom auslösen. Körperliche Belastung spielt als Auslöser häufiger bei Männern eine Rolle, wohingegen emotional belastenden Ereignisse, belastende Lebenssituationen wie Krebs, neurologische Erkrankungen oder Schilddrüsenerkrankungen bei Frauen eine größere Rolle spielen. Bei etwa 1/3 der Patient:innen lässt sich kein Auslöser nachweisen.

4.3.2 Diagnostik

Die diagnostischen Kriterien haben sich in den letzten Jahren entwickelt. Echokardiografie ist ein Goldstandard in der Diagnose, ebenso wie eine Koronarangiografie mit Ventrikulografie. Neuere Daten zeigen zudem, dass künstliche Intelligenz die diagnostische Genauigkeit und die Unterscheidung zwischen Takotsubo-Syndrom und akutem Koronarsyndrom verbessert (Laumer et al. 2022, 35353118). Die diagnostischen Kriterien des Takotsubo-Syndroms, die durch das InterTak-Register etabliert wurden, beinhalten eine Dysfunktion des linken Herzens mit regionalen Wandbewegungsstörungen, typischerweise im Bereich der Herzspitze, seltener auch in anderen, vor allem midventrikulären Arealen. Emotionale, physikalische oder kombinierte Trigger sind nicht notwendig für die Diagnose, ebenso wenig wie neurologische Erkrankungen. Neu aufgetretene EKG-Veränderungen und erhöhte kardiale Biomarker wie Troponin und Kreatinkinase finden sich in den meisten Fällen.

Eine vorbestehende oder zeitgleich diagnostizierte koronare Herzerkrankung stellt kein Ausschlusskriterium für das Takotsubo-Syndrom dar. Eine Herzmuskelentzündung (Myokarditis) ist hingegen eine Differenzialdiagnose des Takotsubo-Syndroms und sollte ausgeschlossen werden. Oft finden sich bei Takotsubo-Patientinnen Veränderungen der Geschlechtshormone, weitere sichere Biomarker für die Sicherung der Diagnose oder für prognostische Vorhersagen fehlen jedoch noch (Cammann et al. 2021).

Mechanistisch spielen wahrscheinlich erhöhte Konzentrationen von Stresshormonen wie Noradrenalin oder Adrenalin eine Rolle. Eine protektive Rolle endogener Östrogene ist wahrscheinlich, aber nicht definitiv belegt. Neurologische Erkrankungen sind relativ häufig Auslöser oder Begleiter des Takotsubo-Syndroms. Die Alteration einiger Zentren und Netzwerke im Gehirn und ihrer Rolle für die Krankheitsentstehung wurde kürzlich mittels MRT und PET-Studien nachgewiesen (Laumer et al. 2022). Männliches Geschlecht und neurologische Erkrankungen verschlechtern die Prognose.

4.3.3 Therapie

Die Standardtherapie des Takotsubo-Syndroms besteht aus einer Betablocker-Gabe. Eine Verlängerung der intraventrikulären Erregungsleitung (QT-Verlängerung) und ventrikuläre Arrhythmien finden sich in einem erheblichen Prozentsatz der Fälle. QT-verlängernde Antiarrhythmika sollten vermieden werden. Wegen der oft relativ schnellen Erholung wird die Implantation von Defibrillatoren nicht empfohlen, aber tragbare Defibrillator-Westen (Lifevest) sind in manchen Fällen indiziert. Bei Patienten mit schwerer akuter Herzinsuffizienz sollte die Katecholamingabe zur Kreislaufunterstützung vermieden werden, stattdessen hat sich Levosimendan als günstig herausgestellt. In schweren Fällen werden für eine mechanische Kreislaufunterstützung des linken Herzens Unterstützungssysteme wie z. B. die Impella-Herzpumpen eingesetzt. ACE-Hemmer und Angiotensin-Rezeptor-Blocker haben sich nur in einigen Studien als positiv erwiesen. Eine psychologische oder psychiatrische Betreuung ist häufig sehr sinnvoll.

Fazit

- Das Takotsubo-Syndrom ist ein schweres Krankheitsbild mit einer Mortalität von 5 %.
- Die Präsentation ist die eines ACS, mit schwerer akuter Dysfunktion des linken Herzens und Wandbewegungsstörungen, jedoch normalen Koronararterien.
- In ca. 90 % der Fälle sind postmenopausale Frauen betroffen.
- Sowohl emotionaler als auch körperlicher Stress können das Syndrom auslösen.
- Eine mögliche Standardtherapie besteht in Gabe von Betablockern.

4.4 Herzinsuffizienz und Kardiomyopathien

4.4.1 Epidemiologie

Die Herzinsuffizienz (Herzinsuffizienz, engl: *heart failure*) ist für beide Geschlechter eine der größten Bedrohungen ihrer Gesundheit im Alter. Sie betrifft 10 % der über 70-Jährigen in westlichen Ländern. 2 Jahre nach Diagnosestellung versterben 37 % der Männer und ca. 40 % der Frauen. Nach 5 Jahren beträgt die Mortalität sogar über 50 %, d. h., Herzinsuffizienz ist ebenso bösartig wie die meisten malignen Tumoren. In absoluten Zahlen sterben in Deutschland an Herzinsuffizienz mehr Frauen als Männer. Mehr Männer sind von einer Herzinsuffizienz mit eingeschränkter Pumpfunktion (*Heart Failure with reduced Ejection Fraction*, HFrEF) betroffen und mehr Frauen von einer Herzinsuffizienz mit erhaltener Pumpfunktion (*Heart Failure with preserved Ejection Fraction*, HFpEF) (Cleland et al. 2003). Da sich die Abgrenzung dieser beiden Gruppen als schwierig erwiesen hat, wurde in letzter Zeit eine dritte Gruppe definiert, die als Herzinsuffizienz mit mittelgradig reduzierter Auswurffraktion definiert wird (*Heart Failure with mildly reduced Ejection Fraction*, HFmrEF) (Abb. 4.5)

4.4.2 Ätiologie

Bei Männern ist die Ursache der Herzinsuffizienz meistens eine koronare Herzerkrankung bzw. ein abgelaufener Myokardinfarkt; bei Frauen eher eine arterielle Hypertonie oder ein Diabetes mellitus bzw. deren Kombination. Bei den selteneren primären Erkrankungen des Herzmuskels, den Kardiomyopathien im engeren Sinn, unterscheidet man dilatative und hypertrophe Kardiomyopathie, restriktive Formen oder die seltenen Speichererkrankungen, wie Amyloidose oder Morbus Fabry, oder Kardiomyopathien, die das rechte Herz und den Lungenkreislauf betreffen. Dilatative und

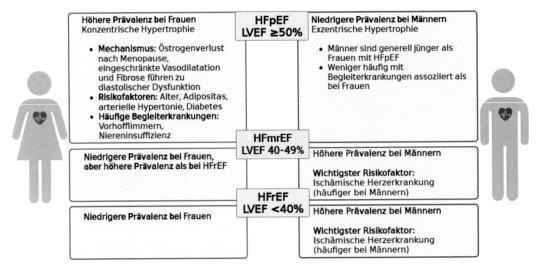

Abb. 4.5 Geschlechtsspezifische Prävalenz von HFpEF, HFmrEF, HFrEF. (Created with BioRender.com and elements of Motifolio)

hypertrophe Kardiomyopathie sind bei Männern häufiger als bei Frauen, und unterscheiden sich auch bei gleicher genetischer Grundlage in der Penetranz der Mutation, im klinischen Bild, Verlauf und Prognose (Argiro et al. 2022) (Abb. 4.6).

Die geschlechtsspezifische Expression von Natrium- und Kalium-Kanälen und deren Abhängigkeit von Östrogen sorgt dafür, dass Wachstumsprozesse, Hypertrophie und Arrhythmie sich in männlichen und weiblichen Herzen unterschiedlich auswirken (Argiro et al. 2022).

Die Fabry-Anderson Krankheit ist eine X-chromosomal vererbte seltene Stoffwechselerkrankung und betrifft als solche die Männer schwerer. Sie wird durch einen Mangel oder ein völliges Fehlen des Enzyms Alpha-Galactosidase A hervorgerufen, das für den Abbau von Lipiden (Glykosphingolipide) verantwortlich ist, die am Aufbau von Zellmembranen beteiligt sind. Bei der Fabry-Erkrankung kommt

es zu einer Anreicherung der Glykosphingolipide in den Zellen. Die Erkrankung äußert sich am Herzen als eine hypertrophe Kardiomyopathie (Michaud et al. 2020). Oft stehen aber die Erkrankungen anderer Organe im Vordergrund, wie Schmerzkrisen in den Armen und Beinen, Schlaganfälle, chronische Nierenerkrankungen oder psychiatrische Krankheitsbilder. Die Erkrankung manifestiert sich bei Männern deutlich früher als bei Frauen, häufig schon im Kindes- oder Jugendalter. Bei Frauen manifestiert sich die Erkrankung später und die Symptomatik ist stärker variabel. Bei beiden Geschlechtern ist die Herzbeteiligung die häufigste Todesursache. Die frühzeitige Diagnose ist wichtig, weil wirksame Behandlungen zur Verfügung stehen, die aber frühzeitig eingesetzt werden müssen. Bei Männern wird die Diagnose über die Alpha-Galactosidase-A-Aktivität in Leukozyten gestellt. Bei Frauen, die eine normale Restaktivität

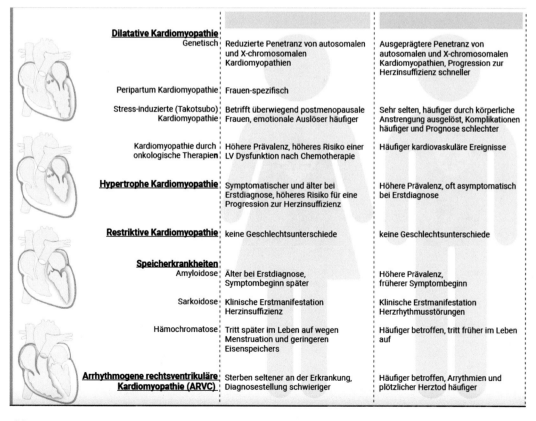

Abb. 4.6 Geschlechterverteilung bei den primären Kardiomyopathien. (Created with BioRender.com and elements of Motifolio)

des Enzyms zeigen können, ist die Mutation des Alpha-Galactosidase-A-Enzyms diagnostisch (Michaud et al. 2020). Die Therapie erfolgt mit verschiedenen Formen des Enzymersatzes und mit sogenannten pharmakologischen Chaperonen. Aufgrund des unterschiedlich ausgeprägten Organbefalls, der mit geeigneten Biomarkern erfasst werden muss, sind individuelle therapeutische Ziele erforderlich (Germain et al. 2022).

Akute virale Entzündungen können bei beiden Geschlechtern eine Herzinsuffizienz auslösen (Myokarditis), aber häufiger und schwerer sind diese Krankheitsbilder bei jüngeren Männern. Bei Frauen im letzten Tertial einer Schwangerschaft oder bis etwa 1/2 Jahr nach einer Geburt muss bei einer akut auftretenden Herzinsuffizienz auch an eine sogenannte Peripartum-Kardiomyopathie gedacht werden. Auch erhöht eine Frühgeburt bei Frauen das Risiko für eine Herzinsuffizienz im späteren Leben etwa dreifach (Crump et al. 2021).

4.4.3 Pathophysiologie

Offensichtlich sind die Antworten des Herzens auf Stress, z. B. bei Druckbelastung, bei Männern und Frauen unterschiedlich. Wegen der kleineren Körperlänge der Frau und des kürzeren Gefäßbaums kommt es zu einer früheren Reflexion der Blutdruckwelle und damit leichter zu einer Erhöhung des zentralen Blutdrucks. Die kombinierten Effekte von Hochdruck, Diabetes und Übergewicht gehen bei Frauen häufiger mit einer konzentrischen Herzmuskelverdickung (Hypertrophie) und einer Störung der diastolischen Funktion einher. Das heißt, die weiblichen Herzen bleiben unter Stress kleiner und entwickeln dickere Wände, aber eine Störung der Dehnbarkeit, während die männlichen Herzen schneller dilatieren (Abb. 4.7) (Regitz-Zagrosek and Kararigas 2017).

Schon das normale weibliche Herz ist kleiner als das männliche; es ist zudem steifer und arbei-

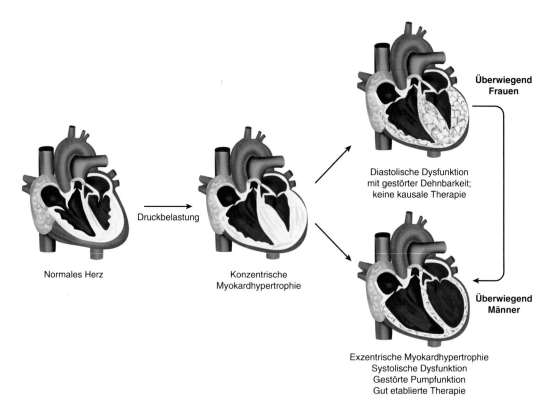

Abb. 4.7 Geschlechtsspezifisches Remodeling unter mechanischer Belastung. Die weiblichen Herzen bleiben unter Stress kleiner und entwickeln dickere Wände, während die männlichen Herzen schneller dilatieren. Adaptiert von Regitz-Zagrosek und Kararigas 2017

tet mit kleineren Schlagvolumina, dafür aber mit einer etwas höheren Frequenz und einer höheren linksventrikulären Auswurffraktion (engl.: *left ventricular ejection fraction*, LVEF; Prozent des Herzvolumens, das bei jedem Schlag ausgeworfen wird). Große Bevölkerungsstudien haben schon 2006 gezeigt, dass die Untergrenze der normalen Auswurffraktion bei Frauen 63 % ist, während sie bei Männern bei 55 % liegt (Chung et al. 2006). Die männliche Untergrenze der normalen Auswurffraktion von 55 % ging jedoch in alle Leitlinien als Normalwert ein.

In Anbetracht der Tatsache, dass das weibliche Herz normalerweise mit einer höheren Auswurffraktion (>63 %) arbeitet, sind weibliche Herzen mit einer Auswurffraktion von 55–63 % eigentlich nicht normal, und bei entsprechender Symptomatik müssten Frauen mit diesen Werten als Patientinnen mit Herzinsuffizienz mit reduzierter Auswurffraktion (HFrEF) klassifiziert werden. Sie werden jedoch nach den geltenden Leitlinien als Patient:innen mit normaler Auswurffraktion oder jetzt mittelgradig reduzierter Auswurffraktion (HFmrEF) klassifiziert, und das

trägt möglicherweise zu Unschärfen bei der Diagnosestellung bei.

Vieles spricht dafür, dass Frauenherzen im Alter eher kleiner werden, im Gegensatz zu männlichen Herzen, ihre LVEF zunimmt und sich ihre diastolische Funktion verschlechtert (Wehner et al. 2020). Darüber hinaus scheint die LVEF bei Frauen und Männern unterschiedlich mit der Mortalität assoziiert zu sein (Wehner et al. 2020). Diese Unterschiede sind größer als die ebenfalls vorhandenen Unterschiede zwischen unterschiedlichen Ethnien und Nationalitäten (Asch et al. 2019).

Prämenopausale Frauen haben auch eine niedrigere adrenerge Aktivierung und bei Belastung eine größere Kapazität zur Vasodilatation und eine bessere periphere Sauerstoffextraktion als Männer oder ältere Frauen (Wheatley et al. 2014). Diese Vorteile gehen mit der Menopause verloren. Insofern unterscheiden sich die Mechanismen des Remodeling bei Herzinsuffizienz bei Frauen und Männern in vielen Aspekten (Abb. 4.8).

Darüber hinaus gibt es in den weiblichen und männlichen Herzmuskelzellen biochemische

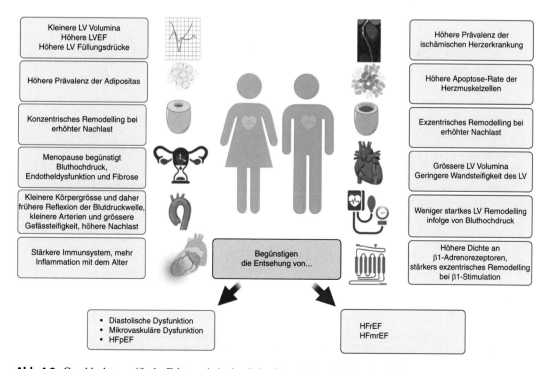

Abb. 4.8 Geschlechtsspezifische Faktoren beim kardialen Remodeling bei Herzinsuffizienz. (Created with BioRender.com and elements of Motifolio), LV = Linker Vetrikel

Frauen   ## Männer

a) Dominierende Zunahme der
myokardialen Nutzung von Fettsäuren
bei Belastung
b) Hochregelung peroxisomaler Gene bei
Druckbelastung
c) Relativ geringe Herabregulation
mitochondrialer Gene bei PO und HF
d) Bildung anti-arrhythmischer EET aus
AA
e) Hemmung der kardialen
Bindegewebssynthese in kardialen
Fibroblasten durch E2
f) Anti-entzündliche Reaktion/
Immunregulation

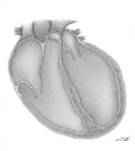

a) Dominierende Zunahme der
myokardialen Glukosenutzung bei
Belastung
b) Hochregulation von MYLIP/IDOL durch
E2
c) Starke Herabregulation
mitochondrialer Gene bei PO und HF
d) Bildung pro- arrhythmischer HETE aus
AA
e) Induktion der Kollagensynthese in
kardialen Fibroblasten durch E2
f) Stark entzündliche Reaktion

Abb. 4.9 Geschlechtsspezifische biochemische Veränderungen bei Herzinsuffizienz. AA: Arachidonsäure; E2: Östrogen; EET: Epoxyeicosanoide; HETE: 20-Hydroxyeicosanoide, HF: Herzinsuffizienz; PO: Druckbelastung

Unterschiede. Prämenopausale Frauen können bei Belastung leichter auf Fettsäureoxidation umstellen, was effizienter ist als die typische Glukoseoxidation, die bei Männern dominiert. Postmenopausal kommt es bei Frauen zu einer Aktivierung des Renin-Angiotensin-Systems. Dies hat Blutdrucksteigerungen und eine vermehrte Bindegewebsbildung (Fibrose) im Herzen und an den Gefäßen zur Folge. Darüber hinaus kommt es zum Verlust des gefäßschützenden Stickstoffmonoxids (NO), das unter Östrogeneinfluss gebildet wird – dies begünstigt eine weitere Blutdruckerhöhung.

Ein Überangebot an Glukose ist für den Energiestoffwechsel des Herzens ungünstig und führt zu einer vermehrten Freisetzung von freien Radikalen. Man geht davon aus, dass bei der Entstehung der Herzinsuffizienz und vor allem der HFpEF, die bei Frauen häufiger als bei Männern auftritt, mehrere dieser Mechanismen zusammenwirken. Darüber hinaus werden im Alter bei Frauen andere Proteine, die die Struktur des Herzens bestimmen, wie das Riesenprotein Titin, verändert. Der menopausale Verlust des weiblichen Geschlechtshormon Progesteron, das Wachstumsprozesse im Herzmuskel aktiviert, trägt ebenfalls zu der verstärkten Steifigkeit des

alternden Frauenherzens bei. Schließlich kommt es im alternden weiblichen Herzen vermehrt zu chronischen Entzündungsprozessen (Abb. 4.9) (Gerdts and Regitz-Zagrosek 2019).

4.4.4 Diagnose

Die Diagnose einer Herzinsuffizienz wird klinisch gestellt, mit Unterstützung der Labordiagnostik und bildgebender Verfahren. Die zentralen klinischen Manifestationen der Herzinsuffizienz unterscheiden sich bei Männern und Frauen nicht. Allerdings gibt es geschlechtsspezifische Unterschiede bei den Biomarkern und in der Morphologie. Es scheint, dass Frauen generell häufig höhere Werte an B-Typ natriuretisches Peptid (NT-proBNP) haben als Männer (Kap. 2). Dieser Befund hat allerdings noch keinen Eingang in die Leitlinien für Diagnose und Management der Herzinsuffizienz gefunden. Auch ist erwähnenswert, dass die Diagnose einer Herzinsuffizienz in großen europäischen Studien bei Frauen seltener als bei Männern anhand objektiver Messungen wie der Echokardiografie gestellt wurde. Die Ursachen für diese Ungleichbehandlung sind unklar

Tab. 4.2 Geschlechterunterschiede für wichtige Referenzwerte in der Echokardiografie und ihre Abhängigkeit von der Körpergröße. Angegeben ist der echo-kardiografische Messwert, ob ein Geschlechterunterschied besteht und ob dieser von der Körpergröße abhängig ist

Parameter	Geschlechterunterschied	Abhängig von Körpergröße
Lineare linksventrikuläre Dimensionen	Niedriger bei Frauen	Ja
Linksatriale Volumina	Niedriger bei Frauen	Ja
Linksventrikuläre Volumina und Schlagvolumen	Niedriger bei Frauen	Nein
Linksventrikuläre Auswurffraktion (EF)	Höher bei Frauen	Nein
Diastolische Funktion	Stärkere altersabhängige Abnahme bei Frauen	Nein

und wahrscheinlich auch regional unterschiedlich. Ärztinnen sollten sich dessen bewusst sein und einem entsprechenden Geschlechter-Bias im eigenen Umfeld entgegenwirken.

Größenunterschiede zwischen männlichen und weiblichen Herzen, die zum Teil altersabhängig sind, müssten in der Echokardiografie stärker berücksichtigt werden, um Fehlinterpretation, unangemessenes Management und Verzögerungen bei der Behandlung zu vermeiden (Petitto et al. 2018; Kou et al. 2014). Echokardiografische Parameter sollten immer auf Körperdimensionen bezogen werden, entweder auf Körperoberfläche oder Body-Mass-Index (BMI) (Kou et al. 2014). Geschlechtsspezifische Unterschiede für die linksventrikulären linearen (LV) Dimensionen und das linkes Vorhofvolumen können aufgrund der geringeren Körpergröße der Frauen erklärt werden, aber andere Parameter (LV-Volumen, Schlagvolumen) sind bei Frauen, auch nach Anpassung an Körpergröße und Alter, niedriger als bei Männern. Hingegen liegen, wie bereits erwähnt, die Normalwerte der LVEF bei Frauen höher als bei Männern, in Übereinstimmung mit MRT Befunden (Kou et al. 2014) (Tab. 4.2).

4.4.5 Therapie und Verlauf

Für die Behandlung der Herzinsuffizienz kommen in erster Linie Lebensstiländerungen und Medikamente infrage, seltener invasive Eingriffe zur Kontrolle des Herzrhythmus und der Kontraktion. In seltenen Einzelfällen können Maßnahmen zur mechanischen Herzunterstützung oder sogar eine Herztransplantation eingesetzt werden. Obwohl die Sterblichkeit durch Herzinsuffizienz bei Männern höher ist als bei Frauen haben Frauen eine schlechtere Lebensqualität nach der Diagnose einer Herzinsuffizienz und entwickeln häufiger eine Depression. Wegen der hohen Prävalenz der Depression bei Frauen mit Herzinsuffizienz ist erhöhte Wachsamkeit geboten, ggf. sollte ein Depressions-Screening und gezielte Therapien durchgeführt werden.

Zur Behandlung der chronischen systolischen Herzinsuffizienz nennen die Leitlinien eine Reihe von Substanzen. Dazu gehören die bereits erwähnten ACE-Hemmer und Angiotensin-Rezeptor-Blocker, Reninhibitoren, die Mineralokortikoid-Antagonisten, Sodium-Glucose-Cotransporter-2(SGLT-2)-Inhibitoren, Neprilysin-Inhibitoren und Diuretika, bradykardisierende Substanzen wie Ivabradin oder Digitalis. Es gibt mittlerweile deutliche Hinweise, dass sich die optimalen Wirkdosen von ACE-Hemmern bei Männern und Frauen unterscheiden. In einer prospektiven, observationalen Kohortenstudie benötigten Frauen für eine optimale Wirkung von ACE-Hemmern und Betablockern niedrigere Dosen als Männer, um Sterblichkeit und Krankenhausaufnahme wegen Herzinsuffizienz zu reduzieren (Santema et al. 2019) (Abb. 4.10).

Frauen reagieren mit einer stärkeren Herzfrequenz- und Blutdrucksenkung auf Betablocker und sind auch empfindlicher gegen deren Nebenwirkungen, wie etwa kalte Hände oder Füße und Müdigkeit (Santema et al. 2019). Auch treten nach Diuretikagabe bei Frauen häufiger als bei Männern Elektrolysestörungen auf, die zu ge-

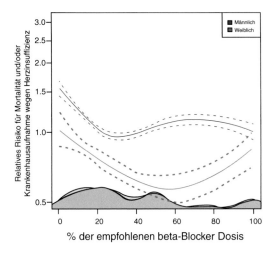

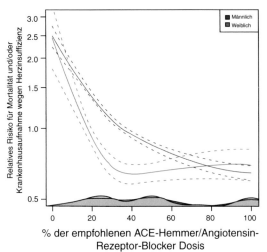

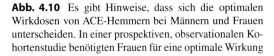

Abb. 4.10 Es gibt Hinweise, dass sich die optimalen Wirkdosen von ACE-Hemmern bei Männern und Frauen unterscheiden. In einer prospektiven, observationalen Kohortenstudie benötigten Frauen für eine optimale Wirkung von ACE-Hemmern und Betablockern niedrigere Dosen als Männer, um Sterblichkeit und Krankenhausaufnahme wegen Herzinsuffizienz zu reduzieren (Santema et al. 2019)

fährlichen Herzrhythmusstörungen führen können, und Frauen entwickeln häufiger als Männer Angioödeme nach Gabe von Neprilysin-Inhibitoren.

In einer ersten Studie 2019 wirkten die neueren Neprilysin-Hemmer bei Frauen mit HFpEF besser als bei Männern, d. h., sie führten bei Frauen zu einer signifikanten Verbesserung der Überlebensrate, aber nicht bei Männern (McMurray et al. 2020). Ebenso zeigte die I-PRESERVE-Studie, dass die Gabe von Angiotensin-Rezeptor-Blockern die Sterblichkeit bei Frauen mit HFpEF stärker reduziert als bei Männern (Lam et al. 2012). Diese Befunde brauchen Bestätigung in neuen, größeren Studien.

Die neu entwickelten SGLT2-Hemmer scheinen bei Frauen und Männern gleich gut zu wirken und gleich wenig Nebenwirkungen zu haben. Allgemeine Aspekte bezüglich der Medikamente und ihrer geschlechtsspezifischen Wirkungen und Nebenwirkungen sind auch in Abschn. 4.11, Pharmakotherapie, dargestellt.

Frauen mit Herzinsuffizienz haben eine etwas niedrigere Prävalenz von Vorhofflimmern als Männer. Sie haben jedoch bei Vorhofflimmern ein höheres Risiko, Schlaganfälle zu entwickeln. Daher ist das weibliche Geschlecht als un-

abhängiger Risikofaktor in dem CHA2DS2-VASC-Score enthalten, der die Indikation für eine Antikoagulation festlegt (Abschn. 4.6).

Ventrikuläre Rhythmusstörungen infolge einer Herzschwäche werden bevorzugt mit modernen Schrittmachern oder implantierbaren Defibrillatoren behandelt. Obwohl Frauen von dieser Therapie profitieren, wird sie bei ihnen seltener angewendet als bei Männern (Abschn. 4.6).

4.4.5.1 Kardiale Resynchronisationstherapie

Die kardiale Resynchronisationstherapie verbessert mit Mehrkammerschrittmachern die Überleitung im erkrankten Herzen, synchronisiert die Kontraktion beider Kammern und führt so zu einer effizienteren Pumpfunktion des Herzens. Das verbessert das Überleben und die Lebensqualität bei Patient:innen mit Herzinsuffizienz. Das Vorliegen einer Reizleitungsstörung innerhalb der Kammern, d. h. eines verbreiterten QRS-Komplexes, war initial eine Voraussetzung zur Resynchronisationstherapie, ist es mittlerweile aber nicht mehr. Insbesondere bei Frauen ist das Therapieergebnis weitgehend unabhängig von der initialen Breite des QRS-Komplexes (Varma et al. 2014). Die Frauen sind in den klinischen Studien zur kardialen Resynchronisationstherapie stark unterrepräsentiert. Sie haben jedoch einen mindestens ebenso großen oder noch größeren Nutzen von dieser Therapie wie Männer.

4.4.5.2 Mechanische Herzunterstützungssysteme

Herzunterstützungssysteme haben sich in den letzten Jahren enorm dynamisch entwickelt. Mittlerweile werden überwiegend sehr kleine Linksherzunterstützungspumpen implantiert (Impella). Initial fand sich eine deutlich erhöhte Sterblichkeit bei Frauen, die mechanische Unterstützungssysteme erhielten. Mittlerweile weiß man, dass dies darauf zurückzuführen ist, dass initial Frauen mit weiter fortgeschrittenen Erkrankung im Vergleich zu Männern dieser Therapie zugeführt worden sind. Wenn man Patienten mit identischen Krankheitsstadien einschließt, profitieren die Frauen mindestens genauso wie Männer.

4.4.5.3 Herztransplantation

Die Herztransplantation ist eine wichtige Therapieoption im Endstadium der Herzinsuffizienz. Obwohl Frauen nach Herztransplantation ein besseres Langzeitüberleben haben als Männer, wird ihnen diese Möglichkeit weniger oft als Männern angeboten. International sind 37 % der Organdonatoren Frauen, wohingegen der Frauenanteil bei Organempfängern nur 26–28 % ausmacht (https://ishltregistries.org/registries/slides.Asp). In Deutschland ist diese Diskrepanz mit 80 % Frauenanteil bei Organspender:innen und 20 % Frauenanteil bei Organempfänger:innen noch viel deutlicher. Dementsprechend haben Frauen auch ein höheres Risiko als Männer zu versterben, während sie auf der Warteliste für eine Herztransplantation stehen (DeFilippis et al. 2019).

Dies galt auch, wenn die zu Grunde liegende Erkrankung keine koronare Herzerkrankung, sondern eine Kardiomyopathie ist, die bei Männern weniger häufig ist als bei Frauen. Die Übertragung von Frauenherzen auf Männer und umgekehrt führte nicht zu schlechteren Ergebnissen, solange die Verhältnisse Organgröße zu Körpergröße berücksichtigt wurden. Frauen, die transplantiert wurden, waren häufiger schwerer krank als Männer, hatten eine niedrige Belastungs-

toleranz, schlechtere Atem- und Nierenfunktion. Dennoch waren die Ergebnisse mindestens ebenso gut wie bei Männern. Mittlerweile hat sich die Bedeutung einer Herztransplantation im Vergleich mit anderen Therapieverfahren deutlich relativiert, aber wenn man sie bei einer Frau für indiziert hält, sollte man die Frau an ein spezialisiertes Zentrum überweisen.

Fazit

- Bei Männern ist häufiger eine koronare Herzerkrankung Ursache der Herzinsuffizienz, bei Frauen häufiger Diabetes mellitus, Hypertonie und Adipositas.
- Herzinsuffizienz mit reduzierter Auswurffraktion (HFrEF) ist häufiger bei Männern, Herzinsuffizienz mit erhaltener Auswurffraktion (HFpEF) ist häufiger bei Frauen, wird bei ihnen aber vielleicht überdiagnostiziert, denn geschlechtsspezifische Normalwerte der Auswurffraktion werden zumeist nicht berücksichtigt.
- Frauen mit Herzinsuffizienz entwickeln häufiger als Männer eine Depression.
- Bei der medikamentösen Therapie müssen Geschlechterunterschiede in Verträglichkeit und Wirksamkeit der Medikamente bedacht werden (Abschn. 4.11).
- Frauen haben einen ebenso großen Nutzen wie Männer von einer Resynchronisationstherapie, mechanischen Herzunterstützungstherapie oder einer Herztransplantation und sollten frühzeitig an spezialisierte Zentren überwiesen werden.

4.5 Myokarditis

4.5.1 Pathophysiologie und Klinik

Die Myokarditis entwickelt sich als entzündliche Reaktion des Herzmuskels, die zu einer Herzinsuffizienz führen kann. Myokarditis ist eine ernste Erkrankung, die wahrscheinlich unterdiagnostiziert wird. Nach einer neuen Studie aus Großbritannien ist sie von 1998–2017 für 0,04 % der Krankenhausaufnahmen verantwortlich gewesen. Männer sind häufiger betroffen als

Frauen. Die Ätiologie ist breit und reicht von entzündlichen, vor allem viralen Verursachern bis zu Toxinen oder rein allergischen Reaktionen.

Die Diagnose der Myokarditis kann im strengen Sinn nur gestellt werden, wenn eine entzündliche Reaktion, die die Funktion des Herzens beeinträchtigt, nachgewiesen wird. Goldstandard der nicht invasiven Diagnostik ist ein MRT; zur Diagnosesicherung wird eigentlich eine Myokardbiopsie verlangt, was jedoch nur in wenigen Zentren umgesetzt wird. Der Großteil der Myokarditiden heilt aus, etwa 30 % der Patienten mit Biopsie-positiver Myokarditis entwickeln eine dilatative Kardiomyopathie. Die Gesamtsterblichkeit liegt bei 4 % (Lampejo et al. 2021).

Männer stellen in nahezu allen Statistiken die Mehrzahl der Betroffenen, sie sind in der Regel jünger (<40 Jahre), haben auffälligere EKG-Veränderungen, öfters pathologisch veränderte Laborwerte wie die Erhöhung der kardialen Biomarker, eine stärker eingeschränkte linksventrikuläre Auswurffraktion (LVEF) und öfters ventrikuläre Tachykardien als Frauen (Younis et al. 2020). Statistiken deutscher Universitätskliniken bestätigen die internationalen Befunde, wobei das Krankheitsbild in Deutschland relativ selten ist. So wurden in Heidelberg nur 80 Patienten von 2011–2018 nach strikten Kriterien diagnostiziert, auch etwa 80 % Männer mit einem schwereren Krankheitsbild. Es wird allerdings spekuliert, dass das Krankheitsbild bei Frauen unterdiagnostiziert wird, vielleicht auch wegen der initial scheinbar etwas harmloseren Manifestation (Patriki et al. 2020). Amerikanische Statistiken weisen allerdings darauf hin, dass Frauen mit Myokarditis eine höhere Krankenhaussterblichkeit haben (3,5 % vs. 1,8 %; p<0,001), und diskutieren ebenfalls, dass das Krankheitsbild bei Frauen unterdiagnostiziert wird (Shah et al. 2019).

Die unterschiedliche klinische Manifestation der Myokarditis bei Männern und Frauen wird zum Teil auf eine unterschiedliche Immunaktivierung bei Männern und Frauen zurückgeführt.

4.5.2 Therapie

Die Therapie der Myokarditis entspricht der einer symptomatischen Herzinsuffizienz; Geschlechterunterschiede gibt es bisher nicht. Bei schweren Verläufen gehen spezialisierte Zentren mit antiviraler Therapie oder Immunsuppression vor, auch mechanische Herzunterstützungssysteme und Herztransplantation wurden in vielen Fällen bereits eingesetzt.

Mittlerweile ist bekannt, dass die Myokarditis eine seltene Komplikation der mRNA-Impfung gegen das Coronavirus SARS-CoV-2 (engl.: *severe acute respiratory syndrome coronavirus* 2) ist. Auch hier sind vor allem junge Erwachsene und Männer betroffen. Mit 12,6 Fällen auf 1 Mio. Zweitimpfungen bei den 12–39-Jährigen ist es allerdings eine sehr seltene Komplikation. Der Verlauf war nahezu immer gutartig und das Krankheitsbild bildete sich zumeist schnell zurück. Damit ist die insgesamt äußerst positive Nutzen-Risikobilanz der Corona-Impfung nicht beeinträchtigt (Bozkurt et al. 2021).

Fazit

- Myokarditis betrifft vor allem junge Erwachsene, junge Männer häufiger als Frauen.
- Männer präsentieren sich häufiger mit einem scheinbar schwereren Krankheitsbild, ausgeprägteren Veränderungen in der Symptomatik, im EKG und in ihren Laborwerten.
- Möglicherweise wird die Erkrankung bei Frauen unterdiagnostiziert.
- Bei der Therapie gibt es keine Geschlechterunterschiede. Je nach Schweregrad sind Schonung, medikamentöse Therapie der Herzinsuffizienz, Überwachung des Herzrhythmus und Überweisung an ein spezialisiertes Zentrum mit der Möglichkeit der invasiven Diagnostik und Therapie indiziert.

4.6 Herzrhythmusstörungen

Herzrhythmusstörungen gehören zu den wenigen Erkrankungen, bei denen geschlechtsspezifische Leitlinien in Form eines Positionspapiers existieren (Linde et al. 2018).

4.6.1 Vorhofflimmern

4.6.1.1 Epidemiologie

Die altersabhängige Prävalenz und Inzidenz von Vorhofflimmern ist bei Frauen niedriger als bei Männern. Weltweit betrifft Vorhofflimmern derzeit etwa 12,6 Mio. Frauen und 20,9 Mio. Männer. Wesentliche Komplikationen von Vorhofflimmern sind Schlaganfälle und Todesfälle. Große Beobachtungsstudien beschreiben übereinstimmend, dass Frauen seltener Vorhofflimmern bekommen als Männer. Dazu trägt möglicherweise die geringere Körpergröße der Frauen und damit auch die geringere Vorhofgröße bei. Das Risiko für Vorhofflimmern steigt in der Regel parallel zur Vorhofgröße, da bei größeren Vorhöfen die Wahrscheinlichkeit höher ist, dass Kreisläufe mit zirkulierender Erregung entstehen.

Frauen weisen aber ein höheres Schlaganfallrisiko als Männer auf, wenn sie Vorhofflimmern haben. Etwa 20 % der Schlaganfälle in der weiblichen Bevölkerung sind auf Vorhofflimmern zurückzuführen. Häufig sind Schlaganfälle nach Vorhofflimmern schwerer als Schlaganfälle, die andere Ursachen haben, und weisen auch eine höhere Sterblichkeit innerhalb von 30 Tagen und eine höhere Rate an nachfolgender schwerer Behinderung auf. Frauen mit Vorhofflimmern sind älter, haben öfters eine arterielle Hypertonie, Herzklappenerkrankungen oder eine Herzinsuffizienz als Männer. Hingegen haben Frauen mit Vorhofflimmern seltener eine koronare Herzerkrankung als Männer mit Vorhofflimmern. Frauen haben in der Regel bei Vorhofflimmern mehr Symptome als Männer, beklagen häufiger Herzstolpern, Schwindel und Luftnot.

4.6.1.2 Therapie

Die beiden wesentlichen Behandlungsstrategien, Wiederherstellung des Sinusrhythmus (Rhythmuskontrolle) und medikamentöse Kontrolle der Herzfrequenz (Frequenzkontrolle), werden bei Frauen und Männern unterschiedlich häufig eingesetzt. Obwohl Frauen mehr Symptome haben, wird seltener versucht, bei ihnen wieder einen Sinusrhythmus (Rhythmuskontrolle) herzustellen. Eine Rhythmuskontrolle über eine Elektrokardioversion wurde bei Frauen seltener eingesetzt als bei Männern. Auch wurden Frauen seltener für eine spezifische Ablationstherapie im Vorhof oder an den Pulmonalvenen überwiesen, erhielten im Gegensatz aber häufiger als Männer eine AV-Knoten-Ablation, was ein einfacheres und weniger physiologisches Verfahren darstellt (Linde et al. 2018; Volgman et al. 2021).

Zur Antikoagulation wurden früher überwiegend Vitamin-K-Antagonisten, in Deutschland zumeist Marcumar, eingesetzt. Diese Therapie wurde bei Frauen oft schlechter überwacht und war in der Regel mit mehr Nebenwirkungen, einer höheren Rate an Schlaganfällen und Blutungskomplikationen assoziiert. Gleichzeitig erhielten Frauen relativ häufig Aspirin, also eine nicht ausreichende medikamentöse Therapie des Vorhofflimmerns. Die neu entwickelten oralen Antikoagulanzien (NOAC) brachten für die Frauen einen wirklichen Gewinn: Sie sind ebenso gut verträglich bei Frauen wie auch bei Männern, haben keine spezifischen Nebenwirkungen und sind deutlich leichter zu kontrollieren. In mehreren großen bevölkerungsbezogenen Studien wurde gezeigt, dass durch Vorhofflimmern bedingte Schlaganfälle durch diese neuen Substanzen sowohl bei Männern als auch bei Frauen wesentlich reduziert wurden.

Fazit

- Frauen haben altersadjustiert seltener Vorhofflimmern als Männer.
- Das weibliche Geschlecht erhöht das Risiko für Schlaganfälle bei Vorhofflimmern.

- Patientinnen mit Vorhofflimmern haben schwerwiegendere Schlaganfälle und einen schlechteren Langzeitverlauf als Männer.
- Die neuen Antikoagulanzien (NOAC) haben eine hohe Wirksamkeit und Sicherheit im Vergleich zu Marcumar. Sie sollten bei Frauen wann immer möglich eingesetzt werden.
- Weibliches Geschlecht wird im CHADS2VASc2-Score mit einem zusätzlichen Punkt bewertet. Frauen unter 65 Jahren mit einer CHADS2VASc2-Score von eins haben ein niedriges Schlaganfallrisiko und brauchen keine Antikoagulation.
- Frauen mit Vorhofflimmern und einem zusätzlichen Risikofaktor sollten für eine Antikoagulation in Betracht gezogen werden.

4.6.2 Ventrikuläre Arrhythmien – plötzlicher Herztod

4.6.2.1 Epidemiologie

Die gefährlichste Manifestation ventrikulärer Arrhythmien ist der plötzliche Herztod. Der plötzliche Herztod ist bei Männern mehr als doppelt so häufig wie bei Frauen. Bei Männern liegt zu 80 % ursächlich eine koronare Herzerkrankung vor, bei Frauen nur bei weniger als der Hälfte. Dafür finden sich bei Frauen, die einen plötzlichen Herzstillstand überleben, häufiger Kardiomyopathien und strukturell scheinbar gesunde Herzen sowie – selten – genetische Ursachen, wie die Long-QT-Syndrome. Eine Verlängerung der QT-Zeit im EKG kann unterschiedliche Ursachen haben, unter anderem medikamentös bedingt sein, aber auch auf Elektrolytverschiebungen, Einwirkungen von Hormonen oder auch genetisch bedingte Veränderungen an Ionenkanäle der Herzmuskelzelle zurückzuführen sein.

Bei den genetisch bedingten Long-QT-Syndromen sind die plötzlichen Herztode in der Pubertät bei Jungen und Mädchen gleich häufig, nach der Pubertät steigt die Rate bei Frauen, aber nicht bei Männern, signifikant an. In der Hochrisikogruppe für einen plötzlichen Herztod finden sich vor allem Personen mit einer früheren Synkope, mit einer extrem langen QT-Zeit, Frauen über 13 Jahre und Männer mit einer genetischen Mutation, die die kanalbildenden Proteine betrifft.

Zu den genetisch bedingten Herzrhythmusstörungen, die bei Männern dominieren, gehört das Brugada-Syndrom. Es kommt auch bei Frauen vor – in einer großen Kohorte waren 42 % der Betroffenen weiblich – verläuft jedoch häufiger asymptomatisch bei Frauen, und die Ereignisrate ist geringer und die Prognose günstiger als bei Männern.

Plötzlicher Herztod beim Sport ist vor allem Männersache. 95 % der Betroffenen in großen Studien sind Männer. Nur bei Radfahren, Joggen, Schwimmen und Wandern werden überhaupt signifikante Zahlen von Todesfällen bei Frauen berichtet (Marijon et al. 2013). Gezielte Untersuchungen haben gezeigt, dass Frauen auch bei großen Anstrengungen gegen plötzlichen Herztod geschützt sind. Dies lässt auf einen noch unbekannten Schutzmechanismus bei Frauen schließen.

4.6.2.2 Pathophysiologie

Geschlechtshormone beeinflussen den Herzrhythmus über eine direkte Beeinflussung der Ionenkanäle der Herzmuskelzellen. Dementsprechend verändern sich die EKG-Intervalle abhängig vom Menstruationszyklus (Linde et al. 2018). Östrogen hemmt den repolarisierenden Kalium-Einwärtsstrom in Kardiomyozyten und verlängert damit das Aktionspotenzial, während Testosteron den Kalium-Einwärtsstrom verstärkt und damit das Aktionspotenzial verkürzt. Damit steigt bei Frauen hormonbedingt das Risiko für ein Long-QT-Syndrom und bei Männern das Risiko für ein Brugada-Syndrom, eine lebensbedrohliche genetisch bedingte Arrhythmie mit kurzem QT-Intervall.

Das gegenwärtige Konzept für die Entstehung eines plötzlichen Herztodes sieht so aus, dass entweder im Rahmen einer koronaren Herzerkrankung oder einer Herzinsuffizienz ein vulnerables Substrat (z. B. im Bereich von Narbengewebe) entsteht, das dann in Kombination mit einem spezifischen Trigger zu dem Auftreten von Kammerflimmern führt. Eine zentrale Rolle spielt die Interaktion zwischen dem vulnerablen Substrat und den Triggern, die durch unterschiedliche – teilweise geschlechtsspezifische – Mechanismen beeinflusst werden können. Dazu zählen Ernährung, Lipidstoffwechsel, psychosoziale Determinanten, Geschlechtshormone, Modulatoren von Ionenkanälen, genetische Faktoren und Kalzium. Mögliche protektive Faktoren bei Frauen sind die sogenannte Mittelmeerdiät, die von Frauen häufiger gewählt wird als von Männern, ein günstiges Profil an Lipidmetaboliten, höhere Konzentrationen an vielfach ungesättigten Fettsäuren, niedrige Konzentrationen an Lipoprotein (a), das durch Östrogene herabreguliert wird.

Eine wichtige Rolle können auch Metaboliten im Arachidonsäurestoffwechsel spielen. Arachidonsäure wird zu Eicosanoiden abgebaut, bevorzugt zu EET (Epoxy-Eicosanoiden) bei Frauen und 20-HETE (Hydroxy-Eicosanoiden) bei Männern. Dies geschieht im Myokard unter dem Einfluss von Androgenen und Östrogenen (Westphal et al. 2013). 20-HETE und EET wirken in unterschiedlichem Ausmaß auf Umbauprozesse im Herzen. EET haben starke, eher günstiger physiologische Effekte, antiapoptotische, antiinflammatorische und antiarrhythmische Effekte.

EET hemmen das Auftreten von Kammerflimmern nach elektrischer Stimulation und Katecholamin-Überstimulation des Herzens. Dementsprechend sind EET-Analoga mittlerweile der Ausgangspunkt für die Entwicklung neuer Antiarrhythmika. Darüber hinaus schützen Östrogene das Herz vor einer Überstimulation durch Beta-1-adrenerge Rezeptoren.

Zusammenfassend kann man festhalten, dass es Grundlagen für eine geschlechtsspezifische Arrhythmieentstehung gibt, die sich am ehesten im Bereich des Lipidstoffwechsels, des Aarachidonsäurestoffwechsels, der Eicosanoide, der Beta-1- und Beta-2-adrenergen Rezeptoren und des Kalziumstoffwechsel finden (Abb. 4.11).

4.6.2.3 Verlauf und Therapie

Frauen haben häufiger eine theoretisch schlechtere Prognose bei Arrhythmien als Männer. Frauen sind beim plötzlichen Herztod in der Regel älter, sind in einem fortgeschrittenen Stadium der Herzinsuffizienz, sie erleiden den Herzstillstand häufiger ohne Zeugen und sie haben häufiger einen nicht defibrillierbaren Rhythmus. Dennoch überleben sie insgesamt nicht schlechter.

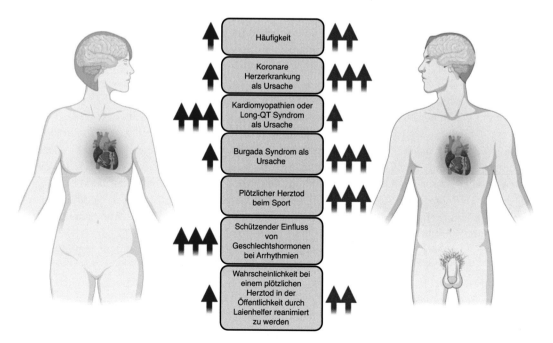

Abb. 4.11 Geschlechtsspezifische Faktoren beim plötzlichen Herztod. (Created with BioRender.com and elements of Motifolio)

Therapie mit implantierbaren Kardiovertern/ Defibrillatoren (ICD) Die Therapie mit implantierbaren Kardiovertern/Defibrillatoren (ICD) hat im Bereich der Primär- und Sekundärprävention bei ischämischer und nicht ischämischer Herzerkrankung zu wesentlichen Fortschritten geführt. Frauen stellten häufig nur einen kleinen Teil der Studienkollektive dar, in der Regel zwischen 10 und 20 %. Aufgrund der geringen Zahl von Frauen in den Studien sind die Ergebnisse für sie schwer zu bewerten (Linde et al. 2018). Eindeutig ist, dass ICD-bezogene Komplikationen bei Frauen häufiger sind als bei Männern. Frauen hatten häufig nach Implantation eine höhere Sterblichkeit als Männer als Folge der Grunderkrankung. Auch in einer deutschen Studie bei 1151 Patienten, davon 19 % Frauen, waren weibliches Geschlecht und höheres Alter unabhängige Prädiktoren für unangemessene Schockabgabe durch das Gerät (Seegers et al. 2016).

Die primäre Indikation für den ICD-Einsatz in der Primärprävention des plötzlichen Herztodes ist das Vorhandensein einer stark eingeschränkten LVEF <35 %. Bisher lassen die Studienergebnisse nicht sicher erkennen, welche Patient:innen von einem ICD profitieren.

In der Sekundärprävention, bei Patient:innen nach überlebtem plötzlichen Herzstillstand, ist der Einsatz der ICD weniger umstritten als in der Primärprävention und führt in allen Studien zu besserem Überleben, sowohl bei Frauen und Männern. In einer großen nationalen Studie hatten Frauen zwar ein ungünstigeres Risikoprofil, aber einen ähnlichen Verlauf wie die Männer. In einigen Studien waren männliches Geschlecht und Einsatz im Rahmen der Sekundärprävention Prädiktoren für eine angemessene ICD-Schockabgabe. Studien beim Long-QT-Syndrom dagegen zeigen, dass das weibliche Geschlecht und Einsatz im Rahmen der Sekundärprävention Prädiktoren für eine angemessene Schockabgabe sind. Eine differenzierte geschlechtsspezifische Risikostratifizierung für den Einsatz von ICDs bei Frauen und Männern steht noch aus.

Management des plötzlichen Herzstillstandes – Zuweisung für ICD-Therapie Die ICD-Implantationsraten in Europa schwanken erheblich, auch zwischen Ländern mit vergleichbar gut etablierten Versorgungssystemen. Allerdings sind die entsprechenden Zahlen häufig nicht geschlechtsspezifisch dargestellt und untersuchten vor allem nicht Geschlechterunterschiede bei der Indikationsstellung für eine ICD-Therapie (Seegers et al. 2016).

Durchgehend findet sich in allen Studien, die die Zuweisung einer bestimmten Patientengruppe, entweder im Bereich der Primärprävention (also Patienten mit schwerer Herzinsuffizienz, schwerer systolischer Dysfunktion, mit linksventrikulärer Auswurffraktion unter 30 oder 35 %, Zustand nach Herzinfarkt) oder im Bereich der Sekundärprävention (d. h. bei Patienten nach plötzlichem Herzstillstand) untersuchen, dass bei Frauen nach Adjustierung auf Alter und Komorbiditäten diese Therapie seltener eingesetzt wird als bei Männern (Gillis 2017).

Insgesamt sind Studien zur Indikationsstellung seltener und schwerer durchzuführen als Untersuchungen an Patienten, die alle einen ICD erhalten haben. Um die Indikation zu überprüfen, müssen bevölkerungs- oder krankheitsbasierte Grundgesamtheiten erfasst werden. Dies ist in der Regel sehr aufwändig. Studien liegen vor allem aus den USA vor. Hier wurden gute Daten vor allem im Bereich des *Get with the Guidelines*-Programm erhoben. Auch hier zeigte sich regelmäßig, dass Frauen – bei gegebener Indikation und nach Adjustierung für Alter, Begleiterkrankungen und andere Risikofaktoren – seltener eine ICD-Therapie erhielten als Männer. Zum Teil hatten Frauen im Vergleich zu den Männern eine bis zu 50 % niedrigere Wahrscheinlichkeit, einen ICD zu erhalten.

In einer systematischen Studie „*Improve Heart Failure*" wurde überprüft, ob diese Imbalance durch ein gezieltes Aufklärungsprogramm beseitigt werden kann. Tatsächlich fand sich nach einer systematischen Aufklärungsarbeit einen signifikanter Anstieg der ICD-Nutzung bei Frauen und bei Männern (Narasimha and Curtis 2015).

Fazit

- Plötzlicher Herztod beim Sport betrifft vor allem die Männer.
- Plötzlicher Herztod ist bei Männern insgesamt doppelt so häufiger als bei Frauen.
- Bei Männern ist die koronare Herzerkrankung mehr als zweimal so häufig wie bei Frauen die Ursache eines plötzlichen Herztodes.
- Ventrikuläre Arrhythmien bei verlängerter QT-Zeit können genetisch oder medikamentenbedingt sein. Sie betreffen vor allem Frauen.
- Frauen profitieren ebenso wie Männer von einer ICD-Therapie, auch wenn unangemessene Schockabgaben bei Frauen häufiger vorkommen als bei Männern.
- Die potenziell lebensrettende ICD-Therapie wird bei gleicher Indikation bei Frauen deutlich seltener eingesetzt als bei Männern.
- Insgesamt fehlen hinsichtlich geschlechtsspezifischer Mechanismen und Risikokonstellationen für den plötzlichen Herztod noch aussagekräftige Studien für Frauen.

4.7 Arterielle Hypertonie

4.7.1 Epidemiologie

In Europa und den Vereinigten Staaten hat die arterielle Hypertonie mittlerweile eine Prävalenz von über 30 %. Leitlinien legen dabei die gleichen Interventionsgrenzen für Blutdruckwerte für Männer und Frauen zu Grunde. Nach neueren Untersuchungen könnte dies jedoch nicht mehr gerechtfertigt sein. Ein wesentlicher Unterschied zwischen Frauen und Männern liegt darin, dass bei Frauen die Blutdruckwerte im jüngeren Alter niedriger sind als bei Männern und es dann im Lauf des Lebens zu einem steileren Anstieg des Blutdruckes kommt als bei Männern (Neuhauser et al. 2013; Ji et al. 2020).

Daten, die bereits seit 10 Jahren bekannt sind, wurden kürzlich in großen Metaanalysen amerikanischer Studien bestätigt, und neue Metaanalysen weisen darauf hin, dass bei Frauen schon geringere Blutdruckerhöhungen und niedrigere

absolute Blutdruckwerte als bei Männern zu einer Erhöhung des kardiovaskulären Risikos führen. Die systolischen Blutdruck-Grenzwerte, deren Überschreitung mit einem höheren kardiovaskulären Risiko einhergeht, liegen dabei bei Frauen bereits sehr niedrig, nämlich bei 110–120 mmHg während es bei Männern eher 130–140 mmHg sind (Ji et al. 2021) (Abschn. 4.2.2).

4.7.2 Pathophysiologie und Klinik

Geschlechterunterschiede in der klinischen Manifestation der arteriellen Hypertonie betreffen vor allem die Begleiterkrankungen: Bei Frauen sind die Adipositas und der Diabetes wichtige und häufige Risikofaktoren für eine arterielle Hypertonie, und natürlich die Manifestationen in der Schwangerschaft. Bezüglich der Pathophysiologie des Hypertonus sind eine Reihe von Geschlechterunterschieden bekannt. Sie beinhalten vor allem Unterschiede im Renin-Angiotensin-Aldosteron-System (RAAS), im Bradykinin-, Endothelin- und NO-(Stickstoffmonoxid-)System. Östrogene hemmen die Aktivierung des RAAS, hemmen auch die Aktivität des vegetativen Nervensystems (Sympathikus) und verbessern die Vasodilatation über NO-abhängige Mechanismen.

All dies kann dazu beitragen, dass Blutdruckwerte bei prämenopausalen Frauen niedriger sind als bei Männern. Störungen der Produktion von Sexualhormonen, wie sie beim polyzystischen Ovarialsyndrom vorkommen oder während der Menopause, führen zum Anstieg der Blutdruckwerte bei Frauen (Eugenmed et al. 2016).

4.7.3 Diagnose

Geschlechterunterschiede bei der Diagnose der arteriellen Hypertonie gibt es nur wenige. Allerdings neigen Frauen eher dazu, eine sogenannte „Weißkittel-Hypertonie" zu haben, d. h. erhöhte Blutdruckwerte in Gegenwart von Ärztinnen und Ärzten. Bei entsprechendem Verdacht sollte eine ambulante 24-h-Blutdruckmessung durchgeführt werden, um falsche positive Ergebnisse zu vermeiden.

4.7.4   Behandlung und Verlauf

Für die Behandlung der arteriellen Hypertonie gelten immer noch, trotz der beschriebenen Diskussionspunkte, die gleichen Leitlinien bei Frauen und Männern. Ein unterschiedliches Nebenwirkungsprofil von Frauen gegenüber einigen blutdrucksenkenden Medikamenten ist in Abschn. 4.11 beschrieben. Eine bluthochdruckinduzierte linksventrikuläre Herzhypertrophie bildet sich bei Frauen schlechter zurück als bei Männern. Frauen haben zudem ein höheres Risiko, bei erhöhten Blutdruckwerten Schlaganfälle oder eine Herzinsuffizienz zu entwickeln (Gerdts and Regitz-Zagrosek 2019).

> **Fazit**
> - Frauen haben im jüngeren Alter niedrigere Blutdruckwerte als Männer, aber einen steileren Blutdruckanstieg im Verlauf des Lebens.
> - Bei Frauen sind bereits niedrigere absolute Blutdruckwerte als bei Männern mit einer signifikanten Erhöhung des kardiovaskulären Risikos verbunden.
> - Frauen haben ein höheres Risiko, bei erhöhten Blutdruckwerten Schlaganfälle zu erleiden oder eine Herzinsuffizienz zu entwickeln.
> - Frauen reagieren auf einige blutdrucksenkende Medikamente stärker und/oder mit mehr Nebenwirkungen als Männer.

4.8   Aortenklappenerkrankungen

4.8.1   Epidemiologie

Die Aortenklappenstenose ist in Europa die häufigste Herzklappenerkrankung, die einer operativen Behandlung bedarf. Sie ist eine Erkrankung des hohen Alters, die Prävalenz liegt etwa bei 5 % bei den 70–79-Jährigen und bis 10 % bei den über 80-Jährigen. Degenerative Aortenklappenerkrankungen sind häufiger bei Frauen als bei Männern. Dagegen sind angeborene Aortenklappenerkrankungen (z. B. die bikuspide Aortenklappe) dreimal häufiger bei Männern (Eugenmed et al. 2016).

4.8.2   Pathophysiologie und Klinische Manifestationen

Üblicherweise unterscheiden sich die klinischen Manifestationen einer Aortenklappenstenose nicht zwischen Frauen und Männern. Unterschiedlich sind jedoch die Anpassungsreaktionen des linken Ventrikels. In Folge einer Druckbelastung entwickeln die Frauen eher etwas kleinere Herzen mit relativ dickerer Wand als die Männer. Die Veränderung des Herzens scheinen sich nach Operation bei Frauen schneller zurückzubilden als bei Männern.

4.8.3   Diagnose

Die Diagnose der Aortenklappenstenose beruht auf der Echokardiografie. Dabei ist es wichtig, bei Personen mit kleiner Körpergröße, also insbesondere bei Frauen, die Klappenöffnungsfläche auf die Körperoberfläche zu beziehen, um den Schweregrad der Stenose nicht zu überschätzen. Dies wird auch in den aktuellen Leitlinien empfohlen (Vahanian et al. 2012). Die Verkalkung der Klappe kann mit der kardialen Computertomografie gemessen werden (Agatston-Score). Verkalkungen sind bei Männern stärker ausgeprägt als bei Frauen, unabhängig vom Schweregrad der Stenose. Daher wurden geschlechtsspezifische Grenzwerte für den Agatston-Score eingeführt.

4.8.4   Behandlung und Verlauf

Die perioperative Sterblichkeit und Komplikationsrate bei einem Aortenklappenersatz sind bei Frauen höher als bei Männern (Vahanian et al. 2012). Bei Patienten mit hohem operativem Risiko wird der Ersatz der Aortenklappe mithilfe eines Katheters (*transcatheter aortic valve implantation*, TAVI) und immer häufiger via eines transfemoralen statt thorakalen Zugangs eine zunehmend anerkannte Alternative. Die Akutergebnisse eines TAVI-Verfahrens sind bei Frauen und Männern gleich gut, aber im Langzeitverlauf profitieren Frauen von diesem Verfahren noch mehr als Männer (Stangl et al. 2012; Zhao et al. 2013; Stangl et al. 2014; Eugenmed et al. 2016). Es ist noch unklar, worauf diese Unterschiede zurückgeführt werden können. Das Risiko, während einer TAVI-Implantation einen Schlaganfall zu erleiden, ist bei beiden Geschlechtern gleich hoch.

Fazit

- Aortenklappenerkrankungen sind eine Erkrankung des hohen Alters.
- Bei hohem Operationsrisiko stellen mittlerweile die interventionellen Klappenersatzverfahren (TAVI) eine hervorragende Alternative da.
- Die Ergebnisse dieser Verfahren sind bei Frauen sogar noch besser als bei Männern; aus bisher unbekannten Gründen.

4.9 Mitralklappenerkrankungen

4.9.1 Epidemiologie

Die häufigsten Mitralklappenerkrankungen sind der Mitralklappenprolaps und die Mitralklappeninsuffizienz. Die Mitralklappeninsuffizienz ist nach der Aortenstenose die zweithäufigste Erkrankung der Herzklappen im Erwachsenenalter. Geschlechterunterschiede in der Prävalenz sind geringfügig: 19 % der Frauen und Männer in der Framingham-Studie hatten eine mindestens leichte Mitralinsuffizienz. Am häufigsten sind degenerative Veränderungen, und am zweithäufigsten eine Erweiterung des Mitralrings im Rahmen einer Herzinsuffizienz. Ein Mitralklappenprolaps findet sich bei etwa 2,5–4 % der erwachsenen Bevölkerung. Etwa 4 % der betroffenen Männer und ca. 1,5 % der betroffenen Frauen benötigen im Laufe ihres Lebens eine operative Sanierung der Mitralklappe.

Die Prävalenz der Mitralklappenstenose hat in den Industrieländern aufgrund der konsequenten Behandlung des rheumatischen Fiebers mit Penicillin stark abgenommen. In den Entwicklungsländern ist das Krankheitsbild jedoch immer noch häufig. Daher gehört die Mitralklappenstenose weltweit zu den häufigsten erworbenen Herzklappenerkrankungen. Insgesamt erkranken mehr Frauen als Männer an einer rheumatischen Mitralklappenstenose, in der Regel 20–30 Jahre nach einer durchgemachten Streptokokkeninfektion.

4.9.2 Diagnose

Die Diagnose erfolgte klinisch und anhand der Echokardiografie. Allerdings gibt es derzeit keine geschlechtsspezifischen Normalwerte für die Operationsindikation (Nishimura et al. 2014; Vahanian et al. 2012). Bei der Mitralklappeninsuffizienz stützt sich die Operationsindikation auf den Durchmesser des linken Ventrikels, des linken Vorhofs und die linksventrikuläre Auswurffraktion (LVEF). Da Frauen kleinere Herzen und eine höhere LVEF haben als Männer, kann dies zur Unterschätzung der Schwere der Regurgitation bei Frauen führen, in der Folge zu einer verzögerten operativen Behandlung und zu einer fehlenden postoperativen Normalisierung des Befindens und der Lebenserwartung (Nishimura et al. 2014; Vahanian et al. 2012).

4.9.3 Behandlung und Verlauf

In einer retrospektiven Analyse der Mayo-Klinik in Rochester, USA, hatten Frauen mit schwerer Mitralklappeninsuffizienz eine 20 % geringere Wahrscheinlichkeit als Männer mit vergleichbarem Schweregrad der Erkrankung, operiert zu werden. Dies mag tatsächlich auf die kleineren Durchmesser des linken Ventrikels und Vorhofs bei Frauen zurückzuführen sein. Damit erreichen Frauen häufig nicht die klassischen unadjustierten Messwerte für eine Operationsindikation (Avierinos et al. 2008).

Zugleich hatten Frauen mit Mitralinsuffizienz, die operiert wurden, ein schlechteres Überleben als Männer, unabhängig von der Art der durchgeführten Operation. Die niedrige Überlebenschance wurde mehreren großen Studien auf ein höheres präoperatives Risikoprofil, mehr Herz-insuffizienz und Vorhofflimmern zurückgeführt (Vassileva et al. 2013). Das Gleiche gilt für die moderneren Therapieverfahren wie eine Katheter-geführte Mitralklappenrekonstruktion (*transcatheter mitral valve repair*, TMVR/Mitraclip).

Fazit

- Mitralklappenerkrankungen sind nach der Aortenklappenstenose die zweithäufigsten Klappenerkrankungen.
- Der Mitralklappenprolaps ist häufiger bei Männern, während die Mitralklappen-insuffizienz bei Männern und Frauen etwa gleich häufig auftritt. Die rheumatische Mitralklappenstenose war früher häufiger bei Frauen als bei Männern.
- Für die Diagnose und die Operations-indikation werden üblicherweise keine geschlechtsspezifischen Normalwerte verwendet. Allerdings wäre dies aufgrund der kleineren Herzgrößen der Frauen durchaus sinnvoll.
- Die operativen Ergebnisse und die Ergebnisse moderner interventioneller Verfahren sind schlechter bei Frauen, dies ist jedoch zum großen Teil darauf zurückzuführen, dass Frauen in einem späteren Stadium operiert werden und mehr Komorbiditäten haben.
- Es ist wichtig, dass Frauen, ebenso wie Männer, rechtzeitig diagnostiziert werden und die Messungen der Herzgröße und Funktion auf die Körpergröße adjustiert werden.

4.10   Herz-Kreislauf-Erkrankungen in der Schwangerschaft

In der westlichen Welt ist u. a. aufgrund eines zunehmend höheren Alters von Erstgebärenden das Risiko für erworbene Herz-Kreislauf-Erkrankungen in der Schwangerschaft angestiegen. Schwangerschaften im Alter von 40–50 Jahren sind häufig mit einem

Schwangerschaftsdiabetes, arterieller Hypertonie oder Übergewicht der Mutter assoziiert. Darüber hinaus erreichen, aufgrund verbesserter Therapien, immer mehr Frauen mit angeborenen Herzerkrankungen das gebärfähige Alter. In westlichen Ländern ist eine angeborene oder erworbene maternale Herzkrankheit mittlerweile Haupttodesursache in der Schwangerschaft.

Bluthochdruck gehört zu den häufigsten Erkrankungen während der Schwangerschaft und betrifft 5–10 % aller schwangeren Frauen. Zweithäufigste Herz-Kreislauf-Erkrankung in der Schwangerschaft sind in Deutschland und den Industrienationen die angeborenen Herzfehler. Rheumatische Herzerkrankungen dominieren in den Entwicklungsländern. Darüber hinaus spielen Erkrankungen der Herzklappen und die damit assoziierten Probleme der Blutgerinnung, Aortenerkrankungen, Kardiomyopathien, Arrhythmien und im zunehmenden Maß koronare Herzerkrankungen eine Rolle. Eine ausführlichen Darstellung der unten diskutierten Probleme findet sich in den Leitlinien der Europäischen Gesellschaft für ESC 2018 (Regitz-Zagrosek et al. 2018) und in dem CME-Beitrag der Zeitschrift Herz (Regitz-Zagrosek et al. 2021).

4.10.1   Physiologische Anpassung an die Schwangerschaft

Um den gesteigerten Bedarf in der Schwangerschaft zu decken, steigen Plasmavolumen und Herzzeitvolumen bis zu 50 % über den Ausgangswert an. Das Maximum wird in der 32. Schwangerschaftswoche erreicht. Der Anstieg erfolgt vor allem über eine Zunahme des Schlagvolumens und einen nachfolgenden langsamen Anstieg der Herzfrequenz. Die Durchmesser des Herzens nehmen geringfügig zu. Systemischer und pulmonaler Widerstand nehmen während der Schwangerschaft ab und insofern sieht man auch oft einen Blutdruckabfall im 1. Trimester.

Die Schwangerschaft geht mit einer erhöhten Gerinnungsaktivität und einer vermehrten Neigung zu Thromboembolien in einher. Eine gesteigerte Aktivität der Leberenzyme, eine erhöhte glomeruläre Filtrationsrate, ein gesteigertes Plasmavolumen und veränderte Serumeiweiße verändern die Kinetik zahlreicher Pharmaka.

4.10.2 Beratung vor der Schwangerschaft

Alle Frauen mit bekannten Herz- oder Gefäßerkrankungen, die schwanger werden möchten, sollten vor einer möglichen Schwangerschaft beraten werden. Dabei sollten möglichst auch die Partner einbezogen werden. Zur Risikoabschätzung sollten mindestens ein Elektrokardiogramm (EKG), eine Echokardiografie und, unter bestimmten Bedingungen, auch ein Belastungstest durchgeführt werden. Eine Belastbarkeit von >80 % des Sollwertes ist mit einem günstigeren Verlauf der Schwangerschaft verbunden. Bei Patientinnen mit Aortenerkrankungen ist auch ein Computertomogramm oder eine MRT des Gefäßbaums erforderlich. Es sollte ein interdisziplinärer Managementplan erstellt werden, der mit der Patientin besprochen wird. In diesem sollten unbedingt auch auf die Bedeutung des Lebensstils, d. h. Kontrolle von Risikofaktoren wie Rauchen, Übergewicht und Alkoholkonsum, hingewiesen werden.

4.10.3 Risiko von mütterlichen, geburtshilflichen und neonatalen Komplikationen

Zur Beurteilung des mütterlichen Risikos für kardiovaskuläre Erkrankungen in der Schwangerschaft sollte das krankheitsspezifische Risiko anhand der modifizierten Klassifikation der Weltgesundheitsorganisation (mWHO) bestimmt werden (Tab. 4.3). Die Klassifikation bietet einerseits einen Leitfaden zur Unterscheidung von geringem, mittlerem und hohem Risiko, andererseits Empfehlungen zur individuellen Handhabung der spezifischen Situationen. Indikationen für dringend notwendige Interventionen, wie Herzoperationen oder Katheterinterventionen unterscheiden sich bei Schwangeren und Nicht-Schwangeren nahezu nicht; die wenigen Ausnahmen

betreffen Frauen mit Mitralklappenstenose und Aortendilatation. Fertilitätsbehandlungen sind bei Frauen mit mWHO IV absolut kontraindiziert und relativ kontraindiziert bei Frauen mit mWHO III (Tab. 4.3) (Regitz-Zagrosek et al. 2021).

Da sich das Risiko von Schwangerschaftskomplikationen im Laufe der Zeit ändern kann, muss es vor jeder Schwangerschaft neu bewertet werden. Erhöhte Spiegel natriuretischer Peptide sind mit dem Auftreten kardiovaskulärer Ereignisse assoziiert, wobei ein NNT-proBNP über 128 pg/ml in der 20. Schwangerschaftswoche mit einer erhöhten Wahrscheinlichkeit kardiovaskulärer Ereignisse im Verlauf der Schwangerschaft einhergeht. Des Weiteren ist eine Präeklampsie mit dem Risiko einer Herzinsuffizienz assoziiert.

Frauen mit Herzerkrankungen haben ein erhöhtes Risiko für geburtshilfliche Komplikationen, einschließlich vorzeitiger Wehen, Präeklampsie und postpartaler Blutungen. Bei den Kindern der herzkranken Patientinnen treten in 18–30 % der Fälle Komplikationen auf, die neonatale Mortalität liegt dabei zwischen 1 und 4 %.

4.10.4 Das Schwangerschafts-Herz-Team

Die Betreuung und Therapie von Frauen mit einem moderaten oder hohen Komplikationsrisiko während der Schwangerschaft (mWHO II–III, III und IV) sollte vor und während der Schwangerschaft sowie rund um die Geburt in einem Expertenzentrum durch ein multidisziplinäres Team, dem Schwangerschafts-Herz-Team, durchgeführt werden. Teil des Teams sollten jeweils mindestens ein/e Fachärzt:in der Kardiologie, der Geburtshilfe und der Anästhesie sein. Zudem sollten alle Teammitglieder Expertise im Umgang mit Hochrisikoschwangerschaften herzkranker Frauen haben. Inzwischen gibt es in vielen Krankenhäusern in Deutschland Schwangerschafts-Herz-Teams, die auch für die Beratung von externen Behandelnden, involvierte Ärzte:innen anderer Disziplinen oder Patientinnen, zur Verfügung stehen.

Tab. 4.3 Modifizierte Klassifizierung des kardiovaskulären Risikos bei Müttern durch die Weltgesundheitsorganisation. Die Klassifikation bietet einen Leitfaden zur Unterscheidung von geringem (I), mittlerem (II–III) und hohem (IV) Risiko, mit Empfehlungen zur individuellen Handhabung der spezifischen Situationen

	mWHO I	mWHO II	mWHO II–III	mWHO III	mWHO IV
Diagnose (wenn sonst klinisch unkompliziert)	Geringe oder milde Beeinträchtigung bei - pulmonaler Stenose - persistierendem Ductus arteriosus- Mitralklappenprolaps Erfolgreich operierte, einfache Läsionen (atrialer oder ventrikulärer Septaldefekt, persistierender Ductus arteriosus, Lungenvenenfehlmündung) Atriale oder ventrikuläre ektopische Schläge, isoliert	Nicht operierter Vorhof- oder Ventrikelseptumdefekt Operierte Tetralogie nach Fallot Die meisten Arrhythmien (supraventrikuläre Arrhythmien) Turner-Syndrom ohne Aortendilatation	Leichte Beeinträchtigung der LVEF (EF>45 %) Hypertrophe Kardiomyopathie Angeborenes Vitium oder Gewebeklappenkrankheit nicht als WHO I oder IV (milde Mitralstenose, moderate Aortenstenose) eingestuft Marfan oder anderes HTAD-Syndrom ohne Aortendilatation Aorta <45 cm bei bikuspider Aortenklappe Operierte Aortenisthmusstenose	Mäßige Beeinträchtigung der LVEF (30–45 %) Vorherige peripartale CMP ohne sonstige linksventrikuläre Beeinträchtigung Mechanischer Herzklappen-ersatz Systemischer rechter Ventrikel mit guter oder leicht verminderter ventrikulärer Funktion Fontankreislauf (wenn sonst unkompliziert) Nicht operierte zyanotische Herzfehler Andere komplexe Herzerkrankungen Mäßige MiS Schwere asymptomatische AS Mäßige Aortendilatation (40–45 mm bei Marfan-Syndrom oder anderen HTAD; 45–50 mm bei bikuspider Aortenklappe, Turner-Syndrom ASI 20–25 mm/m², Tetralogie nach Fallot <50 mm) Ventrikuläre Tachykardie	Pulmonale arterielle Hypertonie Schwere systemische ventrikuläre Dysfunktion (EF<30 % oder NYHA Klasse III–IV) Vorherige peripartale CMP mit einer verbleibenden Beeinträchtigung der EF Schwere Mitralstenose Schwere symptomatische Aortenstenose Systemischer rechter Ventrikel mit mäßiger oder stark verminderter ventrikulärer Funktion Schwere Aortendilatation (>45 mm beim Marfan-Syndrom oder anderen HTAD, >50 mm in der bikuspiden Aortenklappe, Turner-Syndrom ASI>25 mm/m², Tetralogie von Fallot>50 mm) Vaskuläres Ehlers-Danlos-Syndrom Schwere Aortenisthmusstenose Fontan mit jeder Komplikation
Risiko	Kein nachweisbar erhöhtes Risiko für die Müttersterblichkeit und kein/leicht erhöhtes Risiko für Morbidität	Gering erhöhtes Risiko für Müttersterblichkeit oder mäßiger Anstieg der Morbidität	Mittleres erhöhtes Risiko für Müttersterblichkeit oder eine mäßige bis schwere Zunahme der Morbidität	Deutlich erhöhtes Risiko für Müttersterblichkeit oder schwere Morbidität	Extrem hohes Risiko für Müttersterblichkeit oder schwere Morbidität

Rate mütterlicher kardiovaskulärer Ereignisse	2,5–5 %	5,7–10,5 %	10–19 %	19–27 %	40–100 %
Beratung	Ja	Ja	Ja	Ja: Fachberatung erforderlich	Ja: Schwangerschaft kontraindiziert Im Falle einer Schwangerschaft sollte ein Schwangerschaftsabbruch diskutiert werden
Pflege während der Schwangerschaft	Lokales Krankenhaus	Lokales Krankenhaus	Überweisungskrankenhaus	Expertenzentrum für Schwangerschaft und Herzerkrankungen	Expertenzentrum für Schwangerschaft und Herzerkrankungen
Notwendige Folgeuntersuchungen während der Schwangerschaft	Ein- oder zweimal	Einmal pro Trimester	Zweimonatlich	Monatlich oder zweimonatlich	Monatlich
Entbindungsort	Lokales Krankenhaus	Lokales Krankenhaus	Überweisungskrankenhaus	Expertenzentrum für Schwangerschaft und Herzerkrankungen	Expertenzentrum für Schwangerschaft und Herzerkrankungen

ASI „aortic size index" (Aortengrößenindex, EF), LVEF „left ventricular ejection fraction" (linksventrikuläre Auswurffraktion), CMP Kardiomyopathie, MS Mitralstenose, AS Aortenstenose, HTAD „hereditary thoracic aortic disease" (vererbbare thorakale Aortenerkrankung,), mWHO „modified World Health Organization classification" (geänderte Klassifikation der Weltgesundheitsorganisation, NYHA New York Heart Association)

4.10.5 Kardiovaskuläre Diagnostik in der Schwangerschaft

Schwangerschaft erschwert die kardiovaskuläre Diagnostik, da manche physiologischen Veränderungen während der Schwangerschaft kardiovaskuläre Erkrankungen imitieren. Folgendes sollte beachtet werden:

- EKG: ist schwerer interpretierbar wegen unspezifischer ST-Strecken-Veränderungen. Die Herzachse rotiert ca. 15–20° nach links
- Echokardiografie: bevorzugtes bildgebendes Verfahren in der Schwangerschaft. Eine geringe Zunahme der Herzgröße ist physiologisch.
- Belastungstests: sind ein integraler Teil der Diagnostik. Belastungen bis zu 80 % der Soll-Herzfrequenz bei asymptomatischen Patientinnen gelten als sicher.
- Untersuchungen mit ionisierenden Strahlen: Bei dringenden Indikationen sollten sie zumindest bis zum Ende der Organentwicklung des Fötus aufgeschoben werden, d. h. erst im 2. Trimester mit möglichst niedrigen Strahlendosen durchgeführt werden.
- Thorax-Röntgen: kann oft üblicherweise durch einen Ultraschall der Lunge ersetzt werden.
- Computertomografie: Hauptindikation für die Diagnose einer Lungenembolie oder einer Aortenpathologie, wenn andere Methoden scheitern.
- Herzkatheteruntersuchungen: Wenn sie dringend indiziert sind, können sie durchgeführt werden, mit maximalem Schutz des Fötus und vorzugsweise arteriellem Zugang via Arteria radialis.
- MRT: kann bei dringender Indikation durchgeführt werden. Kontrastmittel sollten möglichst vermieden werden, vor allem im 1. Trimester.
- Genetische Testung: Das Risiko, eine Herzerkrankung zu entwickeln, ist bei Kindern, in deren Familie eine angeborene Herzerkrankung vorliegt, signifikant erhöht und hängt im Einzelfall von dem vorliegenden Gendefekt ab. Wenn bei den Eltern eine autosomal dominant vererbbare Erkrankung vorliegt, liegt das Risiko einer Vererbung bei etwa 50 %. Die Vorhersage ist allerdings nicht sicher, da neben dem Gendefekt zahlreiche andere Faktoren den endgültigen Phänotyp bestimmen. Mittlerweile haben sich auch die Möglichkeiten der pränatalen Diagnostik deutlich weiterentwickelt. Patientinnen mit einem entsprechenden Risikoprofil sollten an entsprechenden Zentren beraten werden.

4.10.6 Interventionelle Therapie in der Schwangerschaft

Wenn Operationen oder Interventionen an Herz und Gefäßen dringend notwendig sind, können sie auch während der Schwangerschaft durchgeführt werden. Der beste Zeitpunkt ist der vierte Monat, da zu dieser Zeit die Organogenese abgeschlossen, die Schilddrüse aber noch inaktiv und das Uterusvolumen noch klein ist. Auch aortokoronare Bypassoperation können in der Schwangerschaft durchgeführt werden. Das Risiko für die Mutter ist ähnlich wie für Frauen, die nicht schwanger sind, aber die fetale Sterblichkeit ist mit 20 % sehr hoch. Der beste Zeitpunkt ist die 13.–28. Schwangerschaftswoche. Eine vorherige Entbindung per Kaiserschnitt ist ab der 26. Woche möglich. Die Intervention sollte in allen Fällen in einem darauf spezialisierten Zentrum durchgeführt werden.

4.10.7 Planung der Entbindung, Stillzeit

Es sollte ein detaillierter Plan für die Entbindung und postpartale Überwachung erstellt werden. Bei Risikopatientinnen sollte dies in Zusammenarbeit mit dem Schwangerschafts-Herz-Team eines spezialisierten Zentrums geschehen. Antikoagulierte Patientinnen sind immer Hoch-risiko-Patientinnen. Stillen ist in vielen Fällen problemlos möglich und sollte in diesen Fällen unterstützt werden. Nur wenige Medikamente sind absolute Kontraindikation gegen Stillen. Eine Liste findet sich in den aktuellen Leitlinien der Europäischen Gesellschaft für Kardiologie (Regitz-Zagrosek et al. 2018).

4.10.8 Verhütung und Beendigung einer Schwangerschaft, Fertilitätsbehandlungen

Patientinnen mit Herzerkrankungen müssen rechtzeitig über das Risiko einer Schwanger-schaft aufgeklärt werden. Hormonelle Kontra-zeption ist die einfachste Methode. Das Thromboserisiko ist am höchsten bei den Präpa-raten, die Ethinylestradiol enthalten, niedriger bei Präparaten, die nur Progestin oder Levonor-gestrel enthalten. Implantierte Spiralen mit Levo-norgestrel bieten ebenfalls einen guten Schutz. Zur notfallmäßigen Verhütung nach statt-gehabtem Geschlechtsverkehr können Levonor-gestrel oder Ulipristalacetat eingesetzt werden.

Alle Verfahren der Fertilitätsbehandlung haben bei Patientinnen mit Herzerkrankung ein deutlich erhöhtes Risiko. Die diagnostischen und therapeutischen Maßnahmen können zu starken Schwankungen des zirkulierenden Blutvolumens und des Blutdrucks führen und die verabreichten Medikamente sind in der Regel thrombogen. Die zumeist inhärente Gefahr einer Mehrlings-schwangerschaft gefährdet die Frauen mit Herz-erkrankungen zusätzlich. Bei Patienten mit mWHO Klasse IV besteht eine absolute Kontra-indikation und bei Frauen mit WHO Klasse III oder antikoagulierten Frauen besteht ein sehr hohes Risiko.

4.10.9 Schwangerschaft als kardiovaskulärer Risikofaktor

Jede Schwangerschaft verändert den Organismus einer Frau und auch ihr kardiovaskuläres Risiko (Regitz-Zagrosek et al. 2018). Dennoch findet sich in vielen Studiendatenbanken bei Frauen keine Angabe zur Zahl ihrer Kinder. Diese An-gabe fehlt ebenfalls bei Männern. Dabei gibt es diese Assoziation bei beiden Geschlechtern. Sehr große Datenbanken in China haben gezeigt, dass das kardiovaskuläre Risiko im späteren Leben und im Alter bei Frauen und Männern mit einem Kind am niedrigsten ist, bei kinderlosen Familien und bei Familien mit 3–4 Kindern signifikant er-höht ist. Dies trifft sowohl auf Frauen als auch auf Männer zu (Peters et al. 2017).

Die plausibelste Erklärungsmöglichkeit hier-für ist ein hohes Ausmaß an sozialem Stress, der in der Folge zur erhöhten Manifestation von Herz-Kreislauf-Erkrankung führt. Weiter konnte gezeigt werden, dass Schwangerschaften mit Komplikation in den ersten 30 Tagen nach kardiovaskulären Interventionen assoziiert sind, jedoch nicht mit Langzeitkomplikationen (Chieffo et al. 2016). Möglicherweise werden durch die hohen Hormonspiegel in der Schwangerschaft epigenetische Markierungen gesetzt, die lange persistieren (Abb. 4.12) (Re-gitz-Zagrosek 2019).

Das könnte auch erklären, warum Frauen, die eine Schwangerschaftskomplikationen, eine Prä-eklampsie oder einen Schwangerschaftsdiabetes erleiden, in ihrem späteren Leben ein höheres Ri-siko haben, kardiovaskuläre Erkrankungen oder Diabetes zu entwickeln (Regitz-Zagrosek et al. 2018). Eine Frühgeburt erhöhte bei Frauen das Risiko, im Verlauf des Lebens an einer arteriellen Hypertonie oder einer Herzinsuffizienz zu er-kranken.

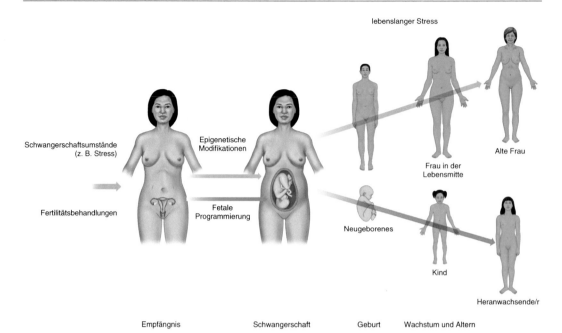

Abb. 4.12 Schwangerschaftsinduzierte Veränderungen persistieren lebenslang. Pregnancy conditions = Schwangerschaftsumstände (z. B. Stress); Fertility treatments = Fertilitätsbehandlungen; Epigenetic modifications = Epigenetische Modifikationen; Fetal programming = Fetale Programmierung; Lifetime exposure to stress = lebenslanger Stress; Middle agend woman = Frau in der Lebensmitte; Old = Alte Frau; Newborn = Neugeborenes; Child = Kind; Adolescent = Heranwachsende/r; Conception = Empfängnis; Pregnancy = Schwangerschaft; Delivery = Geburt; Growth and Aging = Wachstum und Altern (Regitz-Zagrosek, Eur Heart 2019)

Zudem erleiden diese Frauen im Verlauf ihres Lebens häufiger einen ischämischen oder hämorrhagischen Schlaganfall und weisen eine erhöhte Gesamtmortalität auf. Vor dem Hintergrund dieser Daten sollte bei Frauen, die eine Frühgeburt hatten, eine langfristige kardiologische Betreuung erfolgen (Crump et al. 2021).

4.10.10 Spezielle kardiovaskuläre Erkrankungen in der Schwangerschaft

4.10.10.1 Angeborene Herzfehler
Sie finden sich bei etwa 0,8–1 % der Lebendgeborenen und sind die häufigsten Ursachen (etwa 2/3) mütterlicher Herzerkrankungen in westlichen Ländern. In den meisten Fällen tolerieren Frauen mit angeborenen Herzerkrankungen eine Schwangerschaft relativ gut. Ein ganz wesentliches Kriterium ist, ob eine begleitende pulmonale Hypertonie besteht.

4.10.10.2 Aortenerkrankungen
Verschiedene erbliche Erkrankungen gehen mit Fehlbildungen der thorakalen Aorta einher und prädisponieren sowohl für eine Aneurysmabildung als auch für eine Aortendissektion. Risikofaktoren für eine Aortendilatation sind Bluthochdruck und ein fortgeschrittenes mütterliches Alter. Am häufigsten tritt eine Aortendissektion im letzten Schwangerschaftstrimester (50 %) oder in der frühen postpartalen Phase (33 %) auf. Allgemein bedeutet eine Schwangerschaft eine Hochrisikoperiode für alle Patientinnen mit Aortenpathologien. Alle Frauen mit einem genetisch nachgewiesenen Syndrom, wie z. B. dem Marfan-Syndrom oder familiärer Aortenpathologie, sollten über das Risiko einer Aortendissektion aufgeklärt werden.

4.10.10.3 Mitralklappenstenose
Eine leichte Mitralstenose (MS) wird im Allgemeinen in der Schwangerschaft gut toleriert. Probleme entstehen bei einer klinisch relevanten

Mitralstenose mit einer Klappenöffnungsfläche von weniger als 1,5 cm². Hier ist vor der Schwangerschaft ein Belastungstest sinnvoll, um die individuelle Belastungsgrenze der Patientinnen zu eruieren. Des Weiteren kann eine Belastungs-Echokardiografie zusätzliche Informationen liefern. Wenn sich Symptome oder eine klinisch relevante pulmonale Hypertonie (echokardiografisch geschätzter systolischer PAP ≥ 50 mmHg) entwickeln, sollte die mütterliche Aktivität eingeschränkt und eine Therapie mit Beta-1-selektiven-Blockern begonnen werden.

Bei Therapieresistenz können zudem Diuretika eingesetzt werden. Eine Antikoagulation mit unfraktioniertem oder niedermolekularem Heparin bzw. Vitamin-K-Antagonisten (VKA) ist bei paroxysmalem oder permanentem Vorhofflimmern, einem linken Vorhofthrombus oder einer Embolie in der Vorgeschichte indiziert. Allen Patientinnen mit klinisch relevanter MS sollte von einer Schwangerschaft vor einer Klappenintervention abgeraten werden. Selbst bei asymptomatischen Patientinnen sollte eine medizinische Intervention vor einer geplanten Schwangerschaft in Betracht gezogen werden.

4.10.10.4 Aortenklappenstenose

Bei Frauen mit moderater Aortenklappenstenose (AS) und bei Frauen, die vor der Schwangerschaft asymptomatisch waren, ist das Auftreten einer Herzinsuffizienz selten (< 10 %). Hingegen sind bei symptomatischen Patientinnen mit AS etwa 25 % von einer Herzinsuffizienz betroffen (Orwat et al. 2016). Bei zuvor normaler Belastungsgrenze wird eine Schwangerschaft sogar bei schwerer AS häufig gut toleriert. Allen symptomatischen Patientinnen mit schwerer AS sowie allen asymptomatischen Patientinnen mit eingeschränkter LV-Funktion oder pathologischem Belastungstest sollte von einer Schwangerschaft vor Klappensanierung abgeraten werden. Bei ihnen ist vor einer Schwangerschaft eine Operation angezeigt. Häufig kommt es zu einem Fortschreiten der Krankheit nach der Entbindung, weswegen eine regelmäßige Nachbeobachtung erforderlich ist.

4.10.10.5 Mitral- und Aortenklappeninsuffizienz

Frauen mit schwerer Klappeninsuffizienz und Symptomen oder beeinträchtigter LV-Funktion haben ein hohes Herzinsuffizienzrisiko. Es sollte möglichst noch vor Beginn der Schwangerschaft eine Beurteilung der Symptomatik, eine umfassende echokardiografische Einschätzung des Schweregrades der Klappeninsuffizienz sowie der Größe und der Funktion des linken Ventrikels erfolgen. Bei milder oder moderater Klappeninsuffizienz ist jedes Trimester eine Follow-up-Untersuchung erforderlich, bei schwerer Klappeninsuffizienz auch häufiger.

4.10.10.6 Vorhofflimmern bei Herzklappenerkrankung

Mit Vorhofflimmern ist ein hohes thromboembolisches Risiko verbunden, insbesondere bei klinisch relevanter MS. Aus diesem Grund ist eine sofortige Antikoagulation erforderlich, wobei im 1. und 3. Trimester niedermolekulares Heparin in therapeutischen Dosen und im 2. Trimester Vitamin-K-Antagonisten mit üblicher Ziel-INR, oder ebenfalls niedermolekulares Heparin, verwendet werden können. Direkte oder neue orale Antikoagulantien (DOAK bzw. NOAK) sind während der Schwangerschaft kontraindiziert. Die Wahl zwischen Kardioversion und Frequenzkontrolle mit Digoxin oder Betablockern hängt von der Schwere und der Symptomatik der zu Grunde liegenden Klappenerkrankung ab.

4.10.10.7 Mechanischer Herzklappenersatz und Antikoagulation

Bei Frauen mit mechanischem Herzklappenersatz ist eine Schwangerschaft mit einem sehr hohen Komplikationsrisiko (WHO-Risikoklassifizierung III) und dem Risiko einer Klappenthrombose verbunden.

Alle Antikoagulationsschemata bergen ein erhöhtes Risiko für Fehlgeburten und hämorrhagische Komplikationen. Werden niedermolekulare Heparine im ersten Schwangerschaftstrimester verwendet, treten in 5,8–7,4 % der Fälle Klappenthrombosen auf. Die Therapie mit Vitamin-K-Antagonisten im 1. Trimester ist im Vergleich zur Therapie mit Heparinen mit einem erhöhten Fehlgeburtenrisiko verbunden (28,6 % vs. 9,2 %) und führt in 0,6–10 % der Fälle zu Embryopathien wie Extremitätenfehlbildungen oder Nasenhypoplasie.

Das Embryopathierisiko ist dosisabhängig, es steigt deutlich mit erhöhtem Marcumarbedarf. Daher wird Frauen mit einem niedrigen Marcumarbedarf im 1. Trimester die Therapie mit Marcumar empfohlen und den Frauen mit einem höheren Marcumarbedarf eine Therapie mit Heparin. Im 2. und 3. Trimester besteht bei der Verwendung von Vitamin-K-Antagonisten zwar ein geringeres Risiko für weitere Fetopathien, dennoch stellen sie in der Gesamtbewertung im 2. und 3. Trimester die komplikationsärmste und von den Leitlinien empfohlene Therapie dar. Nimmt die Mutter Vitamin-K-Antagonisten ein, ist eine vaginale Geburt aufgrund des Risikos von fetalen intrakraniellen Blutungen kontraindiziert. Stillen unter Marcumartherapie ist unproblematisch, da die Substanz als unwirksamer Metabolit in die Muttermilch übergeht.

Den Patientinnen sollte erklärt werden, dass die wirksamste Methode zur Verhinderung von Klappenthrombosen – und damit auch die sicherste Maßnahme für die werdende Mutter – die Verwendung von Vitamin-K-Antagonisten ist. Es sollte der Patientin klar sein, dass jedes Risiko für sie auch ein Risiko für das ungeborene Kind darstellt.

Schwangerschaften bei Patientinnen mit mechanischen Herzklappen sind immer Hochrisikoschwangerschaften und sollten von einem spezialisierten Schwangerschafts-Herz-Team in einem Expertenzentrum betreut werden.

4.10.10.8 Kardiomyopathien und Herzinsuffizienz

Kardiomyopathien zählen zu den zunehmend häufigen Risiken einer Schwangerschaft. Es kann sich einmal darum handeln, dass eine vorbestehende dilative, hypertrophe oder andere Kardiomyopathie sich erstmals manifestiert oder dass sich infolge einer Schwangerschaft eine peripartale Kardiomyopathie entwickelt. Die Diagnostik ist schwierig, da sich die Symptome wie Atemnot, Leistungsschwäche und Beinödeme zum Teil mit denen der Schwangerschaft überlappen. Wachsamkeit und echokardiografische Kontrollen sind wichtig.

Eine peripartale Kardiomyopathie entwickelt sich in der Regel in den letzten Schwangerschaftsmonaten oder in den ersten 6 Monaten nach der Entbindung. Die Sterblichkeit bei der paripartalen Kardiomyopathie liegt in Deutschland bei etwa 2 %, in anderen Ländern bei bis zu 20 %. 1/3 der Todesfälle ist durch einen plötzlichen Herztod bedingt. Durch diese Erkenntnisse gewinnt die Leitlinienempfehlung der sogenannten „LifeVest", einer Defibrillatorweste, die direkt am Körper getragen wird, bei Patientinnen mit einer LVEF unter 35 % Bedeutung (Abschn. 4.2).

In der Schwangerschaft sind ACE-Inhibitoren (ACEI), Angiotensin-Rezeptor-Blocker (ARBs), Angiotensin-Rezeptor-Neprilysin-Inhibitoren (ARNIs), Mineralokortikoid-Rezeptor-Antagonisten (MRAs) und Ivabradin kontraindiziert. Betablocker, vor allem Beta-1-selektive-Blocker können gegeben werden, ebenso Digitalis.

Mit Bromocriptin, ursprünglich einem Laktationshemmer, steht eine neuartige spezifische medikamentöse Therapie zur Verfügung, deren Indikationen und Kontraindikationen allerdings noch nicht klar abgesteckt sind. Bromocriptin greift ursächlich in die Pathomechanismen der peripartalen Kardiomyopathie ein. Eine Bromocriptin-Therapie muss, zumindest in prophylaktischer Dosierung, immer durch eine Antikoagulation begleitet werden. Der Einsatz von Bromocriptin kann auch zur Beendigung der Laktation in Betracht gezogen werden – insbesondere bei Frauen mit geringer Auswurfleistung und einem NYHA-Stadium >II. Ein Laktationsstopp reduziert den hohen Stoffwechselbedarf und ermöglicht eine frühzeitige optimale Herzinsuffizienzbehandlung.

Patientinnen mit einer peripartalen oder dilativen Kardiomyopathie sollten während und nach der Schwangerschaft in Abhängigkeit von der LVEF antikoaguliert werden. Dabei hängt die Wahl des Antikoagulans vom Stadium der Schwangerschaft und der Patientinnenpräferenz ab.

Frauen nach einer peripartalen Kardiomyopathie sollte, solange sich die LVEF nicht auf >50–55 % erholt hat, von einer weiteren Schwangerschaft abgeraten werden. Auch bei normalisierter Auswurffraktion ist eine Beratung aufgrund eines möglichen Wiederauftretens erforderlich.

Fazit

- Die individuelle Risikoabschätzung sollte in Abhängigkeit von der zu Grunde liegenden kardialen Diagnose nach der mWHO-Klassifikation erfolgen.
- Bei Frauen mit einem moderaten oder hohen Risiko von Schwangerschaftskomplikationen (mWHO II–III, III und IV) sollte die Beratung und Behandlung vor und während der Schwangerschaft sowie rund um die Geburt in einem Expertenzentrum von einem multidisziplinären Team, dem Schwangerschafts-Herz-Team, durchgeführt werden.
- Alle Patientinnen mit bekannten Herz- oder Aortenerkrankungen benötigen vor einer Schwangerschaft oder einer Kinderwunschtherapie Untersuchungen und Beratung zu den möglichen Risiken einer Schwangerschaft.
- Frauen mit einem mechanischen Herzklappenersatz haben nicht nur ein hohes Risiko für die Entwicklung maternaler Morbiditäten (insbesondere für Klappenthrombosen und Blutungen), sondern auch eine erhöhte maternale Sterblichkeitsrate und sollten deshalb von einem Schwangerschafts-Herz-Team in Expertenzentren betreut werden.
- Frauen mit Herzinsuffizienz während der Schwangerschaft sollten nach aktuellen Leitlinien für nicht-schwangere Patientinnen behandelt werden, wobei Kontraindikationen für einige Medikamente in der Schwangerschaft zu beachten sind. Wenn Katecholamine oder eine invasive Behandlung erforderlich sind, wird die Verlegung in ein Expertenzentrum empfohlen.

- Es wird empfohlen, Frauen mit bekannter dilativer Kardiomyopathie und HFrEF vor einer geplanten Schwangerschaft über das Risiko einer Zustandsverschlechterung während und nach der Schwangerschaft aufzuklären.
- Bei Frauen mit peripartaler und dilativer Kardiomyopathie wird eine nachfolgende Schwangerschaft nicht empfohlen, solange die LVEF sich nicht normalisiert hat.

4.11 Pharmakologische Therapie

Durch die Weiterentwicklung der Arzneimitteltherapie hat sich in den letzten Jahrzehnten die Prognose von Herzerkrankung signifikant gebessert und es konnte eine Verlängerung der Lebenserwartung und der Lebensqualität erreicht werden. Leider werden immer noch viel zu selten in großen Studien die Wirkungen und Nebenwirkungen für beide Geschlechter dargestellt (Bots et al. 2019). Da die meisten Studien überwiegend an Männern durchgeführt worden sind, sollten Ärzt:innen sich eine besondere Sensibilität für Nebenwirkungen, die von Frauen geklagt werden, bewahren und beim Auftreten von Nebenwirkungen diese auch melden. Nur die Meldung von Nebenwirkungen an zentrale Pharmakovigilanzstellen können dafür sorgen, dass auch seltene Nebenwirkungen und geschlechtsspezifische Unterschiede nach der Marktzulassung eines Pharmakons noch dokumentiert werden. Wir beschreiben im Folgenden die wichtigsten bekannten Geschlechterunterschiede bei kardiovaskulären Pharmaka.

4.11.1 Digitalis

Digoxin wird seit etwa 1890 zur Therapie der Herzinsuffizienz eingesetzt. Seine Wirksamkeit wurde 1997 in einer großen Studie, die jedoch nicht geschlechtsspezifisch analysiert wurde, bestätigt (DIG 1997). Überraschenderweise wurde in einer posthoc-Analyse dieser Studie 2002 gezeigt, dass die Sterblichkeit bei Frauen, die Digitalis einnahmen, höher war als bei Frauen in der Placebogruppe, ein Phänomen, das bei Männern so nicht beobachtet wurde (Rathore et al. 2002). Der Effekt wurde auf höhere Plasmaspiegel bei Frauen, trotz gleicher körpergewichtsbezogener Dosierung, wegen einer langsameren Ausscheidung über die Niere, zurückgeführt. Aufgrund des posthoc-Charakters der Analyse wurden die Leitlinien nicht verändert. Dennoch wurde darauf hingewiesen, dass der Digitalis-Spiegel bei Frauen unter 0,8 ng/ml bleiben sollten.

4.11.2 Betablocker

Betablocker sind zentral für die Behandlung der Herzinsuffizienz. Zwei große Studien fanden jedoch keinen positiven Effekt, wenn (relativ kleine) Frauensubgruppen allein analysiert wurden. Lediglich eine Metaanalyse bestätigte die positiven Effekte bei Frauen (Ghali et al. 2002). Ein Problem bleiben die Dosierungen. Einige Betablocker, darunter Metoprolol und Propanolol, werden vor allem durch das Leber Enzym CYP2D6 metabolisiert, das bei Frauen eine niedrigere Aktivität hat als bei Männern. Dementsprechend erreicht Propanolol bei Frauen Plasmaspiegel, die um 80 % höher als bei Männern sind. Weiter wurde gezeigt, dass der optimale Effekt von Metoprolol auf das Überleben und die Hospitalisierungsrate bei Herzinsuffizienz bei Frauen in niedrigeren Dosen als bei Männern erreicht wird und dass höhere Dosen sogar zu einer erhöhten Sterblichkeit führen können (Abb. 4.10) (Santema et al. 2019).

4.11.3 Angiotensin-Converting-Enzyme-Inhibitoren (ACEI).

Obwohl in den ersten großen ACEI-Studien nur sehr kleine Frauengruppen untersucht wurden, in denen ein relativ geringer Benefit festgestellt wurde, zeigte die spätere Entwicklung der Substanzen, dass Frauen ebenso wie Männer von ACEI profitieren, sowohl was Blutdrucksenkung

angeht als auch das Überleben nach Herzinsuffizienz. Kürzlich wurde jedoch auch für die ACEI gezeigt, dass Frauen einen optimalen Effekt mit deutlich niedrigeren Dosen als Männer erreichen (Santema et al. 2019). Es ist bekannt, dass ACEI bei Frauen mehr Nebenwirkungen, wie trockener Husten, verursacht als bei Männern. Insofern ist die Möglichkeit der Dosisreduktion klinisch relevant.

4.11.4 Angiotensin-II-Rezeptor-Blocker (ARB)

Studien mit Angiotensin-II-Rezeptor-Blockern zeigten übereinstimmend, dass die wichtigsten Substanzen, Losartan, Valsartan, Candesartan und Irbesartan, sowohl bei Männern als auch bei Frauen gut wirken. Sie werden bei Frauen häufig als Ausweichsubstanzen verwendet, wenn ACE-Hemmer wegen Reizhusten nicht eingesetzt werden.

4.11.5 Neprilysin-Inhibitoren

Unerwartete Geschlechterunterschieden ergaben sich bei der Prüfung des kombinierten Neprilysin-Inhibitors/Angiotensin-II-Rezeptor-Blockers (Sacubitril-Valsartan) bei Patienten mit Herzinsuffizienz mit erhaltener LVEF (HFpEF) (McMurray et al. 2019; Solomon et al. 2019). Sacubitril-Valsartan reduziert die Sterblichkeit bei Patient:innen mit HFrEF beiderlei Geschlechts. Bei Patienten mit HFpEF führte die Substanz in der Gesamtgruppe aller Patienten nicht zu einer Verbesserung der Hospitalisierung oder Reduktion der kardialen Todesfälle. Es führte jedoch zu einer signifikanten Reduktion der Ereignisrate bei Frauen mit HFpEF, die bei Männern nicht beobachtet wurde. Leider gibt es derzeit keinen mechanistischen Anhaltspunkt, um die Befunde zu erklären. Weitere Studien sind nötig, bevor die Daten als spezielle Therapieempfehlung für Frauen in die Leitlinien integriert werden können.

4.11.6 Renin-Inhibitoren

Aliskiren, der erste nicht-peptidische aktive Renin Inhibitor, reduziert bei Männern, ebenso wie bei Frauen den Blutdruck und verbessert den klinischen Verlauf bei Herzinsuffizienz.

4.11.7 Mineralokortikoid-Rezeptor-Antagonisten (MRA)

Die wichtigste klinische Studie über die Wirksamkeit des MRA Eplerenone bei Patient:innen mit Herzinsuffizienz infolge eines Mokardinfarktes, EPHESUS, zeigte tendenziell einen größeren Benefit bei Frauen. Eine nachträglich durchgeführte Subgruppenanalyse der internationalen TOPCAT-Studie zeigte ebenfalls eine Reduktion der Sterblichkeit bei Frauen, aber nicht bei Männern. Das spricht dafür, dass Frauen von MRAs mehr profitieren als Männer. Aber auch hier fehlen leitliniengerechte prospektive Studien, um dies zu belegen.

4.11.8 SGLT2-Hemmer

Die neuen SGLT-2 Hemmer erweisen sich als ein Fortschritt in der Therapie der Herzinsuffizienz und führen zu einer Verbesserung des Verlaufs bei HFrEF (Zannad et al. 2020). Auch bei HFpEF erbrachte Empagliflozin eine Reduktion der Hospitalisierungsrate, die bei Männern und Frauen ähnlich ausgeprägt war (Anker et al. 2021). Allerdings wurden die Nebenwirkungen nicht geschlechtsspezifisch dargestellt. In einer Studie bei diabetischen Patient:innen wurden geschlechtsspezifische Effekte analysiert und weitgehend ausgeschlossen (Radholm et al. 2020). Daher scheinen Wirkungen und Nebenwirkungen beide Geschlechter im gleichen Ausmaß zu betreffen.

4.11.9 Antiarrhythmika

Klasse-III-Antiarrhythmika verlängern die kardiale Repolarisation. Wie oben beschrieben, haben Frauen bereits unter physiologischen Bedingungen längere korrigierte QT-Zeiten als Männer und sind daher starker gefährdet, bei einer weiteren Verlängerung in einen kritischen Bereich für gefährliche Rhythmusstörungen (*Torsades de pointes*) zu kommen. Alle nachfolgend genannten Substanzen erhöhen dieses Risiko insbesondere bei Frauen: Amiodarone, Bepridil, Disopyramid, Chinidin, Erythromycin, Halofantrin, Ibutilid, Probucol, Sotalol. Es gibt in den Leitlinien keine geschlechtsspezifischen Empfehlungen. Aber es ist wichtig, die QT-Zeit von Frauen zu überprüfen, wenn ihnen ein Medikament dieser Gruppe verordnet wird (Kurokawa et al. 2012).

4.11.10 Kalzium-Kanal-Blocker

Die wichtigsten Studien zur Behandlung der arteriellen Hypertonie ergaben keine Hinweise für Geschlechterunterschiede bei Kalzium-Kanal-Blockern. Hinweise, dass Amlodipin bei Frauen zu einer stärkerer Blutdruckreduktion führen könnte als bei Männern, haben sich nicht definitiv bestätigt. Bei Frauen wurden häufiger Ödeme als Nebenwirkung von Amlodipin beschrieben. Für die anderen Kalzium-Kanal-Blocker sind keine Geschlechterunterschiede bekannt.

4.11.11 Weitere kardiovaskulär wirksame Substanzen

Hemmer des späten Natriumioneneinstroms, z. B. Ranolazin, wurden zeitweise als anti-ischämische Substanzen und zur Therapie der diastolischen Dysfunktion eingesetzt. Sie scheinen bei einigen Patient:innen die Symptome zu verbessern und wurden insbesondere bei Frauen getestet. Allerdings ließen sich keine Effekte auf klinische Endpunkte, wie z. B. das Überleben, nachweisen. Daher besteht nach den Leitlinien lediglich die Möglichkeit, diese beim Versagen anderes anderer Substanzen zu testen (Knuuti et al. 2020).

Ivrabradin kann gezielt zur Frequenzsenkung bei Männern und bei Frauen benutzt werden. Geschlechterunterschiede sind nicht bekannt

Tab. 4.4 Geschlechterunterschiede bei Arzneimitteln. Angegeben sind die Substanz, der Geschlechterunterschied und die Literaturstelle

Substanz	Sex- und genderbezogene Aspekte	Referenz
Digoxin	Größere Sterblichkeit bei Frauen mit Herzinsuffizienz im Vergleich zu Männern; Post-hoc-Analyse	Rathore et al. 2002
ACE-Inhibitoren (ACEI)	Maximale Wirkdosis bei Frauen möglicherweise niedriger als bei Männern, bei Herzinsuffizienz	Santema et al. 2019
ACEI	Häufiger Nebenwirkungen bei Frauen als bei Männern (vor allem Reizhusten)	
Betablocker	Maximale Wirkdosis bei Frauen möglicherweise niedriger als bei Männern, bei Herzinsuffizienz	Santema et al. 2019
Betablocker	Mehr Nebenwirkungen bei Frauen als bei Männern vor allem für Substanzen die über Cyp2D6 abgebaut werden; Interaktion mit oralen Kontrazeptiva beschrieben	
Sacubitril Valsartan	Führte zu einer signifikanten Reduktion der Ereignisrate bei Patientinnen mit HFrEF, die so bei Männern nicht beschrieben wurde	McMurray et al. 2019
Mineralokortikoid-Rezeptor-Antagonisten	Trends zu einer größeren Senkung der Ereignisrate bei Frauen: Post-hoc-Analyse	Merrill et al. 2019

(Knuuti et al. 2020). Colchicin wurde in drei Studien in niedrigen Dosierungen für die Nachbehandlung des akuten Infarktes und für die Therapie der chronischen koronaren Herzerkrankung vorgeschlagen (Tardif et al. 2019; Younis et al. 2020). In allen drei Studien führte die Substanz zu einer Ereignisreduktion bei Männern, während der Effekt bei Frauen nicht nachgewiesen wurde. Dies lag unter anderem daran, dass der Anteil der Frauen in den Studien nur bei etwa 15–20 % lag, dass keine gezielte geschlechtsspezifischer Analyse durchgeführt wurde und zum Teil auch daran, dass die Ergebnisse nicht geschlechtsspezifisch aufgeschlüsselt worden sind (Gebhard and Regitz-Zagrosek 2021).

4.11.12 Aspirin

Für Aspirin wurden Geschlechterunterschiede in der Primärprävention des Myokardinfarkts und Schlaganfalls nachgewiesen. Die Substanz schützte Männer besser gegen einen ersten Myokardinfarkt und Frauen besser gegen einen ersten Schlaganfall. Die Mechanismen sind unklar, möglicherweise spielen Unterschiede in der Prävalenz dieser Erkrankungen eine Rolle.

Fazit

Geschlechtsspezifische Aspekte in der kardiovaskulären Therapie sind in Tab. 4.4 zusammengestellt (Mauvais-Jarvis et al. 2021).

Literatur

Aggarwal, N. R., R. M. Bond, and J. H. Mieres. 2018. 'The role of imaging in women with ischemic heart disease', *Clin Cardiol*, 41: 194–202.

Anker, S. D., J. Butler, G. Filippatos, J. P. Ferreira, E. Bocchi, M. Bohm, H. P. Brunner-La Rocca, D. J. Choi, V. Chopra, E. Chuquiure-Valenzuela, N. Giannetti, J. E. Gomez-Mesa, S. Janssens, J. L. Januzzi, J. R. Gonzalez-Juanatey, B. Merkely, S. J. Nicholls, S. V. Perrone, I. L. Pina, P. Ponikowski, M. Senni, D. Sim, J. Spinar, I. Squire, S. Taddei, H. Tsutsui, S. Verma, D. Vinereanu, J. Zhang, P. Carson, C. S. P. Lam, N. Marx, C. Zeller, N. Sattar, W. Jamal, S. Schnaidt, J. M. Schnee, M. Brueckmann, S. J. Pocock, F. Zannad, M. Packer, and E. MPEROR-Preserved Trial Investigators. 2021. 'Empagliflozin in Heart Failure with a Preserved Ejection Fraction', *N Engl J Med*, 385: 1451–61.

Argiro, A., C. Ho, S. M. Day, J. van der Velden, E. Cerbai, S. Saberi, J. C. Tardiff, N. K. Lakdawala, and I. Olivotto. 2022. 'Sex-Related Differences in Genetic Cardiomyopathies', *J Am Heart Assoc*, 11: e024947.

Asch, F. M., T. Miyoshi, K. Addetia, R. Citro, M. Daimon, S. Desale, P. G. Fajardo, R. R. Kasliwal, J. N. Kirkpatrick, M. J. Monaghan, D. Muraru, K. O. Ogunyankin, S. W. Park, R. E. Ronderos, A. Sadeghpour, G. M. Scalia, M. Takeuchi, W. Tsang, E. S. Tucay, A. C. Tude Rodrigues, A. Vivekanandan, Y. Zhang, A. Blitz, R. M. Lang, and Wase Investigators. 2019. 'Similarities and Differences in Left Ventricular Size and Function among Races and Nationalities: Results of the World Alliance Societies of Echocardiography Normal Values Study', *J Am Soc Echocardiogr*, 32: 1396–406 e2.

Avierinos, J. F., J. Inamo, F. Grigioni, B. Gersh, C. Shub, and M. Enriquez-Sarano. 2008. 'Sex differences in morphology and outcomes of mitral valve prolapse', *Ann Intern Med*, 149: 787–95.

Aziz, A., H. S. Hansen, U. Sechtem, E. Prescott, and P. Ong. 2017. 'Sex-Related Differences in Vasomotor Function in Patients With Angina and Unobstructed Coronary Arteries', *J Am Coll Cardiol*, 70: 2349–58.

Bots, S. H., F. Groepenhoff, A. L. M. Eikendal, C. Tannenbaum, P. A. Rochon, V. Regitz-Zagrosek, V. M. Miller, D. Day, F. W. Asselbergs, and H. M. den Ruijter. 2019. 'Adverse Drug Reactions to Guideline-Recommended Heart Failure Drugs in Women: A Systematic Review of the Literature', *JACC Heart Fail*, 7: 258–66.

Bozkurt, B., I. Kamat, and P. J. Hotez. 2021. 'Myocarditis With COVID-19 mRNA Vaccines', *Circulation*, 144: 471–84.

Budaj, A., K. Flasinska, J. M. Gore, F. A. Anderson, Jr., O. H. Dabbous, F. A. Spencer, R. J. Goldberg, K. A. Fox, and GRACE Investigators. 2005. 'Magnitude of and risk factors for in-hospital and postdischarge stroke in patients with acute coronary syndromes: findings from a Global Registry of Acute Coronary Events', *Circulation*, 111: 3242–7.

Cammann, V. L., M. Wurdinger, J. R. Ghadri, and C. Templin. 2021. 'Takotsubo Syndrome: Uncovering Myths and Misconceptions', *Curr Atheroscler Rep*, 23: 53.

Chieffo, A., A. S. Petronio, J. Mehilli, J. Chandrasekhar, S. Sartori, T. Lefevre, P. Presbitero, P. Capranzano, D. Tchetche, A. Iadanza, G. Sardella, N. M. Van Mieghem, E. Meliga, N. Dumonteil, C. Fraccaro, D. Trabattoni, G. W. Mikhail, S. Sharma, M. C. Ferrer, C. Naber, P. Kievit, M. Faggioni, C. Snyder, M. C. Morice, R. Mehran, and Win-Tavi Investigators. 2016. 'Acute and 30-Day Outcomes in Women After TAVR: Results From the WIN-TAVI (Women's INternational Transcatheter Aortic Valve Implantation) Real-World Registry', *JACC Cardiovasc Interv*, 9: 1589–600.

Chung, A. K., S. R. Das, D. Leonard, R. M. Peshock, F. Kazi, S. M. Abdullah, R. M. Canham, B. D. Levine, and M. H. Drazner. 2006. 'Women have higher left ventricular ejection fractions than men independent of differences in left ventricular volume: the Dallas Heart Study', *Circulation*, 113: 1597–604.

Cleland, J. G., K. Swedberg, F. Follath, M. Komajda, A. Cohen-Solal, J. C. Aguilar, R. Dietz, A. Gavazzi, R. Hobbs, J. Korewicki, H. C. Madeira, V. S. Moiseyev, I. Preda, W. H. van Gilst, J. Widimsky, N. Freemantle, J. Eastaugh, J. Mason, and Study Group on Diagnosis of the Working Group on Heart Failure of the European Society of Cardiology. 2003. 'The Euro-Heart Failure survey programme-- a survey on the quality of care among patients with heart failure in Europe. Part 1: patient characteristics and diagnosis', *Eur Heart J*, 24: 442–63.

Crump, C., J. Sundquist, M. A. McLaughlin, S. M. Dolan, W. Sieh, and K. Sundquist. 2021. 'Pre-term delivery and long-term risk of heart failure in women: a national cohort and co-sibling study', *Eur Heart J*.

Cullen, L., J. H. Greenslade, E. W. Carlton, M. Than, J. W. Pickering, A. Ho, K. Greaves, S. L. Berndt, R. Body, K. Ryan, and W. A. Parsonage. 2016. 'Sex-specific versus overall cut points for a high sensitivity troponin I assay in predicting 1-year outcomes in emergency patients presenting with chest pain', *Heart*, 102: 120–6.

DeFilippis, E. M., L. K. Truby, A. R. Garan, R. C. Givens, K. Takeda, H. Takayama, Y. Naka, J. H. Haythe, M. A. Farr, and V. K. Topkara. 2019. 'Sex-Related Differences in Use and Outcomes of Left Ventricular Assist Devices as Bridge to Transplantation', *JACC Heart Fail*, 7: 250–57.

DIG. 1997. 'The effect of digoxin on mortality and morbidity in patients with heart failure. The Digitalis Investigation Group', *N Engl J Med*, 336: 525–33.

Eugenmed, V. Regitz-Zagrosek, S. Oertelt-Prigione, E. Prescott, F. Franconi, E. Gerdts, A. Foryst-Ludwig, A. H. Maas, A. Kautzky-Willer, D. Knappe-Wegner, U. Kintscher, K. H. Ladwig, K. Schenck-Gustafsson, and V. Stangl. 2016. 'Gender in cardiovascular diseases: impact on clinical manifestations, management, and outcomes', *Eur Heart J*, 37: 24–34.

Ferreira, R. G., A. Worthington, C. C. Huang, S. F. Aranki, and J. D. Muehlschlegel. 2015. 'Sex differences in the prevalence of diastolic dysfunction in cardiac surgical patients', *J Card Surg*, 30: 238–45.

Fiechter, M., A. Roggo, I. A. Burger, S. Bengs, V. Treyer, A. Becker, M. Maredziak, A. Haider, A. Portmann, M. Messerli, D. Patriki, U. J. Muhlematter, E. von Felten, D. C. Benz, T. A. Fuchs, C. Grani, A. P. Pazhenkottil, R. R. Buechel, P. A. Kaufmann, and C. Gebhard. 2019. 'Association between resting amygdalar activity and abnormal cardiac function in women and men: a retrospective cohort study', *Eur Heart J Cardiovasc Imaging*, 20: 625–32.

Fischer, A. J., J. Feld, L. Makowski, C. Engelbertz, L. Kuhnemund, C. Gunster, P. Droge, T. Ruhnke, J. Gerss, E. Freisinger, H. Reinecke, and J. Koppe. 2022. 'ST-Elevation Myocardial Infarction as a First Event', *Dtsch Arztebl Int*, 119: 284–92.

Ford, E. S., and S. Capewell. 2007. 'Coronary heart disease mortality among young adults in the U.S. from 1980 through 2002: concealed leveling of mortality rates', *J Am Coll Cardiol*, 50: 2128–32.

Gebhard, C., and V. Regitz-Zagrosek. 2021. 'Colchicine in Patients with Chronic Coronary Disease', *N Engl J Med*, 384: 776–77.

Gerdts, E., and V. Regitz-Zagrosek. 2019. 'Sex differences in cardiometabolic disorders', *Nat Med*, 25: 1657–66.

Germain, D. P., G. Altarescu, R. Barriales-Villa, R. Mignani, K. Pawlaczyk, F. Pieruzzi, W. Terryn, B. Vujkovac, and A. Ortiz. 2022. 'An expert consensus on practical clinical recommendations and guidance for patients with classic Fabry disease', *Mol Genet Metab*, 137: 49–61.

Ghali, J. K., I. L. Pina, S. S. Gottlieb, P. C. Deedwania, and J. C. Wikstrand. 2002. 'Metoprolol CR/XL in female patients with heart failure: analysis of the experience in Metoprolol Extended-Release Randomized Intervention Trial in Heart Failure (MERIT-HF)', *Circulation*, 105: 1585–91.

Gillis, A. M. 2017. 'Atrial Fibrillation and Ventricular Arrhythmias: Sex Differences in Electrophysiology, Epidemiology, Clinical Presentation, and Clinical Outcomes', *Circulation*, 135: 593–608.

Gore J, Fox K AA. 'GRACE ACS Risk and Mortality Calculator', Accessed 7.9.2022. https://www.mdcalc.com/calc/1099/grace-acs-risk-mortality-calculator.

Haider, A., S. Bengs, J. Luu, E. Osto, J. M. Siller-Matula, T. Muka, and C. Gebhard. 2020. 'Sex and gender in cardiovascular medicine: presentation and outcomes of acute coronary syndrome', *Eur Heart J*, 41: 1328–36.

Ji, H., A. Kim, J. E. Ebinger, T. J. Niiranen, B. L. Claggett, C. N. Bairey Merz, and S. Cheng. 2020. 'Sex Differences in Blood Pressure Trajectories Over the Life Course', *JAMA Cardiol*, 5: 19–26.

Ji, H., T. J. Niiranen, F. Rader, M. Henglin, A. Kim, J. E. Ebinger, B. Claggett, C. N. B. Merz, and S. Cheng. 2021. 'Sex Differences in Blood Pressure Associations With Cardiovascular Outcomes', *Circulation*, 143: 761–63.

Johnston, N., K. Schenck-Gustafsson, and B. Lagerqvist. 2011. Are we using cardiovascular medications and coronary angiography appropriately in men and women with chest pain? Eur Heart J, 32(11).

Kasher, N., M. T. Wittbrodt, Z. S. Alam, B. B. Lima, J. A. Nye, C. Campanella, S. Ladd, M. Hammadah, A. J. Shah, P. Raggi, A. A. Quyyumi, V. Vaccarino, and J. D. Bremner. 2019. 'Sex differences in brain activation patterns with mental stress in patients with coronary artery disease', *Biol Sex Differ*, 10: 35.

Knuuti, J., W. Wijns, A. Saraste, D. Capodanno, E. Barbato, C. Funck-Brentano, E. Prescott, R. F. Storey, C. Deaton, T. Cuisset, S. Agewall, K. Dickstein, T. Edvardsen, J. Escaned, B. J. Gersh, P. Svitil, M. Gilard, D. Hasdai, R. Hatala, F. Mahfoud, J. Masip, C. Muneretto, M. Valgimigli, S. Achenbach, J. J. Bax, and E. S. C. Scientific Document Group. 2020. '2019 ESC Guidelines for the diagnosis and management of chronic coronary syndromes', *Eur Heart J*, 41: 407–77.

Kou, S., L. Caballero, R. Dulgheru, D. Voilliot, C. De Sousa, G. Kacharava, G. D. Athanassopoulos, D. Barone, M. Baroni, N. Cardim, J. J. Gomez De Diego, A. Hagendorff, C. Henri, K. Hristova, T. Lopez, J. Magne, G. De La Morena, B. A. Popescu, M. Penicka, T. Ozyigit, J. D. Rodrigo Carbonero, A. Salustri, N. Van De Veire, R. S. Von Bardeleben, D. Vinereanu, J. U. Voigt, J. L. Zamorano, E. Donal, R. M. Lang, L. P. Badano, and P. Lancellotti. 2014. 'Echocardiographic reference ranges for normal cardiac chamber size: results from the NORRE study', *Eur Heart J Cardiovasc Imaging*, 15: 680–90.

Kurokawa, J., M. Kodama, T. Furukawa, and C. E. Clancy. 2012. 'Sex and gender aspects in antiarrhythmic therapy', *Handb Exp Pharmacol*: 237–63.

Lam, C. S., P. E. Carson, I. S. Anand, T. S. Rector, M. Kuskowski, M. Komajda, R. S. McKelvie, J. J. McMurray, M. R. Zile, B. M. Massie, and D. W. Kitzman. 2012. 'Sex differences in clinical characteristics and outcomes in elderly patients with heart failure and preserved ejection fraction: the Irbesartan in Heart Failure with Preserved Ejection Fraction (I-PRESERVE) trial', *Circ Heart Fail*, 5: 571–8.

Lampejo, T., S. M. Durkin, N. Bhatt, and O. Guttmann. 2021. 'Acute myocarditis: aetiology, diagnosis and management', *Clin Med (Lond)*, 21: e505–e10.

Laumer, F., D. Di Vece, V. L. Cammann, M. Wurdinger, V. Petkova, M. Schonberger, A. Schonberger, J. C. Mercier, D. Niederseer, B. Seifert, M. Schwyzer, R. Burkholz, L. Corinzia, A. S. Becker, F. Scherff, S. Brouwers, A. P. Pazhenkottil, S. Dougoud, M. Messerli, F. C. Tanner, T. Fischer, V. Delgado, P. C. Schulze, C. Hauck, L. S. Maier, H. Nguyen, S. Y. Surikow, J. Horowitz, K. Liu, R. Citro, J. Bax, F. Ruschitzka, J. R. Ghadri, J. M. Buhmann, and C. Templin. 2022. 'Assessment of Artificial Intelligence in Echocardiography Diagnostics in Differentiating Takotsubo Syndrome From Myocardial Infarction', *JAMA Cardiol*, 7: 494–503.

Linde, C., M. G. Bongiorni, U. Birgersdotter-Green, A. B. Curtis, I. Deisenhofer, T. Furokawa, A. M. Gillis, K. H. Haugaa, G. Y. H. Lip, I. Van Gelder, M. Malik, J. Poole, T. Potpara, I. Savelieva, A. Sarkozy, and E. S. C. Scientific Document Group. 2018. 'Sex differences in cardiac arrhythmia: a consensus document of the European Heart Rhythm Association, endorsed by the Heart Rhythm Society and Asia Pacific Heart Rhythm Society', *Europace*, 20: 1565–65ao.

Marijon, E., W. Bougouin, M. C. Perier, D. S. Celermajer, and X. Jouven. 2013. 'Incidence of sports-related sudden death in France by specific sports and sex', *JAMA*, 310: 642–3.

Mauvais-Jarvis, F., H. K. Berthold, I. Campesi, J. J. Carrero, S. Dakal, F. Franconi, I. Gouni-Berthold, M. L. Heiman, A. Kautzky-Willer, S. L. Klein, A. Murphy, V. Regitz-Zagrosek, K. Reue, and J. B. Rubin. 2021. 'Sex- and Gender-Based Pharmacological Response to Drugs', *Pharmacol Rev*, 73: 730–62.

McMurray, J. J. V., A. M. Jackson, C. S. P. Lam, M. M. Redfield, I. S. Anand, J. Ge, M. P. Lefkowitz, A. P. Maggioni, F. Martinez, M. Packer, M. A. Pfeffer, B. Pieske, A. R. Rizkala, S. V. Sabarwal, A. M. Shah, S. J. Shah, V. C. Shi, D. J. van Veldhuisen, F. Zannad, M. R. Zile, M. Cikes, E. Goncalvesova, T. Katova, A. Kosztin, M. Lelonek, N. K. Sweitzer, O. Vardeny, B. Claggett, P. S. Jhund, and S. D. Solomon. 2019. 'Effects of Sacubitril-Valsartan, versus Valsartan, in Women Compared to Men with Heart Failure and Preserved Ejection Fraction: Insights from PARAGON-HF', *Circulation*.

McMurray, J. J. V., A. M. Jackson, C. S. P. Lam, M. M. Redfield, I. S. Anand, J. Ge, M. P. Lefkowitz, A. P. Maggioni, F. Martinez, M. Packer, M. A. Pfeffer, B. Pieske, A. R. Rizkala, S. V. Sabarwal, A. M. Shah, S. J. Shah, V. C. Shi, D. J. van Veldhuisen, F. Zannad, M. R. Zile, M. Cikes, E. Goncalvesova, T. Katova, A. Kosztin, M. Lelonek, N. Sweitzer, O. Vardeny, B. Claggett, P. S. Jhund, and S. D. Solomon. 2020. 'Effects of Sacubitril-Valsartan Versus Valsartan in Women Compared With Men With Heart Failure and Preserved Ejection Fraction: Insights From PARAGON-HF', *Circulation*, 141: 338–51.

Merrill, M., et al., 2019. Sex Differences in Outcomes and Responses to Spironolactone in Heart Failure With Preserved Ejection Fraction: A Secondary Analysis of TOPCAT Trial. JACC Heart Fail, 7(3).

Michaud, M., W. Mauhin, N. Belmatoug, R. Garnotel, N. Bedreddine, F. Catros, S. Ancellin, O. Lidove, and F. Gaches. 2020. 'When and How to Diagnose Fabry Disease in Clinical Pratice', *Am J Med Sci*, 360: 641–49.

Mieres, J. H., M. Gulati, N. Bairey Merz, D. S. Berman, T. C. Gerber, S. N. Hayes, C. M. Kramer, J. K. Min, L. K. Newby, J. V. Nixon, M. B. Srichai, P. A. Pellikka, R. F. Redberg, N. K. Wenger, L. J. Shaw, American Heart Association Cardiac Imaging Committee of the Council on Clinical Cardiology, and Cardiovascular Imaging and Intervention Committee of the Council on Cardiovascular Radiology and Intervention. 2014. 'Role of noninvasive testing in the clinical evaluation of women with suspected ischemic heart disease: a consensus statement from the American Heart Association', *Circulation*, 130: 350–79.

Montalescot, G., U. Sechtem, S. Achenbach, F. Andreotti, C. Arden, A. Budaj, R. Bugiardini, F. Crea, T. Cuisset, C. Di Mario, J. R. Ferreira, B. J. Gersh, A. K. Gitt, J. S. Hulot, N. Marx, L. H. Opie, M. Pfisterer, E. Prescott, F. Ruschitzka, M. Sabate, R. Senior, D. P. Taggart, E. E. van der Wall, C. J. Vrints, ESC Committee for Practice Guidelines, J. L. Zamorano, S. Achenbach, H. Baumgartner, J. J. Bax, H. Bueno, V. Dean, C. Deaton, C. Erol, R. Fagard, R. Ferrari, D. Hasdai, A. W. Hoes, P. Kirchhof, J. Knuuti, P. Kolh, P. Lancellotti, A. Linhart, P. Nihoyannopoulos, M. F. Piepoli, P. Ponikowski, P. A. Sirnes, J. L. Tamargo, M. Tendera, A. Torbicki, W. Wijns, S. Windecker, Reviewers Document, J. Knuuti, M. Valgimigli, H. Bueno, M. J. Claeys, N. Donner-Banzhoff, C. Erol, H. Frank, C. Funck-Brentano, O. Gaemperli, J. R. Gonzalez-Juanatey, M. Hamilos, D. Hasdai, S. Husted, S. K. James, K. Kervinen, P. Kolh, S. D. Kristensen, P. Lancellotti, A. P. Maggioni, M. F. Piepoli, A. R. Pries, F. Romeo, L. Ryden, M. L. Simoons, P. A. Sirnes, P. G. Steg, A. Timmis, W. Wijns, S. Windecker, A. Yildirir, and J. L. Zamorano. 2013. '2013 ESC guidelines on the management of stable coronary artery disease: the Task Force on the management of stable coronary artery disease of the European Society of Cardiology', *Eur Heart J*, 34: 2949–3003.

Mosca, L., E. Barrett-Connor, and N. K. Wenger. 2011. 'Sex/gender differences in cardiovascular disease prevention: what a difference a decade makes', *Circulation*, 124: 2145–54.

Narasimha, D., and A. B. Curtis. 2015. 'Sex Differences in Utilisation and Response to Implantable Device Therapy', *Arrhythm Electrophysiol Rev*, 4: 129–35.

Neuhauser, H., M. Thamm, and U. Ellert. 2013. '[Blood pressure in Germany 2008–2011: results of the German Health Interview and Examination Survey for Adults (DEGS1)]', *Bundesgesundheitsblatt Gesundheitsforschung Gesundheitsschutz*, 56: 795–801.

Nishimura, R. A., C. M. Otto, R. O. Bonow, B. A. Carabello, J. P. Erwin, 3rd, R. A. Guyton, P. T. O'Gara, C. E. Ruiz, N. J. Skubas, P. Sorajja, T. M. Sundt, 3rd, J. D. Thomas, and American College of Cardiology/American Heart Association Task Force on Practice Guidelines. 2014. '2014 AHA/ACC guideline for the management of patients with valvular heart disease: executive summary: a report of the American College of Cardiology/American Heart Association Task Force on Practice Guidelines', *J Am Coll Cardiol*, 63: 2438–88.

Orwat, S., G. P. Diller, I. M. van Hagen, R. Schmidt, D. Tobler, M. Greutmann, R. Jonkaitiene, A. Elnagar, M. R. Johnson, R. Hall, J. W. Roos-Hesselink, and H. Baumgartner. 2016. 'Risk of Pregnancy in Moderate and Severe Aortic Stenosis: From the Multinational ROPAC Registry', *J Am Coll Cardiol*, 68: 1727–37.

Patriki, D., J. Kottwitz, J. Berg, U. Landmesser, T. F. Luscher, and B. Heidecker. 2020. 'Clinical Presentation and Laboratory Findings in Men Versus Women with Myocarditis', *J Womens Health (Larchmt)*, 29: 193–99.

Peters, S. A., L. Yang, Y. Guo, Y. Chen, Z. Bian, I. Y. Millwood, S. Wang, L. Yang, Y. Hu, J. Liu, T. Wang, J. Chen, R. Peto, L. Li, M. Woodward, Z. Chen, and group China Kadoorie Biobank collaboration. 2017. 'Parenthood and the risk of cardiovascular diseases among 0.5 million men and women: findings from the China Kadoorie Biobank', *Int J Epidemiol*, 46: 180–89.

Petitto, M., R. Esposito, R. Sorrentino, M. Lembo, F. Luciano, A. M. De Roberto, L. La Mura, E. Pezzullo, S. Maffei, M. Galderisi, and P. Lancellotti. 2018. 'Sex-specific echocardiographic reference values: the women's point of view', *J Cardiovasc Med (Hagerstown)*, 19: 527–35.

Puymirat, E., T. Simon, P. G. Steg, F. Schiele, P. Gueret, D. Blanchard, K. Khalife, P. Goldstein, S. Cattan, L. Vaur, J. P. Cambou, J. Ferrieres, N. Danchin, Usik Usic Investigators, and Fast MI Investigators. 2012. 'Association of changes in clinical characteristics and management with improvement in survival among patients with ST-elevation myocardial infarction', *JAMA*, 308: 998–1006.

Radholm, K., Z. Zhou, K. Clemens, B. Neal, and M. Woodward. 2020. 'Effects of sodium-glucose co-transporter-2 inhibitors in type 2 diabetes in women versus men', *Diabetes Obes Metab*, 22: 263–66.

Rathore, S. S., Y. Wang, and H. M. Krumholz. 2002. 'Sex-based differences in the effect of digoxin for the treatment of heart failure', *N Engl J Med*, 347: 1403–11.

Regitz-Zagrosek, V. 2019. 'Pregnancy: the underestimated condition', *Eur Heart J*, 40: 3856–58.

———. 2020. '[Gender-specific aspects of chronic coronary artery disease in everyday practice. Results of the AURORA health care study]', *MMW Fortschr Med*, 162: 21–27.

Regitz-Zagrosek, V., and G. Kararigas. 2017. 'Mechanistic Pathways of Sex Differences in Cardiovascular Disease', *Physiol Rev*, 97: 1–37.

Regitz-Zagrosek, V., J. Kruger, and K. Sliwa. 2021. '[Aortic and valvular heart diseases, cardiomyopathies and heart failure in pregnancy : Risk assessment and management]', *Herz*, 46: 385–96.

Regitz-Zagrosek, V., E. Lehmkuhl, B. Hocher, D. Goesmann, H. B. Lehmkuhl, H. Hausmann, and R. Hetzer. 2004. 'Gender as a risk factor in young, not in old, women undergoing coronary artery bypass grafting', *J Am Coll Cardiol*, 44: 2413–4.

Regitz-Zagrosek, V., G. Petrov, E. Lehmkuhl, J. M. Smits, B. Babitsch, C. Brunhuber, B. Jurmann, J. Stein, C. Schubert, N. B. Merz, H. B. Lehmkuhl, and R. Hetzer. 2010. 'Heart transplantation in women with dilated cardiomyopathy', *Transplantation*, 89: 236–44.

Regitz-Zagrosek, V., J. W. Roos-Hesselink, J. Bauersachs, C. Blomstrom-Lundqvist, R. Cifkova, M. De Bonis, B. Iung, M. R. Johnson, U. Kintscher, P. Kranke, I. M. Lang, J. Morais, P. G. Pieper, P. Presbitero, S. Price, G. M. C. Rosano, U. Seeland, T. Simoncini, L. Swan, C. A. Warnes, and E. S. C. Scientific Document Group. 2018. '2018 ESC Guidelines for the management of cardiovascular diseases during pregnancy', *Eur Heart J*, 39: 3165–241.

Reynolds, H. R., A. Maehara, R. Y. Kwong, T. Sedlak, J. Saw, N. R. Smilowitz, E. Mahmud, J. Wei, K. Marzo, M. Matsumura, A. Seno, A. Hausvater, C. Giesler, N. Jhalani, C. Toma, B. Har, D. Thomas, L. S. Mehta, J. Trost, P. K. Mehta, B. Ahmed, K. R. Bainey, Y. Xia, B. Shah, M. Attubato, S. Bangalore, L. Razzouk, Z. A. Ali, N. B. Merz, K. Park, E. Hada, H. Zhong, and J. S. Hochman. 2021. 'Coronary Optical Coherence Tomography and Cardiac Magnetic Resonance Imaging to Determine Underlying Causes of Myocardial Infarction With Nonobstructive Coronary Arteries in Women', *Circulation*, 143: 624–40.

Santema, B. T., W. Ouwerkerk, J. Tromp, I. E. Sama, A. Ravera, V. Regitz-Zagrosek, H. Hillege, N. J. Samani, F. Zannad, K. Dickstein, C. C. Lang, J. G. Cleland, J. M. Ter Maaten, M. Metra, S. D. Anker, P. van der Harst, L. L. Ng, P. van der Meer, D. J. van Veldhuisen, S. Meyer, C. S. P. Lam, Asian-Hf investigators, and A. A. Voors. 2019. 'Identifying optimal doses of heart failure medications in men compared with

women: a prospective, observational, cohort study', *Lancet*, 394: 1254–63.

Seegers, J., D. Conen, K. Jung, L. Bergau, M. Dorenkamp, L. Luthje, C. Sohns, S. T. Sossalla, T. H. Fischer, G. Hasenfuss, T. Friede, and M. Zabel. 2016. 'Sex difference in appropriate shocks but not mortality during long-term follow-up in patients with implantable cardioverter-defibrillators', *Europace*, 18: 1194–202.

Shah, Z., M. Mohammed, V. Vuddanda, M. W. Ansari, R. Masoomi, and K. Gupta. 2019. 'National Trends, Gender, Management, and Outcomes of Patients Hospitalized for Myocarditis', *Am J Cardiol*, 124: 131–36.

Solomon, S. D., J. J. V. McMurray, I. S. Anand, J. Ge, C. S. P. Lam, A. P. Maggioni, F. Martinez, M. Packer, M. A. Pfeffer, B. Pieske, M. M. Redfield, J. L. Rouleau, D. J. van Veldhuisen, F. Zannad, M. R. Zile, A. S. Desai, B. Claggett, P. S. Jhund, S. A. Boytsov, J. Comin-Colet, J. Cleland, H. D. Dungen, E. Goncalvesova, T. Katova, J. F. Kerr Saraiva, M. Lelonek, B. Merkely, M. Senni, S. J. Shah, J. Zhou, A. R. Rizkala, J. Gong, V. C. Shi, M. P. Lefkowitz, Paragon-Hf Investigators, and Committees. 2019. 'Angiotensin-Neprilysin Inhibition in Heart Failure with Preserved Ejection Fraction', *N Engl J Med*, 381: 1609–20.

Stangl, V., G. Baldenhofer, F. Knebel, K. Zhang, W. Sanad, S. Spethmann, H. Grubitzsch, M. Sander, K. D. Wernecke, G. Baumann, K. Stangl, and M. Laule. 2012. 'Impact of gender on three-month outcome and left ventricular remodeling after transfemoral transcatheter aortic valve implantation', *Am J Cardiol*, 110: 884–90.

Stangl, V., G. Baldenhofer, M. Laule, G. Baumann, and K. Stangl. 2014. 'Influence of sex on outcome following transcatheter aortic valve implantation (TAVI): systematic review and meta-analysis', *J Interv Cardiol*, 27: 531–9.

Tardif, J. C., S. Kouz, D. D. Waters, O. F. Bertrand, R. Diaz, A. P. Maggioni, F. J. Pinto, R. Ibrahim, H. Gamra, G. S. Kiwan, C. Berry, J. Lopez-Sendon, P. Ostadal, W. Koenig, D. Angoulvant, J. C. Gregoire, M. A. Lavoie, M. P. Dube, D. Rhainds, M. Provencher, L. Blondeau, A. Orfanos, P. L. L'Allier, M. C. Guertin, and F. Roubille. 2019. 'Efficacy and Safety of Low-Dose Colchicine after Myocardial Infarction', *N Engl J Med*, 381: 2497–505.

Tjoe, B., L. Barsky, J. Wei, B. Samuels, A. Azarbal, C. N. B. Merz, and C. Shufelt. 2021. 'Coronary microvascular dysfunction: Considerations for diagnosis and treatment', *Cleve Clin J Med*, 88: 561–71.

Toma, A., B. E. Stahli, M. Gick, M. Ferenc, K. Mashayekhi, H. J. Buettner, F. J. Neumann, and C. Gebhard. 2018. 'Temporal changes in outcomes of women and men undergoing percutaneous coronary intervention for chronic total occlusion: 2005–2013', *Clin Res Cardiol*, 107: 449–59.

Vaccarino, V., S. Sullivan, M. Hammadah, K. Wilmot, I. Al Mheid, R. Ramadan, L. Elon, P. M. Pimple, E. V. Garcia, J. Nye, A. J. Shah, A. Alkhoder, O. Levantsevych, H. Gay, M. Obideen, M. Huang, T. T. Lewis, J. D. Bremner, A. A. Quyyumi, and P. Raggi. 2018. 'Mental Stress-Induced-Myocardial Ischemia in Young Patients With Recent Myocardial Infarction: Sex Differences and Mechanisms', *Circulation*, 137: 794–805.

Vahanian, A., O. Alfieri, F. Andreotti, M. J. Antunes, G. Baron-Esquivias, H. Baumgartner, M. A. Borger, T. P. Carrel, M. De Bonis, A. Evangelista, V. Falk, B. Iung, P. Lancellotti, L. Pierard, S. Price, H. J. Schafers, G. Schuler, J. Stepinska, K. Swedberg, J. Takkenberg, U. O. Von Oppell, S. Windecker, J. L. Zamorano, M. Zembala, Joint Task Force on the Management of Valvular Heart Disease of the European Society of Cardiology, and European Association for Cardio-Thoracic Surgery. 2012. 'Guidelines on the management of valvular heart disease (version 2012)', *Eur Heart J*, 33: 2451–96.

Varma, N., M. Manne, D. Nguyen, J. He, M. Niebauer, and P. Tchou. 2014. 'Probability and magnitude of response to cardiac resynchronization therapy according to QRS duration and gender in nonischemic cardiomyopathy and LBBB', *Heart Rhythm*, 11: 1139–47.

Vassileva, C. M., C. McNeely, G. Mishkel, T. Boley, S. Markwell, and S. Hazelrigg. 2013. 'Gender differences in long-term survival of Medicare beneficiaries undergoing mitral valve operations', *Ann Thorac Surg*, 96: 1367–73.

Visseren, F. L. J., F. Mach, Y. M. Smulders, D. Carballo, K. C. Koskinas, M. Back, A. Benetos, A. Biffi, J. M. Boavida, D. Capodanno, B. Cosyns, C. Crawford, C. H. Davos, I. Desormais, E. Di Angelantonio, O. H. Franco, S. Halvorsen, F. D. R. Hobbs, M. Hollander, E. A. Jankowska, M. Michal, S. Sacco, N. Sattar, L. Tokgozoglu, S. Tonstad, K. P. Tsioufis, I. van Dis, I. C. van Gelder, C. Wanner, B. Williams, E. S. C. National Cardiac Societies, and E. S. C. Scientific Document Group. 2021. '2021 ESC Guidelines on cardiovascular disease prevention in clinical practice', *Eur Heart J*, 42: 3227–337.

Volgman, A. S., E. J. Benjamin, A. B. Curtis, M. C. Fang, K. J. Lindley, G. V. Naccarelli, C. J. Pepine, O. Quesada, M. Vaseghi, A. L. Waldo, N. K. Wenger, A. M. Russo, and Women American College of Cardiology Committee on Cardiovascular Disease in. 2021. 'Women and atrial fibrillation', *J Cardiovasc Electrophysiol*, 32: 2793–807.

Wehner, G. J., L. Jing, C. M. Haggerty, J. D. Suever, J. B. Leader, D. N. Hartzel, H. L. Kirchner, J. N. A. Manus,

N. James, Z. Ayar, P. Gladding, C. W. Good, J. G. F. Cleland, and B. K. Fornwalt. 2020. 'Routinely reported ejection fraction and mortality in clinical practice: where does the nadir of risk lie?', *Eur Heart J*, 41: 1249–57.

Wenzl*, Florian A, Simon Kraler*, Gareth Ambler, Clive Weston, Sereina A Herzog, Lorenz Räber, Olivier Muller, Giovanni G Camici, Marco Roffi, Hans Rickli, Keith A A Fox, Mark de Belder, Dragana Radovanovic, John Deanfield†, Thomas F Lüscher. 2022. 'Sex-specific evaluation and redevelopment of the GRACE score in non-ST-segment elevation acute coronary syndromes in populations from the UK and Switzerland: a multinational analysis with external cohort validation', *The Lancet*.

Westphal, C., B. Spallek, A. Konkel, L. Marko, F. Qadri, L. M. DeGraff, C. Schubert, J. A. Bradbury, V. Regitz-Zagrosek, J. R. Falck, D. C. Zeldin, D. N. Muller, W. H. Schunck, and R. Fischer. 2013. 'CYP2J2 overexpression protects against arrhythmia susceptibility in cardiac hypertrophy', *PLoS One*, 8: e73490.

Wheatley, C. M., E. M. Snyder, B. D. Johnson, and T. P. Olson. 2014. 'Sex differences in cardiovascular function during submaximal exercise in humans', *Springerplus*, 3: 445.

Younis, A., W. Mulla, S. Matetzky, E. Masalha, Y. Afel, A. Fardman, O. Goitein, M. Arad, I. Mazin, and R. Beigel. 2020. 'Sex-Based Differences in Characteristics and In-Hospital Outcomes among Patients With Diagnosed Acute Myocarditis', *Am J Cardiol*, 125: 1694–99.

Yusuf, Salim, Steven Hawken, Stephanie Ôunpuu, Tony Dans, Alvaro Avezum, Fernando Lanas, Matthew McQueen, Andrzej Budaj, Prem Pais, John Varigos, and Liu Lisheng. 2004. 'Effect of potentially modifiable risk factors associated with myocardial infarction in 52 countries (the INTERHEART study): case-control study', *The Lancet*, 364: 937–52.

Zannad, F., J. P. Ferreira, S. J. Pocock, S. D. Anker, J. Butler, G. Filippatos, M. Brueckmann, A. P. Ofstad, E. Pfarr, W. Jamal, and M. Packer. 2020. 'SGLT2 inhibitors in patients with heart failure with reduced ejection fraction: a meta-analysis of the EMPEROR-Reduced and DAPA-HF trials', *Lancet*, 396: 819–29.

Zhao, Z. G., Y. B. Liao, Y. Peng, H. Chai, W. Liu, Q. Li, X. Ren, X. Q. Wang, X. L. Luo, C. Zhang, L. H. Lu, Q. T. Meng, C. Chen, M. Chen, Y. Feng, and D. J. Huang. 2013. 'Sex-related differences in outcomes after transcatheter aortic valve implantation: a systematic review and meta-analysis', *Circ Cardiovasc Interv*, 6: 543–51.

Angiologie

5

Inhaltsverzeichnis

Unter   Mitarbeit   von   PD   Dr.   Ute   Seeland,
Charité-Universitätsmedizin Berlin

© Der/die Autor(en), exklusiv lizenziert an Springer-Verlag GmbH, DE, ein Teil von Springer
Nature 2023
V. Regitz-Zagrosek, *Gendermedizin in der klinischen Praxis*,
https://doi.org/10.1007/978-3-662-67090-3_5

5.1   Einführung

Der Mensch ist so alt wie seine Gefäße. Diese einfache Erkenntnis zeigt, wie wichtig die Angiologie ist. Die Angiologie hat in der letzten Zeit erhebliche methodische Fortschritte gemacht. Mit oszillometrischen Methoden können die Pulswellengeschwindigkeit (PWV) und die Charakteristika der arteriellen Druckkurven gemessen und daraus u. a. der zentrale Blutdruck und die Steifigkeit der Gefäßwände großer arterieller Gefäße und Funktionsstörungen kleiner und mittlerer Arterien errechnet werden. Unterschiede ergeben sich bei Frauen und Männern durch mehrere Faktoren. Zum einen muss die Körpergröße beachtet werden bei der Messung und Interpretation der Daten und zum anderen haben die Sexualhormone einen Einfluss auf die arterielle Gefäßfunktion (Seeland et al. 2020).

Es hat lange gedauert, bis aus diesen relativ einfachen Erkenntnissen ein Verständnis für die Geschlechterunterschiede in der Regulation des zentralen und peripheren Blutdrucks entstanden ist. Neue Erkenntnisse aus der molekularen Zellbiologie und Genetik erweitern das Verständnis: Die Bedeutung der Endothelzellen für die Regulation des Gefäßtonus war schon lange bekannt. Neu hinzu kommt das Wissen, dass Endothelzellen der arteriellen Gefäße sich bereits bei Geburt bei Mädchen und Jungen unterscheiden und dass dies zu Unterschieden in der Gefäßfunktion führt, die sich im Laufe des Lebens – auch unter dem Einfluss der Sexualhormone – weiter vergrößern.

Diese biologischen Unterschiede führen möglicherweise zu der unterschiedlichen Ausprägung der angiologischen Krankheitsbilder bei Frauen und Männern, wie der peripheren arteriellen Verschlusskrankheit, dem Aneurysma, den thromboembolischen Erkrankungen und Vaskulitiden. Hier spielen wahrscheinlich biologische Faktoren eine große Rolle. Soziokulturelle Faktoren werden bedeutend, wenn es um die Indikationsstellung zur Operation und um Operationsergebnisse geht. Wichtig und zum Teil erschreckend ist die Erkenntnis, dass Bauchaortenaneurysmen auch bei Frauen häufig auftreten, dass Frauen seltener operiert werden und die Operation bei Frauen mit gleichem präoperativem Risiko mit einer höheren Sterblichkeit behaftet ist als bei Männern.

5.1.1   Pulswellenanalyse und Gefäßsteifigkeit

In die Methoden zur Diagnostik der arteriellen Gefäßfunktion wurden in letzter Zeit die Möglichkeiten der Pulswellenreflexion eingeschlossen. Es wurden oszillometrische Messverfahren entwickelt, die mit unterschiedlichen Methoden die Strömungsgeschwindigkeit in Gefäßen, die Geschwindigkeitsprofile und die resultierende Wanddehnung messen, also die Elastizität der Gefäßwände. Die Pulswellengeschwindigkeit (PWV) ist ein wichtiger direkt messbarer Parameter, der die Elastizität der großen Arterien, insbesondere der Aorta, widerspiegelt. Ab 10–12 m/s ist die PWV erhöht (Abb. 5.1) (Seeland 2021).

Ein weiterer wichtiger Parameter ist der Augmentationsindex. Gemeint ist die Druckerhöhung der antegraden Pulswelle durch die Überlagerung mit der retrograden Pulswelle, die durch die Reflexion an der Bifurkation der Aorta, der Aufzweigung in die beiden Iliakalarterien, entsteht. Die retrograd laufende Welle überlagert (augmentiert) die antegrade Welle, in elastischen Gefäßen in der Diastole. (Abb. 5.2) (Seeland 2021).

Verlieren die Gefäßwände an Elastizität, so wird die Pulswelle schneller reflektiert und überlagert sich im Aortenbogen mit der systolischen Welle. Der resultierende Druck im Aortenbogen, beziehungsweise nach der Aortenklappe, wird als zentraler Blutdruck bezeichnet. Dieser zentrale Blutdruck bestimmt letztlich die Last, gegen die das Herz arbeiten muss. Die Erhöhung des zentralen Blutdrucks durch die reflektierte Welle wird auf den Pulsdruck bezogen und als Augmentationsindex (AIx) bezeichnet. Der AIx ist ein Maß für die Einschränkung der Endothelfunktion der kleinen und mittleren Arterien (Abb. 5.3) (Seeland 2021).

Geschlechterunterschiede ergeben sich aus der im Mittel geringeren Körpergröße der Frauen, die zu einer schnelleren Reflexion führt. Dies ist aber nicht der alleinige Grund für eine kürzere Pulswellenlaufzeit bei Frauen und dem damit hö-

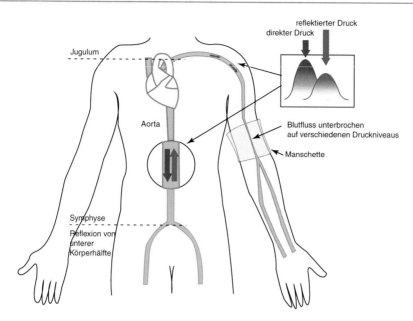

Abb. 5.1 Prinzip der Pulswellenreflexionsmessung Roter Pfeil: antegrade Pulswelle, grüner Pfeil retrograde Pulswelle. Gemessen wird die *„run time"* (RT) in Sekunden, das Zeitintervalls zwischen dem 1. Peak der Pulswelle und dem 2. Peak der Reflektionswelle sowie der Jugulum-Symphysen Abstand und der Oberarmumfang. (Aus Seeland 2021)

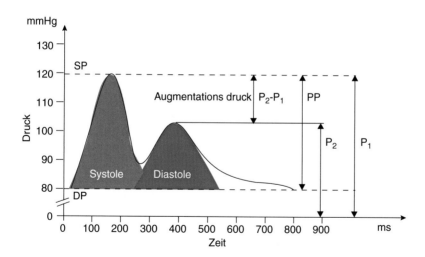

Abb. 5.2 Arterielle Pulswelle bei normaler Gefäßfunktion; Charakteristika einer arteriellen Pulskurve (P1 > P2): SP = systolischer Blutdruck, DP = diastolischer Blutdruck, P1 = maximaler Druck der antegraden Pulswelle, P2 = maximaler Druck der reflektierten, retrograden Pulswelle, PP = Pulsdruck. (Aus Seeland 2021)

heren AIx im Vergleich zu Männern. Sexualhormone spielen hier auch eine Rolle (Abb. 5.1). Bei Zunahme der Gefäßwandsteifigkeit und oder der Dysfunktion der Endothelzellen der kleinen und mittleren Arterien, steigt der AIx. Frauen sind im Durchschnitt zwar kleiner, was die Augmentation erhöht, aber sie haben häufiger auch eine bessere Endothelfunktion, die die reflektierte Welle abschwächt.

Sowohl PWV als auch AIx können eingesetzt werden, um das biologische Gefäßalter in Relation zu dem chronologischen Alter zu setzen. Der alte Spruch, dass der Mensch so alt ist wie seine Gefäße, wird durch immer mehr pathophysio-

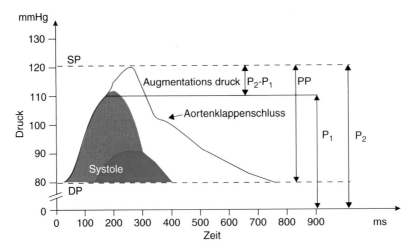

Abb. 5.3 Veränderungen der Pulskurvenform bei zunehmender Gefäßwandsteifigkeit, z. B. physiologisch mit höherem Alter oder vorzeitig bei Risikofaktoren. SP = systolischer Blutdruck, DP = diastolischer Blutdruck, P1 = maximaler Druck der antegraden Pulswelle, P2 = maximaler Druck der reflektierten, retrograden Pulswelle, PP = Pulsdruck. (Aus Seeland 2021)

logische Befunde bestätigt. Die PWV und der AIx steigen mit dem Alter an und reflektieren auch das Ausmaß der kardiovaskulären Risikofaktoren, denen ein Individuum im Lauf seines Lebens ausgesetzt ist (Cauwenberghs und Kuznetsova 2018).

Neue Studien zeigen, dass PWV und AIx bei Frauen und Männern die Herzfunktion in der Systole und in der Diastole unterschiedlich beeinflussen. Insbesondere eine pathologische Erhöhung der PWV >9,7 m/s und ein Taillenumfang von >80 cm ist bei postmenopausalen Frauen mit Störungen der diastolischen Funktion assoziiert und findet sich bei Patientinnen mit Herzinsuffizienz mit erhaltener Auswurfaktion (HFpEF) (Seeland et al. 2016). Bei Männern steht die Assoziation der Pulswellengeschwindigkeit mit der Entwicklung einer Herzhypertrophie bei Bluthochdruck im Vordergrund (Cauwenberghs und Kuznetsova 2018).

Wie sich die Messparameter zur Beurteilung der Gefäßstruktur und -funktion von Frauen in der Prä-, Peri- und Postmenopause im Vergleich zu Männern gleichen Alters verhalten, zeigt Abb. 5.4 (Seeland et al. 2021).

5.1.2 Geschlechtsspezifische Endothelzellfunktion

Dass es Unterschiede in der Endothelzellfunktion gibt, ist mittlerweile unstrittig. Die Frage ist, ob diese eher bedingt sind durch die kurzfristigen Aktivierungseffekte der Geschlechtshormone oder durch die organisierenden Hormoneffekte, die uns und unsere Patient:innen lebenslang begleiten. Zu klären ist, ob die zu beobachtenden Geschlechterunterschiede angeboren sind oder ob sie im Laufe des Lebens erworben werden und dann z. B. durch einen gesünderen Lebensstil günstig beeinflusst werden.

Um diese Frage zu beantworten, analysierte eine niederländische Gruppe Endothelzellen, die sie von unterschiedlich geschlechtlichen Zwillingen bei der Geburt und von nicht verwandten weiblichen und männlichen Patienten in unterschiedlichen Lebensphasen gewonnen hatten. Die Studie zeigte, dass ca. 20 % des Endothelzell-Transkriptoms, d. h. aller in Endothelzellen transkribierten Gene, geschlechtsspezifisch sind. Die Forscher:innen identifizierten sowohl „angeborene" Geschlechterunterschiede, die bei

	Prämenopausal < 40 Jahre	Peri- und Menopause 40 - 55 Jahre	Postmenopausal > 40 Jahre
Gefäßstruktur			
Aortendurchmesser	↓	↓	↓
Carotis-Intima-Media-Dicke (IMT)	↓	=	=
Gefäßfunktion			
Systolischer Blutdruck	↓	↗	↑
Diastolischer Blutdruck	↓	↘	↓
Pulsdruck	↓	↗	↑
Zentraler Blutdruck	↓	↗	↑
Carotis-femorale Pulswellengeschwindigkeit (c-f PWV)	↓	↗	↑
Augmentationsindex (AIx)	↑	↑	↑
Compliance A. carotis	↑	↘	-
Steifigkeitsindex β	↓	↓	↑
Gefäßindex (Cardio-ankle vascular index; CAVI)	↓	↓	↑

↓ Niedriger ↘ Sinkend ↗ Steigend ↑ Höher

Abb. 5.4 Messparameter zur Beurteilung der Gefäßstruktur und -funktion von Frauen in der Prä-, Peri- und Postmenopause im Vergleich zu Männern gleichen Alters. (Aus Seeland et al. 2021)

der Geburt bereits vorhanden waren und oft lebenslang aufrechterhalten werden, als auch Geschlechterunterschiede, die im Laufe des Lebens erworben worden sind. Gene, die einen erworbenen geschlechterspezifischen Unterschied in der Expression zeigten, waren eher Zielgene von Sexualsteroiden. Dies passt zur Hypothese, dass die erworbenen Unterschiede letztlich unter Hormoneinfluss zustande kommen.

Werden die Datensätze zur Genexpression in Endothelzellen mit Datensätzen zur Genomanalyse kombiniert, so zeigt sich, dass in den Endothelzellen eher die Gene mit einem intrinsischen genetischen geschlechterspezifischen Expressionsunterschied mit koronarer Herzerkrankung (KHE) assoziiert sind. Genetische Marker für KHE können daher bereits bei der Geburt geschlechterspezifisch in Endothelzellen wirken und zur Entwicklung geschlechterspezifischer Phänotypen beitragen. Im Laufe der Lebenszeit werden weitere Unterschiede durch den Einfluss von Sexualhormonen und Umweltmodifikatoren erworben. Therapeutisch nutzbar werden solche Befunde allerdings nur, wenn die Kausalketten

verstanden werden, die vom Molekül zur Arteriosklerose führen. Dies erfordert molekularbiologische Detektivarbeit.

Um hier voranzukommen, untersuchte eine zweite Studie derselben niederländischen Forschungsgruppe geschlechterstratifizierte Genregulationsnetzwerke und frauenspezifische Schlüsselgene der Atherosklerose in atherosklerotischen Gewebeproben von Patient:innen mit KHE. Geschlechterspezifische Genregulationsnetzwerke der atherosklerotischen Arterienwand wurden bei 160 altersgleichen Frauen und Männern generiert. Durch den Vergleich geschlechtsspezifischer Genregulierungsnetzwerke fanden die Forscher heraus, dass pro-atherosklerotische Gene, die bei Frauen aktiver waren, mit mesenchymalen Zellen und Endothelzellen assoziiert waren, während pro-atherosklerotische Gene, die bei Männern aktiver waren, mit dem Immunsystem assoziiert waren (Hartman et al. 2021).

Die Studie unterstreicht die Bedeutung biologischer Geschlechtsunterschiede in der Endothelzellphysiologie als potenzielle Angriffspunkte für die Prävention und Behandlung von KHE. Damit ist man nun schon relativ nahe an therapeutischen Ansatzpunkten, denn die identifizierten Gen-Netzwerke beinhalten auch Moleküle, die mit geeigneten anderen gehemmt werden können.

5.2 Periphere arterielle Verschlusserkrankung

5.2.1 Epidemiologie

Die klinische Prävalenz der pAVK ist bis zum 70. Lebensjahr bei Frauen und Männern relativ gleich, mit ca. 11 % bei beiden Geschlechtern. Im noch höheren Alter scheint die Prävalenz beim weiblichen Geschlecht stärker anzusteigen. Aufgrund der längeren Lebenserwartung der Frauen ist die Krankheitslast – also die Gesamtzahl der Erkrankten – größer, d. h., mehr Frauen über 70 Jahren leben mit pAVK als Männer (Hirsch et al. 2012).

5.2.2 Risikofaktoren

Risikofaktoren sind hohes Alter, Rauchen, Diabetes mellitus, Hypertonie, Hypercholesterinämie und eingeschränkte Nierenfunktion, aber auch Ängstlichkeit, Depression und Luftverschmutzung (Golledge 2022). Viele ältere Frauen, mehr als Männer, leben mit einer asymptomatischen pAVK. Wahrscheinlich spielen bei Frauen zusätzliche Risikofaktoren eine größere Rolle als bei Männern, z. B. gibt es Hinweise auf eine stärkere Verbindung zwischen metabolischem Syndrom, Entzündung und der pAVK. Erhöhtes CRP im Plasma, erhöhter BMI oder Taillenumfang sind vor allem bei Frauen Warnsignale. In der deutschen Heinz Nixdorf Studie war auch ein niedriger sozialer Status mit mehr Risikofaktoren und einer höheren Prävalenz für pAVK assoziiert.

Die meisten Studien haben nur wenige Frauen eingeschlossen und nicht geschlechterspezifisch analysiert (Mosca et al. 2006; Hirsch et al. 2012). Eigentlich haben Männer das ungünstigere Risikoprofil, vor allem aufgrund ihres Rauchver-

haltens. Ihre wichtigsten Komorbiditäten sind koronare Herzerkrankung und chronisch obstruktive Lungenerkrankung, während bei den Frauen Bluthochdruck und Diabetes die wichtigsten Begleiterkrankungen sind.

5.2.3 Pathophysiologie

Bei der Pathogenese spielen Faktoren eine Rolle, für die Geschlechterunterschiede schon nachgewiesen worden sind, so Stickstoffmonoxid (NO) und endotheliale Wachstumsfaktoren (z. B. VEGF), die die Neubildung von Kapillaren und Arteriolen ebenso wie die Aktivierung von Makrophagen stimulieren. Funktionelle mikrovaskuläre Störungen tragen häufiger bei Frauen zum Krankheitsgeschehen bei.

5.2.4 Diagnose

Claudicatio intermittens ist das Leitsymptom der pAVK, aber die Symptomatik ist recht variabel, und zu Beginn des Erkrankungsverlaufs gibt es häufig eine lange asymptomatische Phase, die besonders bei Frauen deutlich ausgeprägt ist. Standard in der Diagnose ist der „*Ankle Brachial Index* (ABI)", d. h. der Quotient der Blutdruckwerte an den Knöcheln zu denen an den Armen. Werte unter 0,9 sind pathologisch, zwischen 0,91 und 0,99 grenzwertig, von 1,0–1,3 normal und größer 1,4 zumeist falsch hoch. Bei bildgebenden Verfahren sind Stenosen ab 50 % diagnostisch bedeutend. Viele ältere Frauen, mehr als Männer, leben mit einer asymptomatischen pAVK. In einer großen Studie hatten 63 % der Frauen mit erniedrigtem ABI (unter 0,9) keine Symptome.

5.2.5 Klinische Manifestation

Im Verlauf kommt es zu einer Reduktion der Gehgeschwindigkeit, zu einer verkürzten Gehstrecke mit niedrigeren Werten im 6-Minuten-Gehtest und zu einem Mobilitätsverlust; Amputationen gehören zu den schweren Komplikationen. Etwa 10 % der Patient:innen haben auch Erkrankungen der Koronargefäße und der Karotis-Strombahn.

5.2.6 Therapie und Verlauf

Frühe Diagnose und Therapie kann den Verlauf der pAVK signifikant verbessern (Golledge 2022). Frauen mit pAVK sind in ihrer Lebensqualität stärker eingeschränkt als Männer. Dennoch wird bei Frauen seltener eine interventionelle Therapie durchgeführt (Golledge 2022; Hirsch et al. 2012). In den USA zeigten große Studien, dass auch eine weiße Ethnizität die Chance für eine Intervention beeinflusst und mit einem besseren Ergebnis assoziiert ist.

Medikamentöse Therapie ist bei beiden Geschlechtern gleich. Körperliches Training wird ebenfalls bei beiden Geschlechtern empfohlen, aber von den Patient:innen nur beibehalten, wenn sie wiederholt stimuliert und begleitet werden. Zur Verhinderung von Sekundärkomplikationen werden Blutdrucksenkung, lipidsenkende Therapie und Stopp des Rauchens empfohlen, die aber von beiden Geschlechtern nur suboptimal genutzt werden.

Die Therapieergebnisse sind bei den Geschlechtern unterschiedlich, im Trend schlechter bei den Frauen. Frauen stellen sich bei der Diagnose jedoch häufiger in einem weiter fortgeschrittenen Krankheitsstadium vor, eine Erklärung für die schlechteren Ergebnisse.

Eine große retrospektive Analyse zeigte, dass Frauen in der Regel älter sind, dass sie seltener operiert werden und dass die Krankenhaussterblichkeit höher ist, auch nach Adjustierung für Alter, Komorbiditäten und Grunderkrankung. Aktuelle Studien aus dem Jahr 2021 beschreiben eine höhere Revaskularisationsrate bei Männern, zum Teil fast doppelt so hoch wie bei Frauen (Pawlik et al. 2020). Analysen, inwieweit Lebensstil, Gesundheitswissen oder soziale Unterstützung zu diesen Ergebnissen beitragen, fehlen. Wichtig ist hier die Sensibilität der betreuenden Ärzt:innen, alle Geschlechter, so auch die Frauen, rechtzeitig zum Screening und zur interventionellen Therapie zu bringen.

5.3 Bauchaortenaneurysma

5.3.1 Epidemiologie

Aneurysma der Bauchaorta werden häufiger bei Männern als bei Frauen diagnostiziert. In den großen Studien finden sich unter den Teilnehmenden regelmäßig 2/3 – 3/4 Männer. 2–3 % aller Männer zwischen 65 und 75 Jahren entwickeln ein Aneurysma der Bauchschlagader, aber nur 0,5 % aller Frauen im gleichen Alter. Der größte Teil der Patient:innen ist dabei beschwerdefrei. Die Geschlechterverteilung hat Auswirkungen auf die Screeningstrategien.

5.3.2 Pathophysiologie

Geschlechtshormone scheinen beim Wachstum der Aortenaneurysmen eine Rolle zu spielen. Endogene Östrogene haben eher einen schützenden Effekt bei Frauen und normale Testosteronspiegel bei Männern. Niedrigere Testosteronspiegel gehen mit einer Risikoerhöhung einher. Weitere Risikofaktoren bei Frauen scheinen sich aus der Anatomie zu ergeben, aus der stärkeren Krümmung der Lendenwirbelsäule und der niedrigeren Flussgeschwindigkeit. Daraus resultiert eine Stimulation der Endothelzell-vermittelten Vasodilatation und höhere Druckspitzen auf die Gefäßwand. Insofern erklärt die Pathophysiologie zum Teil die schnellere Progression der weiblichen Bauchaortenaneurysmen (Makrygiannis et al. 2014).

5.3.3 Diagnose und Screening

Die Diagnose erfolgt mittels Ultraschall, der farbkodierten Duplexsonografie, CT und MRT. Gesetzlich krankenversicherte Männer ab 65 Jahren haben seit Anfang 2018 Anspruch auf eine einmalige Ultraschalluntersuchung zur Früherkennung von Aneurysmen der Bauchschlagader. Dagegen haben Frauen bislang nur beim Vorliegen von Risikofaktoren, wie Rauchen, hohem Blutdruck, anderen Gefäßerkrankungen oder positiver Familienanamnese, einen Anspruch auf diese Präventionsleistung der Krankenkassen.

Zwar entwickeln ältere Frauen seltener ein Aneurysma an der Bauchschlagader als Männer, aber wenn sie eines haben, ist die Gefahr, dass es einreißt und damit lebensbedrohlich wird, höher. Daher empfiehlt die Deutsche Gesellschaft für Gefäßchirurgie und Gefäßmedizin (DGG) die Vorsorgemöglichkeit zu nutzen und gefährdeten Frauen (Raucherinnen, Hypertonikerinnen) ab 65 Jahren, einmalig die Aorta mit Ultraschall untersuchen zu lassen.

> **Empfehlungen**
> **Männer:** Diameter 3–3,9 cm: Kontrolluntersuchungen alle 3 Jahre Diameter 4–4,9 cm: jährliche oder halbjährliche Kontrolle, abhängig von Progredienz
> **Frauen:** Regelmäßige Kontrollen bei Aneurysmadiameter ca. 5 cm

Empfehlungen sind bei Männern präziser als bei Frauen. Bei Männern mit einem Aneurysma mit einem Durchmesser von 3–3,9 cm werden Kontrolluntersuchungen alle 3 Jahre empfohlen. Bei Werten von 4–4,9 cm ist eine jährliche Kontrolle, manchmal auch halbjährlich in Abhängigkeit der Progredienz sinnvoll. Bei Frauen ist man weniger konkret und verlangt erst dann regelmäßige Kontrollen, wenn sich der Aneurysmadiameter der 5 cm-Grenze annähert (Rowse et al. 2021). Ob diese höheren Grenzwerte gerechtfertigt sind, ist unklar. Überwachungsstrategien bei beiden Geschlechtern sollten individuell unter der Berücksichtigung von Geschlecht und Alter erarbeitet werden und auch Aneurysmagröße, Körpergröße, Wachstumsgeschwindigkeit des Aneurysmas, weitere Patientencharakteristika und das Operationsrisiko beinhalten (Sharples et al. 2021).

5.3.4   Therapie und Verlauf

Die Indikation zum operativen Vorgehen stützt sich heutzutage vor allem auf den Durchmesser des Bauchaortenaneurysmas. Diese sollte zur Wirbelgröße in Bezug gesetzt werden.

Ab 5 cm Durchmesser besteht grundsätzlich eine OP-Indikation bei allen Geschlechtern. Es wird diskutiert, ob sich die Operationsindikation besser auf den Durchmesser in Relation zur Körpergröße beziehen sollte. Dieses Vorgehen würde bei den zumeist kleineren Frauen zu einer früheren Intervention führen (Makrygiannis et al. 2014). Die Sterblichkeit bei einer geplanten Aortenaneurysmaresektion liegt derzeit bei ca. 3 %, bei der Notfalloperation eines rupturierten Aortenaneurysmas ist diese deutlich höher mit einer Letalität von 30–40 %.

Es stehen zwei Verfahren zur Verfügung: endovaskuläre Prothese und offene Operation. Hinsichtlich der Verfahren, den Komplikationsraten und Überlebensraten bestehen widersprüchliche Angaben zu den Unterschieden zwischen Frauen und Männern, die auch von der regionalen Versorgungssituation abhängen. Nach den derzeitigen internationalen Studien ist weibliches Geschlecht ein signifikanter Indikator für einen tödlichen Ausgang, sowohl bei Ruptur des Aneurysmas als auch bei einer elektiven Reparatur. Frauen haben einen eindeutig besseren Verlauf bei endovaskulärer Reparatur als bei der Operation. Dennoch wird ihnen seltener eine endovaskuläre Intervention angeboten (Ulug et al. 2017; Nana et al. 2021).

5.4   Thorakales Aortenaneurysma

5.4.1   Epidemiologie

Thorakale Aortenaneurysma sind deutlich seltener als Bauchaortenaneurysmata. Frauen stellen in internationalen Registern etwa 1/3 der Patient:innen. Sie sind im Mittel älter als Männer und präsentieren sich auch häufiger mit einem schwereren Krankheitsbild.

5.4.2   Klinik, Therapie und Verlauf

Die Sterblichkeit bei der Operation ist bei diesem Krankheitsbild hoch, viele Studien geben Werte zwischen 10–40 % an. Die Sterblichkeit der Frauen ist in vielen Studien höher als bei Männern (40 % bei Frauen, 11 % bei Männern). Eine vom Krankheitsbild der Männer abweichende Symptomatik, höheres Alter und eine spätere Vorstellung zur Operation wurden für die Unterschiede verantwortlich gemacht. Die Analyse der Zahlen eines großen internationalen Registers im Jahr 2022 mit mehr als 2800 Patientinnen und Patienten zeigt, dass die höhere Sterblichkeit der Frauen in den letzten Jahren abnahm (Huckaby et al. 2022).

Frauen waren zum Zeitpunkt der Diagnose eines Aneurysmas im Schnitt 7 Jahre älter als die Männer und waren häufiger im Schockzustand mit Zeichen einer zerebralen Minderperfusion. Frauen hatten häufiger intramurale Blutungen, thrombosierte falsche Lumina, Perikard- und Pleuraergüsse. Komplikationen ereigneten sich bei ihnen bereits bei kleineren Aortendiametern als bei Männern. Das spricht dafür, dass eigentlich geschlechterspezifische Normalwerte für die Operationsindikation verwendet werden müssten. Männer erhielten häufiger eine vollständige Operation mit Ersatz der Aorta, der Aortenwurzel oder des Aortenbogens. In einer deutschen Analyse wurde das unterschiedliche operative Vorgehen bestätigt und mit dem jüngeren Alter der Männer begründet (Rylski et al. 2021).

International ist die Krankenhaussterblichkeit höher bei Frauen, wobei sich die Differenz in den letzten Jahren reduziert hat. In der Deutschen Studie ist die 30-Tage-Sterblichkeit und die 5-Jahres-Sterblichkeit bei Männern und Frauen gleich (Rylski et al. 2021).

5.5 Thrombosen und Lungenembolien

5.5.1 Epidemiologie

Venöse Thromboseembolien und tiefe Beinvenenthrombosen sind bei beiden Geschlechtern relativ häufig; insgesamt scheinen sie bei Männern etwas häufiger aufzutreten als bei Frauen. Bei Frauen sind insbesondere die Schwanger-schaft und die postpartale Zeit Risikoperioden, in denen Lungenembolien relativ häufig sind. Die Inzidenz liegt in den USA zwischen 29 und 109 Fällen auf 100.000 Einwohner und variiert mit dem Alter. Frauen erleiden Lungenembolien oft während des frühen Erwachsenenalters, Männer im Alter über 60 Jahren. Männer zwischen 60 und 80 Jahren haben eine etwa 25 % höhere Inzidenz als Frauen.

In der Region DE/A/Schweiz, der DACH-Region (Bevölkerungsanzahl: 98.273.320 Menschen), sank die jährliche altersstandardisierte Mortalität zwischen Januar 2000 und Dezember 2015 von 15,6 auf 7,8 Todesfälle pro 1000 Einwohner. Zwischen Januar 2012 und Dezember 2016 ereigneten sich durchschnittlich 9127 durch Lungenembolien verursache Todesfälle pro Jahr. Die Lungenembolien – assoziierte Gesamtmortalität ist bei Frauen zwischen dem 15. und 55. Lebensjahr deutlich höher als bei gleichaltrigen Männern (Abb. 5.5) (Hobohm et al. 2021).

Lungenembolien sind neuerdings auch häufig im schweren Stadium von COVID und trafen hier häufiger die Männer als die Frauen (Gomez et al. 2021). Bei jüngeren Menschen ist zwar die Sterblichkeit niedriger, allerdings ist die akute Lungenembolie – insbesondere bei Frauen im Alter von 15–55 Jahren – im Vergleich zu anderen Erkrankungen eine der häufigen Todesursachen und für bis zu 13 von 1000 Todesfällen verantwortlich.

5.5.2 Risikofaktoren

Frauen mit Lungenembolien hatten auch bei gleichem Manifestationsalter weniger Herzinfarkte, Lebererkrankungen, Raucherhistorie und tiefe Beinvenenthrombosen in der Vorgeschichte als Männer. Lungenembolien ohne erkennbare Ursachen oder tiefe Beinvenenthrombosen sind bei Frauen häufiger als bei Männern. Rauchen und COPD spielt bei Männern in der Ätiologie eine größere Rolle. Sie haben auch häufiger eine Krebstherapie durchgemacht. Bei Frauen findet man häufiger in der jüngeren Vorgeschichte eine Immobilisation, die Einnahme von Östrogenen, Vorhofflimmern und Herzinsuffizienz (Pribish et al. 2020).

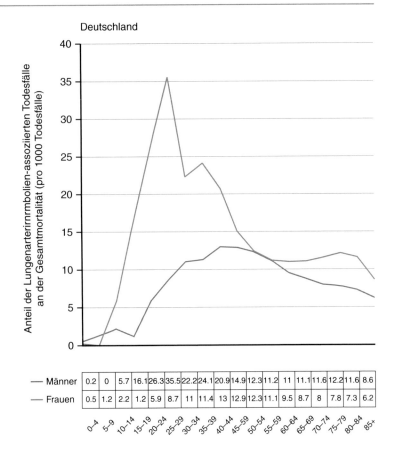

Abb. 5.5 Die Lungenembolien-assoziierte Gesamtmortalität ist bei Frauen zwischen dem 15. und 55. Lebensjahr (obere Kurve) deutlich höher als bei gleichaltrigen Männern (untere Kurve). (Hobohm et al. 2021)

	0–4	5–9	10–14	15–19	20–24	25–29	30–34	35–39	40–44	45–59	50–54	55–59	60–64	65–69	70–74	75–79	80–84	85+
Männer	0.2	0	5.7	16.1	26.3	35.5	22.2	24.1	20.9	14.9	12.3	11.2	11	11.1	11.6	12.2	11.6	8.6
Frauen	0.5	1.2	2.2	1.2	5.9	8.7	11	11.4	13	12.9	12.3	11.1	9.5	8.7	8	7.8	7.3	6.2

5.5.3 Therapie und Verlauf

Die Leitlinien sehen die gleiche Behandlung für beide Geschlechter vor, aber nach Adjustierung auf die Schwere der Lungenembolie haben Frauen eine geringere Wahrscheinlichkeit, eine Reperfusionstherapie oder Thrombolyse zu erhalten. Zugleich haben Frauen mehr Blutungskomplikationen. Die neuen direkten Antikoagulanzien wirken bei Männern und Frauen gleich gut und haben bei beiden gleich wenige Komplikationen (Jarman et al. 2021).

5.6 Funktionelle vaskuläre Erkrankungen, Thromboangiitis obliterans

Zu den funktionellen vaskulären Erkrankungen gehören das Raynaud-Phänomen, Akrozyanose und Erythromelalgie. Sie kommen häufiger bei Frauen vor als bei Männern (Garner et al. 2015; Heidrich 2010). Die Thrombangiitis obliterans wird häufiger bei Männern diagnostiziert.

5.6.1 Raynaud-Phänomen

Das Raynaud-Phänomen zeigt sich als anfallsweise auftretende symmetrische Durchblutungsstörung der Finger oder Zehen aufgrund von Vasospasmen. In milden Ausprägungen ist das Syndrom in der Bevölkerung nicht selten. In der Framingham-Studie in den USA fand man eine Häufigkeit von 9,6 % bei Frauen und 8,1 % bei Männern. Die neuen Leitlinien der European Society of Vascular Medicine betonen allerdings, dass das Syndrom deutlich häufiger bei Frauen als bei Männern ist, dass die Prävalenz insgesamt bei 10 % liegt und bis zu 20–30 % der Frauen in einer Bevölkerung betreffen kann (Belch et al. 2017).

Auslöser und Risikofaktoren sind tiefe Temperaturen, Stress, Angst, weibliches Geschlecht, familiäre Belastungen, Rauchen, Arbeiten mit den Händen, mit stark vibrierenden Werkzeugen, Migräne, kardiovaskuläre Erkrankungen. In etwa 50 % liegt eine Systemerkrankung zu Grunde, deren Manifestation sich aber häufig auch erst Jahre nach dem Raynaud-Syndrom darstellen kann.

Die Patient:innen, die sich am häufigsten in der Hausarztpraxis vorstellen, sind die mit einem primären Raynaud-Phänomen, junge Frauen in den Zwanzigern. Das sekundäre Raynaud-Phänomen tritt häufig als Begleiterkrankung bei Autoimmunerkrankungen auf, die bei Frauen ebenfalls deutlich häufiger auftreten als bei Männern. Dazu gehören der Lupus erythematodes, die systemische Sklerose und andere. Eine Laboruntersuchung auch mit der Suche nach antinukleären Antikörpern sollte grundsätzlich durchgeführt werden. Die Therapie mit Vasodilatoren unterscheidet sich bei Männern und Frauen nicht.

5.6.2   Akrozyanose und Erythromelalgie

Die Akrozyanose ist seltener als das Raynaud-Phänomen und tritt häufiger länger persistierend auf. Auch dieses Syndrom ist häufiger bei Frauen als bei Männern und manifestiert sich zumeist vor dem 25. Lebensjahr. Auch hier können Autoimmunerkrankungen als Grunderkrankungen eine Rolle spielen.

Erythromelalgie ist eine sehr seltene Erkrankung mit anfallsweise auftretenden brennenden Schmerzen und Rötungen der Beine, Füße, seltener der Hände. Die Attacken werden durch Wärme ausgelöst. Frauen sind häufiger betroffen. Die erste Manifestation macht sich häufig nach dem 40. Lebensjahr bemerkbar (Heidrich 2010).

5.6.3   Thrombangiitis obliterans

Thrombangiitis obliterans oder Morbus Winiwarter-Buerger ist dagegen eine Vaskulitis, die vor allem Männer betrifft. Es ist eine episodische und thrombotisch-obliterierende Gefäßerkrankung unbekannter Ursache mit entzündlichen Reaktionen. Betroffen sind sowohl kleinere und mittlere Arterien als auch Venen. Endothelzellen, Thrombozyten, Leukozyten und Nervenendigungen sind in die Pathogenese involviert. Männliches Geschlecht ist ein Risikofaktor, ebenso der genetische Hintergrund, Rauchen, Infektionen und Umweltfaktoren wie chronischer Stress und niedriger sozioökonomischer Status (Qaja et al. 2022).

Auch Cannabis Konsum kann Vaskulitiden auslösen, die der Thrombangiitis obliterans ähnlich sind und vor allem junge Männer betreffen (Desbois und Cacoub 2013).

Fazit

- Pulswellengeschwindigkeit und Augmentationsindex sind wichtige nicht-invasiv messbare Parameter, die die arterielle Gefäßfunktion bestimmen. Sie werden durch Körpergröße und Hormonstatus beeinflusst und unterscheiden sich altersabhängig bei Frauen und Männern.
- Endothelzellen unterscheiden sich bei Mädchen und Jungen bereits bei der Geburt in ihrer Molekularbiologie und Funktion und werden im Laufe des Lebens durch Geschlechtshormone weiter modifiziert.
- Frauentypische Risikofaktoren bei pAVK sind erhöhtes CRP, erhöhter BMI und Taillenumfang.
- Bei Frauen wird eine pAVK seltener diagnostiziert. Eine interventionelle Therapie wird bei gesicherter Diagnose seltener empfohlen, obwohl Frauen genauso profitieren wie Männer.
- Frauen mit Aortenaneurysma werden seltener diagnostiziert und erhalten bei gesicherter Diagnose seltener eine interventionelle Therapie als Männer.
- Die Operationsergebnisse von Aortenaneurysmen sind bei Frauen schlechter als bei Männern, auch nach Adjustierung für Risikofaktoren.
- Frauen mit Lungenembolie erhalten seltener eine Reperfusionstherapie oder Throm-

bolyse als Männer. Die Mortalität bei Frauen ist höher.

- Funktionelle vaskuläre Erkrankungen und Vaskulitiden sind zumeist häufiger bei Frauen; Ausnahme: Thrombangiitis obliterans.

Literatur

Belch, J., A. Carlizza, P. H. Carpentier, J. Constans, F. Khan, J. C. Wautrecht, A. Visona, C. Heiss, M. Brodeman, Z. Pecsvarady, K. Roztocil, M. P. Colgan, D. Vasic, A. Gottsater, B. Amann-Vesti, A. Chraim, P. Poredos, D. M. Olinic, J. Madaric, S. Nikol, A. L. Herrick, M. Sprynger, P. Klein-Weigel, F. Hafner, D. Staub, and Z. Zeman. 2017. 'ESVM guidelines – the diagnosis and management of Raynaud's phenomenon', *Vasa*, 46: 413–23.

Cauwenberghs, N., and T. Kuznetsova. 2018. 'Sex-specific differences in cardiac maladaptation to hypertension and arterial stiffening', *Kardiol Pol*, 76: 1303–11.

Desbois, A. C., and P. Cacoub. 2013. 'Cannabis-associated arterial disease', *Ann Vasc Surg*, 27: 996–1005.

Garner, R., R. Kumari, P. Lanyon, M. Doherty, and W. Zhang. 2015. 'Prevalence, risk factors and associations of primary Raynaud's phenomenon: systematic review and meta-analysis of observational studies', *BMJ Open*, 5: e006389.

Golledge, J. 2022. 'Update on the pathophysiology and medical treatment of peripheral artery disease', *Nat Rev Cardiol*.

Gomez, C. A., C. K. Sun, I. T. Tsai, Y. P. Chang, M. C. Lin, I. Y. Hung, Y. J. Chang, L. K. Wang, Y. T. Lin, and K. C. Hung. 2021. 'Mortality and risk factors associated with pulmonary embolism in coronavirus disease 2019 patients: a systematic review and meta-analysis', *Sci Rep*, 11: 16025.

Hartman, R. J. G., K. Owsiany, L. Ma, S. Koplev, K. Hao, L. Slenders, M. Civelek, M. Mokry, J. C. Kovacic, G. Pasterkamp, G. Owens, J. L. M. Bjorkegren, and H. M. den Ruijter. 2021. 'Sex-Stratified Gene Regulatory Networks Reveal Female Key Driver Genes of Atherosclerosis Involved in Smooth Muscle Cell Phenotype Switching', *Circulation*, 143: 713–26.

Heidrich, H. 2010. 'Functional vascular diseases: Raynaud's syndrome, acrocyanosis and erythromelalgia', *Vasa*, 39: 33–41.

Hirsch, A. T., M. A. Allison, A. S. Gomes, M. A. Corriere, S. Duval, A. G. Ershow, W. R. Hiatt, R. H. Karas, M. B. Lovell, M. M. McDermott, D. M. Mendes, N. A. Nussmeier, D. Treat-Jacobson, Disease American Heart Association Council on Peripheral Vascular, Nursing Council on Cardiovascular, Radiology Council on Cardiovascular, Intervention, Surgery Council on Cardiovascular, Anesthesia, Cardiology Council on Clinical, Epidemiology Council on, and Prevention. 2012. 'A call to action: women and peripheral artery disease: a scientific statement from the American Heart Association', *Circulation*, 125: 1449–72.

Hobohm, L., T. Sebastian, L. Valerio, S. H. Mahmoudpour, G. Vatsakis, F. Johner, K. Keller, T. Munzel, N. Kucher, S. V. Konstantinides, and S. Barco. 2021. '[Trends in mortality related to pulmonary embolism in the DACH countries]', *Med Klin Intensivmed Notfmed*.

Huckaby, L. V., I. Sultan, S. Trimarchi, B. Leshnower, E. P. Chen, D. R. Brinster, T. Myrmel, A. L. Estrera, D. G. Montgomery, A. Korach, H. H. Eckstein, J. S. Coselli, T. Ota, C. A. Kaiser, K. A. Eagle, H. J. Patel, and T. G. Gleason. 2022. 'Sex-Based Aortic Dissection Outcomes From the International Registry of Acute Aortic Dissection', *Ann Thorac Surg*, 113: 498–505.

Jarman, A. F., B. E. Mumma, K. S. Singh, C. D. Nowadly, and B. C. Maughan. 2021. 'Crucial considerations: Sex differences in the epidemiology, diagnosis, treatment, and outcomes of acute pulmonary embolism in non-pregnant adult patients', *J Am Coll Emerg Physicians Open*, 2: e12378.

Makrygiannis, G., A. Courtois, P. Drion, J. O. Defraigne, H. Kuivaniemi, and N. Sakalihasan. 2014. 'Sex differences in abdominal aortic aneurysm: the role of sex hormones', *Ann Vasc Surg*, 28: 1946–58.

Mosca, L., H. Mochari, A. Christian, K. Berra, K. Taubert, T. Mills, K. A. Burdick, and S. L. Simpson. 2006. 'National study of women's awareness, preventive action, and barriers to cardiovascular health', *Circulation*, 113: 525–34.

Nana, P., K. Dakis, A. Brodis, K. Spanos, G. Kouvelos, H. H. Eckstein, and A. Giannoukas. 2021. 'A systematic review and meta-analysis on early mortality after abdominal aortic aneurysm repair in females in urgent and elective settings', *J Vasc Surg*.

Pawlik, A., R. Januszek, Z. Ruzsa, V. Orias, P. Kleczynski, J. Wojtasik-Bakalarz, S. Arif, A. Nyerges, M. Chyrchel, A. Stanek, D. Dudek, and S. Bartus. 2020. 'Gender differences and long-term clinical outcomes in patients with chronic total occlusions of infrainguinal lower limb arteries treated from retrograde access with peripheral vascular interventions', *Adv Med Sci*, 65: 197–201.

Pribish, A. M., S. E. Beyer, A. K. Krawisz, I. Weinberg, B. J. Carroll, and E. A. Secemsky. 2020. 'Sex differences in presentation, management, and outcomes among patients hospitalized with acute pulmonary embolism', *Vasc Med*, 25: 541–48.

Qaja, E., E. Muco, and M. F. Hashmi. 2022. 'Buerger Disease.' in, *StatPearls* (Treasure Island (FL)).

Rowse, J. W., D. Harris, L. Kirksey, C. J. Smolock, S. P. Lyden, and F. J. Caputo. 2021. 'Optimal Timing of Surveillance Ultrasounds in Small Aortic Aneurysms', *Ann Vasc Surg*.

Rylski, B., N. Georgieva, F. Beyersdorf, C. Busch, A. Boening, J. Haunschild, C. D. Etz, M. Luehr, K. Kallenbach, Cardiac German Registry for Acute Aortic Dissection Type A Working Group of the German Society of Thoracic, and Surgery Vascular. 2021. 'Gender-related differences in patients with acute aortic dissection type A', *J Thorac Cardiovasc Surg*, 162: 528–35 e1.

Seeland, U. 2021. 'Bedeutung geschlechtersensibler Forschung zur Pulswellenreflexion für die Diagnostik kardiovaskulärer Erkrankungen und Implementierung in die Lehre.', Charité-Universitätsmedizin Berlin. Januar.

Seeland, U., A. Brecht, A. T. Nauman, S. Oertelt-Prigione, M. Ruecke, F. Knebel, V. Stangl, and V. Regitz-Zagrosek. 2016. 'Prevalence of arterial stiffness and the risk of myocardial diastolic dysfunction in women', *Biosci Rep*, 36.

Seeland, U., I. Demuth, V. Regitz-Zagrosek, E. Steinhagen-Thiessen, and M. Konig. 2020. 'Sex differences in arterial wave reflection and the role of exogenous and endogenous sex hormones: results of the Berlin Aging Study II', *J Hypertens*, 38: 1040–46.

Seeland, U., J. Nemcsik, M. T. Lonnebakken, K. Kublickiene, H. Schluchter, C. Park, G. Pucci, I. Mozos, R. M. Bruno, Sex, and Group Gender VascAgeNet Expert. 2021. 'Sex and Gender Aspects in Vascular Ageing – Focus on Epidemiology, Pathophysiology, and Outcomes', *Heart Lung Circ*, 30: 1637–46.

Sharples, L., P. Sastry, C. Freeman, C. Bicknell, Y. D. Chiu, S. R. Vallabhaneni, A. Cook, J. Gray, A. McCarthy, P. McMeekin, L. Vale, and S. Large. 2021. 'Aneurysm growth, survival, and quality of life in untreated thoracic aortic aneurysms: the effective treatments for thoracic aortic aneurysms study', *Eur Heart J*.

Ulug, P., M. J. Sweeting, R. S. von Allmen, S. G. Thompson, J. T. Powell, and Swan collaborators. 2017. 'Morphological suitability for endovascular repair, non-intervention rates, and operative mortality in women and men assessed for intact abdominal aortic aneurysm repair: systematic reviews with meta-analysis', *Lancet*, 389: 2482–91.

Sex und Gender in der Endokrinologie

6

Inhaltsverzeichnis

Univ.-Prof.in Dr.in Alexandra Kautzky-Willer, Leiterin der Klinischen Abteilung für Endokrinologie und Stoffwechsel, Leiterin der Gender Medicine Unit, Medizinische Universität Wien Universitätsklinik für Innere Medizin III, Wien, Österreich

6.1 Einführung

Endokrine Erkrankungen sind für das Auftreten von Geschlechterunterschieden prädestiniert. Nicht nur die Sexualhormone, ihre Rezeptoren und Wir-

© Der/die Autor(en), exklusiv lizenziert an Springer-Verlag GmbH, DE, ein Teil von Springer Nature 2023
V. Regitz-Zagrosek, *Gendermedizin in der klinischen Praxis*,
https://doi.org/10.1007/978-3-662-67090-3_6

kungen unterscheiden sich bei Frauen und Männern. Auch Wachstumshormon wird bei Männern und Frauen in unterschiedlichen Tagesrhythmus ausgeschüttet. Die Sexualhormone beeinflussen u. a. die Inselzellen des Pankreas und führen zur geschlechtsspezifischen Ausschüttung und Regulation der Pankreashormone. Diabetes Typ 2 unterscheidet sich in seinen Risikofaktoren bei Frauen und Männern und löst bei Frauen eine größere Risikoerhöhung für Herz-Kreislauf-Erkrankungen aus als bei Männern. Sexualsteroide beeinflussen auch die Stoffwechselregulation, die Nebennierenrinde und die Regulation aller Steroidhormone. Sie greifen über Leptin und Adiponektin in die Regulation des Körpergewichtes ein.

Die Prävalenz von Fettleibigkeit hat sich in den letzten 40 Jahren verdreifacht, ca. 30 % der Erwachsenen weltweit sind betroffen. Body-Mass-Index (BMI) und Taillenumfang sind unabhängige Risikoprädiktoren bei Frauen und Männern. Auch das Darmmikrobiom trägt geschlechtsspezifisch zu der Entstehung von Übergewicht bei. Autoimmunerkrankungen der Schilddrüse treten häufiger bei Frauen auf, Schilddrüsenkrebs häufiger bei Männern. Osteoporose betrifft vor allem Frauen nach der Menopause. Männer sind im Schnitt bei dieser Erkrankung unterdiagnostiziert und unterbehandelt.

Längst sind nicht alle Effekte auf molekularer Ebene verstanden, aber die Existenz der biologischen Unterschiede lässt sich in klinischen Studien und in Tierexperimenten belegen. Und auch die soziokulturelle Dimension spielte eine Rolle in der Endokrinologie: wenn Frauen mit Diabetes in Bezug auf kardiovaskuläre Prävention schlechter behandelt werden als Männer oder wenn Medikamente für Osteoporose nicht an Männern entwickelt oder getestet werden.

6.2   Diabetes mellitus Typ 2

6.2.1   Epidemiologie

Weltweit ist Typ-2-Diabetes (T2D) die sechsthäufigste Todesursache für Männer (3,2 % aller Todesfälle) und die siebthäufigste für Frauen

(2,7 %) (2012). Der Anteil der Patienten, der wegen Typ-2-Diabetes behandelt werden muss, an der Gesamtbevölkerung   steigt   in   Deutschland kontinuierlich an. Im Jahr 2007 lag er bei 8,9 %. Derzeit werden über 8 Mio. Menschen in Deutschland wegen eines Diabetes mellitus Typ 2 behandelt. 1998 hatten 4,7 % der Männer und 5,7 % der Frauen einen bekannten Diabetes mellitus Typ 2, 2008 waren es 7,0 % der Männer und 7,4 % der Frauen (Oertel-Prigione und Regitz-Zagrosek 2012).

Insgesamt gab es zwischen diesen beiden Untersuchungen einen Anstieg an bekanntem Diabetes von 5,2 auf 7,2 %. Ein gutes Drittel dieses Anstiegs ergibt sich aus der Alterung der Bevölkerung. Unter älteren Menschen ist Diabetes mellitus häufiger als unter jüngeren, weltweit und in Deutschland. Bei den unter 60-Jährigen liegt die Inzidenz in den meisten Studien unter 10 %, während in der Altersklasse der über 60-Jährigen die Prävalenz zum Teil über 20 % liegt. Dabei steigt die Diabetes-Prävalenz im Alter bei den Frauen stärker an als bei den Männern (Mauvais-Jarvis 2017).

Bei der deutschlandweit repräsentativen Deutschen Gesundheitsstudie des Robert Koch-Institutes 2008/11 gab es unter den 40–49-Jährigen 2 % Männer und 4,5 % Frauen, denen bekannt war, an Diabetes erkrankt zu sein; derzeit sind insgesamt ca. 8 % der Männer und 6 oder 7 % der Frauen betroffen. Der Anstieg ist rapide (WldO 2019). Bei den 70–75-Jährigen haben derzeit 28 % der Männer und 22 % der Frauen einen bekannten Diabetes. Dazu kommen noch einige Prozent Patienten, mit einem noch unbekannten T2D (Mauvais-Jarvis 2017).

6.2.2   Risikofaktoren und Prävention

Frauen und Männer unterscheiden sich in den Risikofaktoren, die zu der Entstehung von Diabetes führen und in seinen Komplikationen (Kautzky-Willer et al. 2016; Mauvais-Jarvis 2018). Das betrifft einmal die reinen biologischen Risikofaktoren, zum anderen auch den Umgang mit der Erkrankung, Bildung und sozialen Status.

6.2.2.1 Übergewicht und Taillenumfang

In Europa haben zwischen 31 und 72 % der Bevölkerung Übergewicht oder leiden unter extremer Fettleibigkeit. Ausgeprägte Fettleibigkeit betrifft Frauen häufiger als Männer (Peters et al. 2016).

Übergewicht, gemessen an einem erhöhten Body-Mass-Index (BMI) ist für Männer ein stärkerer Risikofaktor als für Frauen, obwohl das Gewicht natürlich auch bei Frauen eine Rolle spielt. Bei Frauen ist das Fett jedoch meist günstiger verteilt als bei Männern: Sie lagern Fett subkutan an den Hüften und Oberschenkeln an, Männer stärker im Bauchraum selbst. Bauchfett ist metabolisch aktiver, produziert mehr Zytokine mit Drainage der Metabolite in die Pfortader. Haben Frauen jedoch einen erhöhten Bauchumfang, ist das ein relativ größerer Risikofaktor als bei Männern.

6.2.2.2 Körperliche Inaktivität

Besonders für Frauen ist körperliche Inaktivität mit einem sehr hohen Gesundheitsrisiko verbunden (Mijatovic-Vukas et al. 2018).

6.2.2.3 Hormone

Störungen der Eierstockfunktion, niedrige Östrogenspiegel und hohe Testosteronspiegel, wie sie zum Beispiel beim polyzystischen Ovarialsyndrom (PCOS) vorliegen, sind bei Frauen ein massiver Risikofaktor und ihr Risiko, einen Typ-2-Diabetes zu entwickeln, ist vierfach erhöht. Ein polyzystisches Ovarialsyndrom betrifft ungefähr 10 % aller Frauen. Symptome sind Zyklusunregelmäßigkeiten, oft Übergewicht, „Vermännlichung" (Bartwuchs und Ähnliches) und Eierstockzysten. Bei den Betroffenen sollte unbedingt der Zuckerstoffwechsel untersucht werden.

Aus noch unbekannten Gründen begünstigen niedrige Vitamin-D-Spiegel und hohe Harnsäurespiegel bei Frauen das Auftreten eines Diabetes mellitus.

6.2.2.4 Gender

Genderfaktoren bestimmen die Akzeptanz der Erkrankung, den Umgang mit ihr, die Interaktion zwischen Patient:innen und Ärzt:innen und die geschlechtsspezifische Präferenz für Therapien. So sind Gewichtsreduktionsprogramme bei Männern und Frauen gleichermaßen effektiv. Allerdings nehmen die Männer sie nicht so gerne an. Bei Frauen sind die kardiovaskulären Risikofaktoren häufig schlecht behandelt, insbesondere findet sich bei diabetischen Frauen häufig eine schlechte Einstellung der Blutfettwerte (Kap. 3) (Tab. 6.1) (Harreiter und Kautzky-Willer 2018).

Tab. 6.1 Geschlechtsspezifische Risikofaktoren für Diabetes mellitus. (Nach Kautzky-Willer et al. 2019)

Risikofaktor	Männer	Frauen
BMI	++	+
Hüftumfang	+	+
		++
Geringe körperliche Aktivität in der Freizeit	+	++
Gestörte Glukosetoleranz	+	++
Erhöhte Nüchternglukose	++	+
Hohe Testosteronspiegel	-	+
Niedriges SHBG	+	++
Hohe gGT	+	++
Niedriges Vitamin D2	+	++
Schwangerschafts-DM	--	+++
PCOS	--	++
Arbeitsstress		
Hohe Arbeitsbelastung	-	0
Hohe Abhängigkeit	0	+
Niedrige Bildung	++	++
Niedriger sozio-ökonomischer Status	+	++
Rauchen	+	+

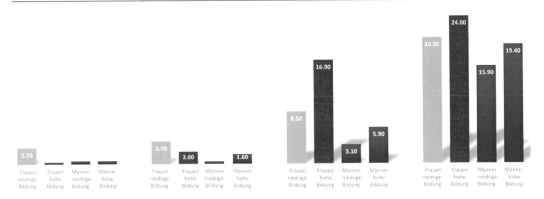

Abb. 6.1 12-Monatsprävalenz des Diabetes mellitus in Abhängigkeit von Geschlecht und Bildungsstatus in Deutschland. (Zahlen aus Heidemann 2017) Block I: bis 29 Jahre; Block II: 30–44 Jahre, Block III: 45–64 Jahre; Block IV: > 65 Jahre

Stress ist ein wichtiger Faktor, bei Männern und bei Frauen. Ein niedriger sozioökonomischer Status wiegt bei Frauen als Risikofaktor schwerer als bei Männern (Kautzky-Willer et al. 2016). Ein niedriger Bildungsstand ist insbesondere bei Frauen im mittleren Alter mit einer hohen 12-Monatsprävalenz assoziiert (Abb. 6.1) (Heidemann et al. 2017).

6.2.3 Pathophysiologie

6.2.3.1 Gene
Die Risikofaktoren für Diabetes liegen auch in den Genen. Nüchternglukose, Nüchterninsulin, weitere Stoffwechselparameter und die Prädisposition für Diabetes werden genetisch beeinflusst (Lagou et al. 2021). Die genetischen Polymorphismen, die mit Veränderungen im Zuckerstoffwechsel und im Insulinstoffwechsel verbunden sind, unterscheiden sich in ihrer Relevanz bei Frauen und bei Männern.

6.2.3.2 Sexualhormone
Sexualhormone beeinflussen direkt die Funktion des Pankreas und der Inselzellen. Östrogen hat direkte Wirkung auf die Inselzellphysiologie, wo es die Glukose-stimulierte Insulinsekretion steigert, auf das Fettgewebe, wo es die Produktion pro inflammatorischer Zytokine steigert, auf die Leber, wo es die Insulinsensitivität erhöht und die Lipogenese senkt. Bei Frauen gehen schon Prä-Diabetes und das metabolische Syndrom stärker als bei Männern mit erhöhten Inflammationsparametern, einer ungünstigeren Veränderung im Gerinnungssystem und höheren Blutzuckerwerten einher als bei Männern (Tramunt et al. 2020). Bei Männern sind hohe Testosteronspiegel günstig und niedrige ungünstig für den Verlauf des Diabetes (Abb. 6.2).

6.2.3.3 Umwelt
im Tiermodell lässt sich zeigen, dass der Effekt von Stress über die männliche Linie vererbt wird: Nachkommen gestresster männlicher Mäuse haben häufig hohe Blutzuckerspiegel. Stresshormone sollen zu epigenetischen Modifikationen in den Spermien führen und dies zu einer unkontrollierten Zuckerproduktion in der Leber der Nachkommen (Wu et al. 2016).

6.2.4 Diagnose

Diagnostische Verfahren und Referenzwerte für Blutzucker werden in den Leitlinien nicht geschlechtsspezifisch angegeben. Ein Diabetes gilt als nachgewiesen, wenn:

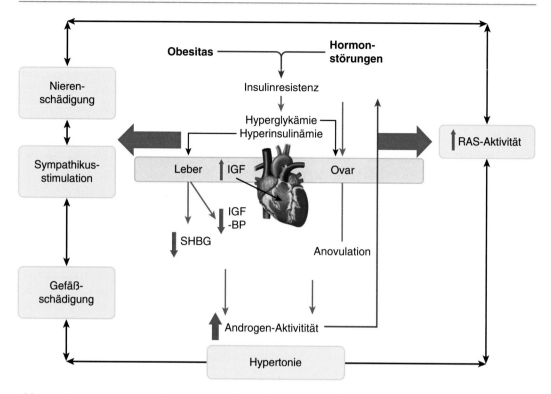

Abb. 6.2 Beziehung zwischen Hormonstatus, Entzündungsaktivität, Blutdruck und Nierenfunktion in der Pathophysiologie und Genese des Diabetes mellitus

- der Blutzuckerspiegel bei mindestens zwei unabhängigen Messungen nüchtern 126 mg/dl (7,0 mmol/l) oder höher beträgt,
- der Blutzuckerspiegel (nüchtern oder nicht) bei mindestens zwei unabhängigen Messungen über 200 mg/dl (11,1 mmol/l) beträgt oder
- der Langzeit-Blutzuckerwert HbA1c 6,5 % (48 mmol/mol) oder höher beträgt.

Nüchternwerte zwischen 100 und 125 mg/dl weisen auf einen Prädiabetes hin. HbA1C misst den durchschnittlichen Blutzuckerspiegel der letzten drei Monate.

Die Tatsache, dass Frauen bei identischen Nüchternglukosespiegeln im Glukosebelastungstest höhere Blutzuckerwerte haben als Männer, wird oft auf die unterschiedliche Körpergröße und das Körpergewicht zurückgeführt, wenn im Belastungstest ähnliche Glukosedosen verabreicht werden. Schwerer zu erklären sind die Unterschiede in den Nüchternglukosewerten, die bei Frauen durchweg niedriger sind als bei Männern.

Hier nimmt man eher physiologische Geschlechterunterschiede in der Pankreasfunktion an (Mauvais-Jarvis 2017). Ob dies nicht zu Unterschieden in den diagnostischen Grenzwerten führen müsste, ist unzureichend diskutiert.

Definiert man Diabetes nur über die Nüchternglukosewerte, so findet man mehr pathologische Befunde bei Männern. Untersucht man systematisch auch mit dem Glukosebelastungstest, so findet man pathologische Befunde bei einer größeren Zahl von Frauen. Für das Screening oder die Diagnose von T2D ist HbA1C besser geeignet als Nüchternglukose oder Glukosetoleranz, da diese Tests aufgrund der geschlechtsspezifischen Pathophysiologie bei Frauen oder Männern unterschiedlich sensitiv sind.

6.2.5   Klinik

Der ausgeprägte Diabetes unterscheidet sich bei Frauen und Männern im klinischen Bild nicht signifikant. Unterschiede finden sich jedoch bei den Vorstufen und natürlich beim Schwangerschaftsdiabetes.

6.2.5.1 Prädiabetes

Grenzwertiger Nüchternblutzucker (100–126 mg/dl) und beeinträchtigte Glukosetoleranz als Ergebnis eines oralen Glukosetoleranztests sind zwei Formen des Prädiabetes. Die Prävalenz dieser Prädiabetes-Formen unterscheidet sich je nach Geschlecht: Beeinträchtigte Glukosetoleranz spiegelt den postprandialen Insulinmangel und ist bei Frauen häufiger, während erhöhter Nüchternblutzucker, der die Nüchterninsulinresistenz spiegelt, bei Männern häufiger vorkommt (Kautzky-Willer et al. 2016; Mauvais-Jarvis 2018). Der orale Glukosetoleranztest zur Identifikation von Vorstufen des Diabetes mellitus spielt also bei Frauen eine besondere Rolle.

6.2.5.2 Schwangerschaftsdiabetes

Unter Schwangerschaftsdiabetes versteht man eine Form des Diabetes, die zum ersten Mal in der Schwangerschaft auftritt (Kautzky-Willer et al. 2016; Mauvais-Jarvis 2018). Auslöser sind wahrscheinlich Schwangerschaftshormone wie Cortisol, aber auch Östrogen oder Progesteron, die die Wirkung von Insulin in der Schwangerschaft bremsen. Schwangerschaftsdiabetes, der sich in den meisten Fällen am Ende der Schwangerschaft jedoch wieder zurückbildet, ist ein wichtiger Hinweis darauf, dass die betroffenen Frauen in späteren Jahren, z. B. nach der Menopause, einen Typ-2-Diabetes oder eine Arteriosklerose entwickeln.

Die Häufigkeit ist in den letzten 10 Jahren in Deutschland stark gestiegen. Man schätzt, dass etwa 13 % aller Schwangeren betroffen sind. Das höchste Risiko haben ältere Schwangere über 45 Jahre – in dieser Gruppe ist jede vierte Frau betroffen (Zhu und Zhang 2016). Wichtige Risikofaktoren sind Übergewicht vor der Schwangerschaft, Typ-2-Diabetes in der Familie, ein Alter von über 30 Jahren bei Beginn der Schwangerschaft oder eine extreme Gewichtszunahme während der Schwangerschaft. Um einen Schwangerschaftsdiabetes auszuschließen, wird heutzutage bei allen schwangeren Frauen ein Zuckerbelastungstest zwischen der 24. und der 28. Schwangerschaftswoche empfohlen. Für den Nachweis eines Schwangerschaftsdiabetes ist ein oraler Glukosetoleranztest von entscheidender Bedeutung.

Der Schwangerschaftsdiabetes führt bei der Mutter und beim Kind zu Komplikationen. Die Mutter hat ein erhöhtes Risiko für Bluthochdruck oder Präeklampsie sowie für Harnwegsinfektionen. Häufig muss aufgrund der Größe des Kindes ein Kaiserschnitt durchgeführt werden. Auch ist das Risiko erhöht, bei einer erneuten Schwangerschaft wieder einen Schwangerschaftsdiabetes zu entwickeln sowie in den nächsten 10 Jahren an einem Typ-2-Diabetes zu erkranken. Wichtig ist daher nach der Geburt die Durchführung eines oralen Glukosetoleranztestes, eine sorgfältige Blutzuckerkontrolle in einer nächsten Schwangerschaft. Die Betroffenen sollten regelmäßig zur Nachsorge, zumindest sollte alle 2–3 Jahre mit HbA1c, Nüchternblutzucker oder ideal auch OGTT untersucht werden. Dies ist allerdings noch nicht in den Regel-Untersuchungsprogrammen enthalten.

Auch das Kind ist durch den Schwangerschaftsdiabetes gefährdet. Zum einen ist die Entwicklung der Plazenta und damit die Versorgung des Neugeborenen gestört. Zum anderen wird die kindliche Bauchspeicheldrüse stimuliert, was nach der Geburt zu einer Unterzuckerung führen kann. Aufgrund dieser Belastung der kindlichen Bauchspeicheldrüse können sich erste Schädigung des Organs schon im Schulalter manifestieren. Die Kinder beginnen dann, Vorstufen eines Diabetes und Übergewicht zu entwickeln.

6.2.6   Komplikationen

6.2.6.1 Herz- und Gefäßerkrankungen, Bluthochdruck

Diabetes selbst ist ein wichtiger Risikofaktor für Herzkreislauferkrankungen, und auch hier treten Geschlechterunterschiede auf: Diabetes ist bei Frauen ein relativ stärkerer Risikofaktor für Herzinfarkt, Schlaganfall und Herzinsuffizienz als bei Männern. Das heißt, Diabetes erhöht das Risiko, eine kardiovaskuläre Erkrankung zu bekommen, bei Frauen stärker als bei Männern. Ein Diabetes erhöht das relative Risiko von Frauen, eine Erkrankung der Herzkranzgefäße zu entwickeln, auf das 5–7-Fache. Bei Männern kommt es „nur" zu einer Risikosteigerung auf das 3–4-Fache. Im Ergebnis haben dann beide Geschlechter, Diabetikerinnen und Diabetiker, ein stark erhöhtes Risiko, einen Herzinfarkt und Schlaganfall zu erleiden – in deren Folge sie auch häufiger sterben. Vor allem bei den jüngeren Frauen (65–69 Jahre) ist das Sterblichkeitsrisiko durch einen Diabetes extrem erhöht.

Die Ursache für diese Geschlechterunterschiede sind nur zum Teil bekannt: Diabetes stört die endothelabhängige NO-vermittelte Vasodilatation, die ein wichtiger Schutzfaktor bei Frauen ist. Die Endothelzellen, die wichtige Regulatoren für die Durchblutung sind, leiden unter dem hohen Blutzucker bei Frauen stärker ausgeprägt als bei Männern (Peters et al. 2014; Regensteiner et al. 2015; Yusuf et al. 2004).

6.2.6.2 Nierenfunktionsstörungen und Harnwegsinfekte

Frauen mit Diabetes haben ein relativ hohes Risiko, eine Nierenerkrankung zu entwickeln oder dass sich eine bereits vorliegende Nierenerkrankung verschlechtert (Shen et al. 2017). Übergewichtige ältere Frauen, Frauen mit hohen Blutdruckwerten oder einer bereits fortgeschrittenen Nierenerkrankung sind besonders gefährdet. Frauen mit Diabetes haben ein besonders hohes Risiko für Harnwegsinfekte.

6.2.6.3 Sexualfunktionsstörungen

Störungen bei der Sexualfunktion spielen sowohl bei Frauen als auch bei Männern mit Diabetes eine wahrscheinlich große und erheblich unterschätzte Rolle (Gandhi et al. 2017). Insbesondere bei Frauen wurde das Thema bisher erheblich vernachlässigt – es gibt kaum Studien dazu. Eine zentrale Rolle spielt bei Diabetikerinnen eine gestörte Funktion der Klitoris, aufgrund von Gefäßstörungen und Störungen in der Nervenversorgung, die zu vermindertem Lustempfinden und mangelnder Erregbarkeit führt. Darüber hinaus leiden diese Patientinnen aufgrund des hohen

Blutzuckers auch häufig an Irritationen und Trockenheit der Schleimhäute. Etwas besser bekannt sind die Luststörungen der Männer, wobei der Testosteronmangel mit seinen Auswirkungen auf die Lust und die Erregungsfähigkeit an erster Stelle steht (Algeffari et al. 2018).

6.2.6.4 Krebsrisiko

Diabetiker:innen haben ein erhöhtes Krebsrisiko, wie Studien an über 19 Mio. Teilnehmer:innen gezeigt haben; es ist bei Frauen stärker ausgeprägt als bei Männern. Diabetikerinnen haben ein höheres Risiko für Brustkrebs und für einige Formen von Gebärmutterkrebs (Endometrium-Karzinome) (Onitilo et al. 2013). Bei Frauen und Männern ist das Risiko für Pankreaskarzinome, Darmkrebs und Leberkrebs deutlich erhöht. Diabetikerinnen beteiligen sich auch seltener als andere Frauen an Vorsorgeuntersuchungen (Mammografie-Screening). Das heißt, beide Geschlechter sollte man dringend in regelmäßigen Abständen auf die Durchführung der allgemein empfohlenen Screening Untersuchungen hinweisen.

6.2.6.5 Osteoporose

Diabetes mellitus stört den Knochenstoffwechsel – bei Frauen und bei Männern. Diabetes führt daher bei beiden Geschlechtern zu einem höheren Risiko für Knochenbrüche aber auch für Knochenschwund beziehungsweise Osteoporose (Jiao et al. 2015). Bei besonders gefährdeten Personen kann eine Knochendichtemessung verordnet werden.

6.2.6.6 Depressionen

Diabetes geht häufig mit Depressionen oder depressiven Verstimmungen einher. Diese betreffen in der Regel Frauen doppelt so häufig wie Männer (Roy und Lloyd 2012). Aber auch bei Männern sind sie häufiger als erwartet.

6.2.6.7 Schilddrüsenerkrankungen

Vor allem ältere Frauen und Frauen mit Typ-1-Diabetes leiden sehr oft zusätzlich unter einer Schilddrüsenerkrankung (Tadic et al. 2018). Besonders gefährlich kann diese Kombination in der Schwangerschaft werden.

6.2.7   Therapie

Obwohl in vielen Studien Männer und Frauen eingeschlossen wurden, wurden die Unterschiede nur selten prospektiv analysiert und fanden daher bisher keinen Eingang in die Leitlinien. Acarbose, die allerdings kaum mehr eingesetzt wird, die die Zuckeraufnahme im Darm hemmt, sollte bei Frauen besser wirken, während Metformin, ein anderes häufig eingesetztes Diabetesmedikament seine günstigen Wirkungen am besten bei jungen Männern entfalten soll. Schlanke Männer zeigen eine stärkere glykämische Reduktion mit Sulfonylharnstoffen (die die Insulinsekretion erhöhen). Adipöse Frauen und Frauen mit PCOS sollten besonders gut auf GLP-1-R-Antagonisten ansprechen (Aroda und Eckel 2022; Goldberg et al. 2017).

SGLT-2-Hemmer haben einen Fortschritt für beide Geschlechter gebracht und vor allem für die große Subgruppe der Patient:innen mit Herzinsuffizienz oder einer chronischen Nierenerkrankung (Anker et al. 2021; Marx und McGuire 2016). Sie führen allerdings häufiger zu Harnwegsinfektionen bei Frauen. Basalinsulin kann vor allem bei normal- oder untergewichtigen Frauen Hypoglykämien induzieren. Vor allem postmenopausale Frauen, die die ersten Glitazone bekamen, erlitten vermehrt Knochenbrüche, diese Indikation ist derzeit nicht mehr üblich. Insgesamt sind die Geschlechterunterschiede jedoch nur unzureichend untersucht.

Krankheitsbewältigung und Copingstrategien sind bei Frauen besser ausgebildet. Relativ mehr Frauen als Männer kennen ihren Diabetes und die notwendigen Präventionsmaßnahmen. Lebensstil-Intervention wirken bei beiden Geschlechtern gleich gut, werden aber nur selten dauerhaft umgesetzt (Tab. 6.2) (Kautzky-Willer et al. 2019).

Bariatrische Operationen wurden in letzter Zeit eingeführt. Tatsächlich haben Frauen eine größere Bereitschaft, sie durchführen zu lassen, und haben größere Erwartungen, was Gewichtsverlust angeht. Männer haben mehr Komplikationen und Komorbiditäten, die die Operationen komplizieren, und das ist möglicherweise ein Grund dafür, dass in einigen Statistiken größere Sterblichkeit bei Männern gefunden worden (Harreiter und Kautzky-Willer 2018).

Tab. 6.2   Geschlechtsspezifische Unterschiede in der multifaktoriellen medikamentösen Therapie des Typ-2-Diabetes

Substanz	Bemerkungen
Glitazone	Höheres Knochenfrakturrisiko bei postmenopausalen Frauen
SGLT2-Hemmer	Harnwegsinfekt, Vulvovaginitis und Balanitis und assoziierte genitale Infekte, mit größerem Risiko für Frauen Höheres Risiko für Ketoazidose bei Frauen
Insulin	Frauen: Hypoglykämierisiko nach Insulingabe höher bei schlanken Frauen Männer: Bei normalgewichtigen Männern ebenso höheres Hypoglykämierisiko als bei stark übergewichtigen und adipösen Männern
Statine	Häufiger Nebenwirkungen bei älteren Frauen mit niedrigem Körpergewicht
Thrombozytenaggregationshemmer	Nicht geeignet zur Herzinfarktprimärprävention bei Frauen Verminderte Schlaganfallprävention bei Männern
Betablocker	Erhöhte Blutdruck- und Herzfrequenzreduktion bei Sport treibenden Frauen
Kalziumkanalblocker	Stärkere Blutdrucksenkung bei Frauen Erhöhte Ödeminzidenz bei Frauen
ACE-Inhibitoren	Erhöhte Reizhusteninzidenz bei Frauen

SGLT2 Sodium-Glucose Co-Transporter 2, ACE Angiotensin Converting Enzym

6.3 Diabetes mellitus Typ 1

Typ-1-Diabetes (T1D) verursacht nur 5–10 % der Diabetesfälle insgesamt. Es ist die einzige Autoimmunerkrankung, die bei Frauen nicht häufiger als bei Männern auftritt. Tatsächlich ist Typ-1-Diabetes bei Männern deutlich häufiger als bei Frauen (Mauvais-Jarvis 2017). Es gibt Unterschiede in den Blutzuckerverläufen und auch in der Therapie. Mädchen hatten früher initial die hören Blutzuckerwerte, aber in den letzten Jahren hat sich das geändert. Mädchen scheinen mit der Insulinpumpentherapie mittlerweile besser zurechtzukommen. Im Erwachsenenalter haben Frauen mit T1D niedrigere Blutzuckerwerte als Männer (Boettcher et al. 2021).

6.4 Cushing-Syndrom

Das klinische Bild des Cushing-Syndroms ist die Folge einer krankhaft gesteigerten Produktion des Nebennierenhormons Cortisol. Die große Mehrzahl der Cushing-Erkrankungen wird durch einen gutartigen Tumor in der Hypophyse ausgelöst, der eine Überproduktion von ACTH, in der Folge vermehrte Cortisolproduktion in der NNR zur Folge hat (Morbus Cushing). Daneben kann die Quelle der ACTH-Überproduktion allerdings auch in anderen Organen liegen (ektopes Cushing-Syndrom). Zusätzlich können Tumoren der Nebenniere (gutartige Adenome oder bösartige Karzinome) direkt Cortisol produzieren.

Das Cushing-Syndrom ist bei Frauen insgesamt häufiger als bei Männern (Lyraki und Schedl 2021). Frauen überwiegen beim hypophysären und adrenalen Cushing-Syndrom, wohingegen Männer bei der ektopen Form in der Überzahl sind (Walia et al. 2021). In einer monozentrischen Untersuchung wiesen Männer eine kürzere Symptomdauer sowie eine ausgeprägtere Hypokaliämie und niedrigere Knochendichte auf. Außerdem waren die Männer jünger und weniger adipös. Darüber hinaus zeigte eine nationale Studie aus Dänemark, dass Frauen nach einer Cushing-Operation mehr negative sozioökonomische Auswirkungen hatten (Ebbehoj et al. 2022). Zufällig entdeckte Nebennieren-

adenome mit autonomer Cortisolproduktion scheinen bei Frauen häufiger aufzutreten und besonders bei unter 65-jährigen Frauen mit einer erhöhten Gesamtmortalität einherzugehen (Deutschbein et al. 2022).

6.5 Schilddrüsenerkrankungen

Alle Formen der Schilddrüsenerkrankungen sind 3–4-mal häufiger bei Frauen als bei Männern (Kautzky-Willer 2012). Dies betrifft auch die Bildung von Autoantikörpern, die sowohl bei Graves Disease als auch bei der Hashimoto-Thyreoiditis entstehen – sie sind bei Frauen häufiger. Das Alter triggert die Autoimmunphänomene weiter und sowohl Unter- also auch Überfunktion sind vor allem häufig bei älteren Frauen.

Die Regulation der Hypothalamus-Hypophysen-Thyroid-(HPT-)Achse ist zentral an der Kontrolle des Energie- und Fettstoffwechsels, an der Regulation der Körpertemperatur und des Körpergewichtes beteiligt, ebenso an der Knochenentwicklung. Sie unterscheidet sich erheblich bei Frauen und Männern. Geschlechtshormone spielen eine Rolle, aber ihre Funktion im Einzelnen ist nicht geklärt (Baksi und Pradhan 2021).

Eine Schilddrüsenunterfunktion entsteht meistens auf dem Boden entzündlicher oder Autoimmunerkrankungen (Hashimoto). Bei Frauen gehören auch Zyklusstörungen zu den klassischen Bildern. Eine Schilddrüsenüberfunktion kann ebenfalls durch Autoimmunerkrankungen ausgelöst werden (Graves Disease) und ist 8-mal häufiger bei Frauen als bei Männern. Zu den wichtigsten Symptomen gehören Palpitationen, Nervosität und Schlaflosigkeit, Hitzeunverträglichkeit, Durchfall und Gewichtsverlust sowie neuropsychiatrische Erkrankungen, Depressionen, Ängstlichkeit und schizophrene Reaktionen.

Das Schilddrüsenkarzinom gehört zu den wenigen Krebsarten, die eine größere Prävalenz bei Frauen als bei Männern haben, es ist 3–4-mal häufiger bei Frauen. Allerdings hat zumindest die papilläre Form des Karzinoms bei Männern eine schlechtere Prognose. Die Grundlagen dafür sind nicht bekannt und es gibt derzeit keine geschlechtsspezifischen Strategien in der Behandlung (Shobab et al. 2021).

Antiepileptika wie Phenobarbital, Phenytoin, Carbamazepin und Valproinsäure interagieren mit der Schilddrüsenfunktion. Etwa 1/3 der Patienten mit antiepileptischer Therapie haben Störungen der Schilddrüsenhormonfunktion, vor allem Patienten mit Valproinsäure (25 %) und Carbamazepin (10–25 %). Vor allem hohes Alter, weibliches Geschlecht, längere Dauer der Epilepsie sind mit Nebenwirkungen assoziiert (Rochtus et al. 2022).

6.6   Obesitas

6.6.1   Epidemiologie

Adipositas ist eine weltweit zunehmende Pandemie, die alle Altersgruppen, ethnische Gruppen und sozioökonomische Gruppen betrifft (Abb. 6.2). Die Prävalenz von Fettleibigkeit hat sich in den letzten 40 Jahren verdreifacht, ca. 30 % der Erwachsenen weltweit sind betroffen (WHO 2021).

Dabei sind Body-Mass-Index (BMI) und Taillenumfang unabhängige Risikoprädiktoren, bei Frauen und Männern, wenn auch mit unterschiedlichen Grenzwerten. Beide sollten erfasst und gemessen werden (Pischon et al. 2008). Marker für abdominale Obesitas, wie Bauchumfang

und das Verhältnis von Bauch- zu Hüftumfang sind bei Männern höher als in Frauen, ungeachtet eines gleichen Body-Mass-Index (BMI). Im Vergleich zu Männern sind Frauen vor vielen Stoffwechselstörungen und Folgeerkrankungen geschützt, die mit dem Fortschreiten der Erkrankung bei Adipositas einhergehen (Brettle et al. 2022). Allerdings ist bei Frauen mit einem BMI ≥ 25 kg/m^2, die orale Kontrazeptiva einnehmen, das Risiko venöser Thromboembolien erhöht (Abb. 6.3).

6.6.2   Pathophysiologie

Mittlerweile ist gut bekannt, dass Übergewicht genetische Grundlagen hat und dass diese bei Frauen und Männern unterschiedlich sind. Sowohl aus Tierexperimenten als auch aus der Zunahme von Adipositas und Diabetes bei Klinefelter- und Turner-Patienten können wir schließen, dass X- und Y-Chromosomen die Adipositas beeinflusst (Abb. 6.4).

> **Mechanismen der Adipositas**
> - Gene
> - (Sexual)-Hormone
> - Darmmikrobiom
> - Entzündungen
> - Soziokulturelle Faktoren

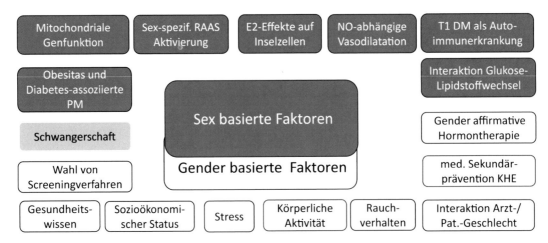

Abb. 6.3 Zusammenstellung sex- und genderbezogener Faktoren, die bei Diabetes mellitus eine Rolle spielen (Abb. 1.6)

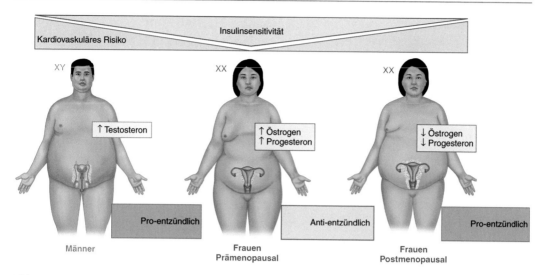

Abb. 6.4 Darstellung des reziproken Verhaltens des kardiovaskulären Risikos und der Insulinsensitivität bei Männern, prä- und postmenopausalen Frauen. (Reproduziert unter „creative common licence"; Brettle et al. 2022)

6.6.2.1 Fettverteilung

Sowohl bei normalgewichtigen also auch bei schwer adipösen Patient:innen ist der prozentuale Anteil an Fettgewebe bei Frauen höher als bei Männern. Neben dem Ausmaß des Übergewichts hat auch die Fettverteilung, die in der Regel bei Männern und Frauen unterschiedlich ist, einen großen Einfluss auf die kardiovaskuläre Gesundheit. Östrogene favorisieren die Synthese von subkutanem Fettgewebe. Frauen haben einen größeren Anteil an subkutanem Fett, vor allem im Gesäßbereich. Nach dem Abfall der Östrogene in der Menopause steigt der Anteil des intra-abdominellen viszeralen Fettgewebes bei postmenopausalen Frauen an. Dagegen akkumuliert Fettgewebe bei Männern vorwiegend im Bauchbereich als viszerales Fett. Die erhöhte viszerale Adipositas bei Männern verstärkt die Sekretion proinflammatorischer Moleküle in den systemischen Kreislauf, wodurch das Risiko für kardiovaskuläre Ereignisse deutlich erhöht wird.

Darmmikrobiom

Es gibt immer mehr Hinweise auf einen Zusammenhang zwischen dem Mikrobiom und der Entstehung von Übergewicht. Die Darmmikrobiota reagiert geschlechtsspezifisch auf die Ernährung. Dies wurde bei übergewichtigen und adipösen Erwachsenen nachgewiesen, die sich entweder einer proteinreichen oder einer fettarmen

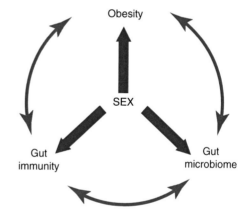

Abb. 6.5 Das biologische Geschlecht Sex interagiert zentral mit dem Darmmikrobiom (Gut microbiome), mit dem Immunsystem des Darmes (Gut immunity) und der Fettleibigkeit (Obesity). (Brettle et al. 2022)

Interventionsdiät zur Gewichtsabnahme unterzogen. Sexual- und Sexualhormone bestimmen, speziell in Gegenwart von Fettleibigkeit, stark die Form der Darmmikrobiota. (Abb. 6.5).

6.6.3 Diagnose

Bei einem Taillenumfang ≥ 88 cm bei Frauen bzw. ≥ 102 cm bei Männern liegt eine abdominale Adipositas vor (Kautzky-Willer 2012). Bei Personen mit einem BMI ≥ 25 kg/m² sollte der Taillenumfang gemessen werden.

Risiko für metabolische und kardiovaskuläre Komplikationen	Taillenumfang (in cm)	
	Männer	Frauen
Erhöht	≥ 94	≥ 80
deutlich erhöht	≥ 102	≥ 88

6.6.4 Klinik

Über den Grad der Adipositas hinaus hat neben dem Muster der Fettverteilung das Auftreten eines metabolischen Syndroms (metS) einen tiefgreifenden Einfluss auf das kardiometabolische Risiko. Hier unterscheiden sich die Geschlechter (Regitz-Zagrosek et al. 2007). Das Verhältnis der Fettmasse zur fettfreien Körpermasse ist bei Frauen immer höher als bei Männern, unabhängig von der Adipositaskategorie, vom Normalgewicht bis zur Grad-3-Adipositas.

Die Prävalenz des metabolischen Syndroms ist bei fettleibigen Männern höher als bei Frauen, insbesondere bei jüngeren Personen < 40 Jahre. In einer deutschen Studie war die „metabolisch gesunde Adipositas" (BMI >/= 30, keine andere metS-Komponente) bei Frauen 3-mal häufiger als bei Männern. Nach Anpassung an Alter, Körperfettanteil und Körpergröße wurden Geschlechterunterschiede bei HDL-Cholesterin, Triglyzeriden, Nüchternglukose, Insulin- und HOMA-IR-Spiegel, ALAT, Adiponektin und sE-Selektin festgestellt. Pathologische Biomarker und das Risiko, an metabolischem Syndrom zu erkranken, war bei Frauen seltener als bei Männern (Strack et al. 2022). Insgesamt ist das metabolische Syndrom bei adipösen Männern häufiger als bei Frauen, vor allem bei Menschen unter 40 Jahren (73 zu 37 %). Adipositas geht häufiger bei Männern mit niedrig-gradigen systemischen Entzündungen einher, die ein wichtiger Treiber der nachfolgenden Begleiterkrankungen der Adipositas sind.

6.6.5 Therapie und Verlauf

Selbst eine Gewichtsabnahme von nur 5–15 % verringert die mit Adipositas verbundenen Gesundheitsrisiken erheblich. Die wesentliche Behandlung der Adipositas umfasst kalorienarme, fettarme Diäten, mehr körperliche Aktivität und Strategien, die zur Änderung des Lebensstils beitragen. Allerdings werden Frauen seltener strukturierten Gewichtsabnahmeprogrammen zugewiesen und zur Aufnahme körperliche Aktivitäten ermutigt. Sie werden in diesen Programmen auch seltener eingeschlossen und beenden sie seltener erfolgreich (Smith et al. 2022).

Medikamente gegen Fettleibigkeit erleichtern die Gewichtsabnahme und tragen dazu bei, die mit Fettleibigkeit verbundenen Gesundheitsrisiken weiter zu verringern. Ein kurzfristiger Gewichtsverlust in bis zu 6 Monaten ist in der Regel bei beiden Geschlechtern problemlos möglich. Das langfristige Gewichtsmanagement ist jedoch häufig mit mangelnder Compliance, Misserfolgen und einer hohen Abbrecherquote verbunden. Regelmäßige körperliche Betätigung, kognitive Verhaltensänderungen des Lebensstils und die Verabreichung von Medikamenten gegen Fettleibigkeit verbessern die Aufrechterhaltung der Gewichtsabnahme. Die bariatrische Chirurgie ist eine wirksame Strategie zur Behandlung stark adipöser Patient:innen.

Die bariatrische Chirurgie führt zu einer erheblichen Verbesserung der Komorbiditäten sowie zu einer Verringerung der Gesamtmortalität um 25–50 % während der langfristigen Nachbeobachtung. Das Geschlecht scheint keinen eindeutigen Einfluss auf die Wirksamkeit von bariatrischen Eingriffen zu haben. Dafür sprechen große Metaanalysen, die verschiedene Verfahren berücksichtigt haben (Risi et al. 2022). In einer Subgruppenanalyse, die auch das bariatrische Verfahren einschließt, hatten Frauen nach der Platzierung eines bioenterischen Intragastralballons in Bezug auf den Gewichtsverlust die besseren Ergebnisse.

Die wichtigsten Begleiterkrankungen Hypertonie, Diabetes und obstruktives Schlafapnoesyndrom unterschieden sich bei Frauen und Männern nicht. Während die Rate der postoperativen Komplikationen und Kurzzeitkomplikationen bei beiden Geschlechtern ähnlich ist, treten Langzeitkomplikationen bei Frauen häufiger auf. Um den tatsächlichen Einfluss von Geschlecht auf den Nutzen bariatrischer Eingriffe zu klären, ist es wichtig, in zukünftigen Studien geschlechtsspezifische Ergebnisse zu berichten und Veränderungen der Körperzusammensetzung zu bewerten, die über eine einfache Gewichtsreduktion hinausgehen

6.7 Osteoporose

6.7.1 Epidemiologie

Die Prävalenz der Osteoporose hängt vom Alter ab und beträgt bei postmenopausalen Frauen im Alter von 50–60 Jahren ca. 15 % und steigt bei > 70-jährigen Frauen auf 45 % an. Bei Männern beträgt die Prävalenz im Alter von 50–60 Jahren 2,4 % und steigt bei > 70-jährigen Männern auf 17 % an.

Die primäre Osteoporose ist die häufigste Form und umfasst bei beiden Geschlechtern sowohl die postmenopausale als auch die senile Osteoporose. Sekundäre Osteoporose wird durch unerwünschte Arzneimittelwirkungen, endokrine Störungen wie Hyperparathyreoidismus, Anorexia nervosa, Krebs- und Nierenerkrankungen ausgelöst. Tabakrauchen verursacht ein Ungleichgewicht in der Knochenzusammensetzung und im Stoffwechsel, was zu Osteoporose und Osteoporose-bedingten Frakturen beiträgt.

Das Vorherrschen der Osteoporose bei Frauen hat dazu geführt, dass dieses Gesundheitsproblem bei Männern unterschätzt wird.

6.7.2 Pathophysiologie

Die Wirkung von Androgenen sowie die trainingsbedingte Zunahme der Skelettmasse während des Skelettwachstums in Verbindung mit höherer körperlicher Aktivität bei Jungen im Vergleich zu Mädchen sind geschlechtsspezifische Risikofaktoren für die Frauen. Während beide Geschlechter um das 30. Lebensjahr herum die maximale Knochenmasse erreichen, verlieren Frauen mit 0,5 % pro Jahr schneller an Knochen als Männer mit 0,3 %. Nach der Menopause erhöht sich diese Knochenverlustrate noch weiter. Sowohl kortikaler Knochen als auch Trabekel sind betroffen. Östrogenmangel trägt vor allem zum Verlust von kortikalem Knochen durch seine Wirkung auf den Knochenstoffwechsel bei. Im Gegensatz dazu tritt der Trabekelverlust weitgehend östrogenunabhängig auf.

6.7.3 Diagnose

Der Goldstandard für die Bestimmung der Knochenmineraldichte (*bone mineral density* BMD) ist die Dual-Energy-Röntgenabsorptiometrie (DEXA), die in T-Scores angegeben wird. Die WHO hat ihre Osteoporose-Klassifizierung nach T-Scores festgelegt. Die wenigen verfügbaren Studien zeigen, dass das Risiko einer Hüft- oder Wirbelfraktur bei Männern und Frauen bei jedem absoluten BMD-Wert ähnlich ist. Diese Studien deuten darauf hin, dass ein ähnlicher Grenzwert für die Hüft-BMD zur Beschreibung der Osteoporose bei Männern und Frauen verwendet werden kann (Densitometry 2019; Khosla et al. 2011).

6.7.4 Prävention

Körperliche Inaktivität kann eine der Ursachen für niedrige Knochenmasse sein. Besonders regelmäßige gewichtstragende Ausdaueraktivitäten wie Joggen erhalten die Knochengesundheit im Erwachsenenalter. Derzeit ist körperliche Inaktivität bei Frauen häufiger als bei Männern, aber Rauchen stellt für Männer ein größeres Risiko dar. Die Kontrolle von Kalzium und Vitamin-D-Haushalt ist bei beiden Geschlechtern wichtig.

6.7.5   Therapie und Verlauf

Bei Frauen wie bei Männern steigt die Fraktur-inzidenz mit zunehmendem Alter exponentiell an. Der Anstieg der Hüftfrakturrate bei Frauen tritt etwa 10 Jahre früher ein, aber 39 % der jährlichen osteoporotischen Frakturen betreffen Männer. Trotz einer höheren Mortalitätsrate bei Hüft-, Wirbel- und anderen schweren Frakturen im Vergleich zu den Frauen sind Männer immer noch relativ unterdiagnostiziert und unterbehandelt. Männer sträuben sich häufig gegen eine angemessene Diagnostik und Therapie, da die Erkrankung als „Frauenkrankheit" stigmatisiert ist.

Die antiresorptive Behandlung ist ein Eckpfeiler der Therapie. Allerdings erhalten weniger Männer nach Frakturen eine antiresorptive Behandlung als Frauen (Kiebzak et al. 2002; Feldstein et al. 2003). Daten der Women's Health Initiative zeigten, dass eine postmenopausale kombinierte Hormontherapie zwar das Fortschreiten einer Osteoporose bremst, aber mit so vielen unerwünschten Wirkungen assoziiert ist, einschließlich eines erhöhten Risikos für koronare Herzkrankheit, Schlaganfall, venöse Thromboembolien und Brustkrebs (Rossouw et al. 2002; Anderson et al. 2004), dass sich hierfür keine generelle Therapieempfehlung aussprechen lässt, insbesondere, da nebenwirkungsärmeren Therapieschemata zur Verfügung stehen.

> **Fazit**
> - Es gibt Geschlechterunterschiede in der Prävalenz des Prädiabetes: Gestörte Glukosetoleranz ist häufiger bei Frauen und erhöhte Nüchternglukose ist häufiger bei Männern.
> - Frauen mit einer Vorgeschichte von Schwangerschaftsdiabetes oder Frauen mit polyzystischem Ovarialsyndrom haben ein erhöhtes Risiko für Diabetes.
> - Diabetische Frauen mit weiteren erhöhten kardiovaskulären Risikofaktoren erreichen seltener die in den Leitlinien vorgegebenen Zielwerte für Lipide als Männer.
> - Metabolisch gesunde Obesitas wird definiert als ein BMI über 30 beim Fehlen an-

derer Indikatoren des metabolischen Syndroms. Das findet sich häufiger bei Frauen als bei Männern (16,5 gegen 4 %).
- Schilddrüsenerkrankungen insgesamt treten häufiger bei Frauen als bei Männern auf, insbesondere in der Form unterschiedlicher Autoimmunerkrankungen.
- Männer leiden relativ häufiger unter Schilddrüsenkrebs.
- Osteoporose ist bei Frauen deutlich häufiger als bei Männern. Bei Männern mit Osteoporose gibt es erhebliche Defizite in der Diagnose und in der Therapie.

Literatur

(WldO), Wissenschaftlichen Institut der AOK. 2019. ‚Gesundheitsatlas Deutschland Diabetes mellitus Typ 2:'.

Algeffari, M., C. N. Jayasena, P. MacKeith, A. Thapar, W. S. Dhillo, and N. Oliver. 2018. 'Testosterone therapy for sexual dysfunction in men with Type 2 diabetes: a systematic review and meta-analysis of randomized controlled trials', *Diabet Med*, 35: 195–202.

Anderson, G. L., M. Limacher, A. R. Assaf, T. Bassford, S. A. Beresford, H. Black, D. Bonds, R. Brunner, R. Brzyski, B. Caan, R. Chlebowski, D. Curb, M. Gass, J. Hays, G. Heiss, S. Hendrix, B. V. Howard, J. Hsia, A. Hubbell, R. Jackson, K. C. Johnson, H. Judd, J. M. Kotchen, L. Kuller, A. Z. LaCroix, D. Lane, R. D. Langer, N. Lasser, C. E. Lewis, J. Manson, K. Margolis, J. Ockene, M. J. O' Sullivan, L. Phillips, R. L. Prentice, C. Ritenbaugh, J. Robbins, J. E. Rossouw, G. Sarto, M. L. Stefanick, L. Van Horn, J. Wactawski-Wende, R. Wallace, S. Wassertheil-Smoller, and Committee Women's Health Initiative Steering. 2004. ‚'Effects of conjugated equine estrogen in postmenopausal women with hysterectomy: the Women's Health Initiative randomized controlled trial', *JAMA*, 291: 1701–12.

Anker, S. D., J. Butler, G. Filippatos, J. P. Ferreira, E. Bocchi, M. Bohm, H. P. Brunner-La Rocca, D. J. Choi, V. Chopra, E. Chuquiure-Valenzuela, N. Giannetti, J. E. Gomez-Mesa, S. Janssens, J. L. Januzzi, J. R. Gonzalez-Juanatey, B. Merkely, S. J. Nicholls, S. V. Perrone, I. L. Pina, P. Ponikowski, M. Senni, D. Sim, J. Spinar, I. Squire, S. Taddei, H. Tsutsui, S. Verma, D. Vinereanu, J. Zhang, P. Carson, C. S. P. Lam, N. Marx, C. Zeller, N. Sattar, W. Jamal, S. Schnaidt, J. M. Schnee, M. Brueckmann, S. J. Pocock, F. Zannad, M. Packer, and E. MPEROR-Preserved Trial Investigators. 2021. 'Empagliflozin in Heart Failure with a Preserved Ejection Fraction', *N Engl J Med*, 385: 1451–61.

Aroda, V. R., and R. H. Eckel. 2022. 'Reconsidering the role of glycemic control on cardiovascular disease risk in type 2 diabetes: A 21(st) century assessment', *Diabetes Obes Metab*.

Baksi, S., and A. Pradhan. 2021. 'Thyroid hormone: sex-dependent role in nervous system regulation and disease', *Biol Sex Differ*, 12: 25.

Boettcher, C., S. R. Tittel, T. Meissner, B. Gohlke, R. Stachow, A. Dost, S. Wunderlich, I. Lowak, and S. Lanzinger. 2021. 'Sex differences over time for glycemic control, pump use and insulin dose in patients aged 10-40 years with type 1 diabetes: a diabetes registry study', *BMJ Open Diabetes Res Care*, 9.

Brettle, H., V. Tran, G. R. Drummond, A. E. Franks, S. Petrovski, A. Vinh, and M. Jelinic. 2022. 'Sex hormones, intestinal inflammation, and the gut microbiome: Major influencers of the sexual dimorphisms in obesity', *Front Immunol*, 13: 971048.

Densitometry., The International Society For Clinical. 2019. ' 2019 ISCD Official Positions Adult.'. www.iscd.org.

Deutschbein, T., G. Reimondo, G. Di Dalmazi, I. Bancos, J. Patrova, D. A. Vassiliadi, A. B. Nekic, M. Debono, P. Lardo, F. Ceccato, L. Petramala, A. Prete, I. Chiodini, M. Ivovic, K. Pazaitou-Panayiotou, K. I. Alexandraki, F. A. Hanzu, P. Loli, S. Yener, K. Langton, A. Spyroglou, T. Kocjan, S. Zacharieva, N. Valdes, U. Ambroziak, M. Suzuki, M. Detomas, S. Puglisi, L. Tucci, D. A. Delivanis, D. Margaritopoulos, T. Dusek, R. Maggio, C. Scaroni, A. Concistre, C. L. Ronchi, B. Altieri, C. Mosconi, A. Diamantopoulos, N. M. Iniguez-Ariza, V. Vicennati, A. Pia, M. Kroiss, G. Kaltsas, A. Chrisoulidou, L. V. Marina, V. Morelli, W. Arlt, C. Letizia, M. Boscaro, A. Stigliano, D. Kastelan, S. Tsagarakis, S. Athimulam, U. Pagotto, U. Maeder, H. Falhammar, J. Newell-Price, M. Terzolo, and M. Fassnacht. 2022. 'Age-dependent and sex-dependent disparity in mortality in patients with adrenal incidentalomas and autonomous cortisol secretion: an international, retrospective, cohort study', *Lancet Diabetes Endocrinol*, 10: 499–508.

Ebbehoj, A., E. Sondergaard, P. Jepsen, K. Stochholm, H. M. L. Svane, M. Madsen, P. L. Poulsen, and J. O. L. Jorgensen. 2022. 'The Socioeconomic Consequences of Cushing's Syndrome: A Nationwide Cohort Study', *J Clin Endocrinol Metab*, 107: e2921–e29.

Feldstein, A., P. J. Elmer, E. Orwoll, M. Herson, and T. Hillier. 2003. 'Bone mineral density measurement and treatment for osteoporosis in older individuals with fractures: a gap in evidence-based practice guideline implementation', *Arch Intern Med*, 163: 2165–72.

Gandhi, J., G. Dagur, K. Warren, N. L. Smith, Y. R. Sheynkin, A. Zumbo, and S. A. Khan. 2017. 'The Role of Diabetes Mellitus in Sexual and Reproductive Health: An Overview of Pathogenesis, Evaluation, and Management', *Curr Diabetes Rev*, 13: 573–81.

Goldberg, R. B., V. R. Aroda, D. A. Bluemke, E. Barrett-Connor, M. Budoff, J. P. Crandall, D. Dabelea, E. S. Horton, K. J. Mather, T. J. Orchard, D. Schade, K. Watson, M. Temprosa, and Group Diabetes Prevention Program Research. 2017. 'Effect of Long-Term Metformin and Lifestyle in the Diabetes Prevention Program and Its Outcome Study on Coronary Artery Calcium', *Circulation*, 136: 52–64.

Harreiter, J., and A. Kautzky-Willer. 2018. 'Sex and Gender Differences in Prevention of Type 2 Diabetes', *Front Endocrinol (Lausanne)*, 9: 220.

Heidemann C, Born, Kuhnert, Scheidt-Nave. 2017. '12-Monats-Prävalenz des bekannten Diabetes mellitus in Deutschland', *J of Health monitoring*.

Jiao, H., E. Xiao, and D. T. Graves. 2015. 'Diabetes and Its Effect on Bone and Fracture Healing', *Curr Osteoporos Rep*, 13: 327–35.

Kautzky-Willer, A. 2012. 'Sex and Gender Differences in Endocrinology.' in Oertelt-Prigione, S., and Regitz-Zagrosek, V. (eds), Sex and Gender Aspects in Clinical Medicine (Springer: London), P. 125–150. https://doi.org/10.1007/978-0-85729-832-4

Kautzky-Willer, A., J. Harreiter, H. Abrahamian, R. Weitgasser, P. Fasching, F. Hoppichler, and M. Lechleitner. 2019. '[Sex and gender-specific aspects in prediabetes and diabetes mellitus-clinical recommendations (Update 2019)]', *Wien Klin Wochenschr*, 131: 221–28.

Kautzky-Willer, Alexandra, Jürgen Harreiter, and Giovanni Pacini. 2016. 'Sex and Gender Differences in Risk, Pathophysiology and Complications of Type 2 Diabetes Mellitus', *Endocrine reviews*, 37: 278–316.

Khosla, S., L. J. Melton, 3rd, and B. L. Riggs. 2011. 'The unitary model for estrogen deficiency and the pathogenesis of osteoporosis: is a revision needed?', *J Bone Miner Res*, 26: 441–51.

Kiebzak, G. M., G. A. Beinart, K. Perser, C. G. Ambrose, S. J. Siff, and M. H. Heggeness. 2002. 'Undertreatment of osteoporosis in men with hip fracture', *Arch Intern Med*, 162: 2217–22.

Lagou, V., R. Magi, J. J. Hottenga, H. Grallert, J. R. B. Perry, N. Bouatia-Naji, L. Marullo, D. Rybin, R. Jansen, J. L. Min, A. S. Dimas, A. Ulrich, L. Zudina, J. R. Gadin, L. Jiang, A. Faggian, A. Bonnefond, J. Fadista, M. G. Stathopoulou, A. Isaacs, S. M. Willems, P. Navarro, T. Tanaka, A. U. Jackson, M. E. Montasser, J. R. O'Connell, L. F. Bielak, R. J. Webster, R. Saxena, J. M. Stafford, B. S. Pourcain, N. J. Timpson, P. Salo, S. Y. Shin, N. Amin, A. V. Smith, G. Li, N. Verweij, A. Goel, I. Ford, P. C. D. Johnson, T. Johnson, K. Kapur, G. Thorleifsson, N. J. Strawbridge, L. J. Rasmussen-Torvik, T. Esko, E. Mihailov, T. Fall, R. M. Fraser, A. Mahajan, S. Kanoni, V. Giedraitis, M. E. Kleber, G. Silbernagel, J. Meyer, M. Muller-Nurasyid, A. Ganna, A. P. Sarin, L. Yengo, D. Shungin, J. Luan, M. Horikoshi, P. An, S. Sanna, Y. Boettcher, N. W. Rayner, I. M. Nolte, T. Zemunik, E. V. Iperen, P. Kovacs, N. D. Hastie, S. H. Wild, S. McLachlan, S. Campbell, O. Polasek, O. Carlson, J. Egan, W. Kiess, G. Willemsen, J. Kuusisto, M. Laakso, M. Dimitriou, A. A. Hicks, R. Rauramaa, S. Bandinelli, B. Thorand, Y. Liu, I. Miljkovic, L. Lind, A. Doney, M. Perola, A. Hingorani, M. Kivimaki, M. Kumari, A. J. Bennett, C. J. Groves, C. Herder, H. A. Koistinen, L. Kinnunen, U. Faire, S. J. L. Bakker, M. Uusitupa, C. N. A. Palmer, J. W. Jukema, N. Sattar,

A. Pouta, H. Snieder, E. Boerwinkle, J. S. Pankow, P. K. Magnusson, U. Krus, C. Scapoli, Ejcn de Geus, M. Bluher, B. H. R. Wolffenbuttel, M. A. Province, G. R. Abecasis, J. B. Meigs, G. K. Hovingh, J. Lindstrom, J. F. Wilson, A. F. Wright, G. V. Dedoussis, S. R. Bornstein, P. E. H. Schwarz, A. Tonjes, B. R. Winkelmann, B. O. Boehm, W. Marz, A. Metspalu, J. F. Price, P. Deloukas, A. Korner, T. A. Lakka, S. M. Keinanen-Kiukaanniemi, T. E. Saaristo, R. N. Bergman, J. Tuomilehto, N. J. Wareham, C. Langenberg, S. Mannisto, P. W. Franks, C. Hayward, V. Vitart, J. Kaprio, S. Visvikis-Siest, B. Balkau, D. Altshuler, I. Rudan, M. Stumvoll, H. Campbell, C. M. van Duijn, C. Gieger, T. Illig, L. Ferrucci, N. L. Pedersen, P. P. Pramstaller, M. Boehnke, T. M. Frayling, A. R. Shuldiner, P. A. Peyser, S. L. R. Kardia, L. J. Palmer, B. W. Penninx, P. Meneton, T. B. Harris, G. Navis, P. V. Harst, G. D. Smith, N. G. Forouhi, R. J. F. Loos, V. Salomaa, N. Soranzo, D. I. Boomsma, L. Groop, T. Tuomi, A. Hofman, P. B. Munroe, V. Gudnason, D. S. Siscovick, H. Watkins, C. Lecoeur, P. Vollenweider, A. Franco-Cereceda, P. Eriksson, M. R. Jarvelin, K. Stefansson, A. Hamsten, G. Nicholson, F. Karpe, E. T. Dermitzakis, C. M. Lindgren, M. I. McCarthy, P. Froguel, M. A. Kaakinen, V. Lyssenko, R. M. Watanabe, E. Ingelsson, J. C. Florez, J. Dupuis, I. Barroso, A. P. Morris, I. Prokopenko, Glucose Meta-Analyses of, and Consortium Insulin-related traits. 2021. 'Sex-dimorphic genetic effects and novel loci for fasting glucose and insulin variability', *Nat Commun*, 12: 24.

Lyraki, R., and A. Schedl. 2021. 'The Sexually Dimorphic Adrenal Cortex: Implications for Adrenal Disease', *Int J Mol Sci*, 22.

Marx, N., and D. K. McGuire. 2016. 'Sodium-glucose cotransporter-2 inhibition for the reduction of cardiovascular events in high-risk patients with diabetes mellitus', *Eur Heart J*, 37: 3192–200.

Mauvais-Jarvis, F. 2017. 'Epidemiology of Gender Differences in Diabetes and Obesity.' in Franck Mauvais-Jarvis (ed.), *Sex and Gender Factors Affecting Metabolic Homeostasis, Diabetes and Obesity* (Springer International Publishing: Cham), P. 3–8.

———. 2018. 'Gender differences in glucose homeostasis and diabetes', *Physiology & behavior*, 187: 20–23.

Mijatovic-Vukas, J., L. Capling, S. Cheng, E. Stamatakis, J. Louie, N. W. Cheung, T. Markovic, G. Ross, A. Senior, J. C. Brand-Miller, and V. M. Flood. 2018. 'Associations of Diet and Physical Activity with Risk for Gestational Diabetes Mellitus: A Systematic Review and Meta-Analysis', *Nutrients*, 10.

Oertel-Prigione, S., and V. Regitz-Zagrosek. 2012. Sex and gender differences in endocrinology, Alexandra Kautzky Willer, in Sex and Gender Aspects in Clinical Medicine. Springer.

Onitilo, A. A., M. Donald, R. V. Stankowski, J. M. Engel, G. Williams, and S. A. Doi. 2013. 'Breast and prostate cancer survivors in a diabetic cohort: results from the Living with Diabetes Study', *Clin Med Res*, 11: 210–8.

Peters, S. A., R. R. Huxley, and M. Woodward. 2016. 'Sex differences in body anthropometry and composition in individuals with and without diabetes in the UK Biobank', *BMJ Open*, 6: e010007.

Peters, Sanne A. E., Rachel R. Huxley, and Mark Woodward. 2014. 'Diabetes as risk factor for incident coronary heart disease in women compared with men: a systematic review and meta-analysis of 64 cohorts including 858,507 individuals and 28,203 coronary events', *Diabetologia*, 57: 1542–51.

Pischon, T., H. Boeing, K. Hoffmann, M. Bergmann, M. B. Schulze, K. Overvad, Y. T. van der Schouw, E. Spencer, K. G. Moons, A. Tjonneland, J. Halkjaer, M. K. Jensen, J. Stegger, F. Clavel-Chapelon, M. C. Boutron-Ruault, V. Chajes, J. Linseisen, R. Kaaks, A. Trichopoulou, D. Trichopoulos, C. Bamia, S. Sieri, D. Palli, R. Tumino, P. Vineis, S. Panico, P. H. Peeters, A. M. May, H. B. Bueno-de-Mesquita, F. J. van Duijnhoven, G. Hallmans, L. Weinehall, J. Manjer, B. Hedblad, E. Lund, A. Agudo, L. Arriola, A. Barricarte, C. Navarro, C. Martinez, J. R. Quiros, T. Key, S. Bingham, K. T. Khaw, P. Boffetta, M. Jenab, P. Ferrari, and E. Riboli. 2008. 'General and abdominal adiposity and risk of death in Europe', *N Engl J Med*, 359: 2105–20.

Regensteiner, Judith G., Sherita Golden, Amy G. Huebschmann, Elizabeth Barrett-Connor, Alice Y. Chang, Deborah Chyun, Caroline S. Fox, Catherine Kim, Nehal Mehta, Jane F. Reckelhoff, Jane E. B. Reusch, Kathryn M. Rexrode, Anne E. Sumner, Francine K. Welty, Nanette K. Wenger, and Blair Anton. 2015. 'Sex Differences in the Cardiovascular Consequences of Diabetes Mellitus', *Circulation*, 132: 2424–47.

Regitz-Zagrosek, V., E. Lehmkuhl, and S. Mahmoodzadeh. 2007. 'Gender aspects of the role of the metabolic syndrome as a risk factor for cardiovascular disease', *Gend Med*, 4 Suppl B: S162–77.

Risi, R., G. Rossini, R. Tozzi, S. Pieralice, L. Monte, D. Masi, L. Castagneto-Gissey, I. F. Gallo, L. Strigari, G. Casella, V. Bruni, S. Manfrini, L. Gnessi, D. Tuccinardi, and M. Watanabe. 2022. 'Sex difference in the safety and efficacy of bariatric procedures: a systematic review and meta-analysis', *Surg Obes Relat Dis*, 18: 983–96.

Rochtus, A. M., D. Herijgers, K. Jansen, and B. Decallonne. 2022. 'Antiseizure medications and thyroid hormone homeostasis: Literature review and practical recommendations', *Epilepsia*, 63: 259–70.

Rossouw, J. E., G. L. Anderson, R. L. Prentice, A. Z. LaCroix, C. Kooperberg, M. L. Stefanick, R. D. Jackson, S. A. Beresford, B. V. Howard, K. C. Johnson, J. M. Kotchen, J. Ockene, and Investigators Writing Group for the Women's Health Initiative. 2002. 'Risks and benefits of estrogen plus progestin in healthy postmenopausal women: principal results From the Women's Health Initiative randomized controlled trial', *JAMA*, 288: 321–33.

Roy, T., and C. E. Lloyd. 2012. 'Epidemiology of depression and diabetes: a systematic review', *J Affect Disord*, 142 Suppl: S8–21.

Shen, Y., R. Cai, J. Sun, X. Dong, R. Huang, S. Tian, and S. Wang. 2017. 'Diabetes mellitus as a risk factor for incident chronic kidney disease and end-stage renal disease in women compared with men: a systematic review and meta-analysis', *Endocrine*, 55: 66–76.

Shobab, L., K. D. Burman, and L. Wartofsky. 2021. 'Sex Differences in Differentiated Thyroid Cancer', *Thyroid*.

Smith, J. R., R. J. Thomas, A. R. Bonikowske, S. M. Hammer, and T. P. Olson. 2022. 'Sex Differences in Cardiac Rehabilitation Outcomes', *Circ Res*, 130: 552–65.

Strack, C., G. Behrens, S. Sag, M. Mohr, J. Zeller, C. Lahmann, U. Hubauer, T. Loew, L. Maier, M. Fischer, and A. Baessler. 2022. 'Gender differences in cardiometabolic health and disease in a cross-sectional observational obesity study', *Biol Sex Differ*, 13: 8.

Tadic, M., C. Cuspidi, D. Vasic, and P. L. M. Kerkhof. 2018. 'Cardiovascular Implications of Diabetes, Metabolic Syndrome, Thyroid Disease, and Cardio-Oncology in Women', *Adv Exp Med Biol*, 1065: 471–88.

Tramunt, B., S. Smati, N. Grandgeorge, F. Lenfant, J. F. Arnal, A. Montagner, and P. Gourdy. 2020. 'Sex differences in metabolic regulation and diabetes susceptibility', *Diabetologia*, 63: 453–61.

Walia, R., A. Dutta, N. Gupta, A. Bhansali, R. Pivonello, C. K. Ahuja, S. Dhandapani, P. Dutta, S. K. Bhadada, C. Simeoli, A. Hajela, N. Sachdeva, and U. N. Saikia. 2021. 'Etiology-, Sex-, and Tumor Size-Based Differences in Adrenocorticotropin-Dependent Cushing Syndrome', *Endocr Pract*, 27: 471–77.

WHO. 2021. 'Overweight and Obesity.'.

Wu, L., Y. Lu, Y. Jiao, B. Liu, S. Li, Y. Li, F. Xing, D. Chen, X. Liu, J. Zhao, X. Xiong, Y. Gu, J. Lu, X. Chen, and X. Li. 2016. 'Paternal Psychological Stress Reprograms Hepatic Gluconeogenesis in Offspring', *Cell Metab*, 23: 735–43.

Yusuf, Salim, Steven Hawken, Stephanie Ôunpuu, Tony Dans, Alvaro Avezum, Fernando Lanas, Matthew McQueen, Andrzej Budaj, Prem Pais, John Varigos, and Liu Lisheng. 2004. 'Effect of potentially modifiable risk factors associated with myocardial infarction in 52 countries (the INTERHEART study): case-control study', *The Lancet*, 364: 937–52.

Zhu, Y., and C. Zhang. 2016. 'Prevalence of Gestational Diabetes and Risk of Progression to Type 2 Diabetes: a Global Perspective', *Curr Diab Rep*, 16: 7.

Nephrologie

Inhaltsverzeichnis

7.1   Einführung

Die chronische Nierenkrankheit (*chronic kidney disease* CKD) gehört zu den wichtigen Gesundheitsgefährdungen in unseren Gesellschaften. Die Häufigkeit einer CKD im Stadium 3 scheint bei Frauen größer zu sein als bei Männern. Dennoch finden sich unter den Dialysepatient:innen weniger Frauen als Männer und auch Nierentransplantationen werden seltener bei Frauen durchgeführt. Allerdings sollten die Formeln zur Schätzung der glomerulären Filtrationsrate daraufhin überprüft werden, ob sie das Ausmaß der Funktionseinschränkung bei Männern und Frauen richtig abbilden. Wir stellen die wichtigsten Krankheitsbilder, die chronische Nierenkrankheit, die diabetische Nephropathie, die polyzystische Nierenerkrankung und die Glomerulonephritis, vor sowie die Interaktion von Nierenerkrankung mit der Schwangerschaft (Gallieni et al. 2012; Carrero et al. 2018; Covella et al. 2019). Darüber hinaus diskutieren wir, warum Frauen später dialysiert werden als Männer und warum sie weniger Lebendspendernieren erhalten.

Unter Mitarbeit von Prof. Dr. Sylvia Stracke, Leiterin Bereich Nephrologie, Dialyse und Hochdruckkrankheiten, Klinik für Innere Medizin A, Universitätsmedizin Greifswald, Ärztliche Leiterin KfH-Nierenzentrum Greifswald

© Der/die Autor(en), exklusiv lizenziert an Springer-Verlag GmbH, DE, ein Teil von Springer
Nature 2023
V. Regitz-Zagrosek, *Gendermedizin in der klinischen Praxis*,
https://doi.org/10.1007/978-3-662-67090-3_7

7.2   Chronische Nierenkrankheit

7.2.1   Epidemiologie

Chronische Nierenkrankheiten betreffen in internationalen Statistiken 2–20 % der Bevölkerung, im Schnitt mehr als 10 %, weltweit mehr als 800 Mio. Individuen (Carrero et al. 2018). In den allermeisten Ländern sind die Frauen häufiger betroffen, nur in wenigen die Männer. In Deutschland leiden 2,8 % der Frauen und 1,7 % der Männer unter einer Einschränkung der Nierenfunktion in einem fortgeschrittenen Stadium, d. h. Stadium 3–5 auf einer Skala von 1–5. In Frankreich sind es 12,6 % der Frauen und 6,4 % der Männer, in USA 8 % der Frauen und 5,9 % der Männer. Zu den Ursachen für diese Unterschiede trägt die größere Lebenserwartung der Frauen bei, kann sie aber nicht vollständig erklären. Auch Geschlechterunterschiede in der Diagnostik können dazu beitragen, diese Zahlen zu erklären (Abschn. 7.2.3) (Carrero et al. 2018) (Abb. 7.1).

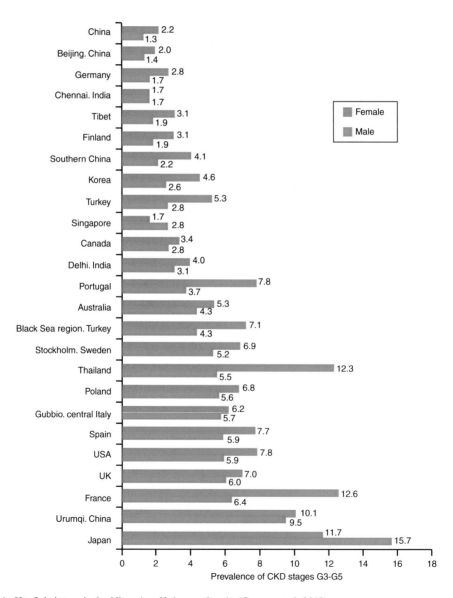

Abb. 7.1 Häufigkeit terminaler Niereninsuffizienz weltweit. (Carrero et al. 2018)

Zu den zentralen Risikofaktoren für CKD gehören Diabetes mellitus und Hypertonie. Beim Diabetes stellt die Nephropathie eine häufige Komplikation dar, die bei Frauen noch häufiger auftritt als bei Männern und anscheinend noch schneller zum Endstadium der Niereninsuffizienz mit Dialysepflichtigkeit führt. Auch hypertensive Endorganschädigungen in der Niere sind bei Frauen noch ausgeprägter als bei Männern (Kautzky-Willer und Harreiter 2017).

7.2.2 Pathophysiologie

Protektive Effekte von endogenen Östrogenen im Vergleich zu eher ungünstigen Effekten von Testosteron und der grundsätzlich etwas gesundheitsförderlichere Lebensstil von Frauen im Vergleich zu dem der Männer könnten die stärkere Abnahme der Nierenfunktion bei Männern mit chronischer Nierenkrankheit relativ gut erklären (Valdivielso et al. 2019).

Bei Frauen und Männern mit schwerer Einschränkung der Nierenfunktion finden sich Veränderung der Sexualhormone, die durch eine Prolaktinretention mit nachfolgenden hemmenden Effekten auf die Gonadotropinsekretion ausgelöst werden können. Bei Männern findet sich häufiger ein relativer Testosteronmangel, der zu einem allgemein katabolen Status führt, darüber hinaus zu kardiovaskulären Komplikationen, Übergewicht, Osteoporose und Transplantatabstoßung. Bei Frauen findet sich ein Östrogenmangel, der zu einer vorgezogenen Menopause, Osteoporose, Depressionen, Schlafstörungen und Erhöhung des kardiovaskulären Risikos führt (Carrero et al. 2018).

Da die Niere das die Hämatopoese stimulierende Erythropoetin produziert, geht die chronische Nierenkrankheit zumeist mit einer Anämie einher. Diese Anämie und die klinischen Folgen sind bei Frauen eher sichtbar und klinisch relevanter als bei Männern. Frauen sprechen schlechter auf eine Erythropoetinsubstitution an als Männer.

Insgesamt erleiden Frauen mehr Komplikationen bei Nierenversagen: häufigere Anämie, häufigerer sekundärer Hyperparathyreoidismus

(HPT) und damit verbundene Knochenschäden (Gallieni et al. 2012).

Geschlechtsspezifische Pathophysiologie
Weibliche Marker:

- Sehr starke Rolle von Diabetes mellitus
- Sehr starke Rolle hypertensiver Endorganschädigung
- Relativer Östrogenmangel
- Vorgezogene Menopause
- Osteoporose
- Depressionen
- Schlafstörungen
- Erhöhung des kardiovaskulären Risikos
- Anämie
- Sekundärer HPT

Männliche Marker:

- Starke Rolle von Diabetes mellitus
- Starke Rolle hypertensiver Endorganschädigung
- Relativer Testosteronmangel
- Allgemein kataboler Status
- Kardiovaskuläre Komplikationen
- Übergewicht
- Osteoporose

7.2.3 Diagnostik

Ein entscheidendes Maß für die Nierenfunktion ist die glomeruläre Filtrationsrate. Es gibt relativ wenige zeitgemäße, multizentrischen Untersuchungen zum Verlauf der Nierenfunktion als gemessene glomeruläre Filtrationsraten (mGFR) über die Lebenszeit bei Männern und Frauen, d. h., es fehlen alters- und geschlechtsspezifische Referenzbereiche für die GFR.

Das Ziel einer großen Studie war es, dieses Problem anzugehen und alters- und geschlechtsspezifische Schwellenwerte für die GFR festzulegen (Fenton et al. 2018). Daten einschließlich der mGFR von 2974 prospektiven Lebendnierenspendern vor der Spende aus 18 britischen Nierenzentren, die zwischen 2003 und 2015 durchgeführt wurden, wurden zusammengeführt. Männer hatten eine höhere mGFR als Frauen (92,0 vs. 88,1 ml/min/1,73 m^2, P<0,0001). Die mittlere mGFR lag bis zum Alter von 35 Jahren bei 100 ml/min/1,73 m^2, danach kam es zu einem linearen Rückgang, der bei Frauen schneller verlief als bei Männern (7,7 vs. 6,6 ml/min/1,73 m^2 je Dekade, P=0,013); 10,5 % der Personen im Alter von >60 Jahren hatten eine mGFR<60 ml/min/1,73 m^2.

Diese Daten deuten darauf hin, dass die mGFR nach dem 35. Lebensjahr abnimmt, wobei der Rückgang bei Frauen schneller erfolgt. Ein erheblicher Anteil der gesunden Bevölkerung über 60 Jahre hat eine GFR<60 ml/min/1,73 m^2, was Auswirkungen auf die Definition der chronischen Nierenkrankheit haben kann. Physiologischerweise nimmt also bei sonst gesunden Menschen die Nierenfunktion im Alter bei Frauen stärker ab als bei Männern (Fenton et al. 2018) (Abb. 7.2).

Auch andere Studien bestätigen, dass Frauen eine niedrigere gemessene GFR (mGFR) haben als Männer. Nur ein Teil dieses Unterschiedes verschwindet nach Korrektur für Körperoberfläche (KOF), sodass man wohl von einer intrinsisch niedrigeren GFR bei Frauen ausgehen muss (Carrero et al. 2018).

Da die direkte Messung der GFR aufwendig ist, wurden Formeln zur Schätzung entwickelt, die auf Serumkreatinin, Alter und Geschlecht beruhen. Die genaueste und am besten validierte Formel ist die CKD-EPI-Formel. Die CKD-EPI-Formel schätzt die GFR normiert auf die Körperoberfläche (ml/min/1,73 m^2). Dies vereinfacht die Berechnung (Gewichtsangabe im Gegensatz zur C-G-Formel nicht nötig) und macht Sinn, da der Normwert der GFR von der Körperoberfläche (KOF) abhängt. Die CKD-Stadieneinteilung berücksichtigt daher die auf die Körperoberfläche normierte GFR (ml/min/1,73 m^2).

Allerdings unterschätzt die CDK-EPI-Formel die tatsächliche, also die gemessene GFR bei Frauen in einigen Bereichen, obwohl sie einen Korrekturfaktor für Geschlecht enthält (Carrero et al. 2018; Inker et al. 2018). Daher kann auch eine Überdiagnose der chronischen Nierenkrankheit bei Frauen in bevölkerungsbasierten Studien nicht ausgeschlossen werden. Aufgrund von Begleiterkrankungen und von Risikoverhalten ist jedoch die Abnahme der Nierenfunktion im Alter bei den Männern häufig stärker ausgeprägt als bei Frauen (Carrero et al. 2018).

Methoden zur Schätzung der glomerulären Filtrationsrate (GFR) und Berücksichtigung von Geschlecht

- Kreatinin-Clearance (CrCl): Die berechnete Clearance repräsentiert die GFR im Regelfall gut. Nachteile: 24-h-Urin nötig, Fehler bei schwerer Niereninsuffizienz durch tubuläre Kreatininsekretion.
- CKD-EPI-Formel: berücksichtigt die Einflussgrößen Alter, Hautfarbe, Geschlecht und Kreatininbereiche. Sie wird für eine Standard-Körperoberfläche (KOF) von 1,73 m^2 berechnet und ergibt daher oft bei kleineren Frauen zu niedrige Werte; wird derzeit bevorzugt.
- Cockcroft-Gault-Formel (1973): überschätzt systematisch die GFR; keine Berücksichtigung von Geschlecht.
- MDRD-Formel (Modification of Diet in Renal Disease, 1999): Es gibt verschiedene Varianten, in die Vier-Variablen-MDRD-Formel gehen Alter, Geschlecht, Hautfarbe und Serum-Kreatinin ein.

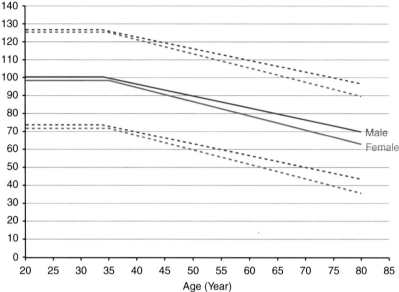

Age-and gender-specific GFR reference ranges based on measures GFRs from 2974 prospective living kidney donors in UK.
Solid lines: mean GFR, interrrupted lines: two SD. (Fenton et al. 2018)

Abb. 7.2 Alter und geschlechtsspezifische Referenzwerte für die glomeruläre Filtrationsrate (GFR). Bei Männern (blau) und Frauen (rot) in Abhängigkeit vom Alter (Age), beruhend auf gemessenen GFR von 2974 prospektiven Nierenspenden in UK. Durchgezogene Linie: mittlere GFR, unterbrochene Linien: zwei Standardabweichungen. (Fenton et al. 2018)

7.2.4 Dialysetherapie

Trotz der größeren Zahl der Frauen mit CKD (Stadium 3–4, 58 % Frauen) stellen Frauen nur 42–46 % der Dialysepatient:inn, zuletzt in Österreich Frauen nur 40 % (Kainz et al. 2019). Eine große Studie an über 200.000 Dialysepatient:innen aus zwölf Ländern aus dem Jahr 2014 (*Dialysis outcomes and practice Patterns*, DOPPS) ist eine der wenigen, die zu Geschlechterunterschieden konkrete Zahlen vorlegte. In allen Altersgruppen fanden sich mehr Männer an der Dialyse als Frauen, zu etwa 80 % an der Hämodialyse, vergleichbar bei Männern und Frauen (Carrero et al. 2018). Die geschätzte glomeruläre Filtrationsrate (eGFR) zu Dialysebeginn war bei

den Männern höher als bei den Frauen (Hecking et al. 2014). Männer hatten häufiger eine funktionierende arteriovenöse Fistel bei Dialysebeginn als Frauen. Studien in USA zeigten, dass die allerungünstigsten Verhältnisse bei schwarzen Frauen vorlagen und dass die Geschlechterunterschiede größer als die Unterschiede aufgrund der Ethnizität waren, weitgehend unabhängig von medizinischen Confoundern (Markell et al. 2018).

Dialyse wird bei Frauen später, das heißt bei einer niedrigeren GFR als bei Männern begonnen (Hecking et al. 2014). Zudem wird bei der Berechnung der notwendigen Dialysedosis diese für Frauen oft unterschätzt, da das Harnstoff-Verteilungsvolumen (V) für Männer und Frauen gleichgesetzt wird (Carrero et al. 2017). Diese

Zahlen sprechen dafür, dass weniger Frauen dialysiert werden als Männer, entweder weil die Progression der Nierenerkrankung bei ihnen doch langsamer ist oder weil sie sterben, bevor sie zur Dialysetherapie kommen (Carrero et al. 2018). Tatsächlich lehnen vor allem ältere Frauen, denen eine Dialysetherapie angeboten wird, sehr viel häufiger als Männer diese Therapie ab. Gründe könnten sein, dass sie häufiger alleine leben, schlechter versorgt sind und weniger soziale Unterstützung in der Therapie haben (Carrero et al. 2018).

> **Geschlechterunterschiede bei Dialyse und Nierentransplantation**
> - Frauen nur 42–46 % der Dialysepatienten
> - Filtrationsrate (eGFR) zu Dialysebeginn bei Frauen niedriger
> - Männer haben häufiger eine funktionierende arteriovenöse Fistel bei Dialysebeginn
> - Dialysebeginn bei Frauen später, d. h. bei einer niedrigeren GFR
> - Dialysedosis bei Frauen oft unterschätzt
> - Gesundheitsbezogene Lebensqualität der Frauen bei Dialyse deutlich schlechter
> - Überlebensvorteile der Frauen werden durch Dialyse aufgehoben

Man muss auch davon ausgehen, dass die derzeitigen Dialysestrategien den Frauen weniger Vorteile bringen als den Männern. Die gesundheitsbezogene Lebensqualität der Frauen bei Dialyse ist deutlich schlechter als die der Männer (Sugianto et al. 2022). Die normalerweise bestehenden Überlebensvorteile der Frauen, die sich in ihrer größeren Lebenserwartung ausdrücken, verschwinden unter Dialyse. Die Sterblichkeit unter Dialyse ist bei Männern und Frauen gleich hoch, während sie in einer sogenannten Normalbevölkerung bei den Männern deutlich höher ist (Abb. 7.3) (Carrero et al. 2018).

7.2.5 Nierentransplantation

Trotz der größeren Zahl der Frauen mit CKD (Stadium 3–4, 58 % Frauen) wird eine Nierentransplantation häufiger bei Männern als bei Frauen durchgeführt. Dies könnte man in Anbetracht der höheren Dialyseraten bei den Männern noch verstehen. Allerdings haben Studien in den späten 1990er-Jahren gezeigt, dass Frauen eine geringere Wahrscheinlichkeit haben, auf die Warteliste für die Transplantation zu kommen, und auf dieser eine niedrigere Transplantationsrate haben als Männer, und dass diese Unterschiede nicht durch Begleiterkrankungen oder Risikofaktoren erklärt werden konnten. Die Studien wurden vor allem in USA und Kanada gemacht, aber auch in Europa bestätigt (Achille et al. 2007).

Entweder ist die Progression bei Frauen doch langsamer als bei Männern, oder Frauen haben einen schlechteren Zugang zur Transplantation. Erstaunlich ist, dass dieses Phänomen sich in Ländern mit ganz unterschiedlichem sozioökonomischem Niveau findet. Möglicherweise entscheiden sich bei fortgeschrittener CKD Frauen häufiger gegen eine Nierenersatztherapie.

Sehr viel weniger Frauen als Männer erhalten eine Lebendnierenspende. 62 % der gespendeten Lebendnieren gehen an Männer, nur 38 % an Frauen. Dabei sind Frauen häufiger Transplantatspenderinnen als Männer (Carrero et al. 2017). Der Grund dafür ist unklar. Hier können nur genderbezogene Aspekte eine Rolle spielen (Achille et al. 2007).

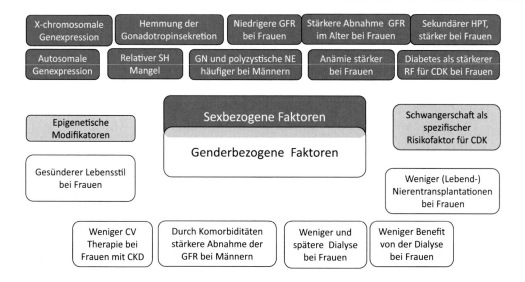

Abb. 7.3 Sex- und genderbezogene Faktoren bei chronischen Nierenerkrankungen. CKD chronische Nierenerkrankung, GFR glomeruläre Filtrationsrate, GN Glome-rulonephritis, PcN polyzystische Nierenerkrankungen, NTX Nierentransplantation, RF Risikofaktor

7.3 Chronische Nierenkrankheit im Kindes- und Jugendalter

Geschlechtsspezifische Untersuchungen im Kindes- und Jugendalter sind selten. Kürzlich wurden jedoch die Ergebnisse der 4C-T-Studie publiziert, die systematisch Geschlechterunterschiede bei Nierentransplantation im Kindesalter in einer relativ großen Kohorte, 235 Kinder und Jugendliche, davon 80 Mädchen, analysiert haben. The 4C-T-Substudie (*Cardiovascular Comorbidity in Children with Chronic Kidney Disease-Transplantation*) ist Teil einer prospektiven europäischen Observationsstudie an über 700 pädiatrischen Patient:innen mit chronischen Nierenerkrankungen (CDK) im Alter von 6–17 Jahren, die von 2009–2011 eingeschlossen wurden, und die wesentlich an der medizinischen Hochschule Hannover koordiniert wurde.

Erstaunlicherweise haben die Mädchen mit CKD eine um 36 % höhere Sterblichkeit als die Jungen, obwohl sonst im Jugendalter eigentlich die Jungen aufgrund der häufigeren Unfälle und ihres Risikoverhaltens die höhere Sterblichkeit haben. Gleichzeitig war auch die Sterblichkeit an Herz-kreislauferkrankung bei den Mädchen um 33 % höher als bei den Jungen. Herz-Kreislauf-Erkrankungen gehören zu den wichtigsten Todesursachen bei Kindern und Erwachsenen mit CKD. Mädchen mit CKD hatten regelmäßig ein höheres Herzgewicht als die Jungen und der Einfluss von Übergewicht steigerte die Herzhypertrophie bei den Mädchen stärker als bei den Jungen.

Mädchen mit einer CKD entwickelten eine stärkere Erhöhung der Gefäßsteifigkeit als Jungen im vergleichbaren Alter. Diastolische Blutdruckwerte und LDL-Spiegel waren geschlechtsspezifisch mit der Gefäßsteifigkeit assoziiert. Dies spricht für Geschlechterunterschiede in der Interaktion von gestörter Nierenfunktion mit der Gefäßfunktion, die biologische Grundlagen haben und die eher genetisch als hormonell determiniert sind (Sugianto et al. 2022). Diese Unterschiede setzten sich nach einer Nierentransplantation fort und verschlechterten die Prognose der Mädchen. Gleichzeitig müssen für die schlechtere Prognose der Mädchen soziokulturelle Faktoren diskutiert werden, denn offensichtlich warten die Mädchen länger auf eine Nierentransplantation als die Jungen.

Es ist überraschend, dass sich schon im Kindesalter relativ starke geschlechtsspezifische Unterschiede in Nieren- und Herz-Kreislauf-Funktion finden. Sie weiter zu untersuchen ist ein wichtiges Ziel in der Nephrologie, der Innere Medizin und Kardiologie, in Zusammenarbeit mit der Pädiatrie.

7.4   Diabetische Nephropathie

Diabetes ist ein Hauptgrund für das Endstadium von Nierenerkrankungen. Die diabetische Nephropathie erreicht ihr Endstadium 15–25 Jahre nach dem Beginn des Diabetes. Sie wird durch schlechte Blutkontrolle und schlechte Blutzuckereinstellung gefördert (Shen et al. 2017) und es scheint, dass weibliches Geschlecht Komplikationen und Probleme bei diabetischen Nierenerkrankungen vorhersagt. Eine systematische Metaanalyse hierzu greift auf mehr als 5 Mio. Patient:innen zurück.

In der Pathophysiologie der diabetischen Nephropathie spielen Geschlechtshormone eine wichtige Rolle. Wahrscheinlich reduziert die CKD die Östrogenkonzentration (Abschn. 7.2.2) und damit die renoprotektive Rolle der Östrogene. Aber auch soziokulturelle Faktoren können zu den Geschlechterunterschieden beitragen. Bei Frauen mit Diabetes sind kardiovaskuläre Risikofaktoren in der Regel schlechter als eingestellt als bei Männern. Sie erhalten weniger protektive Medikamente und sie erreichen ihre Therapieziele schlechter (Kautzky-Willer et al. 2015).

7.5   Polyzystische Nierenerkrankungen

Die polyzystische Nierenerkrankung ist die häufigste erbliche Nierenerkrankung. Die autosomal dominante Form (Häufigkeit in der Bevölkerung 1:1000) ist verantwortlich für etwa 5 % der terminal Nierenerkrankten; die autosomal rezessiv Form hat eine Häufigkeit von 1:10.000 bis 1:55.000 und hier sind häufiger Jungen als Mädchen betroffen.

Der Verlauf ist bei Männern schlechter als bei Frauen, die Nierenfunktion nimmt schneller ab und das Endstadium wird bei Männern früher erreicht (52,5 Jahre vs. 58 Jahre). Zu Unterschieden in der Therapie und im Management liegen keine belastbaren Daten vor.

7.6   Glomerulonephritis

Klinisch wichtige Formen der Glomerulonephritis treten bei systemischen Autoimmunerkrankungen auf (Kap. 9), am häufigsten bei Kollagenosen (und hier dem systemischen Lupus erythematodes) sowie bei Kleingefäßvaskulitiden (Granulomatose mit Polyangiitis und mikroskopische Polyangiitis). Die Häufigkeit liegt bei 1:2000 in der Bevölkerung, wird jedoch wahrscheinlich unterschätzt. Von den systemischen Autoimmunerkrankungen sind häufiger Frauen betroffen. Wenn jedoch Männer betroffen sind, stehen bei ihnen häufig die Organkomplikationen wie Glomerulonephritis im Vordergrund. Obwohl das Verhältnis von Frauen zu Männern bei systemischem Lupus erythematodes 9:1 ist, sind von der Glomerulonephritis genauso viele Männer wie Frauen betroffen. Männer scheinen den ungünstigen klinischen Verlauf mit dem schlechteren Outcome zu haben.

7.7   Schwangerschaft

Eine Schwangerschaft ist ein spezifischer Risikofaktor für Auftreten und Entwicklung einer akuten oder chronischen Nierenerkrankung (Piccoli et al. 2018; Hladunewich 2017; Mol et al. 2016; Lightstone und Hladunewich 2017).

Chronische Niereninsuffizienz (CKD) in der Schwangerschaft nimmt zu: ca. 4 % der Frauen im gebärfähigen Alter haben eine chronische Niereninsuffizienz. Diabetes ist der häufigste Grund für eine CKD bei Frauen im gebärfähigen Alter. Bei den Diabetikerinnen besteht häufig zusätzlich Hypertonie, Proteinurie und ein erhöhtes Präklampsierisiko. Wichtig sind strikte BZ-Einstellung,   Gabe   von   Low-dose-ASS,

RR < 140/90. Seltenere Ursachen einer CDK in der Schwangerschaft sind Glomerulonephritis, systemischer Lupus erythematodes, Refluxnephropathie, autosomale Zystennieren, interstitielle Nephritis.

Dabei ist der Grad der chronischen Niereninsuffizienz maßgebend für den Verlauf: Über 70 % der Schwangeren mit einem Serum Kreatinin > 2,5 mg/dl haben eine Frühgeburt und mehr als 40 % entwickeln eine Präeklampsie. Eine Verschlechterung der Nierenfunktion in der Schwangerschaft ist zu erwarten, wenn vor der Schwangerschaft eGFR < 40 ml/min und Proteinurie > 1 g/d vorliegt. Liegt gleichzeitig zur CDK in der Schwangerschaft ein Bluthochdruck vor, so ist das Risiko einer Nierenfunktionsverschlechterung 3-fach erhöht und die kindliche Mortalität 2–3-fach erhöht. Dies gilt insbesondere für eine präexistente Hypertonie oder für eine Hypertonie in der Frühschwangerschaft.

Präeklampsie ist die häufigste glomeruläre Erkrankung der Welt. Eine Präeklampsie erhöht das Risiko für eine Hypertonie, Herz-Kreislauf-Erkrankungen und auch CKD in späteren Jahren (Piccoli et al. 2018; Zhang et al. 2015; Covella et al. 2019). Betroffene Frauen sollten auch nach der Schwangerschaft regelmäßig kontrolliert werden.

Bei Dialysepatientinnen ist die Fertilität gering, anovulatorische Zyklen sind häufig. Seit 1980 kam es jedoch zu einem Anstieg der erfolgreichen Schwangerschaften mit gesunden Neugeborenen: Die Rate betrug 1980: 23 %, 1998: 50 % und 2010 bereits > 70 %, derzeit über 75 %. Wichtige Strategien sind die Erhöhung der Dialysedosis, tägliche Dialyse; häufige Probleme sind Bluthochdruck und Anämie.

Fazit

- Frauen kommen häufiger als Männer ins Endstadium der Nierenerkrankung und erleiden dabei mehr Komplikationen: Sie entwickeln häufiger Anämie, sekundären Hyperparathyreoidismus und damit verbundene Knochenschäden.
- Frauen haben eine niedrigere GFR als Männer, die im Alter bei gesunden Personen noch schneller abnimmt als bei Männern, was bei der Berechnung von Arzneimitteldosierungen berücksichtigt werden sollte.
- Unter den Dialysepatient:innen finden sich weniger Frauen als Männer trotz des höheren Anteils der Frauen an Patient:innen im Endstadium der Nierenerkrankung. Als Ursache wird ein soziokulturell bedingt stärker eingeschränkter Zugang der Frauen zur Dialysetherapie diskutiert.
- Bei Dialysebeginn haben die Frauen häufiger eine stärker eingeschränkte GFR als die Männer, haben aber seltener bereits angelegte arteriovenöse Fisteln.
- Frauen erhalten weniger Nierentransplantate als Männer, sowohl von lebenden als auch von verstorbenen Spendern. Frauen spenden ihre Nieren häufiger als Männer.
- Bei Kindern mit CKD finden sich Geschlechterunterschiede: Die Mädchen haben ungünstigere Verläufe und warten länger auf eine Nierentransplantation als die Jungen.
- Frauen mit Glomerulonephritis scheinen insgesamt bessere Verläufe zu haben als Männer.
- Bei den systemischen Autoimmunerkrankungen sind die Männer relativ häufiger von Glomerulonephritis betroffen als Frauen und die Glomerulonephritis weist bei ihnen ein schnelleres Fortschreiten auf. Absolut gesehen leiden allerdings deutlich mehr Frauen als Männer an systemischen Autoimmunerkrankungen.
- Hereditäre polyzystische Nierenerkrankungen treten häufiger bei Männern auf, und männliche Patienten haben im Vergleich zu Frauen schlechtere Ergebnisse.
- Eine Schwangerschaft ist ein spezifischer Risikofaktor für Auftreten und Entwicklung einer akuten oder chronischen Nierenerkrankung. Präeklampsie ist die häufigste glomeruläre Erkrankung der Welt.

Literatur

Achille, M., J. Soos, M. C. Fortin, M. Paquet, and M. J. Hebert. 2007. 'Differences in psychosocial profiles between men and women living kidney donors', *Clin Transplant*, 21: 314–20.

Cauwenberghs, N., and T. Kuznetsova. 2018. 'Sex-specific differences in cardiac maladaptation to hypertension and arterial stiffening', *Kardiol Pol*, 76: 1303–11.

Covella, B., A. E. Vinturache, G. Cabiddu, R. Attini, L. Gesualdo, E. Versino, and G. B. Piccoli. 2019. 'A systematic review and meta-analysis indicates long-term risk of chronic and end-stage kidney disease after preeclampsia', *Kidney Int*, 96: 711–27.

Fenton, A., E. Montgomery, P. Nightingale, A. M. Peters, N. Sheerin, A. C. Wroe, and G. W. Lipkin. 2018. 'Glomerular filtration rate: new age- and gender- specific reference ranges and thresholds for living kidney donation', *BMC Nephrol*, 19: 336.

Gallieni M, MezzinaN, Pinerolo C, Granata A. 2012. 'Sex and gender differences in nephrology.' in Regitz-Zagrosek V, Oertelt Prigione (ed.), *Sex and gender aspect in clinical medicine* (Springer: London).

Hecking, M., B. A. Bieber, J. Ethier, A. Kautzky-Willer, G. Sunder-Plassmann, M. D. Saemann, S. P. Ramirez, B. W. Gillespie, R. L. Pisoni, B. M. Robinson, and F. K. Port. 2014. 'Sex-specific differences in hemodialysis prevalence and practices and the male-to-female mortality rate: the Dialysis Outcomes and Practice Patterns Study (DOPPS)', *PLoS Med*, 11: e1001750.

Hladunewich, M. A. 2017. 'Chronic Kidney Disease and Pregnancy', *Semin Nephrol*, 37: 337–46.

Inker, L. A., A. S. Levey, H. Tighiouart, T. Shafi, J. H. Eckfeldt, C. Johnson, A. Okparavero, W. S. Post, J. Coresh, and M. G. Shlipak. 2018. 'Performance of glomerular filtration rate estimating equations in a community-based sample of Blacks and Whites: the multiethnic study of atherosclerosis', *Nephrol Dial Transplant*, 33: 417–25.

Kainz, A., C. Berner, R. Ristl, A. Simon, T. Stamm, E. Zitt, R. Kramar, M. Antlanger, A. Kautzky-Willer, S. Schmaldienst, E. Schernhammer, F. K. Port, J. J. Carrero, K. J. Jager, and M. Hecking. 2019. 'Sex-specific analysis of haemodialysis prevalence, practices and mortality over time: the Austrian Dialysis Registry from 1965 to 2014', *Nephrol Dial Transplant*, 34: 1026–35.

Kautzky-Willer, A., L. Kosi, J. Lin, and R. Mihaljevic. 2015. 'Gender-based differences in glycaemic control and hypoglycaemia prevalence in patients with type 2 diabetes: results from patient-level pooled data of six randomized controlled trials', *Diabetes Obes Metab*, 17: 533–40.

Lightstone, L., and M. A. Hladunewich. 2017. 'Lupus Nephritis and Pregnancy: Concerns and Management', *Semin Nephrol*, 37: 347–53.

Mol, B. W. J., C. T. Roberts, S. Thangaratinam, L. A. Magee, C. J. M. de Groot, and G. J. Hofmeyr. 2016. 'Pre-eclampsia', *Lancet*, 387: 999–1011.

Piccoli, G. B., M. Alrukhaimi, Z. H. Liu, E. Zakharova, A. Levin, and Committee World Kidney Day Steering. 2018. 'What we do and do not know about women and kidney diseases; questions unanswered and answers unquestioned: reflection on World Kidney Day and International Woman's Day', *BMC Nephrol*, 19: 66.

Shen, Y., R. Cai, J. Sun, X. Dong, R. Huang, S. Tian, and S. Wang. 2017. 'Diabetes mellitus as a risk factor for incident chronic kidney disease and end-stage renal disease in women compared with men: a systematic review and meta-analysis', *Endocrine*, 55: 66–76.

Shobab, L., K. D. Burman, and L. Wartofsky. 2021. 'Sex Differences in Differentiated Thyroid Cancer', *Thyroid*.

Sieverding, M., U. Matterne, and L. Ciccarello. 2008. 'Gender differences in FOBT use: evidence from a large German survey', *Z Gastroenterol*, 46 Suppl 1: S47–51.

Sikkema, J. M., H. W. Bruinse, G. H. Visser, and A. Franx. 2006. '[Pregnancy complications as a risk factor for metabolic and cardiovascular disease in later life]', *Ned Tijdschr Geneeskd*, 150: 898–902.

Siontis, K. C., P. A. Noseworthy, Z. I. Attia, and P. A. Friedman. 2021. 'Artificial intelligence-enhanced electrocardiography in cardiovascular disease management', *Nat Rev Cardiol*, 18: 465–78.

Sugianto, R. I., N. Memaran, B. M. W. Schmidt, A. Doyon, D. Thurn-Valsassina, H. Alpay, A. Anarat, K. Arbeiter, K. Azukaitis, A. K. Bayazit, I. K. Bulut, S. Caliskan, N. Canpolat, A. Duzova, J. Gellerman, J. Harambat, D. Homeyer, M. Litwin, F. Mencarelli, L. Obrycki, D. Paripovic, B. Ranchin, R. Shroff, U. Tegtbur, J. von der Born, E. Yilmaz, U. Querfeld, E. Wuhl, F. Schaefer, and A. Melk. 2022. 'Findings from 4C-T Study demonstrate an increased cardiovascular burden in girls with end stage kidney disease and kidney transplantation', *Kidney Int*, 101: 585–96.

Valdivielso, J. M., C. Jacobs-Cacha, and M. J. Soler. 2019. 'Sex hormones and their influence on chronic kidney disease', *Curr Opin Nephrol Hypertens*, 28: 1–9.

Zhang, J. J., X. X. Ma, L. Hao, L. J. Liu, J. C. Lv, and H. Zhang. 2015. 'A Systematic Review and Meta-Analysis of Outcomes of Pregnancy in CKD and CKD Outcomes in Pregnancy', *Clin J Am Soc Nephrol*, 10: 1964–78.

Lungenerkrankungen

8

Inhaltsverzeichnis

Prof. Dr. Silvia Ulrich, Direktorin Klinik für Pneumo-
logie, Leitung Pulmonale Hypertonie, Universitätsspital
Zürich; Zürich, Schweiz

© Der/die Autor(en), exklusiv lizenziert an Springer-Verlag GmbH, DE, ein Teil von Springer
Nature 2023
V. Regitz-Zagrosek, *Gendermedizin in der klinischen Praxis*,
https://doi.org/10.1007/978-3-662-67090-3_8

8.1   Einführung

Chronische Lungenerkrankungen sind die dritt-
häufigste Todesursache bei Frauen (6,2 % der
Todesfälle) und die vierthäufigste bei Männern
(5,2 %). COPD, früher eine Erkrankung älterer
rauchender Männer, nimmt mittlerweile auch bei
Frauen deutlich zu (Silveyra et al. 2021). Dies ist
einerseits begründet im zunehmenden Zigarettenkonsum der Frauen in den westlichen Gesellschaften, weltweit aber v. a. durch das Kochen
am offenen Feuer ohne geeigneten Rauchabzug
in vielen unterentwickelten Weltregionen, was
v. a. Frauen und Kinder gefährdet. Die Mortalität
bei diesen Atemwegskrankheiten ist hauptsäch-
lich auf die chronisch obstruktive Lungenerkrankung (COPD) und in geringerem Maße auf
Asthma zurückzuführen.

Lungenkrebs spielt in der Todesursachenstatistik aller Krebserkrankungen bei Männern
und Frauen eine große Rolle. Während die
Lungenkrebsmortalität bei Männern eher abnimmt, gibt es bei Frauen eher einen ungünstigen
Trend, auch aufgrund sich steigender Rauchgewohnheiten. Lungenkrebs steht in der Todesursachenstatistik bei Männern und Frauen somit
weit vorne. Die Therapie hat insbesondere durch
neue Chemo- und Immuntherapien große Fortschritte gemacht, diese haben jedoch zahlreiche
noch wenig untersuchte geschlechtsspezifische
Aspekte. Die pulmonal-arterielle Hypertonie betrifft Frauen deutlich häufiger als Männer, die
Lymphangioleiomyomatose betrifft fast ausschließlich Frauen. Die Erbkrankheit zystische
Fibrose verläuft bei Frauen meist schwerer als
bei Männern und die idiopathische Lungenfibrose betrifft eher die Männer.

Geschlechterunterschiede werden zum Teil
schon in der Lungenentwicklung angelegt und
finden sich auch bei pädiatrischen Lungenerkrankungen (Silveyra et al. 2021). Die Entwicklung der männlichen und weiblichen Lunge
unterscheidet sich in struktureller, mechanischer
und funktioneller Hinsicht sowie in ihrer Steue-
rung durch Sexualhormone. Während der Fetal-
periode ist die männliche Lungenreifung im Vergleich zur weiblichen Reifung meist verzögert.
Die pulmonale Surfactant-Produktion beginnt in
der männlichen später als in der weiblichen
Lunge. Die Produktion wird durch weibliche
Sexualhormone angeregt und durch männliche
Sexualhormone gehemmt.

Infolgedessen besteht bei männlichen Neugeborenen ein erhöhtes Risiko für die Entwicklung eines Atemnotsyndroms sowie für die
Entwicklung einer bronchopulmonalen Dysplasie. Säuglinge mit Atemnotsyndrom zeigen
eine weit verbreitete alveoläre Atelektase und
eine verminderte Lungen-Compliance mit sekundären Komplikationen wie Pneumothorax. Die
bronchopulmonalen Dysplasie ist durch einen
Stillstand der Alveolarisation und abnorme pulmonale Gefäßentwicklung sowie Infektionen der
unteren Atemwege, Bronchiolitis und Lungen-
entzündung gekennzeichnet.

Geschlechterunterschiede in der Lungen- und
Atemwegsentwicklung bestehen weiter während
des gesamten Säuglings- und Kleinkindalters.
Während Mädchen größere Atemwege aufweisen
als Jungen, unterscheiden sich die Anzahl der Al-
veolen pro Flächeneinheit und die Größe der Al-
veolen zwischen den Geschlechtern nicht. Das
alters- und größenangepasste Lungenvolumen ist
jedoch bei Jungen höher als bei Mädchen, was
bei Männern zu einer größeren Alveolarober-
fläche und einer höheren Diffusionskapazität von
Kohlenmonoxid führt.

Mit zunehmendem Alter treten Unterschiede
im Lungenvolumen sowie in der Lungengröße
und -form deutlicher zutage. Zusammen mit den
Unterschieden in den dehnenden Kräften, die auf
die Lunge wirken, ergeben sich daraus
Geschlechterunterschiede in der Atemphysio-
logie. Dieser sexuelle Dimorphismus in der
menschlichen Lungenmorphologie und -funktion,
zusammen mit physiologischen Unterschieden,
die durch Lungenfunktionstests, Spirometrie und
andere Techniken beobachtet wurden, kann die
geschlechtsspezifische Disparität bei multiplen
Lungenerkrankungen teilweise erklären.

8.2 Chronisch obstruktive Lungenkrankheit (COPD)

8.2.1 Epidemiologie

COPD galt früher als Erkrankung älterer Männer, was insbesondere auf die Rauchergewohnheiten zurückzuführen ist. Mittlerweile ist zumindest in USA die Prävalenz bei Frauen gleich hoch bzw. Frauen sind unter den COPD-Patienten neu überrepräsentiert (Silveyra et al. 2021).

Das Rauchen gefährdet die Frauen stärker als die Männer (Trigueros et al. 2019). Selbst bei geringerem Zigarettenkonsum entwickeln Frauen die gleiche schwere Atemnot wie die betroffenen Männer. Frauen sind jedoch auch häufig unter den Erkrankten, die nie geraucht haben und bei denen die Erkrankung besonders früh beginnt (Syamlal et al. 2019).

8.2.2 Pathophysiologie

COPD zeichnet sich durch eine irreversible Einschränkung des Luftstroms aus und ist mit einer früheren Belastung durch Rauchen oder Luftschadstoffe verbunden; zu erwähnen ist hier auch die Exposition gegenüber Rauch von offenen Feuer, sogenannten *biomass fuel*, was die hohe Prävalenz der COPD in wenig entwickelten und abgelegenen Weltregionen bedingt. Eine Studie zur genetischen Epidemiologie der COPD (COPD-Gene) legt nahe, dass eine früh einsetzende COPD bei anfälligen Frauen bereits während der pränatalen Entwicklung gefördert wird und im Uterus durch Veränderungen in der Lungenentwicklung, die durch mütterliches Asthma und Rauchen, genetische Faktoren oder hormonelle Einflüsse verstärkt werden, entstehen kann (Foreman et al. 2011).

Die Menopause führt in der Regel zu einer Verschlechterung der Erkrankung, sodass man angenommen hat, dass Östrogene vor COPD schützen. Einige Studien weisen darauf hin, dass Androgene einen protektiven Effekt haben (Becerra-Diaz et al. 2020). Studien zur Ätiologie sollten den Beitrag der Sexualhormone, mütterlich vererbter Faktoren wie mitochondrialer Gene und X-chromosomale-Gene einschließen, um die Pathogenese der Krankheit zu verstehen. Gleichzeitig ist es wichtig, auch soziale Faktoren und Geschlechterkonstrukte zu berücksichtigen. Zigarettenwerbung, die sich an Frauen richtete, nahm in den 1960er-Jahren zu, und die daraus resultierenden höheren Raucherraten wirkten sich heute auf das Risiko von Frauen aus, an COPD zu erkranken (Pinkerton et al. 2015).

8.2.3 Klinik

Die weibliche Lunge ist anfälliger für COPD und Frauen entwickeln die Symptome der Krankheit in einem jüngeren Alter mit geringerer Tabakbelastung als Männer (DeMeo et al. 2018). Frauen mit fortgeschrittener COPD haben genauso schwere Emphyseme wie Männer, was dem Irrglauben entgegenwirkt, Emphyseme seien eine männliche Form der COPD (Hardin et al. 2015). Bei vergleichbaren Schweregraden der Erkrankung sind die Exazerbationsraten von COPD bei Frauen höher als bei Männern, vor allem in jüngeren Jahren (Stolz et al. 2019).

Darüber hinaus werden Frauen mit COPD trotz der Belastung durch die Symptomatik und der erhöhten Rate von Krankenhausaufenthalten und Todesfällen häufig falsch diagnostiziert, was Komorbiditäten wie Angst und Depression weiter begünstigt. Daher müssen Ärzte COPD bei der Differenzialdiagnose von Frauen mit Lungensymptomen berücksichtigen, unabhängig von der Geschichte der Tabak- oder Schadstoffbelastung.

8.2.4 Therapie und Verlauf

Der Übergang in die Wechseljahre stellt eine entscheidende Zeit des beschleunigten Rückgangs der Lungenfunktion bei Frauen dar und ist daher bei COPD ein geschlechtsspezifisches Fenster für Verschlechterung der Erkrankung und die dadurch notwendige Intensivierung der Behandlung. Diese Beobachtungen legen auch nahe, dass Östrogene vor COPD schützen können. Frauen weisen eine stärkere Expression von M2- gegenüber M3-muskarinergen Rezeptoren auf und zeigen dementsprechend größere Verbesserungen der Lungenfunktion als Männer als Reaktion auf den muskarinischen anticholinergen Bronchodilatator Ipatroprium (Li et al. 2017). Insgesamt deuten die Analysen von Arzneimittelstudien darauf hin, dass Frauen nach einer Behandlung der COPD mit einem Beta-2-Adrenorezeptor-Agonisten in Kombination mit einem Anticholinergikum (z. B. Indacaterol/Glycopyrronium) eine größere Verbesserung der Lebensqualität erfahren als Männer (Tsiligianni et al. 2017).

8.3 Asthma bronchiale

8.3.1 Epidemiologie

Asthma bronchiale ist durch eine variable Atemflussobstruktion und chronische Atemwegsentzündung gekennzeichnet und betrifft Männer und Frauen unterschiedlich. Asthma betrifft vor der Pubertät Jungen häufiger als Mädchen, danach ändert sich die Altersverteilung (Abb. 8.1) (Zein et al. 2019; Osman 2003).

Schnelle allergische Reaktionen, oft auf harmlose Substanzen (atopische Reaktionen), sind ein bedeutender Risikofaktor. Vor allem Mädchen leiden unter Asthmaformen, die von allergisch bedingtem Schnupfen und entzündlichen Hauterkrankungen (atopische Dermatitis) begleitet wird. Ab der Pubertät ändert sich die Erkrankungshäufigkeit; vor allem bei den jüngeren Frauen ist Asthma häufiger als bei den gleichaltrigen Männern. Asthma, welches im Erwachsenenalter beginnt, ist häufiger, schwerer und mit einer schlechteren Prognose assoziiert als das jugendliche Asthma (Zhang et al. 2022).

Die Sterblichkeit der Frauen an Asthma ist hoch. Obwohl die Prävalenz der Frauen und Mädchen nur gering über der der Männer und Jungen lag, war die Sterblichkeit an Asthma bei den Frauen und Mädchen doppelt so hoch wie bei den Jungen und Männern. Hierzu können sowohl biologische Faktoren als auch Versorgungsaspekte beitragen (Zein et al. 2019) (Abb. 8.1).

Die Asthma-Symptomatik nimmt in der Regel vor der Menstruation zu, was als prämenstruelles Asthma bezeichnet wird. Dieses prämenstruelle Asthma ist häufiger bei Frauen mit schwerem Asthma, mit starkem Übergewicht und einer längeren Krankheitsgeschichte (Sánchez-Ramos et al. 2016). Während der Schwangerschaft verschlechtert sich Asthma bei etwa 1/3 der Frauen, bei 1/3 kommt es zu einer Verbesserung und bei 1/3 bleibt der Schweregrad unverändert (Robijn et al. 2019). Wichtige Geschlechterunterschiede sind in Tab. 8.1 zusammengefasst.

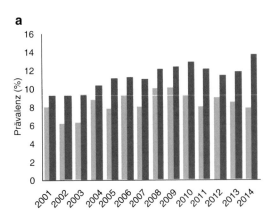

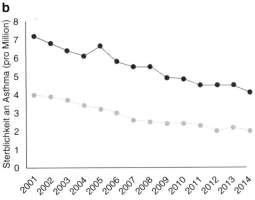

Abb. 8.1 a) Asthma-Prävalenz in den Vereinigten Staaten, und **b**) Sterblichkeit an Asthma pro Mio. Einwohner: grau: Männer, schwarz: Frauen. Obwohl die Prävalenz der Frauen und Mädchen nur gering über der der Männer und Jungen lag, war die Sterblichkeit an Asthma bei den Frauen und Mädchen doppelt so hoch wie bei den Jungen und Männern. (Zein et al. 2019)

Tab. 8.1 Chronisch entzündliche Erkrankung der Atemwege

Asthma	Frauen	Männer
Epidemiologie	– Junges und mittleres Erwachsenenalter	– Kindesalter (bis 12 Jahre) – Genetische Disposition, insb. Jungs betroffen (Gene: Beta-2-Adrenorezeptor-, TNF-, X-chrom. P21)
Pathophysiologie Fetale Lungenentwicklung ist geschlechterabhängig	– Entzündungsreaktion - Veränderter Kortison-Metabolismus (Plazenta) – FEV1-Werte variieren mit dem Zyklus (Menstruation niedriger)	– Kleine Atemwege obstruiert
Arzneimitteltherapie Bedarf an Studien zu Wirkmechanismen, Dosierungen und NW	– Häufiger Steroide – Antihistaminika beide Geschlechter gleich häufig – 3-mal mehr Tranquilizer und Sedativa – Sensiblere Reaktion auf Salbutamol (Bronchodilatation)	
Klinik Frauen benennen Beschwerden anders und Symptome können bei derselben Krankheit unterschiedlich sein	– Berichten über mehr Symptome und nehmen Luftnot eher wahr – Häufiger Husten **ohne** obstruktive Geräusche (Giemen) – Mehr Exazerbationen (evtl. durch geringeren Querschnitt der Atemwege, Hormoneinfluss, Kosmetikprodukte und Rauchverhalten) – höhere Wahrscheinlichkeit zur Rehospitalisation (insb. 40–55 Jahre)	– Nehmen eher die Symptome in der Nacht wahr
Versorgung und Studien Anteil an Frauen zu niedrig	– Einweisung wegen akutem Asthma-Anfall häufiger – Bekommen weniger Medikamente – Benutzen öfter Peak-flow-Meter – Kein Unterschied beim Wissen über die Erkrankung	– Öfter in Studien eingeschlossen – Bei Krankenhauseinweisung eher schlechte Lungenfunktion, eher hyperkapnisch
Verlauf zu wenige Daten	– Langzeitprognose scheint besser zu	

8.3.2 Pathophysiologie

Geschlechtshormone haben einen großen Einfluss auf Asthma-Symptome bei Frauen und den Schweregrad der Erkrankung nach der Pubertät (Newcomb 2018). Es wird angenommen, dass prämenstruelles Asthma auf einen Abfall des Progesteronspiegels zurückzuführen ist. Anders als bei der COPD bessert sich die Asthma-Kontrolle nach der Menopause bei Frauen, die keine Hormontherapie erhalten (Zemp et al. 2012). Es scheint, dass Östrogene die asthmatische Entzündung verstärken, während Androgene sie reduzieren (Newcomb 2018). Schwere Fälle von Asthma verbessern sich nach Zugabe von Gestagenen (Redmond et al. 2004).

Auch genetische Einflüsse spielen eine Rolle (Chowdhury et al. 2021). Asthma-Patientinnen haben ein dreifach erhöhtes Risiko, auch psychische Erkrankungen wie Angststörungen und Depression zu entwickeln (Caulfield 2021). Die Pubertät führt bei Frauen zu einer höheren Asthma-Prävalenz mit erhöhtem Schweregrad und ist auch mit einer höheren Mortalität verbunden (Zein et al. 2019). Dieses Phänomen könnte sekundär zu geschlechtsspezifischen Unterschieden führen (z. B. Wahrnehmung von Symptomen oder gesundheitsbewusstem Verhalten).

Sowohl das männliche biologische Geschlecht (Lungenentwicklung und Atopie) als auch männliche Geschlechtskonstrukte, die mit Spielen im Freien und der Exposition gegenüber Haustieren in Innenräumen zusammenhängen, sind Faktoren, die zur Entstehung von Asthma beitragen (Newcomb 2018).

8.3.3 Therapie und Verlauf

Bis vor einigen Jahren wurden Männer mit Asthma schneller diagnostiziert als Frauen. Mädchen wurden seltener diagnostiziert als Jungen und seltener spezifisch behandelt. Frauen leiden stärker unter ihren Symptomen (Atemnot, ständiges Niesen) als Männer (Sirufo et al. 2022). Depressionen und stressbedingte Erkrankungen verschlechtern Asthma besonders bei Frauen (Kim et al. 2015).

Die belastungsabhängige Bronchokonstriktion ist eine sehr häufige Komplikation des Asthmas bei Athleten oder auch Freizeitsportlern, die regelmäßig trainieren. Man geht davon aus, dass 90 % der Patient:innen mit Asthma eine belastungsabhängige Bronchokonstriktion entwickeln und über präventive und therapeutische Maßnahmen diesbezüglich informiert werden sollten (Rodriguez Bauza und Silveyra 2020).

8.4   Lungenkrebs

8.4.1   Epidemiologie

Lungenkrebs gehört bei Frauen und Männer zu den häufigsten Todesursachen. 2016 starben daran in Deutschland über 16.000 Frauen und fast 30.000 Männer. Bei den Männern gehen die Todesfälle an Lungenkrebs allmählich zurück, bei Frauen ist dies nicht der Fall. Etwa 85 % der Lungenkrebsformen gehören zu den nicht-kleinzelligen Karzinomen, davon 30–40 % Adenokarzinome, welche bei Frauen öfter vorkommen. Häufig tritt bei Lungenmalignomen gleichzeitig ein zweiter Krebs auf, bei Männern häufiger Magen- oder Dick-

darmkrebs und bei Frauen eher Brust- oder Uteruskarzinom (Grohé 2012).

Ein kürzlich erschienenes Review im Deutschen Ärzteblatte (DÄB) fasst die Unterschiede gut zusammen (Serke 2020).

8.4.2   Pathophysiologie

Rauchen ist unverändert der stärkste Risikofaktor für Lungenkrebs bei Männern und bei Frauen. Allerdings ist das Rauchen bei Frauen mit einem noch höheren Risiko verbunden. Frauen mit geschätzten 40 Jahre Tabakrauchexposition haben ein dreifach höheres Risiko im Vergleich zu Männern mit den gleichen Rauchgewohnheiten, Lungenkrebs zu entwickeln. Es ist nicht klar, warum Frauen empfänglicher für die schädlichen Effekte des Rauchens sind, möglicherweise weil sie Karzinogene schlechter abbauen oder stärker aktivieren als Männer oder weil der weibliche Organismus anfälliger gegenüber krebserzeugenden Substanzen (Karzinogene) im Zigarettenrauch ist als der männliche (Papadopoulos et al. 2014).

Frauen haben nachweislich auch größere Schwierigkeiten, das Rauchen wieder aufzugeben (Smith et al. 2016). Ob genetische Faktoren eine Rolle spielen, ist unsicher. Frauen scheinen zudem mehr Genvarianten zu haben, die mit einem erhöhten Risiko für Lungenkrebs einhergehen, unter anderem Mutationen in Tumorsuppressor-Genen. Die Rolle von Östrogen wird kritisch gesehen, der proliferationsfördernde Effekt der Östrogene scheint die Tumoraktivität eher zu unterstützen (Musial et al. 2021). Daher sollte ein Screening wahrscheinlich bei Frauen schon bei weniger Raucherjahren als bei Männern einsetzen.

8.4.3   Therapie und Verlauf

Die wichtigsten klinischen Indikatoren für frühe Sterblichkeit bei manifestem Lungenkrebs sind hohes Alter, männliches Geschlecht, kein Adenokarzinom in der Histologie und fortgeschrittenes Stadium bei Diagnosestellung (Goussault et al. 2021). Frauen sprechen auf die meisten therapeutischen Maßnahmen besser an als Männer und haben sowohl in den früheren Stadien 1 bis 3a (resezierbarer Lungenkrebs) und im Stadium 3b oder 4 (palliative Chemotherapie) eine bessere Überlebensrate. Möglicherweise sprechen sie auf einige Chemotherapie-Verfahren besser an, insbesondere auf Platinum-basierte Chemotherapie (Mederos et al. 2020).

Dagegen scheint eine Therapie mit Immuncheckpoint-Inhibitoren bei Männern effektiver zu sein als bei Frauen (Mederos et al. 2020). Zur Rolle der Hormone sind die Studien widersprüchlich. Hormonersatztherapie scheint mit einer geringen Risikoerhöhung einherzugehen (Mederos et al. 2020). Frauen werden interessanterweise in vergleichbaren Tumorstadien seltener operiert als Männer – warum, ist unklar.

8.5 Lungenembolie

Kap. 5, Angiologie

8.6 Idiopathische pulmonale Hypertonie (Lungenhochdruck)

8.6.1 Epidemiologie

Die idiopathische Form des Lungenhochdrucks, bekannt als pulmonal-arterielle Hypertonie, betrifft vor allem jüngere Erwachsene und hier vor allem jüngere Frauen (Pugh und Hemnes 2010). Allerdings hat sich das Bild de/r klassischen Patient:innen mit pulmonal-arterieller Hypertonie geändert: von früher überwiegend jungen weißen Frauen zu einer älteren Population, die ethnisch divers ist und häufiger Komorbiditäten aufweist (Min et al. 2022).

8.6.2 Pathophysiologie

Pulmonal-arterielle Hypertonie wird durch die Erhöhung des Pulmonalarteriendrucks und einen erhöhten Pulmonalgefäßwiderstand definiert und führt unbehandelt zu Rechtsherzinsuffizienz und vorzeitigem Tod. Dabei ist die Gruppe 1 nach WHO, nämlich die pulmonal-arterielle Hypertonie, eine besonders schwere Form, die 2–4-mal häufiger bei Frauen als bei Männern auftritt. Hier wird in der Ätiologie eine Rolle X-chromosomaler Gene und auch der langen nicht codierenden RNA XIST diskutiert.

Auf zellulärer Ebene finden sich vermehrt freie Sauerstoffradikale, ein veränderter Stoffwechsel, vermehrte Apoptose, Entzündung, Vasokonstriktion und vaskuläre Umbauprozesse (Kostyunina und McLoughlin 2021). Eine abnorme Aktivierung regulatorischer T-Zellen wurde bei Frauen mit pulmonal-arterieller Hypertonie gefunden und soll zur Erklärung der Geschlechterunterschiede in der Erkrankung beitragen (Tian et al. 2021).

Weitere Formen der pulmonalen Hypertonie treten im Zusammenhang mit anderen Krankheiten, wie der Linksherzinsuffizienz, der COPD oder Hypoventilation, selten auch bei Schlafapnoe auf, wo sie zur funktionellen Einschränkungen und erhöhter Mortalität führt. Hier scheint die Geschlechterverteilung gleich zu sein.

8.6.3 Therapie und Verlauf

Noch sind nur wenige Medikamente für die Behandlung der pulmonal-arteriellen Hypertonie zugelassen. Interessanterweise waren in allen Zulassungsstudien über 3/4 Frauen, sodass die Wirksamkeit der Therapien bei Männern ungenügend untersucht sind (Min et al. 2022; Ventetuolo et al. 2014). Männliches Geschlecht scheint jedoch unabhängig von der Therapie mit einem schlechteren Verlauf assoziiert.

Eine mittelschwere-schwere pulmonale Hypertonie gilt als Kontraindikation für eine Schwangerschaft, da diese mit einem hohen Risiko für die Mutter und das Kind verbunden ist, und somit nach der modifizierten WHO Klassifikation einer der wenigen kardiovaskulären Indikationen, eine Schwangerschaft vorzeitig zu beenden (Regitz-Zagrosek et al. 2018) (Kap. 2). Für Mutter und Kind erfolgreiche Schwangerschaften wurden hingegen bei leichteren und vor allem vasoaktiven Formen beschrieben (Corbach et al. 2021).

8.7 Lungenhochdruck nach Einnahme von Appetitzüglern

Fatal war das gehäufte Auftreten des Lungenhochdrucks nach der Einnahme von Appetitzüglern, erstmals epidemisch beschrieben 1973 in der Schweiz, seither kam es alle paar Jahre wieder zu größeren und kleineren Epidemien mit verschieden vermarkteten Substanzen der ähnlichen Kategorie. Hier sind Frauen häufiger betroffen und haben eine hohe Mortalität.

8.8 Zystische Fibrose

Die zystische Fibrose ist eine seltene Lungenerkrankung, bei der die Frauen schwerer betroffen sind als die Männer und eine geringere Lebenserwartung haben (Nick et al. 2010). Es handelt sich um eine autosomal rezessive Multiorgankrankheit, die durch Mutationen in spezifischen Genen ausgelöst werden (*cystic fibrosis transmembrane conductance regulator*, CFTR) (Vidaillac et al. 2018).

Die Ursachen für die Geschlechterunterschiede sind noch nicht klar, werden jedoch zum Teil auf anatomische Unterschiede, Umweltfaktoren, unterschiedliche körperliche Aktivität und die Aktivität von Sexualhormonen zurückgeführt (Savi et al. 2015; Rho et al. 2018; Abid et al. 2017). In der Pubertät und im jungen Erwachsenenalter entwickeln die Frauen eher Infektionen und zeigen einen schnelleren Abfall in der Lungenfunktion als die Männer (Cogen et al. 2015).

8.9 Idiopathische pulmonale Fibrose

Die idiopathische Lungenfibrose gehört zur Gruppe der interstitiellen Pneumonien, betrifft vor allem ältere Erwachsene und hier die Männer doppelt so häufig wie die Frauen. Die Gründe dafür sind unbekannt, ebenso wie die Ätiologie der Erkrankung. Es ist eine schwere Erkrankung mit einer mittleren Lebenserwartung von 3–5 Jahren nach Diagnose-

stellung. Der Verdacht besteht, wenn über der Lunge ein Knisterrasseln zu hören ist, das nach mehreren Wochen persistiert, und andere Ursachen einer Lungenfibrose ausgeschlossen sind. Mittlerweile sind mehrere Substanzen für die Therapie zugelassen. Die Frauen haben in der Regel eine bessere Lebenserwartung als die Männer.

8.10 Lymphangioleiomyomatose

Eine weitere selten Lungenerkrankung, die ausschließlich prämenopausale Frauen betrifft, ist die Lymphangioleiomyomatose (LAM). Die Inzidenz liegt bei 1–8 pro Mio. Frauen, systematische Studien liegen auch aufgrund dieser Seltenheit nicht vor.

Fazit (Abb. 8.2)

- Geschlechtsunterschiede werden zum Teil schon in der Lungenentwicklung angelegt und finden sich auch bei pädiatrischen Lungenerkrankungen. Asthma betrifft vor der Pubertät eher die Jungen, nach der Pubertät und im jungen Erwachsenenalter vor allem die Frauen.
- Prämenstruelles Asthma ist u. a. auf einen Abfall des Progesteronspiegels zurückzuführen, und schwere Fälle sprechen auf Gestagene an. Östrogene verstärken die entzündliche Reaktion, während Testosteron sie reduziert.
- COPD galt früher als Erkrankung älterer Männer, aber mittlerweile ist die Prävalenz bei Frauen mindestens gleich hoch. Die Rauchgewohnheiten von Männern und Frauen beeinflussen sowohl die Prävalenz als auch die Prognose der Krankheit.
- Lungenkrebs gehört bei Frauen und Männer zu den häufigsten Todesursachen. Bei den Männern gehen die Todesfälle an Lungenkrebs allmählich zurück, bei Frauen ist dies nicht der Fall.
- Frauen sprechen auf die meisten therapeutischen Maßnahmen bei Lungenkrebs besser an als Männer und haben sowohl in den früheren als auch in späteren Stadien eine bessere Überlebensrate.

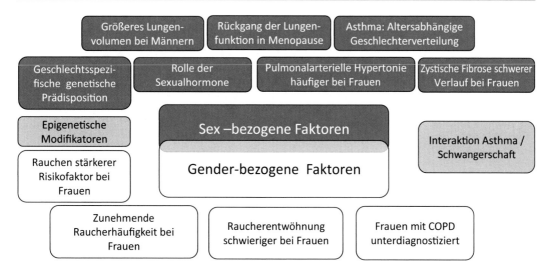

Abb. 8.2 Sex- und genderbezogene Faktoren bei pulmonalen Erkrankungen

- Die idiopathische pulmonal-arterielle Hypertonie betrifft vor allem jüngere Erwachsene und insbesondere jüngere Frauen.
- Mittlere bis schwere pulmonale Hypertonie in der Schwangerschaft ist mit sehr stark erhöhtem Risiko für Mutter und Kind verbunden und kann eine der wenigen kardiovaskulären Indikationen sein, eine Schwangerschaft vorzeitig zu beenden.

Literatur

Abid, S., et al., 2017. 17beta-Estradiol Dysregulates Innate Immune Responses to Pseudomonas aeruginosa Respiratory Infection and Is Modulated by Estrogen Receptor Antagonism. Infect Immun, 85(10).

Becerra-Diaz, M., M. Song, and N. Heller. 2020. ‚Androgen and Androgen Receptors as Regulators of Monocyte and Macrophage Biology in the Healthy and Diseased Lung‘, Front Immunol, 11: 1698.

Caulfield, J. I. 2021. ‚Anxiety, depression, and asthma: New perspectives and approaches for psychoneuroimmunology research‘, Brain Behav Immun Health, 18: 100360.

Chowdhury, N. U., V. P. Guntur, D. C. Newcomb, and M. E. Wechsler. 2021. ‚Sex and gender in asthma‘, Eur Respir Rev, 30.

Cogen, J., et al., 2015. Risk factors for lung function decline in a large cohort of young cystic fibrosis patients. Pediatr Pulmonol, 50(8):p.763–70.

Corbach, N., C. Berlier, M. Lichtblau, E. I. Schwarz, F. Gautschi, A. Groth, R. Schupbach, F. Krahenmann, S. Saxer, and S. Ulrich. 2021. ‚Favorable Pregnancy Outcomes in Women With Well-Controlled Pulmonary Arterial Hypertension‘, Front Med (Lausanne), 8: 689764.

DeMeo, Dawn, Sreeram Ramagopalan, Abhishek Kavati, Ashok Vegesna, Meilan Han, Anthony Yadao, Teresa Wilcox, and Barry J. Make. 2018. ‚Women manifest more severe COPD symptoms across the life course‘, International Journal of Chronic Obstructive Pulmonary Disease, Volume 13: 3021–29.

Foreman, Marilyn G., Lening Zhang, James Murphy, Nadia N. Hansel, Barry Make, John E. Hokanson, George Washko, Elizabeth A. Regan, James D. Crapo, Edwin K. Silverman, and Dawn L. DeMeo. 2011. ‚Early-Onset Chronic Obstructive Pulmonary Disease Is Associated with Female Sex, Maternal Factors, and African American Race in the COPDGene Study‘, American Journal of Respiratory and Critical Care Medicine, 184: 414–20.

Goussault, H., S. Gendarme, J. B. Assie, O. Bylicki, and C. Chouaid. 2021. 'Factors associated with early lung cancer mortality: a systematic review', Expert Rev Anticancer Ther, 21: 1125-33.

Grohé, C. 2012. 'Sex and Gender Differences in Pulmonary Diseases.' in Oertelt-Prigione, S., and Regitz-Zagrosek, V. (eds), Sex and Gender Aspects in Clinical Medicine (Springer: London), P. 45–64.

Hardin, Megan, Marilyn Foreman, Mark T. Dransfield, Nadia Hansel, MeiLan K. Han, Michael H. Cho, Surya P. Bhatt, Joe Ramsdell, David Lynch, Jeffrey L. Curtis, Edwin K. Silverman, George Washko, and Dawn DeMeo. 2015. ‚Sex-specific features of emphysema among current and former smokers with COPD‘, European Respiratory Journal, 47: 104–12.

Kim, W. K., D. Shin, and W. O. Song. 2015. ‚Depression and Its Comorbid Conditions More Serious in Women than in Men in the United States‘, J Womens Health (Larchmt), 24: 978–85.

Kostyunina, D. S., and P. McLoughlin. 2021. ‚Sex Dimorphism in Pulmonary Hypertension: The Role of the Sex Chromosomes‘, *Antioxidants (Basel)*, 10.

Li, Xuan, Ma'en Obeidat, Guohai Zhou, Janice M. Leung, Donald Tashkin, Robert Wise, John Connett, Philippe Joubert, Yohan Bossé, Maarten van den Berge, Corry-Anke Brandsma, David C. Nickle, Ke Hao, Peter D. Paré, and Don D. Sin. 2017. ‚Responsiveness to Ipratropium Bromide in Male and Female Patients with Mild to Moderate Chronic Obstructive Pulmonary Disease‘, *EBioMedicine*, 19: 139–45.

Mederos, N., A. Friedlaender, S. Peters, and A. Addeo. 2020. ‚Gender-specific aspects of epidemiology, molecular genetics and outcome: lung cancer‘, *ESMO Open*, 5: e000796.

Min, J., D. H. Appleby, R. L. McClelland, J. Minhas, J. H. Holmes, R. J. Urbanowicz, S. C. Pugliese, J. A. Mazurek, K. A. Smith, J. S. Fritz, H. I. Palevsky, J. M. Suh, N. Al-Naamani, and S. M. Kawut. 2022. ‚Secular and Regional Trends among Pulmonary Arterial Hypertension Clinical Trial Participants‘, *Ann Am Thorac Soc*, 19: 952–61.

Musial, C., R. Zaucha, A. Kuban-Jankowska, L. Konieczna, M. Belka, A. Marino Gammazza, T. Baczek, F. Cappello, M. Wozniak, and M. Gorska-Ponikowska. 2021. ‚Plausible Role of Estrogens in Pathogenesis, Progression and Therapy of Lung Cancer‘, *Int J Environ Res Public Health*, 18.

Nick, J.A., et al., 2010. Effects of gender and age at diagnosis on disease progression in long-term survivors of cystic fibrosis. Am J Respir Crit Care Med, 182(5): p. 614–26.

Osman, M. 2003. 'Therapeutic implications of sex differences in asthma and atopy', *Arch Dis Child*, 88: 587–90.

Papadopoulos, A., F. Guida, K. Leffondre, S. Cenee, D. Cyr, A. Schmaus, L. Radoi, S. Paget-Bailly, M. Carton, G. Menvielle, A. S. Woronoff, B. Tretarre, D. Luce, and I. Stucker. 2014. ‚Heavy smoking and lung cancer: are women at higher risk? Result of the ICARE study‘, *Br J Cancer*, 110: 1385–91.

Pinkerton, Kent E., Mary Harbaugh, MeiLan K. Han, Claude Jourdan Le Saux, Laura S. Van Winkle, William J. Martin, Rose J. Kosgei, E. Jane Carter, Nicole Sitkin, Suzette M. Smiley-Jewell, and Maureen George. 2015. ‚Women and Lung Disease. Sex Differences and Global Health Disparities‘, *American Journal of Respiratory and Critical Care Medicine*, 192: 11–16.

Pugh, M. E., and A. R. Hemnes. 2010. ‚Development of pulmonary arterial hypertension in women: interplay of sex hormones and pulmonary vascular disease‘, *Womens Health (Lond)*, 6: 285–96.

Redmond, Amy, Alan James, Shambria Haynie Nolan, and Timothy Self. 2004. ‚Premenstrual Asthma: Emphasis on Drug Therapy Options‘, *Journal of Asthma*, 41: 687–93.

Regitz-Zagrosek, V., J. W. Roos-Hesselink, J. Bauersachs, C. Blomstrom-Lundqvist, R. Cifkova, M. De Bonis, B. Iung, M. R. Johnson, U. Kintscher, P. Kranke, I. M.

Lang, J. Morais, P. G. Pieper, P. Presbitero, S. Price, G. M. C. Rosano, U. Seeland, T. Simoncini, L. Swan, C. A. Warnes, and E. S. C. Scientific Document Group. 2018. ‚2018 ESC Guidelines for the management of cardiovascular diseases during pregnancy‘, *Eur Heart J*, 39: 3165–241.

Rho, J., et al., 2018. Disparities in Mortality of Hispanic Patients with Cystic Fibrosis in the United States. A National and Regional Cohort Study. Am J Respir Crit Care Med, 198(8): p. 1055–1063.

Robijn, Annelies L., Vanessa E. Murphy, and Peter G. Gibson. 2019. ‚Recent developments in asthma in pregnancy‘, *Current Opinion in Pulmonary Medicine*, 25: 11–17.

Rodriguez Bauza, D. E., and P. Silveyra. 2020. ‚Sex Differences in Exercise-Induced Bronchoconstriction in Athletes: A Systematic Review and Meta-Analysis‘, *Int J Environ Res Public Health*, 17.

Savi, D., et al., 2015. Relationship between pulmonary exacerbations and daily physical activity in adults with cystic fibrosis. BMC Pulm Med, 15: p. 151.

Sánchez-Ramos, José L., Antonio R. Pereira-Vega, Francisco Alvarado-Gómez, Jose A. Maldonado-Pérez, Cecilie Svanes, and Francisco Gómez-Real. 2016. ‚Risk factors for premenstrual asthma: a systematic review and meta-analysis‘, *Expert Review of Respiratory Medicine*, 11: 57–72.

Serke, M. 2020. ‚Lungenkarzinom – Was bei Frauen anders ist‘, *Deutsches Ärzteblatt*, 117.

Shah, Ruchi, and Dawn C. Newcomb. 2018. ‚Sex Bias in Asthma Prevalence and Pathogenesis‘, *Frontiers in Immunology*, 9.

Silveyra, P., N. Fuentes, and D. E. Rodriguez Bauza. 2021. ‚Sex and Gender Differences in Lung Disease‘, *Adv Exp Med Biol*, 1304: 227–58.

Sirufo, M. M., F. De Pietro, L. Ginaldi, and M. De Martinis. 2022. ‚Sex, Allergic Diseases and Omalizumab‘, *Biomedicines*, 10.

Smith, P. H., A. J. Bessette, A. H. Weinberger, C. E. Sheffer, and S. A. McKee. 2016. ‚Sex/gender differences in smoking cessation: A review‘, *Prev Med*, 92: 135–40.

Stolz, Daiana, Konstantinos Kostikas, Emil Loefroth, Robert Fogel, Florian S. Gutzwiller, Valentino Conti, Hui Cao, and Andreas Clemens. 2019. ‚Differences in COPD Exacerbation Risk Between Women and Men‘, *Chest*, 156: 674–84.

Syamlal, Girija, Brent Doney, and Jacek M. Mazurek. 2019. ‚Chronic Obstructive Pulmonary Disease Prevalence Among Adults Who Have Never Smoked, by Industry and Occupation – United States, 2013–2017‘, *MMWR. Morbidity and Mortality Weekly Report*, 68: 303-07.

Tian, W., S. Y. Jiang, X. Jiang, R. Tamosiuniene, D. Kim, T. Guan, S. Arsalane, S. Pasupneti, N. F. Voelkel, Q. Tang, and M. R. Nicolls. 2021. ‚The Role of Regulatory T Cells in Pulmonary Arterial Hypertension‘, *Front Immunol*, 12: 684657.

Trigueros, J. A., J. A. Riesco, B. Alcazar-Navarrete, A. Campuzano, and J. Perez. 2019. ‚Clinical Features Of Women With COPD: Sex Differences In A Cross-Sectional Study In Spain („The ESPIRAL-ES Study")‘, *Int J Chron Obstruct Pulmon Dis*, 14: 2469–78.

Tsiligianni, Ioanna, Karen Mezzi, Sebastian Fucile, Konstantinos Kostikas, Steven Shen, Donald Banerji, and Robert Fogel. 2017. ‚Response to Indacaterol/Glycopyrronium (IND/GLY) by Sex in Patients with COPD: A Pooled Analysis from the IGNITE Program‘, *COPD: Journal of Chronic Obstructive Pulmonary Disease*, 14: 375–81.

Ventetuolo, C. E., A. Praestgaard, H. I. Palevsky, J. R. Klinger, S. D. Halpern, and S. M. Kawut. 2014. ‚Sex and haemodynamics in pulmonary arterial hypertension‘, *Eur Respir J*, 43: 523–30.

Vidaillac, C., et al., 2018. Gender differences in bronchiectasis: a real issue? Breathe (Sheff), 14(2): p. 108–121.

Zein, J. G., J. L. Denson, and M. E. Wechsler. 2019. ‚Asthma over the Adult Life Course: Gender and Hormonal Influences‘, *Clin Chest Med*, 40: 149–61.

Zemp, E., T. Schikowski, J. Dratva, C. Schindler, and N. Probst-Hensch. 2012. ‚Asthma and the menopause: A systematic review and meta-analysis‘, *Maturitas*, 73: 212–17.

Zhang, G. Q., S. S. Ozuygur Ermis, M. Radinger, A. Bossios, H. Kankaanranta, and B. Nwaru. 2022. ‚Sex Disparities in Asthma Development and Clinical Outcomes: Implications for Treatment Strategies‘, *J Asthma Allergy*, 15: 231–47.

Autoimmunerkrankungen

9

Inhaltsverzeichnis

9.1   Einführung

Autoimmunerkrankungen (AI) treten bei ca. 5–8 % der Allgemeinbevölkerung auf. In 80 % der Fälle sind Frauen im jüngeren Erwachsenenalter betroffen (Tab. 9.1).

Darüber hinaus schwankt das Geschlechterverhältnis und die Inzidenz bei Frauen und Männern mit dem Hormonstatus, ändert sich in der Menar-

Unter Mitarbeit von Carina Mihai, MD, PhD, Klinik für Rheumatologie, Universitätsspital Zürich, Schweiz

che, Menopause, Andropause und Schwangerschaft und mit dem Lebensalter. Letzteres hat Konsequenzen für das Management von Kontrazeption und von Schwangerschaften sowie von Hormontherapie in der Menopause. Der Einfluss der Hormone unterscheidet sich bei den einzelnen Autoimmunerkrankungen sehr stark. In der Regel setzen diese Erkrankungen auch eine genetische Prädisposition voraus. Die meisten Patient:innen mit Autoimmunerkrankungen haben ein erhöhtes Risiko für Atherosklerose. Wir gehen hier auf die häufigsten und klinisch wichtigsten rheumatischen

© Der/die Autor(en), exklusiv lizenziert an Springer-Verlag GmbH, DE, ein Teil von Springer
Nature 2023
V. Regitz-Zagrosek, *Gendermedizin in der klinischen Praxis*,
https://doi.org/10.1007/978-3-662-67090-3_9

Tab. 9.1 Geschlechterverteilung und Manifestationsalter bei rheumatischen Autoimmunerkrankungen

Krankheit	Verhältnis Frauen:Männer	Durchschnittliches Manifestationsalter (Jahre)
Rheumatoide Arthritis	2:1 bis 3:1	40
Lupus erythematodes	9:1	Jugend bis 40
Systemische Sklerose	3:1	50
Sjögren-Syndrom	16:1	50
Dermatomyositis	2:1	50
Axiale Spondyloarthropathie	1:1	20

Autoimmunerkrankungen (rAI) ein, bei denen Geschlechterunterschiede bekannt sind (Zandman-Goddard et al. 2012). Andere Autoimmunerkrankungen werden bei den Vaskulitiden oder endokrinen Erkrankungen (Morbus Basedow, Hashimoto-Thyreoiditis) diskutiert.

9.2 Mechanismen der Autoimmunität

Männer und Frauen unterscheiden sich stark in ihrem Immunsystem, bei der Abwehr von Infektionen (Kap. 10 Infektiologie) und bei Autoimmunerkrankungen. Dies hat sowohl genetische als auch hormonelle Grundlagen.

9.2.1 Sex-Chromosomen

Das große weibliche X-Chromosom mit seinen ca. 1500 Genen trägt eine große Zahl von Genen, die mit der Immunregulation assoziiert sind (Libert et al. 2010). Diese haben überwiegend kein Pendant auf dem sehr viel kleineren männlichen Y-Chromosom. Die chromosomale Imbalance zwischen männlichen und weiblichen Individuen in den Geschlechtschromosomen X und Y kann auf unterschiedlichen Wegen zu Autoimmunerkrankungen oder zum Schutz vor infektiösen und immunologischen Erkrankungen beitragen.

Theoretisch sollten bei den Säugetieren alle weiblichen Zellen je ein maternales und ein paternales X-Chromosom enthalten, von denen bei Frauen eines nach dem Zufallsprinzip fast vollständig inaktiviert wird, und alle männlichen Zellen ein maternales X-Chromosom und ein väterliches Y-Chromosom. Das heißt, im Regelfall exprimieren Männer immer die X-chromosomalen

Gene des mütterlichen X-Chromosoms, Frauen entweder die des väterlichen oder des mütterlichen X-Chromosoms. Dieser „Mosaikstatus" stellt bei Frauen einen Vorteil dar, wenn eines der Eltern-Chromosomen defekt ist.

Nun kann es zu unterschiedlichen Abweichungen von der Inaktivierungsregel kommen, die vermehrt mit Infektionen und Autoimmunerkrankungen einhergehen. Einmal entgehen ca. 15 % aller X-chromosomalen Gene auf den sogenannten inaktiven X-Chromosomen der X-Inaktivierung, dann haben die Frauen ein deutlich höheres Expressionsniveau als die Männer. Dazu gehören viele Gene, die mit der Immunregulation beschäftigt sind, z. B. TLR4 (*toll like receptor* 4), ein eher protektiver Rezeptor, der zellfremde Strukturen erkennt, und TIMP1, ein Inhibitor für inflammationshemmende Enzyme (Matrixmetalloproteinasen). Diese werden dann bei den Frauen höher exprimiert. Die ungleichmäßige Verteilung ist wohl mit einer größeren Gefährdung der Frauen für Autoimmunerkrankungen und für Männer bei Sepsis assoziiert.

Weiter kann der Mosaikstatus der Frauen ein protektiver Mechanismus sein. Wenn das väterliche oder mütterliche Allel eines Gens auf dem X-Chromosom eine Mutation trägt, kann es sein, dass bei Frauen bevorzugt das gesunde Allel exprimiert wird, was einen Schutzmechanismus darstellt.

Verschiebungen in der Expression X-chromosomaler Allele können jedoch auch zur Autoimmunität beitragen. So wurde bei Patientinnen mit systemischem Lupus erythematodes (SLE) eine Überexpression proinflammatorischer Moleküle gefunden, die von dem inaktiven X-Chromosom aus exprimiert werden, wie CD40-Ligand, der T-Zellen über CD40 aktiviert. Dies wiederum stimuliert die Immunglobulin

Produktion in den B-Zellen, was mit der Krankheitsaktivität von SLE korrelierte. Auch die Duplikation der Expression des proentzündlichen TLR7 (*toll like receptor* 7) vom inaktiven X-Chromosom war mit der Krankheitsaktivität in SLE assoziiert.

Ein weiterer möglicher Krankheitsmechanismus ist die Haploinsuffizienz von Genen der pseudoautosomalen Region der Geschlechtschromosomen. Hier liegen Gene, von denen ein Allel sowohl bei Frauen als auch bei Männern exprimiert werden sollte. Mit dem Alter kann es zum Verlust der Genexpression des zweiten X-Chromosoms in weiblichen Blutzellen kommen und auch dieses ist mit Autoimmunerkrankungen assoziiert. Der Verlust des männlichen Y-Chromosoms, der im Alter auch beobachtet wurde, geht eher mit malignen Erkrankungen einher.

9.2.2 Mikrochimerismus

Als Folge der engen Verbindung des mütterlichen und fetalen Kreislaufs während der Schwangerschaft können fetale Zellen in den mütterlichen Kreislauf gelangen und umgekehrt (Ober et al. 2008). Bei etwa 20 % einer gesunden Normalbevölkerung finden sich im peripheren Blut Teile mütterlichen DNA-Materials, insbesondere in den mononukleären Zellen. Dieser mütterliche Mikrochimerismus wird mit dem Entstehen von Autoimmunerkrankungen in Zusammenhang gebracht. Häufiger ist die Persistenz fetaler Zellen im mütterlichen Blut, ein fetaler Mikrochimerismus, bei bis zu 50 % der gesunden Frauen. Er lässt sich vor allem in nicht-selektierten peripheren mononukleären Blutzellen sowie in wie T- und B-Lymphozyten, Monozyten/Makrophagen und natürlichen Killerzellen nachweisen. Darüber hinaus wurde fetaler Mikrochimerismus in vielen menschlichen Geweben gefunden. Die chimären Zellen können zu gewebespezifischen Zellen, einschließlich Myozyten, Hepatozyten und andere, differenzieren.

Es gibt Hinweise darauf, dass Autoimmunerkrankungen auf einer Reaktion gegen mikrochimäre Zellen beruhen, bewiesen ist es nicht. Zwischen gesunden Menschen und Patienten mit Autoimmunerkrankungen sind sowohl Unterschiede in der Prävalenz als auch in der Quantität von Mikrochimerismus beschrieben worden. Schließlich ist das Auftreten vieler Autoimmunerkrankungen bei Frauen während und unmittelbar nach den Fortpflanzungsjahren dem fetalen Mikrochimerismus zugeschrieben worden.

9.2.3 Rolle der Sexualhormone

Sexualsteroide, insbesondere Testosteron (T), Estradiol (E2) und Progesteron (P4), beeinflussen die Funktion der Immunzellen. Sexualsteroide verändern die Funktion von Immunzellen durch Bindung an spezifische Rezeptoren, die in verschiedenen lymphatischen Gewebezellen sowie in zirkulierenden Lymphozyten, Makrophagen und dendritischen Zellen exprimiert werden. Menschliche Immunzellen exprimieren Östrogen- und Androgenrezeptoren. Östrogen- und androgenresponsive Elemente aktivieren Gene der angeborenen und der erworbenen Immunität. ER-α ist für die Aufrechterhaltung zahlreicher Makrophagenfunktionen wichtig. Die Bindung von Sexualsteroiden an ihre jeweiligen Steroidrezeptoren beeinflusst direkt die Zellsignalwege und damit die geschlechtsspezifische Produktion von Zytokinen und Chemokinen und anderen Interferonen und Interleukinen. Im Gegensatz zu den Auswirkungen der Östrogen-Signalkaskaden, die die protektive Zytokinproduktion erhöhen, induziert Testosteron Apoptose, also Zelltod.

Die Rolle der Sexualhormone (SH) ist bei rheumatischen Autoimmunerkrankungen krankheitsspezifisch. Effekte von SH bei unterschiedlichen Autoimmunerkrankungen können fast entgegengesetzt sein und sind auch stark vom Konzentrationsbereich der Sexualhormone abhängig (Ortona et al. 2016).

Rolle der Sexualhormone bei Autoimmunerkrankungen

- **Östrogen in physiologischen Konzentrationen** (Peri-Ovulation bis Schwangerschaft): überwiegend anti-inflammatorische Effekte; hemmt pro-inflammatorische Zytokine (TNF-alpha, IL-1-beta, IL-6) und aktiviert natürliche Killer (NK)-Zellen; induziert anti-inflammatorische Zytokine, die eine T-Helferzell-(TH2-)Antwort begünstigen, wie IL-4, IL-10 und TGF-beta, and aktiviert regulatorische T-Zellen (Treg).
- **Östrogen in niedrigeren Konzentrationen**: stimuliert pro-inflammatorischen TNF, INF-gamma, IL-1-beta und NK-Zellen.
- **Östrogen** steigert die Antikörperproduktion durch B-Zellen in allen Konzentrationen.
- **Prolaktin** steigert die Antikörperproduktion und triggert die pro-inflammatorische Zytokinproduktion.
- **Progesteron** stimuliert einen Wechsel von einer pro-inflammatorischen zu einer anti-inflammatorischen Immunantwort.
- **Testosteron** hemmt pro inflammatorische Zytokine, die Differenzierung von TH1-Zellen, ebenso wie die Immunglobulinproduktion und zytotoxische Killerzellaktivität und potenziert die Expression anti-inflammatorischer Zytokine.

9.2.4 Schwangerschaft

Schwangerschaft hat unterschiedliche Effekte auf Autoimmunerkrankungen, je nachdem welche Mechanismen bei der spezifischen Erkrankung im Vordergrund stehen. Eine erfolgreiche Schwangerschaft erfordert eine Immuntoleranz gegen den Föten. Möglicherweise deswegen kommt es zu einem Switch einer pro-

inflammatorischen Th1/Th17-Antwort zu einer immunmodulierenden T-Zell-Antwort (Th2/Treg) mit Hemmung von natürlichen Killerzellen (NK-Zellen). Dies begünstigt Autoimmunerkrankungen, die mit einer Th2-Antwort und pathogenen Auto-Antikörpern einhergehen – z. B. systemischer Lupus erythematodes (SLE), der sich im Laufe einer Schwangerschaft häufig verschlechtert. Dagegen hemmt die Schwangerschaft Autoimmunerkrankungen, die mit einer Th1-Antwort einhergehen: Multiple Sklerose (MS), rheumatoide Arthritis (RA). Stillen kann einen postpartum Schub von RA auslösen, wirkt aber protektiv bei SLE.

9.2.5 Psyche und Immunsystem

Sportliches Ausdauertraining oder Verfahren zur Stressbewältigung können das Immunsystem stärken (Kruger et al. 2016; Walsh 2018). Das Immunsystem wird durch Stress und äußere Lebensumstände stark beeinflusst – der weibliche Organismus scheint hier stärker zu reagieren als der männliche (Pehlivanoglu et al. 2012).

Nikotin und Alkohol, Mangelernährung und ungesunde oder einseitige Ernährung schädigen das Immunsystem. Auch unter Stress wird die Leistungsfähigkeit des Abwehrsystems beeinträchtigt. Unter chronischem Stress kann es vor allem bei Frauen zu langanhaltenden Einschränkungen und zur Begünstigung von Autoimmunerkrankungen kommen.

9.3 Systemischer Lupus erythematodes

Zu den häufigeren Autoimmunerkrankungen gehört der systemische Lupus erythematodes (SLE), eine multifaktorielle systemische rheumatische Autoimmunerkrankung, die viele Organe, inklusive Herz und Niere, betreffen kann. Die Häufigkeit liegt bei 20–50 Fälle/100.000 Individuen, wobei überwiegend Frauen im gebärfähigen Alter betroffen sind (Ortona et al. 2016; Zandman-Goddard et al. 2007).

Tab. 9.2 Geschlechterunterschiede bei Lupus erythematodes

Leitsymptom	Männer	Frauen	Referenz
Prävalenz	25:100.000 (Mitteleuropa)		Kleinert et al. 2010
Inzidenz		5–7-mal höher als bei Männern	Kleinert et al. 2010
Alter bei Diagnosestellung	40 ± 19	36 ± 15	Ramirez Sepulveda et al. 2019
Orale Geschwüre	15,7%	24,7%	Ramirez Sepulveda et al. 2019
Nierenbeteiligung	29,9%	54,2%	Ramirez Sepulveda et al. 2019
Schmetterlingserythem	55,8%	39,2%	Ramirez Sepulveda et al. 2019
Photosensibilität	66,7%	43,4%	Ramirez Sepulveda et al. 2019

In der Pathophysiologie stehen die Produktion von Auto-Antikörpern durch dysregulierte B-Zellen, Organinfiltration durch inflammatorische T-Zellen und aberrante Immunzellaktivierung im Vordergrund. Die Beschwerden sind vielfältig und fallen bei den Geschlechtern manchmal unterschiedlich aus: Bei Frauen stehen Arthritiden, Arthralgien, Leukopenie, psychiatrische Symptome, Kopfschmerz, Alopezie und Raynaud-Phänomen im Vordergrund. Bei Männern findet sich oft ein späterer Beginn und abweichende Klinik, höhere Prävalenz der Nephritis und Herzbeteiligung, Krampfanfälle, höhere Krankheitsaktivität und mehr Hospitalisierungen (Tab. 9.2) (Ramirez Sepulveda et al. 2019).

Sexualhormone beeinflussen die Erkrankung und ihren Verlauf (Abschn. 9.2.3). In der Schwangerschaft verschlimmert sich auch die Nierenmanifestation des Lupus. Einige äußere Risikofaktoren, Kosmetika oder Umwelteinflüsse, können ebenfalls SLE befördern. Osteoporose und Depression sind häufige Begleiter, bei Frauen häufiger als bei Männern. Mittlerweile gibt es Empfehlungen zum Management der Kontrazeption und Hormonsubstitution (Andreoli et al. 2017):

Empfehlungen zum Management der Kontrazeption und Hormonsubstitution

- Kontrazeption: angepasst zur Krankheitsaktivität und Thromboserisiko (vor allem am Anti-Phospholipid Antikörper-[aPL-]Status):
  - **Intra-uterine devices:** erlaubt bei allen Frauen mit SLE und/oder Anti-Phospholipid-Antikörpersyndrom (APS), falls keine gynäkologische Kontraindikation
  - **Kombinierte hormonale Kontrazeptiva** bei Frauen mit stabilem/inaktivem SLE und negativen aPL
  - **Hormonale Kontrazeptiva mit (nur) Progesteron**: Vorsicht bei erhöhtem Thromboserisiko bei positiven aPL ± APS
- Hormonsubstitution (HRT):
  - Nur bei Frauen mit SLE und schweren vasomotorischen Menopause-Symptomen, bei stabilem/inaktivem SLE und negativen aPL erlaubt
  - Bei Frauen mit positiven aPL: relative Kontraindikation

9.4   Rheumatoide Arthritis

Die Häufigkeit und Geschlechterverteilung bei der rheumatoiden Arthritis(RA) ändert sich mit dem Alter. Bei jüngeren Frauen und Frauen kurz nach der Menopause finden wir viel höhere Erkrankungszahlen als bei Männern (Intriago et al. 2019; Wong et al. 2015). Insgesamt nimmt die Erkrankungshäufigkeit mit dem Alter zu und postmenopausale Frauen sind häufig betroffen (Hense et al. 2016).

Ganz typisch sind symmetrische, kleingelenkbetonte Arthralgien und Synovitiden an den Händen oder Füßen, insbesondere bei Frauen (Krasselt und Baerwald 2019). Sie scheinen strukturelle Veränderungen an den Händen auch häufiger und ausgeprägter zu entwickeln als Männer. Dementsprechend werden korrigierende Operationen der Gelenke bei Frauen öfter durchgeführt. Östrogen und Progesteron scheinen schützende Effekte zu haben (Alpizar-Rodriguez et al. 2017; Rovensky et al. 2004). Ein Effekt der Antibabypille wurde bisher nicht nachgewiesen (Drossaers-Bakker et al. 2002). Oft sinken die Krankheitsaktivitäten bei Frauen in der Schwangerschaft (Ortona et al. 2016). Ein Wiederaufflackern nach der Geburt oder in der Menopause ist typisch (Mollard et al. 2018). Insgesamt ist die Erkrankung bei Frauen, die Kinder haben, seltener als bei kinderlosen (Ortona et al. 2016).

Einige Begleiterkrankungen bei RA betreffen Frauen häufiger als Männer. So ist RA bei Frauen nicht selten mit Fibromyalgie oder Autoimmunerkrankungen wie Schilddrüsenerkrankungen (Kerimovic-Morina 2005) assoziiert, oder mit Depressionen (Baerwald et al. 2019) und Osteoporose (Favalli et al. 2019). Arbeitsunfähigkeit vor dem 45. Lebensjahr ist bei Frauen etwa viermal so häufig wie bei Männern (Tab. 9.3) (Klak et al. 2016).

Geschlechterunterschiede in der Therapie der RA Frauen werden nach dem Auftreten der Symptome später diagnostiziert als männliche Patienten. Eine geschlechtsspezifische Wirkung von Biologika, beziehungsweise mehr Nebenwirkungen bei Frauen, wurde diskutiert, aber belastbare Daten und gezielte prospektive Studien fehlen.

9.5   Axiale Spondylarthropathie (Morbus Bechterew)

Früher glaubte man, dass axiale Spondylarthropathie, auch als Morbus Bechterew bekannt, vor allem Männer betrifft, doch heute wissen wir, dass Frauen ebenso häufig betroffen sind (Review: Chimenti et al. 2021). Die Namensgebung reflektiert die Geschlechterunterschiede: „ankylosierende Spondylitis" (AS) ist unglücklich, da es ein relativ seltenes Spätstadium der Erkrankung bezeichnet, das sich häufiger bei Männern findet; axiale Spondylarthropathie (AS) bezeichnet das Bild bei vielen Patienten und vor allem bei Frauen besser, bei welchen eine Verknöcherung der Wirbelsäule selten ist.

Die typische „Bambusstab"-Wirbelsäule im Röntgenbild betrifft Männern häufiger und die Versteifung, die manchmal auch mit einer Reduktion der Schmerzen einhergeht, tritt früher ein (Landi et al. 2016). Auch das mit Morbus Bechterew häufig assoziierte Gen, HLA-B 27, ist bei Männern mit AS häufiger als bei Frauen mit AS (Qian et al. 2017). In einer Studie lag die Verzögerung zwischen Beschwerdebeginn und Diagnosestellung bei Männern bei durchschnittlich 3 und bei Frauen bei 10 Jahren. Dank der Magnetresonanztomografie (MRT) wird die Erkrankung heute bei allen Patienten und vor allem

Tab. 9.3 Wichtigste Geschlechterunterschiede (GU) in der Klinik bei RA

Leitsymptom	Keine GU	Häufiger bei Frauen	Häufiger bei Männern	Referenz
Befall kleiner Gelenke	–	Häufiger	Seltener	Sokka et al. 2009
Morgensteifigkeit	–	76 %	60 %	Intriago et al. 2019
Myalgie	–	46 %	32 %	Intriago et al. 2019
Appetitlosigkeit	–	54 %	12 %	Intriago et al. 2019
Müdigkeit	–	60 %	30 %	Intriago et al. 2019

Tab. 9.4 Geschlechterunterschiede bei axialer Spondylarthropathie (AS)

	Männer	Frauen	Referenz
Prävalenz	0,23 %	0,14 %	Exarchou et al. 2015
Alter bei Diagnose	Jünger		Landi et al. 2016
Anteriore Uveitis	25,5 %	20 %	Landi et al. 2016
Periphere Arthritis	15,3 %	21,7 %	Landi et al. 2016
Psoriasis	8,0 %	6,9 %	Landi et al. 2016
Orale Glukokortikoide	14,0 %	10,4 %	
TNF-Inhibitoren		Weniger ansprechend als bei Männern	Rusman et al. 2018
Bambusstab-WS	+++	+	Landi et al. 2016
Arme, Beine	+	+++	Exarchou et al. 2015
HLA27 B	+++	++	Exarchou et al. 2015
Intervall Symptome- Diagnose	3 Jahre	10 Jahre	Landi et al. 2016
Depression		Häufiger	Barlow et al. 1993; Meesters et al. 2014
Radiologische Befunde	Ausgeprägter		Landi et al. 2016
QoL	Besser		Landi et al. 2016; Rusman et al. 2018

bei Frauen früher nachgewiesen (Tab. 9.4) (Haroon et al. 2014; Vazan et al. 2019) .

Der Lebensstil ist wichtig, um die Krankheitsaktivität zu kontrollieren. Beide Geschlechter, insbesondere die Frauen, die dies häufig vernachlässigen, sollten über den Nutzen regelmäßigen körperlichen Trainings, Normalgewichts und Nikotinabstinenz aufgeklärt werden.

Bei Frauen im gebärfähigen Alter mit Kinderwunsch sollte das Management einer Schwangerschaft vorabgesprochen werden. Frauen mit axialer Spondylarthropathie haben eine höhere Rate von Präeklampsie, die Föten haben häufiger intrauterine Wachstumsstörungen als bei gesunden Frauen. Oft ist eine Geburt per Kaiserschnitt vorzuziehen (Chimenti et al. 2021).

Frauen leiden stärker als Männer mit axialer Spondylarthropathie unter Begleitsymptomen wie Depressionen (Barlow et al. 1993; Meesters et al. 2014) und Schlaflosigkeit (Roussou und Sultana 2011). In der Hälfte aller Fälle liegt bei Frauen eine begleitende Fibromyalgie (Aloush et al. 2007; Azevedo et al. 2010) vor und die Beschwerden überlagern sich. Männer mit axialer Spondylarthropathie werden zudem eher mit den moderneren und teureren Substanzen, den sogenannten Biologika, behandelt als Frauen; sie scheinen besser anzusprechen und weniger Nebenwirkungen zu haben (Chimenti et al. 2021).

9.6 Systemische Sklerose

Bei dieser lebensbedrohlichen Autoimmunerkrankung sind Frauen fünfmal häufiger betroffen als Männer (Zandman-Goddard et al. 2007). Meistens wird die Diagnose im frühen Erwachsenenalter gestellt, mit etwa 30 bis 50 Jahren, bei Frauen im Mittel später als bei Männern. Die Geschlechtshormone spielen vermutlich eine Rolle für die Entwicklung und den Verlauf der Erkrankung, aber auch einige Umweltmaterialien, besonders Plastik, beziehungsweise Kunststoffe, können zusätzlich eine Rolle als Auslöser spielen. Klinisch stehen im fortgeschrittenen Stadium die manchmal extreme Verhärtung der Speiseröhre und die sich daraus ergebenden Schluckstörungen im Vordergrund. Bei Frauen treten schwerere Gelenkbeschwerden auf als bei Männern und auch die Durchblutungsstörungen der Finger sind stärker ausgeprägt. Störungen in der Sexualfunktion finden sich bei beiden Geschlechtern. Die Herzbeteiligung ist meistens bei Männern schwerer (Ingegnoli et al. 2018).

Bei den Auswirkungen der Schwangerschaft gibt es wenig klare Daten: Fehlgeburten sind jedoch bei Patientinnen mit systemischer Sklerose häufiger als bei gesunden Frauen. Auch Nierenbeteiligungen können in der Schwangerschaft schwerer verlaufen (Blagojevic et al. 2020).

9.7   Sjögren-Syndrom

Das Sjögren-Syndrom betrifft etwa 0,5–1 % der Bevölkerung, also jeden 200. oder 100. Erwachsenen in Deutschland. Neunzig Prozent der Erkrankten sind Frauen (Zandman-Goddard et al. 2007). Meist tritt das Sjögren-Syndrom im späteren Erwachsenenalter auf (etwa ab 45 Jahren), kann aber in jedem Alter vorkommen. Zu den Hauptsymptomen gehören starke Mundtrockenheit und Trockenheit der Augen. Frauen leiden stärker als Männer unter Symptomen wie Müdigkeit und Gelenkbeschwerden, auch an Durchblutungsstörungen der Finger und unklaren Schmerzsymptomen. Nicht selten geht das Sjögren-Syndrom mit anderen Autoimmunerkrankungen einher. Geschlechtshormone spielen vermutlich eine Rolle bei der Entstehung – vor allem erhöhte Prolaktinspiegel und ein Androgenmangel (Yang et al. 2018).

9.8   Differenzialdiagnose: Fibromyalgie

Die Fibromyalgie hat eine Sonderstellung, da sie den rheumatischen Autoimmunerkrankungen früher, aber nicht mehr heute zugeordnet wird. Wir erwähnen sie hier, da sie zu den wichtigen Differenzialdiagnosen gehört. Fibromyalgie ist eine chronische Erkrankung, die durch symmetrische, diffuse, heftige Muskelschmerzen gekennzeichnet ist, ebenso durch Müdigkeit, Wahrnehmungsstörungen, Schlafstörungen und Störungen im emotionalen Empfinden. 2–4 % der Frauen in der Bevölkerung können betroffen sein, bei den 60–80-Jährigen sind es bis zu 7 %. Früher hat man Fibromyalgie für eine Erkrankung jüngerer Frauen gehalten, doch das ist falsch. Die Erkrankung tritt häufiger bei depressiven Patientinnen auf und auch bei Patientinnen mit anderen psychologischen Problemen, etwa mit Angststörungen. Auch sind Frauen aus schwierigen sozioökonomischen Verhältnissen, mit niedrigem Schulabschluss und niedrigem Einkommen sowie Alleinlebende häufiger betroffen. Eine Therapie sollte sich daher neben medikamentösen Ansätzen auch auf die Verbesserung der psychosozialen Situation konzentrieren. Wichtig sind eine gute psychologische Unterstützung, körperliche Aktivitäten und Gruppenaktivitäten.

Die wichtigsten Geschlechterunterschiede (GU) bei rheumatischen Autoimmunerkrankungen sind in Abb. 9.1 zusammengefasst.

Fazit

- Männer und Frauen unterscheiden sich bei Autoimmunerkrankungen stark. Dies hat sowohl genetische als auch hormonelle und umweltbedingte Grundlagen.
- Die Imbalance in den Geschlechtschromosomen X und Y trägt auf unterschiedlichen Wegen zu Autoimmunerkrankungen bei.
- Die Rolle der Sexualhormone (SH) ist bei rheumatischen Autoimmunerkrankungen krankheitsspezifisch stark vom Konzentrationsbereich der SH abhängig.
- Schwangerschaft begünstigt Autoimmunerkrankungen, die mit einer Th2-(T-Helferzell Typ 2-)Antwort einhergehen – z. B. systemischer Lupus erythematodes (SLE), hemmt aber Autoimmunerkrankungen, die von Th1-Antwort geprägt sind: Multiple Sklerose (MS), rheumatoide Arthritis (RA).
- Häufigkeit des systemischen Lupus erythematodes (SLE), liegt bei 20–50 Fälle/100.000 Individuen, überwiegend Frauen im gebärfähigen Alter.
- Die Häufigkeit und Geschlechterverteilung bei der rheumatoiden Arthritis (RA) ändert sich mit dem Alter, höchste Inzidenzen finden sich bei jüngeren Frauen und Frauen kurz nach der Menopause.
- Axiale Spondylarthropathie betrifft Frauen und Männer ebenso häufig, aber die Klinik unterscheidet sich. Männer versteifen früher und entwickeln früher die sog. Bambusstabwirbelsäule.

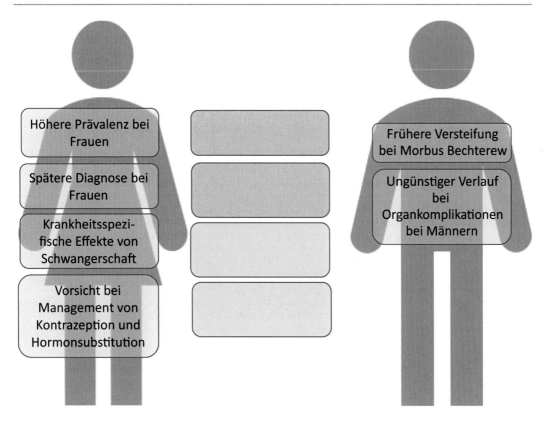

Abb. 9.1 Geschlechterunterschiede bei rheumatischen Autoimmunerkrankungen

Literatur

Aloush, V., J. N. Ablin, T. Reitblat, D. Caspi, and O. El-kayam. 2007. ‚Fibromyalgia in women with ankylosing spondylitis‘, *Rheumatol Int*, 27: 865–8.

Alpizar-Rodriguez, D., N. Pluchino, G. Canny, C. Gabay, and A. Finckh. 2017. ‚The role of female hormonal factors in the development of rheumatoid arthritis‘, *Rheumatology (Oxford)*, 56: 1254–63.

Andreoli, L., G. K. Bertsias, N. Agmon-Levin, S. Brown, R. Cervera, N. Costedoat-Chalumeau, A. Doria, R. Fischer-Betz, F. Forger, M. F. Moraes-Fontes, M. Khamashta, J. King, A. Lojacono, F. Marchiori, P. L. Meroni, M. Mosca, M. Motta, M. Ostensen, C. Pamfil, L. Raio, M. Schneider, E. Svenungsson, M. Tektonidou, S. Yavuz, D. Boumpas, and A. Tincani. 2017. ‚EULAR recommendations for women's health and the management of family planning, assisted reproduction, pregnancy and menopause in patients with systemic lupus erythematosus and/or antiphospholipid syndrome‘, *Ann Rheum Dis*, 76: 476–85.

Azevedo, V. F., S. Paiva Edos, L. R. Felippe, and R. A. Moreira. 2010. ‚Occurrence of fibromyalgia in patients with ankylosing spondylitis‘, *Rev Bras Reumatol*, 50: 646–50.

Baerwald, C., B. Manger, and A. Hueber. 2019. ‚[Depression as comorbidity of rheumatoid arthritis]‘, *Z Rheumatol*, 78: 243–48.

Barlow, J. H., S. J. Macey, and G. R. Struthers. 1993. ‚Gender, depression, and ankylosing spondylitis‘, *Arthritis Care Res*, 6: 45–51.

Blagojevic, J., AlOdhaibi, K. A., Aly A. M., Bellando-Randone, S., Lepri, G., Bruni, C., Moggi-Pignone, A., Guiducci, S., Mecacci, F., Matucci-Cerinic, M., Furst, D. E. 2020. ‚Pregnancy in Systemic Sclerosis: Results of a Systematic Review and Metaanalysis‘, *J Rheumatol*, 47:881–7.

Chimenti, M. S., R. Alten, M. A. D'Agostino, E. Gremese, U. Kiltz, E. Lubrano, M. Moreno, T. Pham, R. Ramonda, F. R. Spinelli, C. Perella, and L. Andreoli. 2021. ‚Sex-associated and gender-associated differences in the diagnosis and management of axial spondyloarthritis: addressing the unmet needs of female patients‘, *RMD Open*, 7.

Drossaers-Bakker, K.W., et al., 2002. ‚Pregnancy and oral contraceptive use do not significantly influence outcome in long term rheumatoid arthritis‘, *Ann Rheum Dis*, 61(5).

Exarchou, S., U. Lindstrom, J. Askling, J. K. Eriksson, H. Forsblad-d'Elia, M. Neovius, C. Turesson, L. E. Kristensen, and L. T. Jacobsson. 2015. ‚The prevalence of clinically diagnosed ankylosing spondylitis and its clinical manifestations: a nationwide register study‘, *Arthritis Res Ther*, 17: 118.

Favalli, E. G., M. Biggioggero, C. Crotti, A. Becciolini, M. G. Raimondo, and P. L. Meroni. 2019. ‚Sex and Management of Rheumatoid Arthritis‘, *Clin Rev Allergy Immunol*, 56: 333–45.

Haroon, N. N., J. M. Paterson, P. Li, and N. Haroon. 2014. ‚Increasing proportion of female patients with ankylosing spondylitis: a population-based study of trends in the incidence and prevalence of AS‘, *BMJ Open*, 4: e006634.

Hense, S., A. Luque Ramos, J. Callhoff, K. Albrecht, A. Zink, and F. Hoffmann. 2016. ‚[Prevalence of rheumatoid arthritis in Germany based on health insurance data : Regional differences and first results of the PROCLAIR study]‘, *Z Rheumatol*, 75: 819–27.

Ingegnoli, F., Ughi, N., Mihai, C. 2018. ‚Update on the epidemiology, risk factors, and disease outcomes of systemic sclerosis‘, *Best Pract Res Clin Rheumatol*, 32(2):223–240.

Intriago, M., G. Maldonado, J. Cardenas, and C. Rios. 2019. ‚Clinical Characteristics in Patients with Rheumatoid Arthritis: Differences between Genders‘, *ScientificWorldJournal*, 2019: 8103812.

Kerimovic-Morina, D. 2005. ‚[Autoimmune thyroid disease and associated rheumatic disorders]‘, *Srp Arh Celok Lek*, 133 Suppl 1: 55–60.

Klak, A., F. Raciborski, and P. Samel-Kowalik. 2016. ‚Social implications of rheumatic diseases‘, *Reumatologia*, 54: 73–8.

Kleinert, S., M. Feuchtenberger, and H. P. Tony. 2010. ‚[Systemic lupus erythematosus. A problem based approach]‘, *Internist (Berl)*, 51: 1013–26; quiz 27-8.

Krasselt, M., and C. Baerwald. 2019. ‚Sex, Symptom Severity, and Quality of Life in Rheumatology‘, *Clin Rev Allergy Immunol*, 56: 346–61.

Kruger, K., F. C. Mooren, and C. Pilat. 2016. ‚The Immunomodulatory Effects of Physical Activity‘, *Curr Pharm Des*, 22: 3730–48.

Landi, M., H. Maldonado-Ficco, R. Perez-Alamino, J. A. Maldonado-Cocco, G. Citera, P. Arturi, P. D. Sampaio-Barros, D. E. Flores Alvarado, R. Burgos-Vargas, E. Santos, D. Palleiro, M. A. Gutierrez, E. Vieira-Sousa, F. Pimentel-Santos, S. O. Paira, A. Berman, C. V. Barrezueta, J. Vazquez-Mellado, E. Collantes-Estevez, and Respondia Group. Fundacion Reumatologica Argentina „Dr. Osvaldo Garcia Morteo. 2016. ‚Gender differences among patients with primary ankylosing spondylitis and spondylitis associated with psoriasis and inflammatory bowel disease in an iberoamerican spondyloarthritis cohort‘, *Medicine (Baltimore)*, 95: e5652.

Libert, C., L. Dejager, and I. Pinheiro. 2010. ‚The X chromosome in immune functions: when a chromosome makes the difference‘, *Nat Rev Immunol*, 10: 594–604.

Meesters, J. J., A. Bremander, S. Bergman, I. F. Petersson, A. Turkiewicz, and M. Englund. 2014. ‚The risk for depression in patients with ankylosing spondylitis: a population-based cohort study‘, *Arthritis Res Ther*, 16: 418.

Mollard, E., S. Pedro, E. Chakravarty, M. Clowse, R. Schumacher, and K. Michaud. 2018. ‚The impact of menopause on functional status in women with rheumatoid arthritis‘, *Rheumatology (Oxford)*, 57: 798–802.

Ober, C., D. A. Loisel, and Y. Gilad. 2008. ‚Sex-specific genetic architecture of human disease‘, *Nat Rev Genet*, 9: 911–22.

Ortona, E., M. Pierdominici, A. Maselli, C. Veroni, F. Aloisi, and Y. Shoenfeld. 2016. ‚Sex-based differences in autoimmune diseases‘, *Ann Ist Super Sanita*, 52: 205–12.

Pehlivanoglu, B., S. Bayrak, E. I. Gurel, and Z. D. Balkanci. 2012. ‚Effect of gender and menstrual cycle on immune system response to acute mental stress: apoptosis as a mediator‘, *Neuroimmunomodulation*, 19: 25–32.

Qian, Q., X. Xu, H. He, H. Ji, H. Zhang, Y. Ding, S. M. Dai, Y. Zou, Q. Zhu, C. Yang, S. Ye, L. Jiang, J. P. Tang, Q. Tong, D. He, D. Zhao, Y. Li, Y. Ma, J. Zhou, Z. Yuan, J. Zhang, L. Jin, X. Zhou, J. D. Reveille, H. Zou, and J. Wang. 2017. ‚Clinical patterns and characteristics of ankylosing spondylitis in China‘, *Clin Rheumatol*, 36: 1561–68.

Ramirez Sepulveda, J. I., K. Bolin, J. Mofors, D. Leonard, E. Svenungsson, A. Jonsen, C. Bengtsson, Dissect consortium, G. Nordmark, S. Rantapaa Dahlqvist, A. A. Bengtsson, L. Ronnblom, C. Sjowall, I. Gunnarsson, and M. Wahren-Herlenius. 2019. ‚Sex differences in clinical presentation of systemic lupus erythematosus‘, *Biol Sex Differ*, 10: 60.

Roussou, E., and S. Sultana. 2011. ‚Spondyloarthritis in women: differences in disease onset, clinical presentation, and Bath Ankylosing Spondylitis Disease Activity and Functional indices (BASDAI and BASFI) between men and women with spondyloarthritides‘, *Clin Rheumatol*, 30: 121–7.

Rovensky, J., Z. Radikova, R. Imrich, O. Greguska, M. Vigas, and L. Macho. 2004. ‚Gonadal and adrenal steroid hormones in plasma and synovial fluid of patients with rheumatoid arthritis‘, *Endocr Regul*, 38: 143–9.

Rusman, T., R. F. van Vollenhoven, and I. E. van der Horst-Bruinsma. 2018. ‚Gender Differences in Axial Spondyloarthritis: Women Are Not So Lucky‘, *Curr Rheumatol Rep*, 20: 35.

Sokka, T., S. Toloza, M. Cutolo, H. Kautiainen, H. Maki-nen, F. Gogus, V. Skakic, H. Badsha, T. Peets, A. Bar-anauskaite, P. Geher, I. Ujfalussy, F. N. Skopouli, M. Mavrommati, R. Alten, C. Pohl, J. Sibilia, A. Stan-cati, F. Salaffi, W. Romanowski, D. Zarowny-Wierzbinska, D. Henrohn, B. Bresnihan, P. Minnock, L. S. Knudsen, J. W. Jacobs, J. Calvo-Alen, J. Lazovs-kis, R. Pinheiro Gda, D. Karateev, D. Andersone, S. Rexhepi, Y. Yazici, T. Pincus, and Quest-Ra Group. 2009. ‚Women, men, and rheumatoid arthritis: analy-ses of disease activity, disease characteristics, and treatments in the QUEST-RA study‘, *Arthritis Res Ther*, 11: R7.

Vazan, M., Y. M. Ryang, M. Barz, E. Torok, J. Gempt, and B. Meyer. 2019. ‚Ankylosing Spinal Disease-Diagnosis and Treatment of Spine Fractures‘, *World Neurosurg*, 123: e162–e70.

Walsh, N. P. 2018. ‚Recommendations to maintain im-mune health in athletes‘, *Eur J Sport Sci*, 18: 820–31.

Wong, L. E., W. T. Huang, J. E. Pope, B. Haraoui, G. Boire, J. C. Thorne, C. A. Hitchon, D. Tin, E. C. Keystone, V. P. Bykerk, and Investigators Canadian Early Arthritis Cohort. 2015. ‚Effect of age at meno-pause on disease presentation in early rheumatoid ar-thritis: results from the Canadian Early Arthritis Co-hort‘, *Arthritis Care Res (Hoboken)*, 67: 616–23.

Yang, L., Wei, W., He, X., Xie, Y., Kamal, M. A., Li, J. 2018. ‚Influence of Hormones on Sjögren‘s Syndrome‘, *Curr Pharm Des*, 24(35):4167–4176.

Zandman-Goddard, G., E. Peeva, and Y. Shoenfeld. 2007. ‚Gender and autoimmunity‘, *Autoimmun Rev*, 6: 366–72.

Zandman-Goddard, E. Peeva, Z. Rozman, I. Ben-Zvi, P. Langevitz, Y. Shvartser, D. Amital, H. Amital, S. Ki-vity, M. Lidar, H. Orbach, and Y. Shoenfeld. 2012. ‘Sex and Gender Differences in Autoimmune Disea-ses.’ in Oertelt-Prigione, S., and Regitz-Zagrosek, V. (eds), *Sex and Gender Aspects in Clinical Medicine* (Springer: London), P. 101–124.

Infektionskrankheiten und Impfungen

10

Inhaltsverzeichnis

10.1   Einführung

Geschlechterunterschiede bei Infektionskrankheiten sind lange bekannt, rückten aber mit der COVID-19-Pandemie und der hier nachgewiesenen Übersterblichkeit der Männer erstmals ins Zentrum des Interesses (Gebhard et al. 2020; Scully et al. 2020). Krankheitszeichen bei Infektionskrankheiten werden durch den Mikroorganismus per se hervorgerufen und oder durch die Immunantwort auf diese Mikroorganismen. Der Hintergrund für Geschlechterunterschiede im Immunsystem ist primär, dass während der Schwangerschaft die Immunabwehr reduziert ist,

damit die Mutter den Föten, der zu 50 % „fremd" ist, nicht abstößt. Entsprechend haben Schwangere ein erhöhtes Infektrisiko; Frauen und Männer unterscheiden sich in ihren Immunantworten (Kap. 11).

Es scheint, dass die Männer aufgrund biologischer Mechanismen stärker gefährdet sind – sie bringen eine weniger effektive intrinsische und adaptive Immunantwort gegen Mikroorganismen zustande als Frauen, was sowohl genetische als auch hormonelle Ursachen hat. In ihrem Verhalten, in der Exposition, Erregerkontakten und im Umgang mit der Erkrankung unterscheiden sich Männer und Frauen ebenfalls. Und schließlich ist die Therapie unterschiedlich für die beiden Geschlechter optimiert.

Unter Mitarbeit von Prof. Dr. Annelies Zinkernagel, Leiterin der Klinik für Infektiologie, Universitätsspital und Universität Zürich; Schweiz

© Der/die Autor(en), exklusiv lizenziert an Springer-Verlag GmbH, DE, ein Teil von Springer Nature 2023
V. Regitz-Zagrosek, *Gendermedizin in der klinischen Praxis*,
https://doi.org/10.1007/978-3-662-67090-3_10

10.2   Grundlagen für Geschlechterunterschiede in der Immunantwort

10.2.1 Epidemiologie

Frauen und Männer unterscheiden sich in ihrer Anfälligkeit und Reaktion auf viele virale und bakterielle Infektionen, was zu geschlechtsspezifischen Unterschieden bei Inzidenz und Schwere vieler Infektionen führt (Conti und Younes 2020; Leng und Margolick 2020). Männer sind von schweren Infektionskrankheiten häufiger betroffen und haben schlechtere Überlebenschancen, wie z. B. bei Tuberkulose, Lungenentzündungen, Meningitis, Hepatitis, Malaria, HIV, Syphilis (RKI 2020; Diab-Elschahawi und Presterl 2013).

10.2.2 Pathophysiologie: Geschlechterunterschiede bei Infektionen

Bei Infektionskrankheiten gibt es zahlreiche und vielfältige Möglichkeiten, wie Geschlecht die unterschiedliche Anfälligkeit von Männern und Frauen bestimmt (Mauvais-Jarvis et al. 2020; Chlamydas et al. 2022; Lipoldova und Demant 2021). Sowohl die angeborene intrinsische Erkennung und Reaktion auf Viren und Bakterien als auch die nachgeschaltete adaptive Immunantwort während Infektionen unterscheiden sich zwischen weiblichen und männlichen Individuen (Kap. 9).

Angeborene Immunzellen wie Makrophagen, Neutrophile und natürliche Killerzellen (NK), die intrinsische Immunantworten vermitteln, spielen eine wichtige Rolle bei der Bestimmung des Krankheitsverlaufs bei Infektionen. Die Phagozytoseaktivität von Bakterien durch Neutrophile aus dem peripheren Blut gesunder Frauen ist höher als diejenige der Zellen von altersgleichen Männern (Flanagan et al. 2017). Die Anzahl und Aktivität der angeborenen Immunzellen, einschließlich Neutrophilen, Monozyten, Makrophagen und dendritischen Zellen (DCs), sowie viele entzündliche Immunantworten sind bei Frauen höher als bei Männern.

Die Immunantwort kann mit Veränderungen der Sexualhormonkonzentrationen auf natürliche Weise variieren, die während des Menstruations- oder Östruszyklus, nach Empfängnisverhütung, HRT und während der Schwangerschaft beobachtet werden (Flanagan et al. 2017; Klein et al. 2010). Für eine Rolle der Sexualhormone bei der Infektabwehr spricht auch, dass Frauen vor allem nach der Pubertät einen günstigeren Verlauf bei Infektionskrankheiten haben als Männer. Im weiteren Lebensverlauf, insbesondere nach der Menopause, gibt es kaum belastbare Untersuchungen zum Zusammenhang zwischen Immunsystem und Sexualhormonen.

Bei der adaptiven Immunantwort zeigen Frauen häufig eine größere humorale und zellvermittelte Immunantwort auf Antigenstimulation durch Impfung oder Infektion als Männer (Flanagan et al. 2017). Sowohl die Basalwerte des Immunglobulins als auch die Antikörperantworten sind bei Frauen durchweg höher als bei Männern. Beim Menschen zeigt eine globale Analyse der B-Zell-Genexpressions-Signaturen, dass die Mehrzahl der Gene, die in Immunzellen zwischen den Geschlechtern unterschiedlich exprimiert werden, in B-Zellen von erwachsenen Frauen im Vergleich zu Männern signifikant hochreguliert sind. Männer haben andere T-Zell-Subpopulationen und geringere Helfer-T-Zell Typ 1(Th1)-Antworten als Frauen. Weibliche Individuen zeigen bei Infektionen eine höhere zytotoxische T-Zellaktivität zusammen mit einer hochregulierten Expression von antiviralen und proinflammatorischen Genen, von denen viele östrogenresponsive Elemente in ihren Promotoren haben. Insgesamt können Sexualhormone intrazelluläre Signalwege in Immunzellen differenziert aktivieren und so den Krankheitsverlauf mitbestimmen. Insbesondere scheinen intrazelluläre Östrogenrezeptoren eine schützende Rolle bei Infektionen zu spielen.

Sowohl gonadale Steroide als auch genetische Effekte tragen zu geschlechtsspezifischen Unterschieden in der Immunfunktion bei. Polymorphismen oder Expressionsvariabilität in X- und Y-chromosomalen oder autosomalen Genen, die für immunologische Proteine kodieren, können zu geschlechtsspezifischen Unterschieden in der

Immunantwort beitragen (Kap. 9). Genomweite Assoziationsstudien (GWAS) liefern eindeutige Hinweise auf X-chromosomale Gene, die die geschlechtsspezifische Anfälligkeit für Infektionskrankheiten beeinflussen. Beispielsweise sind funktionelle Polymorphismen der inflammatorisch wichtigen Oberflächenrezeptoren TLR7 und TLR8 mit einer geschlechtsspezifischen Anfälligkeit gegen Tuberkulose beim Menschen assoziiert.

Anatomische Besonderheiten führen zu einer unterschiedlichen Organlokalisation von Infektionen: Bei Frauen ist eine Sepsis häufiger auf Infektion des Genitaltraktes zurückzuführen, bei Männern eher auf Infektion der Atemwege. Bei der Übertragung von Geschlechtskrankheiten und HIV ist die Ansteckungsrate geschlechtsspezifisch: Die Übertragungsrate vom Mann zur Frau bei HIV oder Gonorrhö ist sehr viel höher als umgekehrt.

Die soziokulturelle Dimension Gender beeinflusst die Wahrscheinlichkeit für Infektionen über berufliche Exposition, Hygiene, Möglichkeiten, sich beim Sexualverkehr zu schützen oder Impfungen zu akzeptieren. Aufmerksamkeit der Umgebung gegenüber einer Person, Zugang zum Gesundheitssystem, Unterschiede in Therapiebeginn und in der Betreuungsintensität beeinflussen die Sterblichkeit.

10.2.3 Klinik

Bei zahlreichen Infektionskrankheiten ist das klinische Bild bei Frauen weniger schwer ausgeprägt als bei Männern. Dies trifft insbesondere auf die Geschlechtskrankheiten zu. Auch Grippe, Hepatitis und Pneumonien, Tuberkulose und COVID verlaufen bei Frauen nach den Ergebnissen vieler, aber nicht aller Studien weniger schwer. Insgesamt fehlen jedoch gut validierte prospektive Studien (Abb. 10.1) (Corica et al. 2022).

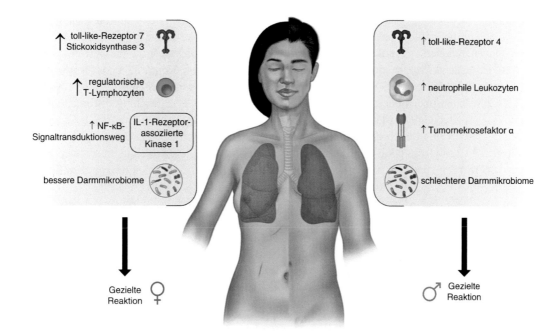

Abb. 10.1 Geschlechtsspezifische Mechanismen in der Immunantwort bei Pneumonie. Reproduziert unter „creative common licence" (Corica et al. 2022). IRAK-1: IL-1-Rezeptor-assoziierte Kinase 1, NOS-3: Stickoxidsynthase 3, NF-κB: Nuklearfaktor-kappa-B, TLR-7: toll-like-Rezeptor 7, TLR-4: toll-like-Rezeptor 4, Treg: regulatorische T-Lymphozyten, TNF-α: Tumornekrosefaktor α, NF-KB Pathway: NF-κB-Signaltransduktionsweg, better microbiota: bessere Darmmikrobiome, worse microbiota: schlechtere Darmmikrobiome, Neutrophilis: neutrophile Leukozyten

10.3   Impfungen

Geschlechtsspezifische Unterschiede in der Immunantwort und den Nebenwirkungen auf die Impfung sind gut dokumentiert. Zahlreiche Studien in unterschiedlichen Populationen haben bestätigt, dass Frauen nach der Pubertät und im Erwachsenenalter nach der Impfung oft höhere Antikörperantworten entwickeln als gleichaltrige Männer.

Sowohl das Alter als auch das Geschlecht des Geimpften beeinflussen das Ausmaß der Immunantwort. Im Allgemeinen sind die Antikörperantworten bei älteren Patienten geringer als bei jüngeren. Geschlechtsspezifische Unterschiede in der Immunantwort unterscheiden sich in der Abhängigkeit vom jeweiligen Impfstoff. Nach Impfung gegen Influenza, Gelbfieber, Röteln, Masern, Mumps, Hepatitis A und B, Tollwut und Pocken können schützende Antikörperantworten bei erwachsenen Frauen doppelt so hoch sein wie bei Männern.

Der Grad der zellvermittelten Immunität nach der Impfung ist für einige Impfstoffe ebenfalls höher. Erwachsene Frauen neigen zu höheren Entzündungsreaktionen, Antikörperreaktionen und Aktivierung und Proliferation von T-Zellen als Männer. Erwachsene Frauen haben höhere CD4+-T-Zellzahlen und höhere CD4+:CD8+-Verhältnisse als altersgleiche Männer.

Frauen entwickeln allerdings häufigere und schwerere Nebenwirkungen, einschließlich Fieber, Schmerzen und Entzündungen, auf Impfstoffe. Obwohl ähnliche Arten von Nebenwirkungen sowohl bei Männern als auch bei Frauen berichtet werden, ist der Anteil der Frauen, die über systemische Reaktionen (wie Muskel- oder Gelenkschmerzen, Rücken- und Bauchschmerzen, Kopfschmerzen, Fieber und Überempfindlichkeitsreaktionen) sowie lokale Reaktionen (wie Rötung, Schwellung, Schmerzen an der Injektionsstelle) klagen, größer als bei Männern.

Die weibliche Menopause erhöht die Konzentrationen proinflammatorischer Marker im Serum und verschiebt die Immunzell-Subpopulationen in die pro-inflammatorische Richtung. Das heißt, die vermehrte Immunpathologie, die bei den Männern die vermehrten Infekt bedingten Krankheiten hervorrufen, findet sich bei den Frauen ab der Menopause ebenfalls. Entsprechend finden sich erhöhte Produktion von Entzündungsproteinen (z. B. C-reaktives Protein und GM-CSF) auch bei älteren Frauen und wird vergleichbar zu Männern. Aufgrund der erhöhten Immunpathologie kommt es bei Frauen im Alter von über 65 Jahren durchgängig zu mehr Nebenwirkungen auf Impfungen wie Pneumokokken, Herpes Zoster, Tetanus- und Pertussis sowie die saisonalen COVID-19-Impfstoffe als Männer.

Die hormonellen und immunologischen Veränderungen während der Schwangerschaft können die Immunantwort verändern. Schwangere Frauen und ihre Föten haben eine erhöhte Anfälligkeit für eine Reihe von Virusinfektionen, vor allem von Infektionen, die Th1-Antworten für eine effektive Kontrolle und Clearance erfordern. Im Allgemeinen gibt es keine Kontraindikationen für eine Impfung mit inaktivierten Impfstoffen oder Subunit-Impfstoffen während der Schwangerschaft, aber Impfungen mit Lebendimpfstoffen werden nicht empfohlen, es sei denn, das Risiko einer Infektion mit dem Erreger wird übermäßig hoch eingeschätzt.

Die Akzeptanz von Impfungen ist bei Frauen und Männern in verschiedenen Kulturen unterschiedlich, korreliert aber mit dem Gesundheitswissen insgesamt. Eine Zusammenfassung sex- und genderbezogener Faktoren bei Infektionskrankheiten gibt Abb. 10.2.

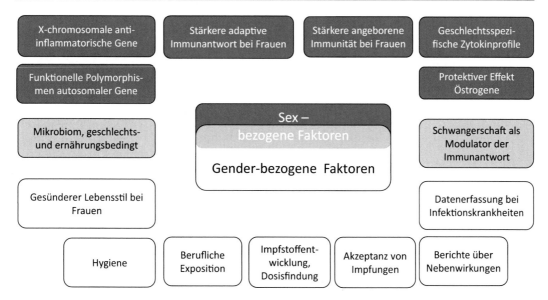

Abb. 10.2 Sex- und genderbezogene Faktoren bei Infektionskrankheiten

10.4 Geschlechterunterschiede bei ausgewählten Infektionserkrankungen

10.4.1 Tuberkulose

Die Geschlechterunterschiede bei Tuberkulose (TB) sind seit Jahrzehnten bekannt. Sie wurden kürzlich noch einmal zusammengefasst und ihre Mechanismen im Detail erklärt (Gupta et al. 2022). TB tritt weltweit 1,5–2-mal häufiger bei Männern als bei Frauen auf. Die Zahlen wurden mehrmals darauf überprüft, ob sie durch eine voreingenommene Berichterstattung zustande kommen, und dies wurde ausgeschlossen.

Auch in Deutschland erkranken Männer häufiger an einer Tuberkulose als Frauen. Die Inzidenz bei männlichen Personen war mit 6,5 Erkrankungen pro 100.000 Einwohner fast doppelt so hoch wie bei weiblichen Personen (Inzidenz 3,5). Die höchste Inzidenz wurde bei jungen Erwachsenen in der Altersgruppe der 20–24-Jährigen registriert (11,4 Erkrankungen pro 100.000 Einwohner, Männer: 14,9; Frauen: 7,5). Im Kindesalter fanden sich fast keine Geschlechterunterschiede (RKI 2020).

Die Frage ist, ob die Geschlechterunterschiede auf biologischen Unterschieden, Genen oder Hormonen beruhen oder durch unterschiedliche Exposition zustande kommen. Vieles spricht dafür, dass biologische Gründe zumindest eine wesentliche Rolle spielen. Bei einem tragischen Ereignis 1929 in Lübeck wurden 251 Neugeborene versehentlich mit Bacillus Calmette-Guérin (BCG) geimpft, das mit virulentem Mycobacterium tuberculosis (Mtb) infiziert war. In der Folge starben die männlichen Kinder signifikant häufiger (50/137, 36,5 %) als die weiblichen (27/114, 23,7 %) (Gupta et al. 2022). Beobachtungsstudien zeigen, dass kastrierte exponierte Männer signifikant seltener an Tuberkulose sterben (6/74, 8,1 %) als gonadal intakte Männer (35/170, 20,6 %). Über mehr als 10 Jahre veröffentlichte Berichte über die klinischen Verläufe von Tuberkulose belegen, dass männliche Patienten während und nach der Tuberkulosebehandlung eine höhere Sterblichkeitsrate und Sputumkultur-Positivitätsrate hatten als weibliche (Gupta et al. 2022).

Für eine Rolle der Hormone spricht auch bei der Tuberkulose, dass der Vorteil der Frauen erst nach der Pubertät sichtbar wird. Androgene und Östrogene regulieren die Funktion des gesamten Immunsystems, wie oben diskutiert und einige der oben behandelten Mechanismen sind auch spezifisch bei Tuberkulose aktiv. Makrophagen,

Neutrophile und natürliche Killerzellen (NK) spielen eine wichtige Rolle bei der Bestimmung des Krankheitsverlaufs während einer MTB-Infektion. Die antimykobakterielle Reaktion über die Produktion von schützenden Zytokinen und Interferon (IFN-γ und GM-CSF [*granulocyte macrophage colony-stimulating factor*]) ist bei Frauen höher. Dabei können intrazelluläre Östrogenrezeptoren eine schützende Rolle gegen TB spielen. Im Gegensatz zu den positiven Auswirkungen der Östrogen-Signalkaskaden, die die protektive Zytokinproduktion erhöhen, induziert Testosteron Apoptose, also Zelltod. Sexualhormone bestimmen also über intrazelluläre Signalwege in Mtb-infizierten Makrophagen den Krankheitsverlauf mit.

Genetische Mechanismen spielen ebenfalls eine Rolle: Funktionelle Polymorphismen der inflammatorisch wichtigen Oberflächenrezeptoren TLR7 und TLR8 sind mit einer geschlechtsspezifischen TB-Anfälligkeit beim Menschen verbunden. Ob dies auch die Reaktion auf eine Anti-TB-Therapie beeinflusst, ist derzeit offen.

Geschlechtsspezifische Unterschiede bestehen auch in der Wirksamkeit des BCG-Impfstoffs, der in den meisten Ländern zur Tuberkuloseprävention zur Impfung von Neugeborenen eingesetzt wird (Gupta et al. 2022). Er schützt Kinder während der ersten Dekade ihres Lebens. Das Ausmaß der BCG-Antwort, gemessen entweder anhand der Narbengröße oder der Tuberkulin-Hauttestreaktion, zeigt eine starke Korrelation mit einer höheren Gesamtüberlebenszeit im Kindesalter bei Mädchen im Vergleich zu Jungen (Gupta et al. 2022). Geschlechtsspezifische Unterschiede bestehen auch bei der Immunantwort auf BCG bei erwachsenen Probanden. Die mit BCG geimpften weiblichen Probanden zeigten höhere CD4+/CD8+-Verhältnisse, und ihre peripheren mononukleären Blutzellen kontrollierten das Mtb-Wachstum besser als die männlichen.

Trotz all dieser Befunde gibt es keine Empfehlung für die geschlechtsspezifische Dosierung von Impfstoffen, da entsprechende prospektiven Studien fehlen. Sie sollten in den nächsten Jahren dringend nachgeholt werden.

10.4.2 COVID-19

10.4.2.1 Epidemiologie

COVID-19 ist eine weltweit kursierende multisystemische Infektionserkrankung, die durch das *Severe Acute Respiratory Syndrome Coronavirus Type 2* (SARS-CoV-2) induziert wird und sich seit ihrer ursprünglichen Entstehung in China Ende 2019 zu einer gefährlichen Pandemie entwickelt hat. Mittlerweile sind weltweit 645 Mio. Menschen an COVID-19 erkrankt und 6,64 Mio. Menschen an COVID-19 gestorben (WHO, https://www.who.int/emergencies/diseases/novel-coronavirus-2019). Leider werden nicht alle Daten geschlechtsspezifisch aufgeschlüsselt, von 206 Ländern schlüsseln nur 183 die Zahl der erkrankten, 140 die Todesfälle, 140 die Zahl der Impfungen und 70 die Zahl der Hospitalisierungen geschlechtsspezifisch auf ('Global Health 50/50 *The COVID-19 Sex-Disaggregated Data Tracker*' 2021, Stand 03.12.2022).

Schaut man auf die Erkrankungsdaten, so wird deutlich, dass zu Beginn der Pandemie überwiegend Männer infiziert wurden, stationär aufgenommen wurden und auch vermehrt starben, dass sich dies aber bei längerem Verlauf der Pandemie änderte. Zu Beginn der Pandemie waren auch die Sterbefälle bei Männern signifikant höher als die bei Frauen, was das Interesse an Geschlechterunterschieden bei der Erkrankung weckte (Abb. 10.3) (Gebhard et al. 2020).

Risikofaktoren Die wichtigsten Risikofaktoren in allen großen Studien sind chronische Lungenerkrankungen, Bluthochdruck, Adipositas sowie Herz-Kreislauf-Erkrankungen (Conti und Younes 2020). Weltweit sind diese Risikofaktoren oder Komorbiditäten bei Männern häufiger als bei Frauen. Sie spielen deshalb eine größere Rolle bei der Entstehung der COVID-19-Erkrankung (Gebhard et al. 2020). Darüber hinaus spielen auch genderspezifische Normen und Verhaltensweisen, wie etwa ein Risikoverhalten, niedrigere Händewaschrate bei Männern als auch ein verzögertes Aufsuchen des Gesundheitssystems, eine Rolle und können möglicherweise zu einer höheren Inzidenz beitragen (Gebhard et al. 2020).

Abb. 10.3 Männliches Überwiegen bei der Fallsterblichkeit (orange) (Todesfälle/ bestätigte Erkrankungsfälle) bei COVID-19 in Italien, Spanien, Deutschland und der Schweiz, altersabhängig. Gepoolte Daten aus Italien vom 01.03.2020, Spanien vom 31.03.2020, Deutschland vom 01.04.2020 und Schweiz vom 31.03.2020. (Gebhard et al. 2020)

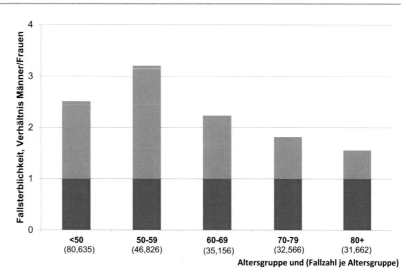

Prävention und psychosoziale Folgen Eine erfolgreiche Prävention von COVID-19 setzt sich zusammen aus Hygienemaßnahmen und Impfung. Wie gut diese eingehalten und umgesetzt werden, hängt u. a. davon ab, wie stark die Pandemie die Lebensqualität und die psychische Gesundheit der Menschen bestimmt und gegebenenfalls psychische Symptome wie Ängstlichkeit und Depression auslöst. Männer und Menschen im jüngeren Alter zeigen zudem die geringste Compliance für das Einhalten von Vorsichtsmaßnahmen (Solomou und Constantinidou 2020). Frauen, jüngere Menschen, Studierende, Unbeschäftigte und solche mit psychischen Vorerkrankungen sind dabei besonders gefährdet, Ängstlichkeit und Depression zu entwickeln.

Pathophysiologie Wir konzentrieren uns hier auf die Daten, die Geschlechterunterschiede im Krankheitsbild beschreiben. Geschlechtsspezifische Expressionsmuster von Virusbindung und -eintritt vermittelnden Proteinen sowie divergierende Reaktionen des Immunsystems und des endokrinen Systems, insbesondere der Hypothalamus-Hypophysen-Nebennieren-Achse, als Reaktion auf akuten Stress könnten den höheren Schweregrad von COVID-19 bei Männern erklären (Bechmann et al. 2022). Um in Zellen einzudringen, bindet SARS-CoV-2 an das Angiotensin-konvertierende Enzym 2 (ACE2) sowie an ein zelluläres Eiweiß, die transmembrane Serinprotease 2 (TMPRSS2) (Geb-

hard et al. 2020). Es scheint, dass Testosteron eine hohe ACE2-Aktivität im Herz und in der Niere aufrecht erhält, während Östrogene diese eher reduziert (Fischer et al. 2002). TMPRSS2 wird wiederum durch Androgene reguliert und eine antiandrogene Therapie beim Prostatakarzinom kann möglicherweise den Viruseintritt in die Zellen verlangsamen (Tomlins et al. 2005). Im Rahmen der geschlechtsspezifischen Immunreaktionen (Abschn. 10.2.2) scheint sich bei Männern leichter eine überschießende Zytokinreaktion zu entwickeln, die zu einer vermehrten Freisetzung von Zytokinen („Zytokinsturm") führt und einen ungünstigen Verlauf begünstigt (Bienvenu et al. 2020). Auch die Thrombosebereitschaft wird wohl bei Männern noch stärker aktiviert als bei Frauen (Gerotziafas et al. 2020).

Klinik und Verlauf Der klinische Verlauf von COVID-19 wird bestimmt zuerst durch die virusassoziierte Krankheitsphase, gefolgt von der immunvermittelten Phase. Die dominierenden Symptome beinhalten Geruchsstörungen, Geschmacksverlust, trockenen Husten, Fieber, Atemnot, Gelenkschmerzen, Muskelschmerzen, Müdigkeit. Alter, unkontrollierter Diabetes mellitus, Bluthochdruck, Übergewicht und hohe Androgenspiegel sind mit einer schlechten Prognose assoziiert. Vor allem am Anfang der Pandemie sah man die größeren Probleme bei den Männern, aber derzeit sind die Bewertungen komplexer.

Eine früher Analyse von COVID-19-assoziierten Todesfällen in Italien zeigte, dass die Verstorbenen in der Regel sehr alt waren, im Mittel 78 Jahre, und zu 33 % weiblich. Männer hatten bei Aufnahme eine höhere Prävalenz ischämischer Herzerkrankungen, chronisch obstruktiver Lungenerkrankungen und chronischer Nierenerkrankungen, während die Frauen älter waren als die Männer und sich bei ihnen häufiger Demenz und Autoimmunerkrankungen fanden (Raparelli et al. 2020). Eine polnische Studie berichtete, dass Magen-Darm-Symptome sowie Geruchs- und/oder Geschmacksverlust bei COVID-19 insgesamt sehr häufig, bei Frauen jedoch noch häufiger als bei Männern vorkam (Sierpinski et al. 2020). Auch andere Arbeiten berichten über ein teilweise unterschiedliches Symptomspektrum bei Frauen und Männer (Biadsee et al. 2020).

In ganz Europa hatten initial Männer ein höheres Risiko, sich mit COVID-19 zu infizieren. Wenn sie sich infiziert hatten, hatten sie auch ein größeres Risiko für eine Krankenhausaufnahme, ein größeres Risiko für eine schwere COVID-Erkrankung und einen größeren Bedarf an Intensivbehandlung sowie eine höhere Todesrate (Pijls et al. 2022; Gebhard et al. 2020). Die ersten großen Übersichtsstudien über das Jahr 2020 zeigten, dass vor allem hohes Alter, männliches Geschlecht, kardiovaskuläre Begleiterkrankungen, akute Herz- oder Nierenerkrankung und die Erhöhung der D-Dimere mit der Krankenhaussterblichkeit assoziiert waren (Figliozzi et al. 2020). Die prognostisch wichtigsten Laborparameter waren erniedrigte Lymphozytenzahlen, erniedrigte Blutplättchenzahlen sowie erhöhte D-Dimere-Konstante als Prädiktoren erhöhter Sterblichkeit (Corona et al. 2021). Nach Adjustierung für verfügbare Komorbiditäten und Risikofaktoren zeigte sich dann, dass Diabetes mellitus ein äußerst wichtiger Prädiktor der Sterblichkeit war, gefolgt von malignen Erkrankungen und chronisch obstruktiven pulmonalen Erkrankungen. Unter den klinischen Faktoren erschienen konstant Atemnot, Müdigkeit, Muskelschmerzen und hohe Atemfrequenz als frühe Prädiktoren der Sterblichkeit.

Mittlerweile zeigen neue Untersuchungen, dass die Sterblichkeit bei Männern und Frauen gleich hoch sind, wenn sie erst einmal auf eine Intensivstation aufgenommen sind. Eine große Schweizer Studie untersuchte die Zusammenhänge zwischen Geschlecht und Schweregrad einer akuten COVID-19-Infektion in einer prospektiven Beobachtungskohortenstudie mit über 3000 Patient:innen (Deforth et al. 2022).

Die genderspezifischen Merkmale wurden anhand eines validierten Fragebogens bewertet, während klinische Daten aus elektronischen Patientenakten erhoben wurden. In der gesamten Studienkohorte war das männliche Geschlecht eindeutig mit dem kombinierten Endpunkt Aufnahme auf Intensivstation, invasiver Beatmung und/oder Tod assoziiert. Sobald die Patienten jedoch stationär aufgenommen wurden, änderte sich das. Klinisch-biologische Variablen, wie das Vorhandensein von kardiovaskulären Risikofaktoren, Dyspnoe oder neurologischen Symptomen bei der Vorstellung, eine erhöhte Atemfrequenz oder erhöhte Leukozytenzahlen, wurden unabhängig voneinander mit einer schweren Erkrankung in Verbindung gebracht.

Insgesamt zeigt die Studie, dass das männliche biologische Geschlecht, nicht aber die soziokulturelle Geschlechtszugehörigkeit Gender unabhängig mit der Aufnahme auf die Intensivstation, der invasiven Beatmung und/oder dem Tod bei COVID-19 verbunden ist. Die Daten deuten darauf hin, dass die männliche Neigung zu einem schwereren Krankheitsverlauf von COVID-19 weitgehend durch klinisch-biologische Unterschiede zwischen Männern und Frauen erklärt werden kann. Allerdings verschwindet der biologische „Vorteil" der Frauen, sobald sie ins Krankenhaus eingeliefert werden, und auf den Intensivstationen finden sich derzeit relativ geringe Geschlechterunterschiede im Überleben, was darauf hindeutet, dass während des Fortschreitens der Erkrankung geschlechtsspezifische Faktoren den Verlauf beinflussen. Die Gründe dafür sind unklar, aber man könnte darüber spekulieren, dass dies durch eine Optimierung der stationären Therapie für Männer ausgelöst worden ist.

10.4.2.2 Long COVID

Die Persistenz von Beschwerden nach Ausheilung einer akuten COVID-Erkrankung über mehrere Wochen oder auch ein halbes Jahr hinweg wird als COVID-Nachkrankheiten, Post-COVID-Syndrom oder Long COVID bezeichnet. Das Risiko und die Prädiktoren sind dabei geschlechtsspezifisch, Frauen berichteten 6 Monate nach der SARS-CoV-2-Infektion häufiger über mindestens ein anhaltendes Symptom als Männer. Wichtig als Risikoprädiktoren sind die Anzahl der Symptome bei der Akuterkrankung, der Schweregrad der Akuterkrankung, das biologische Geschlecht, das Alter, häuslicher Stress, Betreuungsaufgaben und kardiovaskuläre Risikofaktoren (Deforth et al. 2022). Frauen mit sogenannten „weiblichen" Persönlichkeitsmerkmalen, also Merkmalen, die typischerweise Frauen zugeschrieben werden, waren am häufigsten von COVID-Nachkrankheiten betroffen. Das heißt, dass neben geschlechtsspezifischen und geschlechtssensiblen biologischen Parametern soziokulturelle Variablen eine wichtige Rolle bei der Entstehung von COVID-Nachkrankheiten spielen. Einige dieser Variablen könnten durch Strategien zur Stressbewältigung und soziale Unterstützung verbessert werden.

10.4.2.3 Therapie

Entsprechend der Pathophysiologie der COVID-19-Erkrankung wird in der 1. Phase eine antivirale Substanz eingesetzt und währen der 2. Phase eher eine antientzündliche Substanz. Die ersten Substanzen, die bei COVID-19 eingesetzt wurden, waren Chloroquin oder Hydroxychloroquin, Remdesivir, Favipiravir, Lopinavir-Ritonavir in Kombination mit Tocilizumab und Immunglobuline (Ambrosino et al. 2020), ebenso Colchicin und Tocilizumab, IL-6 Inhibitoren sowie Glukokortikoide. Einige dieser Substanzen, z. B. Chloroquin und Hydroxychloroquin, haben bekannte geschlechtsspezifische Nebenwirkungen, die aber bei der Wiederverwendung von Altsubstanzen für eine neue Indikation oft nicht beachtet wurden.

Die Geschlechterunterschiede im Verlauf haben zu einer Spekulation über eine protektive Wirkung von Östrogenen bei Frauen beziehungsweise von Antiandrogenen bei Männern geführt. Die bisherigen klinischen Studien zum Einsatz von Östrogenen und Antiandrogenen verliefen jedoch alle negativ.

10.4.2.4 COVID-19-Impfstoffe

Die bedrohliche Situation zu Beginn der COVID-19-Pandemie hat ungeahnte Energien in der Kreation neuer Impfstoffe freigesetzt. Insbesondere die neu entwickelten mRNA-Impfstoffe zeigen die Kreativität der biomedizinischen Forschung, die mit großer Geschwindigkeit in die medizinische Praxis umgesetzt wurde. Die Liste der verfügbaren Impfstoffe ändert sich schnell. Wir geben hier die bis Ende 2021 etablierten Impfstoffe wieder:

Genbasierte Impfstoffe wie **BNT162b2** (BioNTech/Pfizer) (Polack et al. 2020; 'SARS-CoV-2-Impfstoff (mRNA, BNT162b2)' 2021) und **mRNA-1273** (Moderna) sind RNA-basierte Impfstoffe. Sie können mit minimaler Gefahr von Verunreinigungen hergestellt werden und die mRNA gelangt nicht in die Nähe der DNA, des Erbmaterials, das sich im Zellkern befindet. Es geht bei den Nebenwirkungen daher vor allem um lokale und systemische Entzündungen, wobei auch die Auslösung von Autoimmunreaktionen nicht auszuschließen ist.

Vektorimpfstoffe wie **AZD1222** (AstraZeneca/University of Oxford) (Knoll und Wonodi 2021; 'SARS-CoV-2-Vektorimpfstoff (AZD-1222)' 2021) oder **Ad5-nCoV** (CanSino Biological Inc./Beijing Institute of Biotechnology) ('Ad5-nCoV (Convidecia)' 2021; Zhu et al. 2020) verwenden ein Virus, um genetisches Material, ein Bauplan für ein Virusprotein, in die Zellen zu bringen. Die Herstellung ist komplexer als bei den genbasierten Impfstoffen, da sie lebende Zellen benutzt. Zudem sind Immunreaktionen gegen den Vektor möglich. Eine Integration in die menschliche DNA kann mit hoher Sicherheit ausgeschlossen werden.

Janssen COVID-19 Vaccine: Der Impfstoff (auch Ad26.COV2.S) ist ebenfalls ein vektorbasierter Impfstoff ('SARS-CoV-2-Vektorimpfstoff (Ad26.COV2.S)' 2021). Er beruht auf einem Adenovirus (Ad26), der die genetische Information für das SARS-CoV-2-Spikeprotein in Form von DNA enthält. Im Gegensatz zu den bereits zugelassenen Corona-Impfstoffen BNT162b2 (BioNTech/Pfizer), mRNA-1273 (Moderna) und AZD122 (AstraZeneca) wird bei diesen Vakzinen nur eine Dosis benötigt.

Neuere Impfstoffentwicklungen An der Impfstoffentwicklung wird weitergearbeitet. Im Herbst 2022 sollen spezifische Impfstoffe gegen die Omikron-Varianten zur Verfügung stehen.

Geschlechtsspezifische Analyse der Impfstudien Der Anteil der Frauen und Männer in den großen Zulassungsstudien war ungefähr gleich (Polack et al. 2020; Knoll und Wonodi 2021). Die Wirkung der Impfstoffe von BioNTech und Moderna war gut nachvollziehbar bei Frauen und Männern dargestellt und bei beiden sehr ähnlich. Allerdings schlüsselte keine der zitierten großen Zulassungsstudien bis Ende 2021 die Nebenwirkungen geschlechtsspezifisch auf; obwohl kleinere Publikationen deutlich darauf hinwiesen, dass die Nebenwirkungen geschlechtsspezifisch verteilt sind, und die allergischen Nebenwirkungen vor allem die Frauen und die Myokarditiden eher die jungen Männer betrafen.

Mittlerweile sind auch die ersten Post-Marketing-Studien publiziert worden. Eine Analyse von 1,1 Mio. Patienten aus Schottland hat gezeigt, dass sich nach allen 3 Impfstoffen bei Männern und Frauen relativ zügig eine Immunität entwickelt. Allerdings sind auch hier die Nebenwirkungen nicht geschlechtsspezifisch aufgeschlüsselt worden (Vasileiou et al. 2021).

Fazit
- Männer sind von schweren Infektionskrankheiten häufiger betroffen und haben schlechtere Überlebenschancen, wie z. B. bei Tuberkulose, Lungenentzündungen, Meningitis, Hepatitis, Malaria, HIV, Syphilis.
- Sowohl die angeborene intrinsische Erkennung und Reaktion auf Viren als auch die nachgeschaltete adaptive Immunantwort während viraler Infektionen unterscheiden sich zwischen weiblichen und männlichen Individuen.

- Gene und Hormone können zu geschlechtsdifferenziellen Immunantworten und Reaktionen auf Impfstoffe führen.
- Bei zahlreichen Infektionskrankheiten ist das klinische Bild bei Frauen weniger schwer ausgeprägt als bei Männern, so bei Geschlechtskrankheiten, Grippe, Hepatitis und Pneumonien, Tuberkulose und COVID-19.
- Erwachsene Frauen zeigen in der Regel höhere entzündliche, antikörper- und zellvermittelte Immunreaktionen auf Impfstoffe als Männer, und diese Unterschiede beeinflussen die Wirksamkeit und Nebenwirkungen von Impfstoffen.
- TB tritt weltweit 1,5–2-mal häufiger bei Männern als bei Frauen auf.
- Männer scheinen bei COVID schwerer betroffen zu sein als Frauen.

Literatur

'Ad5-nCoV (Convidecia)'. 2021. Accessed March 15, 2021. https://www.gelbe-liste.de/nachrichten/potentielle-impfstoffe-corona#Ad5-nCoV.

Ambrosino, I., E. Barbagelata, G. Corbi, T. Ciarambino, C. Politi, and A. M. Moretti. 2020. 'Gender differences in treatment of Coronavirus Disease-2019', *Monaldi Arch Chest Dis*, 90.

Bechmann, N., A. Barthel, A. Schedl, S. Herzig, Z. Varga, C. Gebhard, M. Mayr, C. Hantel, F. Beuschlein, C. Wolfrum, N. Perakakis, L. Poston, C. L. Andoniadou, R. Siow, R. R. Gainetdinov, A. Dotan, Y. Shoenfeld, G. Mingrone, and S. R. Bornstein. 2022. 'Sexual dimorphism in COVID-19: potential clinical and public health implications', *Lancet Diabetes Endocrinol*, 10: 221–30.

Biadsee, A., A. Biadsee, F. Kassem, O. Dagan, S. Masarwa, and Z. Ormianer. 2020. 'Olfactory and Oral Manifestations of COVID-19: Sex-Related Symptoms-A Potential Pathway to Early Diagnosis', *Otolaryngol Head Neck Surg*, 163: 722–28.

Bienvenu, L. A., J. Noonan, X. Wang, and K. Peter. 2020. 'Higher mortality of COVID-19 in males: sex differences in immune response and cardiovascular comorbidities', *Cardiovasc Res*, 116: 2197–206.

Chlamydas, S., M. Markouli, D. Strepkos, and C. Piperi. 2022. 'Epigenetic mechanisms regulate sex-specific bias in disease manifestations', *J Mol Med (Berl)*, 100: 1111–23.

Conti, P., and A. Younes. 2020. 'Coronavirus COV-19/SARS-CoV-2 affects women less than men: clinical response to viral infection', *J Biol Regul Homeost Agents*, 34: 339–43.

Corica, B., F. Tartaglia, T. D'Amico, G. F. Romiti, and R. Cangemi. 2022. 'Sex and gender differences in community-acquired pneumonia', *Intern Emerg Med*, 17: 1575–88.

Corona, G., A. Pizzocaro, W. Vena, G. Rastrelli, F. Semeraro, A. M. Isidori, R. Pivonello, A. Salonia, A. Sforza, and M. Maggi. 2021. 'Diabetes is most important cause for mortality in COVID-19 hospitalized patients: Systematic review and meta-analysis', *Rev Endocr Metab Disord*, 22: 275–96.

Deforth M, Gebhard E, Bengs S, Buehler K, Schuepbach RA, et al. 2022. 'Development and validation of a prognostic model to estimate the probability of REST symptoms in COVID-19 patients', *in press*.

Diab-Elschahawi Magda, Presterl E. 2013. 'Gibt es Geschlechterunterschiede bei Infektionen?', *Krankenhaushygiene up2date*, 8: 101–13.

Figliozzi, S., P. G. Masci, N. Ahmadi, L. Tondi, E. Koutli, A. Aimo, K. Stamatelopoulos, M. A. Dimopoulos, A. L. P. Caforio, and G. Georgiopoulos. 2020. 'Predictors of adverse prognosis in COVID-19: A systematic review and meta-analysis', *Eur J Clin Invest*, 50: e13362.

Fischer, M., A. Baessler, and H. Schunkert. 2002. 'Renin angiotensin system and gender differences in the cardiovascular system', *Cardiovasc Res*, 53: 672–7.

Flanagan, K. L., A. L. Fink, M. Plebanski, and S. L. Klein. 2017. 'Sex and Gender Differences in the Outcomes of Vaccination over the Life Course', *Annu Rev Cell Dev Biol*, 33: 577–99.

Gebhard, C., V. Regitz-Zagrosek, H. K. Neuhauser, R. Morgan, and S. L. Klein. 2020. 'Impact of sex and gender on COVID-19 outcomes in Europe', *Biol Sex Differ*, 11: 29.

Gerotziafas, G. T., M. Catalano, M. P. Colgan, Z. Pecsvarady, J. C. Wautrecht, B. Fazeli, D. M. Olinic, K. Farkas, I. Elalamy, A. Falanga, J. Fareed, C. Papageorgiou, R. S. Arellano, P. Agathagelou, D. Antic, L. Auad, L. Banfic, J. R. Bartolomew, B. Benczur, M. B. Bernardo, F. Boccardo, R. Cifkova, B. Cosmi, S. De Marchi, E. Dimakakos, M. A. Dimopoulos, G. Dimitrov, I. Durand-Zaleski, M. Edmonds, E. A. El Nazar, D. Erer, O. L. Esponda, P. Gresele, M. Gschwandtner, Y. Gu, M. Heinzmann, N. M. Hamburg, A. Hamade, N. A. Jatoi, O. Karahan, D. Karetova, T. Karplus, P. Klein-Weigel, E. Kolossvary, M. Kozak, E. Lefkou, G. Lessiani, A. Liew, A. Marcoccia, P. Marshang, G. Marakomichelakis, J. Matuska, L. Moraglia, S. Pillon, P. Poredos, M. Prior, D. R. K. Salvador, O. Schlager, G. Schernthaner, A. Sieron, J. Spaak, A. Spyropoulos, M. Sprynger, D. Suput, A. Stanek, V. Stvrtinova, A. Szuba, A. Tafur, P. Vandreden, P. E. Vardas, D. Vasic, M. Vikkula, P. Wennberg, Z. Zhai, and Committee Scientific Reviewer. 2020. 'Guidance for the Management of Patients with Vascular Disease or Cardiovascular Risk Factors and COVID-19: Position Paper from VAS-European Independent Foundation in Angiology/Vascular Medicine', *Thromb Haemost*, 120: 1597–628.

'Global Health 50/50 *The COVID-19 Sex-Disaggregated Data Tracker*'. 2021. Accessed March 10, 2021. https://globalhealth5050.org/the-sex-gender-and-covid-19-project/the-data-tracker/.

Gupta, M., G. Srikrishna, S. L. Klein, and W. R. Bishai. 2022. 'Genetic and hormonal mechanisms underlying sex-specific immune responses in tuberculosis', *Trends Immunol*, 43: 640–56.

Klein, S. L., A. Jedlicka, and A. Pekosz. 2010. 'The Xs and Y of immune responses to viral vaccines', *Lancet Infect Dis*, 10: 338–49.

Knoll, M. D., and C. Wonodi. 2021. 'Oxford-AstraZeneca COVID-19 vaccine efficacy', *Lancet*, 397: 72–74.

Leng, S. X., and J. B. Margolick. 2020. 'Aging, sex, inflammation, frailty, and CMV and HIV infections', *Cell Immunol*, 348: 104024.

Lipoldova, M., and P. Demant. 2021. 'Gene-Specific Sex Effects on Susceptibility to Infectious Diseases', *Front Immunol*, 12: 712688.

Mauvais-Jarvis, F., N. Bairey Merz, P. J. Barnes, R. D. Brinton, J. J. Carrero, D. L. DeMeo, G. J. De Vries, C. N. Epperson, R. Govindan, S. L. Klein, A. Lonardo, P. M. Maki, L. D. McCullough, V. Regitz-Zagrosek, J. G. Regensteiner, J. B. Rubin, K. Sandberg, and A. Suzuki. 2020. 'Sex and gender: modifiers of health, disease, and medicine', *Lancet*, 396: 565–82.

Pijls, B. G., S. Jolani, A. Atherley, J. I. R. Dijkstra, G. H. L. Franssen, S. Hendriks, E. Yi-Wen Yu, S. Zalpuri, A. Richters, and M. P. Zeegers. 2022. 'Temporal trends of sex differences for COVID-19 infection, hospitalisation, severe disease, intensive care unit (ICU) admission and death: a meta-analysis of 229 studies covering over 10M patients', *F1000Res*, 11: 5.

Polack, F. P., S. J. Thomas, N. Kitchin, J. Absalon, A. Gurtman, S. Lockhart, J. L. Perez, G. Perez Marc, E. D. Moreira, C. Zerbini, R. Bailey, K. A. Swanson, S. Roychoudhury, K. Koury, P. Li, W. V. Kalina, D. Cooper, R. W. Frenck, Jr., L. L. Hammitt, O. Tureci, H. Nell, A. Schaefer, S. Unal, D. B. Tresnan, S. Mather, P. R. Dormitzer, U. Sahin, K. U. Jansen, W. C. Gruber, and C. Clinical Trial Group. 2020. 'Safety and Efficacy of the BNT162b2 mRNA Covid-19 Vaccine', *N Engl J Med*, 383: 2603–15.

Raparelli, V., L. Palmieri, M. Canevelli, F. Pricci, B. Unim, C. Lo Noce, E. R. Villani, P. A. Rochon, L. Pilote, N. Vanacore, G. Onder, and Covid-Mortality Group Italian National Institute of Health. 2020. 'Sex differences in clinical phenotype and transitions of care among individuals dying of COVID-19 in Italy', *Biol Sex Differ*, 11: 57.

RKI. 2020. 'Bericht zur Epidemiologie der Tuberkulose in Deutschland für 2020'. https://www.rki.de/DE/Content/InfAZ/T/Tuberkulose/Download/TB2020.pdf?__blob=publicationFile.

'SARS-CoV-2-Impfstoff (mRNA, BNT162b2)'. 2021. Accessed March 15, 2021. https://www.gelbe-liste.de/wirkstoffe/SARS-CoV-2-Impfstoff-mRNA-BNT162b2_56299.

'SARS-CoV-2-Vektorimpfstoff (Ad26.COV2.S)'. 2021. Accessed March 15, 2021. https://www.gelbe-liste.de/wirkstoffe/SARS-CoV-2-Vektorimpfstoff-Ad26-COV2-S_56338.

'SARS-CoV-2-Vektorimpfstoff (AZD-1222)'. 2021. Gelbe Liste, Accessed March 12, 2021. https://www.gelbe-liste.de/wirkstoffe/SARS-CoV-2-Vektorimpfstoff-AZD-1222_56301#Nebenwirkungen.

Scully, E. P., J. Haverfield, R. L. Ursin, C. Tannenbaum, and S. L. Klein. 2020. 'Considering how biological sex impacts immune responses and COVID-19 outcomes', *Nat Rev Immunol*, 20: 442–47.

Sierpinski, R., J. Pinkas, M. Jankowski, W. S. Zgliczynski, W. Wierzba, M. Gujski, and L. Szumowski. 2020. 'Sex differences in the frequency of gastrointestinal symptoms and olfactory or taste disorders in 1942 nonhospitalized patients with coronavirus disease 2019 (COVID-19)', *Pol Arch Intern Med*, 130: 501–05.

Solomou, I., and F. Constantinidou. 2020. 'Prevalence and Predictors of Anxiety and Depression Symptoms during the COVID-19 Pandemic and Compliance with Precautionary Measures: Age and Sex Matter', *Int J Environ Res Public Health*, 17.

Tomlins, S. A., D. R. Rhodes, S. Perner, S. M. Dhanasekaran, R. Mehra, X. W. Sun, S. Varambally, X. Cao, J. Tchinda, R. Kuefer, C. Lee, J. E. Montie, R. B. Shah, K. J. Pienta, M. A. Rubin, and A. M. Chinnaiyan. 2005. 'Recurrent fusion of TMPRSS2 and ETS transcription factor genes in prostate cancer', *Science*, 310: 644–8.

Vasileiou, Eleftheria, Colin R. Simpson, Chris Robertson, Ting Shi, Steven Kerr, Utkarsh Agrawal, Ashley Akbari, Stuart Bedston, Jillian Beggs, Declan Bradley, Antony Chuter, Simon de Lusignan, Annemarie Docherty, David Ford, Richard Hobbs, Mark Joy, Srinivasa Vittal Katikireddi, James Marple, Colin McCowan, Dylan McGagh, Jim McMenamin, Emily Moore, Josephine- L. K. Murray, Jiafeng Pan, Lewis Ritchie, Syed Ahmar Shah, Sarah Stock, Fatemeh Torabi, Ruby S. M. Tsang, Rachael Wood, Mark Woolhouse, and Aziz Sheikh. 2021. 'Effectiveness of First Dose of COVID-19 Vaccines Against Hospital Admissions in Scotland: National Prospective Cohort Study of 5.4 Million People', *SSRN Electronic Journal*.

Zhu, F. C., X. H. Guan, Y. H. Li, J. Y. Huang, T. Jiang, L. H. Hou, J. X. Li, B. F. Yang, L. Wang, W. J. Wang, S. P. Wu, Z. Wang, X. H. Wu, J. J. Xu, Z. Zhang, S. Y. Jia, B. S. Wang, Y. Hu, J. J. Liu, J. Zhang, X. A. Qian, Q. Li, H. X. Pan, H. D. Jiang, P. Deng, J. B. Gou, X. W. Wang, X. H. Wang, and W. Chen. 2020. 'Immunogenicity and safety of a recombinant adenovirus type-5-vectored COVID-19 vaccine in healthy adults aged 18 years or older: a randomised, double-blind, placebo-controlled, phase 2 trial', *Lancet*, 396: 479–88.

Gastroenterologische Erkrankungen

11

Inhaltsverzeichnis

11.1 Einführung

Männer haben ein höheres Risiko für chronische Virushepatitis, Zirrhose und hepatozelluläres Karzinom sowie für eine primär sklerosierende Cholangitis, während Frauen ein höheres Risiko für primär biliäre Cholangitis und Autoimmunhepatitis haben. Das hepatozelluläre Karzinom (HCC) ist der häufigste primäre bösartige Tumor der Leber und betrifft Männer 3–4-mal häufiger als Frauen. Das Darmmikrobiom unterscheidet sich bei beiden Geschlechtern, ernährungsbedingt und hormonbedingt.

Männer und Frauen erkranken etwa gleich häufig an einer chronisch-entzündlichen Darmerkrankung. Bei der Colitis ulcerosa scheinen die Männer häufiger betroffen (Buettner und Thimme 2019) bei Morbus Crohn dagegen überwiegen die

---

Unter Mitarbeit von PD Dr. Eva M. Dobrindt, Charité-Universitätsmedizin Berlin, Klinik für Chirurgie, Berlin, DE

© Der/die Autor(en), exklusiv lizenziert an Springer-Verlag GmbH, DE, ein Teil von Springer Nature 2023
V. Regitz-Zagrosek, *Gendermedizin in der klinischen Praxis*,
https://doi.org/10.1007/978-3-662-67090-3_11

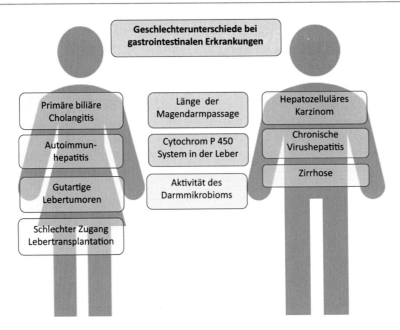

Abb. 11.1 Geschlechterunterschiede bei Magen-Darm-Erkrankungen

Frauen. Darmkrebs betrifft die Männer früher als Frauen und das sollte sich in Screeningstrategien niederschlagen (Abb. 11.1).

11.2   Darmmikrobiom

Beim Menschen spielt das Darmmikrobiom eine wichtige und geschlechtsspezifischen Rolle bei zahlreichen physiologischen und pathologischen Prozessen. Das Darmmikrobiom stabilisiert sich zum Teil bereits nach dem 3. Lebensjahr, reift jedoch während und nach der Pubertät geschlechtsabhängig weiter, was zu Geschlechtsunterschieden im Erwachsenenalter führt. Mittlerweile gilt als gesichert, dass unterschiedliche bakterielle Stämme im Darm von Männern und Frauen leben (Haro et al. 2016; Sisk-Hackworth et al. 2022).

erschiedene Untersuchungen konnten zeigen, dass sich insbesondere das Mikrobiom prämenopausaler Frauen von dem der Männer unterscheidet, während sich die geschlechtsspezifische Zusammensetzung der Darmmikrobiota von postmenopausalen Frauen und Männer angleichen (Mayneris-Perxachs et al. 2020; Santos-Marcos et al. 2018). Darüber hinaus beeinflussen Ernährungsgewohnheiten, Körpergewicht und Körperfettgehalt die Darmmi-

krobiotika, sodass Adipositas beispielsweise diese Unterschiede zwischen prämenopausalen Frauen und Männern eliminiert (Mayneris-Perxachs et al. 2020). Im Umkehrschluss partizipiert das Mikrobiom an einer Vielzahl physiologischer Prozesse wie der Steroidbiosynthese und verschiedensten Abbauwegen, sodass sich die unterschiedliche Zusammensetzung auch hier geschlechtsspezifisch auf BMI, Triglyceride, HDL, LDL und das Gesamtcholesterol auswirkt (Haro et al. 2016; Mayneris-Perxachs et al. 2020).

Die wichtigsten Stämme der Darmmikrobiota sind Bacteroidetes und Firmicutes. Sie unterscheiden sich in ihrer Kapazität, Energie aus der Nahrung zu extrahieren, und ihr Auftreten ist mit Adipositas assoziiert (Turnbaugh et al. 2006). Das Darmmikrobiom beeinflusst somit den Wirt global, vom Stoffwechsel über die Immunität bis hin zum Nerven- und Fortpflanzungssystem, wie z. B. bei Adipositas, bei chronisch entzündlichen Darmerkrankungen (CED), Typ-1-Diabetes, Lupus erythematodes, polyzystischem Ovarialsyndrom (PCOS) und Endometriose. Darüber hinaus können die Unterschiede in den Darmmikrobiota zu unterschiedlichen Reaktionen auf medikamentöse Behandlungen führen (Abb. 11.2) (Sisk-Hackworth et al. 2022).

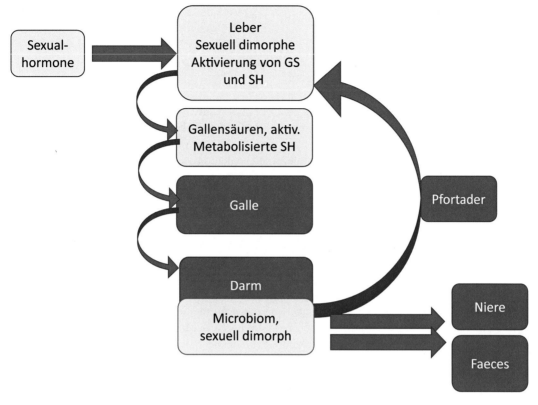

Abb. 11.2 Geschlechtsspezifische Elemente (rosa) im enterohepatischen Kreislauf, Sexualhormone (SH), aktivierte Gallensäuren (GS), und Darmmikrobiom

Insbesondere zwischen Sexualsteroiden und dem Darmmikrobiom finden sich signifikante und bidirektionale Wechselwirkungen. Interessanterweise wird das Darmmikrobiom nicht nur durch die Sexualhormone beeinflusst, sondern einige Darmmikroben können im Gegenzug die Sexualsteroide verstoffwechseln (Del Castillo-Izquierdo et al. 2022). Dies lässt sich durch Untersuchungen an Frauen nach den Wechseljahren oder an Frauen, die orale Verhütungsmittel verwenden, zeigen. Darüber hinaus wurde ein Zusammenhang zwischen Sexualsteroiden (Testosteron) und dem Darmmikrobiom bei Frauen mit PCOS festgestellt, sowie einem bislang noch unklaren Einfluss der Darmmikrobiota auf diese Erkrankung. Steroide regulieren zusätzlich beim Menschen die Produktion und Sekretion von Gallensäuren, die dann ihrerseits die Darmmikrobiota modulieren. Es gibt zunehmend Hinweise darauf, dass es geschlechtsspezifische Unterschiede bei der Gallensäureproduktion in der Leber gibt.

Auch Geschlechterunterschiede im Immunsystem können das Darmmikrobiom bei Frauen und Männern unterschiedlich beeinflussen. Empirisch wurde ein Zusammenhang zwischen dem Darmmikrobiom und einer Vielzahl von Autoimmunkrankheiten gefunden. Hieraus könnten neue Präventivmaßnahmen und Therapeutika für diese Erkrankungen entstehen. Um zu verstehen, wie das Immunsystem das Darmmikrobiom geschlechtsspezifisch formt, sind jedoch zahlreiche weitere Studien erforderlich. Ferner sollte untersucht werden, wie die Veränderung der Darmmikrobiota die geschlechtsspezifische Entwicklung bestimmter Autoimmunkrankheiten wie chronische Darmentzündung (*inflammatory bowel disease* IBD) und Typ-1-Diabetes beeinflusst (Sisk-Hackworth et al. 2022).

11.3　Lebererkrankungen

11.3.1　Epidemiologie

Die chronische Lebererkrankung ist die zehnt-häufigste Todesursache bei Männern, gehört aber nicht zu den 10 häufigsten Todesursachen bei Frauen (Heron 2019). Männer haben ein höheres Risiko für chronische Virushepatitis, Zirrhose und hiermit für das hepatozelluläre Karzinom sowie für eine primär sklerosierende Cholangitis, während Frauen ein höheres Risiko für primär bi-liäre Cholangitis und Autoimmunhepatitis haben (2012). So erkranken Frauen 10-mal häufiger an einer primär biliären Zirrhose (PBC) als Männer und 4-mal häufiger an Autoimmunhepatitis.

Das hepatozelluläre Karzinom (HCC) ist der häufigste primäre bösartige Tumor der Leber und betrifft Männer 3–4-mal häufiger als Frauen. Da-gegen kommt die Mehrzahl der gutartigen Leber-tumoren (z. B. kavernöse Hämangiome, fokale noduläre Hyperplasien [FNH], Leberadenome, biliäre Zystadenome und solitäre Leberzysten) häufiger bei Frauen vor.

Männer konsumieren in Deutschland mehr Alkohol und erkranken daher häufiger an der alkoholbedingten Fettlebererkrankung (AFLD) und haben hierdurch ein erhöhtes Risiko für das HCC, während die gutartigen Tumore, wie das Zystadenom und die FNH, mit der Einnahme von oralen Kontrazeptiva assoziiert sind und hier-durch Frauen einem höheren Risiko ausgesetzt sind (Giannitrapani et al. 2006). Die Sterblichkeit an Leberzirrhose ist in Europa regional unter-schiedlich, aber bei Männern deutlich höher als bei Frauen (Abb. 11.1) (Blachier et al. 2013).

11.3.2　Alkoholbedingte Fettlebererkrankungen (AFLD)

Frauen vertragen weniger Alkohol als Männer – wegen des im Mittel geringeren Verteilungs-volumens und der geringeren Verfügbarkeit an alkoholabbauender Alkoholdehydrogenase. Daher ist die Schwellenwertmenge an Alkohol, die eine AFLD hervorruft, bei Frauen (ca. 20 g/Tag) nur halb so hoch wie bei Männern (ca. 40 g/Tag). Gleichzeitig entwickelt sich die Erkrankung der Fettleber bei Frauen häufiger über die Fibrose zur Zirrhose (Maddur et al 2021).

11.3.3　Nicht-alkoholbedingte Fettleberkrankheit (NAFLD)

Die nicht-alkoholbedingte Fettleberkrankheit (NAFLD) ist weltweit die führende Ursache der chronischen Lebererkrankung (Younossi et al. 2016). Die einfache Steatose ist relativ gutartig, aber die nicht-alkoholische Steatohepatitis (NASH) kann über die Fibrose zur Zirrhose und zum HCC fortschreiten (Lonardo et al. 2019; Lo-nardo et al. 2017). Die NAFLD betrifft Männer und Frauen je nach Altersgruppe unterschiedlich. Frauen im reproduktionsfähigen Alter haben im Vergleich zu Männern ein ca. 50 % geringeres Erkrankungsrisiko (Lonardo et al. 2019) und im Verlauf entwickeln sich seltener hepatische Fi-brose und HCC sowie eine geringere Mortalität (Lonardo et al. 2019). Die vorzeitige Menopause und die bilaterale Oophorektomie erhöhen bei Frauen das Risiko für eine NAFLD und damit verbundene Komplikationen (Florio et al. 2019; Lonardo et al. 2019).

Das biologische Geschlecht und Sexual-hormone beeinflussen die Pathobiologie der NAFLD über das Darmmikrobiom, Fettmeta-bolismus, Neigung zur Fibrose bis hin zur Tumor-genese (Lonardo et al. 2019) und bestimmen geschlechtsspezifische Risikoprofile während des gesamten Krankheitsverlaufs. Soziokulturelle Faktoren spielen wahrscheinlich eine Rolle bei den geschlechtsspezifischen Unterschieden im NAFLD-Risiko, da Frauen sich gesünder er-nähren, indem sie mehr Gemüse und Obst und weniger Fleisch und Fett essen als Männer (Vari et al. 2016).

Gewichtsreduktion und regelmäßige Be-wegung verbessern die NAFLD. Um eine Reso-lution der Steatohepatitis (NASH) zu erreichen, ist bei Männern eine moderate Reduktion des Körpergewichts erforderlich. Bei Frauen ist eine wesentlich stärkere Gewichtsabnahme für eine Resolution erforderlich.

11.3.4 Hepatitis B und C

Die Inzidenz der viralen Hepatitis ist höher bei Männern als bei den Frauen; darüber hinaus ist der Verlauf bei Männern ungünstiger (2012). Das weibliche Immunsystem zeigt gegenüber viralen Erkrankungen eine bessere Abwehrstrategie, ist im Gegenzug dafür anfälliger für autoimmune Erkrankungen (Buettner und Thimme 2019). Bei der Hepatitis B und C produzieren Frauen schneller und mehr Antikörper und eliminieren das Hepatitis-antigen schneller, d. h., sie erreichen schneller eine Serumkonversion. Das Verhältnis der betroffenen Männer und Frauen steigt mit dem Fortschreiten des Krankheitsbildes an, von 1,2:1 in Virusträgern bis 6:1 bei chronisch progressiver Erkrankung. Dabei spielen genetische Geschlechterunterschiede im Immunsystem eine Rolle, ebenso wie die Geschlechtshormone (Buettner und Thimme 2019). Östrogene haben einen protektiven Effekt, wahrscheinlich über die Stimulation der Produktion von Interferon-gamma in den Lymphozyten.

Klinisch zeichnen sich Männer durch eine schneller fortschreitende Progression der Erkrankung aus. Der Übergang in eine Leberzirrhose, unabhängig vom Serum-Konversionsstatus, findet bei Männern bei den viralen Hepatitiden schneller statt und die Fibrose schreitet schneller voran. Für eine geschlechtsspezifische Therapie gibt es keine spezifischen Leitlinien (Buettner und Thimme 2019); allerdings ist bekannt, dass die Kombinationstherapie mit Interferon und Ribavirin für die Hepatitis C bei Frauen zu mehr Nebenwirkungen führt und häufiger modifiziert werden muss als bei Männern (Garcovich und Burroughs 2012).

Mittlerweile erfolgt die Therapie der Hepatitis C jedoch mit den neuen antiviralen Substanzen, die seit 2011 zugelassen sind und eine deutlich bessere Effektivität aufweisen. Die Hepatitis B erfordert häufig keine antivirale Behandlung, da sie eine hohe Spontanheilungsrate aufweist und nur selten chronifiziert. Zudem existiert eine gut wirksame Impfung. Studien konnten zeigen, dass Frauen anscheinend eine bessere Response auf das Vakzin zeigen als Männer.

11.3.5 Lebertransplantation

Frauen sind in jedem Stadium benachteiligt. Das Kategorisierungssystem (MELD) reduziert ihre Chancen für eine Lebertransplantation durch eine postmortem-Spende um ein Zweifaches gegenüber Männern und postoperativ haben sie zum Teil andere Risikofaktoren als die Männer, die aber von den Leitlinien noch unzureichend berücksichtigt werden (Singh et al. 2022; Karnam et al. 2021). Zudem erhalten Frauen auch seltener Lebendspenden, was ihre Überlebenschancen stark verschlechtert (Hermann et al. 2010; Karnam et al. 2021).

11.4   Entzündliche Darmerkrankungen

11.4.1 Epidemiologie

Männer und Frauen erkranken etwa gleich häufig an einer chronisch-entzündlichen Darmerkrankung. Bei der Colitis ulcerosa scheinen Männer häufiger betroffen (Buettner und Thimme 2019), bei Morbus Crohn dagegen überwiegend die Frauen, zumindest in der westlichen Bevölkerung (Greuter et al. 2020). Ein sehr früher Beginn des Morbus Crohn, vor dem 16. Lebensjahr, findet sich vor allem bei männlichen Patienten, während junge Patientinnen im Alter von ca. 10–14 Jahren ein 20 % niedrigeres Risiko aufweisen als gleichaltrige männliche Patienten (Severs et al. 2018). Ab einem Alter von 25 Jahren und insbesondere nach 35 Jahren zeigen Frauen eine deutlich höhere Inzidenz für Morbus Crohn als Männer (Greuter et al. 2020). Rauchen ist insbesondere bei den Frauen mit Morbus Crohn ein dominanter Risikofaktor und soll bei jeder einzelnen Patientin angesprochen werden (Severs et al. 2018; Greuter et al. 2020). Frauen scheinen zudem häufiger von einer familiären Form der chronisch-entzündlichen Darmerkrankungen betroffen zu sein (Greuter et al. 2020).

11.4.2 Klinik

Ein Befall des Ileums ist typisch bei Männern. Zudem weisen sie häufiger als Frauen eine Beteiligung des oberen Gastrointestinaltraktes auf (Greuter et al. 2018). Extraintestinale Manifestationen sind bei Frauen häufiger, insbesondere Gelenk- und Hauterkrankungen sowie eine Augenbeteilung, während Männer häufiger von einer primär sklerosierenden Cholangitis und Spondylitis betroffen sind (Severs et al. 2018; Greuter et al. 2020). Chronisch-entzündliche Darmerkrankungen verschlechtern sich bei etwa 1/3 der Frauen in der Schwangerschaft (Buettner und Thimme 2019). Das Kolonkarzinom als Komplikation tritt häufiger bei männlichen Patienten mit chronisch-entzündlichen Darmerkrankungen auf, während Frauen häufiger von pulmonalen Komplikationen betroffen sind.

11.4.3 Therapie und Verlauf

Eine Therapie mit Prednisolon wurde häufiger bei Männern verordnet. Ansonsten fanden sich keine relevanten Unterschiede in der krankheitsspezifischen Behandlung und im Management. Männer scheinen jedoch häufiger chirurgischen Majorresektionen unterzogen zu werden (Greuter et al. 2020). Hormontherapie mit Östrogen scheint die Progression bei Frauen zu verlangsamen, ist – wohl wegen der Nebenwirkungen und der Verfügbarkeit anderer Therapien – aber dafür nicht zugelassen. Die Therapie mit Sulfasalazin bei Männern schränkt die Spermienbeweglichkeit ein und reduziert so die Fruchtbarkeit (Buettner und Thimme 2019). Die Anwendung von Biologika wie scheint bei Männern zu einer schnelleren Wirkungsabnahme zu führen als bei Frauen, was wiederum eine schnellere Dosisintensivierung bei männlichen Patienten zur Folge hat. Frauen leiden dagegen stärker unter Nebenwirkungen (Lie et al 2017).

11.5   Darmkrebs

11.5.1 Epidemiologie

Darmkrebs ist bei den Männern die dritt-, bei den Frauen die zweithäufigste Krebsform. Sie betrifft insgesamt Männer etwas häufiger als Frauen und hat die zweithöchste krebsbedingte Sterblichkeit in der Welt. Die Inzidenzraten von Darmkrebs variieren von Land zu Land; Bevölkerungsstudien und Daten aus verschiedenen Ländern zeigen jedoch einen allgemeinen Anstieg der Darmkrebsrate bei jungen Erwachsenen, Männern und Frauen >/= 65 Jahre. Die Häufigkeit von Darmkrebs wird durch Alter, Geschlecht, Umwelt-, Ernährungs-, Hormon- und Lebensstilfaktoren beeinflusst.

11.5.2 Klinik

Darmkrebs ist bei Männern häufiger im linksseitigen Colon descendens und im Rektum lokalisiert, bei Frauen im rechtsseitigen Colon ascendens, wo er schwerer diagnostizierbar ist und teilweise eine schlechtere Molekularpathologie aufweist (Cai et al. 2020). Risikofaktoren sind bei beiden Geschlechtern ungünstige Ernährung (hoher Fettgehalt, rotes Fleisch), erhöhter Alkoholkonsum, Übergewicht, Rauchen und genetische Prädisposition. Fettleibigkeit ist eine bekannte Krankheit, die sich in der ganzen Welt rasch ausbreitet, und ist einer der häufigsten Risikofaktoren für Darmkrebs. Dennoch gibt es nur wenige Studien, die den mechanischen Zusammenhang zwischen Fettleibigkeit, Sexualhormonen und der Entstehung von Darmkrebs erklären.

11.5.3 Prävention und Diagnostik

Ab dem 50. Lebensjahr werden in Deutschland die Kosten für eine jährliche Darmspiegelung bei Männern und ab dem 55. Lebensjahr bei Frauen übernommen; bei beiden Geschlechtern bis zum

75. Lebensjahr, was möglicherweise für die Frauen zu kurz ist, da mittlerweile häufiger auch im hohen Alter große rechtsseitige Tumoren nachgewiesen werden (Chirurgie 2019; https://www.bdc.de/geschlechterunterschiede-bei-darmkrebs/). Die Deutsche Gesellschaft für Chirurgie fordert daher bei Frauen auch im höheren Alter regelmäßige Kontrolluntersuchungen.

11.5.4 Therapie und Verlauf

Erste Anhaltspunkte für geschlechtsspezifische Wirkung der Chemo- und Immuntherapie (schlechtere Wirksamkeit, mehr Nebenwirkungen bei Frauen) konnten bislang nicht in großen Studien eindeutig belegt werden (Chirurgie 2019; https://www.bdc.de/geschlechterunterschiede-bei-darmkrebs/). Erwiesen ist jedoch, dass Frauen vermehrt unter den Nebenwirkungen einer Chemotherapie leiden, wohl wegen des höheren Plasmavolumens, geringeren Körpergewichtes, unterschiedlicher hepatischer Clearance-Rate und dem Mangel, dass die Dosierung der Chemotherapie allgemein nicht geschlechterspezifisch empfohlen wird (Schmuck et al. 2020). Dennoch scheinen Frauen im Vergleich zu Männern ein besseres Gesamtüberleben zu zeigen, auch wenn man die unterschiedlichen Tumorlokalisationen und Pathologien angleicht (Schmuck et al. 2020).

Fazit

- Beim Menschen spielt das Darmmikrobiom eine wichtige und geschlechtsspezifische Rolle bei zahlreichen physiologischen und pathologischen Prozessen, inklusive Adipositas und chronisch entzündlichen Darmerkrankungen. Gallensäuren, Immunsystem und Sexualsteroide interagieren geschlechtsspezifisch mit dem Darmmikrobiom.
- Die chronische Lebererkrankung ist die zehnthäufigste Todesursache bei Männern, aber nicht bei Frauen.

- Männer haben ein höheres Risiko für chronische Virushepatitis B und C, Zirrhose und das hepatozelluläres Karzinom sowie für eine primär sklerosierende Cholangitis.
- Frauen haben ein höheres Risiko für primär biliäre Cholangitis und Autoimmunhepatitis.
- Die Schwellenwertmenge für Alkohol, die eine alkoholbedingte Lebererkrankung hervorruft, ist bei Frauen im mittleren Lebensalter nur halb so hoch wie bei Männern. Gleichzeitig entwickelt sich die Erkrankung bei Frauen häufiger zur alkoholassoziierten Zirrhose.
- Die Inzidenz der viralen Hepatitis ist höher bei Männern als bei Frauen; darüber hinaus ist der Verlauf bei Männern ungünstiger.
- Frauen sind bei der Indikationsstellung zur Lebertransplantation benachteiligt und erhalten weniger Organe.
- Männer und Frauen erkranken etwa gleich häufig an einer chronisch entzündlichen Darmerkrankung. Männer häufiger an der Colitis ulcerosa, Frauen an Morbus Crohn.
- Rauchen ist bei Frauen mit entzündlichen Darmerkrankungen ein äußerst wichtiger Risikofaktor.
- Chronisch entzündliche Darmerkrankungen verschlechtern sich bei etwa 1/3 der Frauen in der Schwangerschaft.
- Darmkrebs betrifft insgesamt Männer etwas häufiger als Frauen. Darmkrebs ist bei Frauen häufiger im rechtsseitigen Colon ascendens lokalisiert und tritt später im Leben auf und weist teilweise eine aggressivere Molekularpathologie auf.
- Chemotherapien werden aktuell trotz unterschiedlichem Plasmavolumen und Lebermetabolismus nicht geschlechtsspezifisch dosiert und rufen teilweise bei Frauen stärkere Nebenwirkungen hervor.
- Es gibt Anzeichen, dass das Gesamtüberleben bei Frauen nach kolorektalem Karzinom besser ist als bei Männern

Literatur

Blachier, M., H. Leleu, M. Peck-Radosavljevic, D. C. Valla, and F. Roudot-Thoraval. 2013. 'The burden of liver disease in Europe: a review of available epidemiological data', *J Hepatol*, 58: 593–608.

Buettner, N., and R. Thimme. 2019. 'Sexual dimorphism in hepatitis B and C and hepatocellular carcinoma', *Semin Immunopathol*, 41: 203–11.

Cai, Y., N. J. W. Rattray, Q. Zhang, V. Mironova, A. Santos-Neto, K. S. Hsu, Z. Rattray, J. R. Cross, Y. Zhang, P. B. Paty, S. A. Khan, and C. H. Johnson. 2020. 'Sex Differences in Colon Cancer Metabolism Reveal A Novel Subphenotype', *Sci Rep*, 10: 4905.

Chirurgie, Deutsche Ges. 2019. 'Geschlechterunterschiede-bei-darmkrebs'. (https://www.bdc.de/geschlechterunterschiede-bei-darmkrebs/)

Del Castillo-Izquierdo, A., J. Mayneris-Perxachs, and J.M. Fernandez-Real, 2022. Bidirectional relationships between the gut microbiome and sexual traits. *Am J Physiol Cell Physiol*.

Florio, Andrea A., Barry I. Graubard, Baiyu Yang, Jake E. Thistle, Marie C. Bradley, Katherine A. McGlynn, and Jessica L. Petrick. 2019. 'Oophorectomy and risk of non-alcoholic fatty liver disease and primary liver cancer in the Clinical Practice Research Datalink', *European journal of epidemiology*, 34: 871–78.

Garcovich, M., and A.K. Burroughs. 2012. Sex and Gender Differences in Gastroenterology and Hepatology in Sex and Gender Aspects in Clinical Medicine.Eds: Oertel-Prigione S, Regitz-Zagrosek V, Springer.

Giannitrapani, L., et al., 2006. Sex hormones and risk of liver tumor. Ann N Y Acad Sci, 1089: p. 228–236.

Greuter, T., et al., 2018. Upper Gastrointestinal Tract Involvement in Crohn's Disease: Frequency, Risk Factors, and Disease Course. J Crohns Colitis, 12(12): p. 1399–1409.

Greuter, T., et al., 2020. Gender Differences in Inflammatory Bowel Disease. Digestion, 101 Suppl 1: p. 98–104.

Haro, C., O. A. Rangel-Zuniga, J. F. Alcala-Diaz, F. Gomez-Delgado, P. Perez-Martinez, J. Delgado-Lista, G. M. Quintana-Navarro, B. B. Landa, J. A. Navas-Cortes, M. Tena-Sempere, J. C. Clemente, J. Lopez-Miranda, F. Perez-Jimenez, and A. Camargo. 2016. 'Intestinal Microbiota Is Influenced by Gender and Body Mass Index', *PLoS One*, 11: e0154090.

Hermann, H. C., B. F. Klapp, G. Danzer, and C. Papachristou. 2010. 'Gender-specific differences associated with living donor liver transplantation: a review study', *Liver Transpl*, 16: 375–86.

Heron, M. 2019. 'Deaths: Leading Causes for 2017', *Natl Vital Stat Rep*, 68: 1–77.

Karnam, R.S., et al., 2021. Sex Disparity in Liver Transplant and Access to Living Donation. JAMA Surg, 156(11): p. 1010–1017.

Lonardo, Amedeo, Fabio Nascimbeni, Stefano Ballestri, DeLisa Fairweather, Sanda Win, Tin A. Than, Manal F. Abdelmalek, and Ayako Suzuki. 2019. 'Sex Differences in Nonalcoholic Fatty Liver Disease: State of the Art and Identification of Research Gaps', *Hepatology (Baltimore, Md.)*, 70: 1457–69.

Lonardo, Amedeo, Fabio Nascimbeni, Giovanni Targher, Mauro Bernardi, Ferruccio Bonino, Elisabetta Bugianesi, Alessandro Casini, Amalia Gastaldelli, Giulio Marchesini, Fabio Marra, Luca Miele, Filomena Morisco, Salvatore Petta, Fabio Piscaglia, Gianluca Svegliati-Baroni, Luca Valenti, and Stefano Bellentani. 2017. 'AISF position paper on nonalcoholic fatty liver disease (NAFLD): Updates and future directions', *Digestive and Liver Disease*, 49: 471–83.

Maddur, H. and S.K. Asrani, 2021. Alcohol-associated hepatitis and liver transplantation: Mind the (racial, sex, economic, geographic, center, waitlist, and posttransplant outcomes) gap. Am J Transplant, 21(3): p. 921–922.

Mayneris-Perxachs, J., et al., 2020. Gut microbiota steroid sexual dimorphism and its impact on gonadal steroids: influences of obesity and menopausal status. Microbiome, 8(1): p. 136.

Santos-Marcos, J.A., et al., 2018. Influence of gender and menopausal status on gut microbiota. Maturitas, 116: p. 43–53.

Schmuck, R., et al., 2020. Gender comparison of clinical, histopathological, therapeutic and outcome factors in 185,967 colon cancer patients. Langenbecks Arch Surg, 405(1): p. 71–80.

Severs, M., L. M. Spekhorst, M. J. Mangen, G. Dijkstra, M. Lowenberg, F. Hoentjen, A. E. van der Meulen-de Jong, M. Pierik, C. Y. Ponsioen, G. Bouma, J. C. van der Woude, M. E. van der Valk, M. J. L. Romberg-Camps, C. H. M. Clemens, P. van de Meeberg, N. Mahmmod, J. Jansen, B. Jharap, R. K. Weersma, B. Oldenburg, E. A. M. Festen, and H. H. Fidder. 2018. 'Sex-Related Differences in Patients With Inflammatory Bowel Disease: Results of 2 Prospective Cohort Studies', *Inflamm Bowel Dis*, 24: 1298–306.

Singh, N., K. D. Watt, and R. A. Bhanji. 2022. 'The fundamentals of sex-based disparity in liver transplantation: Understanding can lead to change', *Liver Transpl*.

Sisk-Hackworth, L., S. T. Kelley, and V. G. Thackray. 2022. 'Sex, puberty, and the gut microbiome', *Reproduction*.

Turnbaugh, P. J., R. E. Ley, M. A. Mahowald, V. Magrini, E. R. Mardis, and J. I. Gordon. 2006. 'An obesity-associated gut microbiome with increased capacity for energy harvest', *Nature*, 444: 1027–31.

Vari, R., B. Scazzocchio, A. D'Amore, C. Giovannini, S. Gessani, and R. Masella. 2016. 'Gender-related differences in lifestyle may affect health status', *Ann Ist Super Sanita*, 52: 158–66.

Younossi, Zobair M., Aaron B. Koenig, Dinan Abdelatif, Yousef Fazel, Linda Henry, and Mark Wymer. 2016. 'Global epidemiology of nonalcoholic fatty liver disease-Meta-analytic assessment of prevalence, incidence, and outcomes', *Hepatology*, 64: 73–84.

Hämatologie

12

Inhaltsverzeichnis

12.1   Einführung

Bei hämatologischen Erkrankungen sind seit langer Zeit Geschlechterunterschiede bekannt. Frauen leiden häufiger unter Anämien und seltener unter Hämochromatose. Eisenmangel und Substitution spielen bei der chronischen Herz-insuffizienz eine große Rolle. Die bessere Verfügbarkeit intramuskulär verabreichbarer Eisenpräparate hat zu erheblichen Fortschritten in der Therapie geführt. Lungenembolien betreffen vor allem die Frauen, möglicherweise aufgrund von Geschlechterunterschieden in der Blutplättchenfunktion und einer stärkeren Aktivität prokoagulatorischer Proteine. Maligne Lymphome und myeloische Leukämien betreffen vor allem die Männer. Frauen haben zwar häufiger mehr

Unter Mitarbeit von Dr. rer. nat. Dr. med. Oliver Schmetzer
Charité – Universitätsmedizin Berlin, Berlin, Deutschland

© Der/die Autor(en), exklusiv lizenziert an Springer-Verlag GmbH, DE, ein Teil von Springer Nature 2023
V. Regitz-Zagrosek, *Gendermedizin in der klinischen Praxis*,
https://doi.org/10.1007/978-3-662-67090-3_12

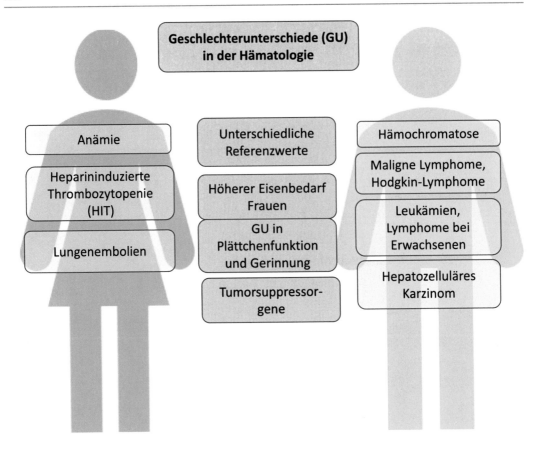

Abb. 12.1 Übersicht der Geschlechterunterschiede in der Hämatologie

Nebenwirkungen unter einer Tumortherapie, dennoch bei Lymphomen und Leukämien häufiger einen günstigeren klinischen Verlauf (Schmetzer und Flörcken 2012). Bei akuter myeloischer Leukämie (AML) haben Frauen eine bessere Prognose als Männer, bei chronischer lymphatischer Leukämie (CLL) eine etwas schlechtere. Männer erkranken häufiger, jedoch mit späterem mittlerem Alter an Hodgkin-Lymphomen. Dadurch haben sie eine deutlich schlechtere Überlebensrate (Abb. 12.1) (RKI 2019).

der Weltbevölkerung, vor allem Frauen, Kinder und Schwangere. Bei etwa der Hälfte dieser Fälle ist Eisenmangel die Ursache. Eisenmangelanämien treten insbesondere bei chronischen Nierenerkrankungen, chronischen Herzerkrankungen, Krebs und entzündlichen Darmerkrankungen auf. Bei Älteren über 80 Jahren liegt die Prävalenz von Anämien bei 30 % und die Präsenz von Anämien korreliert mit der körperlichen und kognitiven Funktion sowie mit Depressionen (Palapar et al. 2021).

12.2 Anämien

12.2.1 Epidemiologie

Geschlechterunterschiede in der Prävalenz der Anämien sind seit langem bekannt (Schmetzer und Flörcken 2012). Anämien betreffen etwa $\frac{1}{3}$

12.2.2 Pathophysiologie

Der Eisenstoffwechsel unterscheidet sich bei Frauen und Männern. Bei Frauen spielt der Blutverlust durch die Menstruation, daneben aber auch die Ernährung, eine dominierende Rolle. So hemmen Polyphenole im Tee und in manchen Gemüsen, Kalzium und Sojaprotein die Eisenaufnahme im Darm. Der tägliche Eisenverbrauch beträgt bei Männern ca. 1 mg, bei menstruierenden Frauen 2 mg und bei Schwangeren bis zu 3 mg. Schwangere haben einen besonders hohen Eisenbedarf, weil der Körper auch die Eisenmengen für die Blutbildung beim ungeborenen Kind bereitstellen muss (Schmetzer und Flörcken 2012).

12.2.3 Diagnose

Die Diagnose der Anämien hängt von den populationsspezifischen Referenzwerten für Hämoglobin ab, die bei Frauen in der Regel nieder sind als bei Männern. Darüber hinaus gibt es bei Frauen häufiger subklinische Eisenmangelzustände. Auch die Referenzwerte weiterer Laborparameter unterscheiden sich geschlechtsspezifisch (Park et al. 2016). So sind die Erythrozyten- und Hämoglobinwerte bei unter 60-jährigen Frauen deutlich niedriger als bei Männern oder jüngeren Frauen, in unterschiedlichen Klassifikationen werden unterschiedliche Werte angegeben. Auch ist als einziger Erythrozytenparameter der MCHC-Wert bei Frauen niedriger, sowie der Gehalt an Ret-Hb v. a. bei jüngeren Frauen. Die Monozytenwerte sind bei Frauen zwischen 20–40 Jahren deutlich niedriger als bei Männern, hingegen bei über 60-jährigen Frauen im Vergleich höher (Tab. 12.1).

Die Blutsenkung ist bei Frauen deutlich höher als bei Männern, der obere Normwert kann mit der Gleichung (Alter + 10 mm)/2 einfach abgeschätzt werden (bei Männer nur Alter/2) (Miller et al. 1983). Eisenmangel wird anhand erniedrigter Serum-Ferritinspiegel (unter 100 ng/ml) oder bei Ferritinspiegeln zwischen 10–199 ng/ml bei einer Transferrinsättigung von unter 20 % diagnostiziert (Masini et al. 2022).

12.2.4 Klinik

Eisenmangel tritt bei Herzinsuffizienz häufig auf, nicht nur, aber gehäuft bei denjenigen mit Anämien, darüber hinaus bei Patient:innen mit schweren Symptomen, bei Frauen und bei Patienten mit Herzinsuffizienz mit erhaltener Auswurf-

Tab. 12.1 Referenzwerte Hämoglobin basierend auf unterschiedlichen Klassifikationen https://www.ncbi.nlm.nih.gov/pmc/articles/PMC4773265/

	Frauen	Männer
WHO 1968	< 120 g/l Schwangerschaft: < 110 g/l	< 130 g/l
NHANES (USA 1988–1994)	< 122 g/l	2 > 60 Jahre: < 132 g/l > 60 Jahre: < 137 g/l
National Cancer Institute USA	< 110 g/l	< 120 g/l
Lehrbücher	< 117 g/l bis < 123 g/l	< 132 g/l bis < 140 g/l
USZ	< 117 g/l	< 134 g/l

fraktion. Serumeisenkonzentrationen unter 13 µmol pro Liter, und erniedrigte Transferrinsättigung (aber nicht die Kriterien der Leitlinien) waren mit erhöhter Mortalität in einer großen Herzinsuffizienz-Studie assoziiert. Faktoren, die geschlechtsunabhängig zu einem Eisenmangel bei Herzinsuffizienz führen, waren Mangelernährung, Überwässerung, chronische Entzündung, Nierenfunktionsstörung und die Einnahme von Blutplättchenhemmern (van der Wal et al. 2019).

Eisenmangel ist bei Herzinsuffizienz ein wichtiger prognostischer Parameter, gleichermaßen bei Frauen und bei Männern; das wichtigste diagnostische Kriterium ist die Transferrinsättigung. Anämie scheint die gleiche prognostische Rolle zu spielen wie Eisenmangel (van der Wal et al. 2019). Eisenmangel spielt auch bei der Verschlechterung der Herzinsuffizienz eine große Rolle und hier häufiger bei Frauen als bei Männern (71 % gegen 58 %) (van der Wal et al. 2019). Insofern sollte bei dieser Patientengruppe und vor allem bei Frauen mit Herzinsuffizienz eine Diagnostik durchgeführt werden, zumal derzeit aktuelle Therapiestrategien zur Verfügung stehen. Die aktuellen ESC-Leitlinien empfehlen derzeit, dass alle Patienten mit Herzinsuffizienz mithilfe eines Blutbildes, der Serum-Ferritinkonzentration und der Transferrinsättigung periodisch auf das Vorliegen einer Anämie oder eines Eisenmangels untersucht werden (McDonagh et al. 2021).

12.2.5 Therapie

Ein intravenöser Eisenersatz mit Ferric Carboxy-maltose sollte bei symptomatischen Patient:innen mit Herzinsuffizienz mit einer Auswurf-fraktion unter 50 % und einem Eisenmangel, mit Serum-Ferritinkonzentrationen unter 100 ng/ml oder Serum-Ferritinkonzentration zwischen 100 und 299 ng/ml und einer Transferrinsättigung unter 20 % in Betracht gezogen werden.

12.3   Hämochromatose

Eine Hämochromatose ist eine seltene, gleich-zeitig unterdiagnostizierte genetisch bedingte Eisenspeichererkrankung, die aufgrund der mens-truations- und schwangerschaftsbedingten Eisen-verluste bei Frauen seltener als bei Männern auf-tritt (Schmetzer und Flörcken 2012). Betroffene Frauen haben oft erniedrigte Ferritin-konzentrationen. Beim Management (Blutspende) sind keine Geschlechterunterschiede beschrieben.

12.4   Thrombozyten-assoziierte Erkrankungen

12.4.1 Epidemiologie

Frauen haben eher eine erhöhte Gerinnungs-bereitschaft als Männer; die Gerinnungszeiten sind höher, die Plättchenzahl insgesamt tendiert zu deutlich höheren Werten (v. a. bei 20–40-jähri-gen Frauen) und Komplikationen wie Lungen-embolien bei Beinvenenthrombosen treten bei Frauen häufiger auf als bei Männern (Schmetzer und Flörcken 2012). Die heparininduzierte Thrombozytopenie (HIT) tritt bei Frauen mehr als doppelt so häufig auf wie bei Männern (Schmet-zer und Flörcken 2012; Warkentin et al. 2006).

12.4.2 Pathophysiologie

Unterschiede in der Plättchenfunktion zwischen Frauen und Männern sind zum Teil genetisch be-dingt, werden teilweise durch Geschlechts-

hormone oder durch Ernährung gefördert. Vege-tarische Ernährung senkt das kardiovaskuläre Ri-siko bei Männern wesentlich deutlicher als bei Frauen (Adams und Sabate 2019). Im Gegensatz zu Männern relativieren sowohl verhaltens-bedingte als auch biologische Effekte die positi-ven Auswirkungen einer gesunden Ernährung im höheren Alter bei Frauen.

Die immunlogische Grundlage der HIT ist die vorübergehende Produktion von Blutplättchen-aktivierenden Antikörpern der IgG-Klasse gegen Komplexe aus Thrombozytenfaktor 4 (PF4) und Heparin. HIT ähnelt einer Autoimmuner-krankung, weil die pathogenen Antikörper Neoe-pitope auf dem „Selbst"-Protein PF4 und nicht auf Heparin erkennen. 2/3 – 3/4 der HIT-Patien-ten sind Frauen, was gut vereinbar mit einem Autoimmunmechanismus ist, der ja bei Frauen häufiger ist als bei Männern. Therapierelevant ist die Frage, ob der Unterschied im HIT-Risiko zwischen unfraktioniertem Heparin (UFH) und niedermolekularem Heparin (LMWH) bei beiden Geschlechtern gleich ist und sowohl bei chirurgi-schen als auch bei internistischen Patient:innen besteht.

12.4.3 Klinik

Lungenembolien und tiefe Beinvenenthrombosen sind vor allem bei jüngeren Frauen sehr viel häu-figer als bei Männern. Ursache ist wohl die hö-here Gerinnungsbereitschaft bei Frauen (Schmet-zer und Flörcken 2012), die durch orale Kontra-zeption zusätzlich erhöht wird. Eine sehr deutliche Zunahme der Gerinnungsaktivität fin-det sich in der Schwangerschaft; die Fluktuatio-nen mit den Menstruationszyklus sind eher ge-ring (Kap. 5).

12.4.4 Therapie

Unterschiede im Management von Gerinnungs-störung gibt es abgesehen von der Schwanger-schaft nicht. Überraschend war der Befund, dass Aspirin bei Frauen in der Primärprävention nicht zu signifikanten Verhinderung eines Herzinfarktes führt, aber die Schlaganfallhäufigkeit reduziert und die Blutungshäufigkeit bei Frauen stärker als bei Männern erhöht (Ridker et al. 2005). Mittlerweile wird in den ESC-Leitlinien ein routinemäßiger Einsatz von Aspirin in der Primärprävention bei beiden Geschlechtern nicht mehr empfohlen (Visseren et al. 2022). Das Ansprechen auf einzelne Plättchenhemmer, wie Clopidogrel, Ticagrelor und Prasugrel, ist bei Frauen und Männern zum Teil graduell unterschiedlich und bei einer doppelten Plättchenhemmung mit Aspirin und Clopidogrel treten bei Frauen häufiger als bei Männern Therapieresistenzen auf. Insgesamt führen die bekannten Unterschiede jedoch noch nicht zu unterschiedlichen Therapieempfehlungen bei Frauen und Männern (Gasperi et al. 2020)

12.5 Leukämien

12.5.1 Epidemiologie

Die chronisch myeloische Leukämie (CML) hat eine Inzidenz von etwa 1,6 Neuerkrankungen pro 100.000 Erwachsenen im Jahr und macht etwa 20 % aller Leukämien aus. Sie tritt häufiger bei Männern als bei Frauen auf, etwa im Verhältnis 1,4:1 (Schmetzer und Flörcken 2012). Da es sich um eine genetisch bedingte Erkrankung mit allerdings erworbenen Mutationen (Philadelphia-Chromosom) handelt, stehen auch genetische Mechanismen bei den Überlegungen zu den Geschlechterunterschieden im Vordergrund (Karantanos et al. 2021). Tatsächlich sind einige wichtige Tumorsuppressorgene auf dem X-Chromosom lokalisiert und können bei unvollständiger X-Inaktivierung Frauen einen Schutz bieten. Daneben präsentieren sich Männer mit CML häufiger mit Mutationen in Hochrisikogenen.

12.5.2 Klinik, Diagnose, Verlauf und Therapie

Auch der Verlauf ist bei Männern ungünstiger. In der Diagnose und Therapie gibt es keine signi-

fikanten Geschlechterunterschiede. Die Tyrosinkinase-Inhibitoren haben die Prognose der betroffenen Patienten deutlich verbessert. Lediglich Überlegungen zur Erhaltung der Fertilität müssen natürlich geschlechtsspezifisch geführt werden. Das Management von malignen Leukämien in der Schwangerschaft erfordert spezifische Erfahrung.

Auch bei akuten leukämischen Leukämien ist weibliches Geschlecht ein prognostisch günstiger Faktor. Ausnahme ist nur eine genetisch definierte Untergruppe der akuten myeloischen Leukämie im Kindesalter, die t(8:21)-positiv ist; hier ist das männliche Geschlecht ein positiver prognostischer Faktor.

12.6 Lymphatische Leukämie und Lymphome

12.6.1 Epidemiologie

Die lymphatischen Leukämien haben eine Inzidenz von etwa 7,5 neue Erkrankungen pro 100.000 Einwohner bei Frauen und 12,2 pro 100.000 Einwohner bei Männern in Deutschland und sind damit die häufigste Leukämieform. Es ist eine Erkrankung des höheren Alters; das Alter bei Diagnosestellung ist in der Regel im Mittel etwa 70 Jahre. Frauen unter 50 Jahren erkranken seltener. Die 10-Jahres-Überlebensrate ist bei Frauen mit 48 % etwas niedriger als bei Männern (51 %).

Beim Hodgkin-Lymphom findet sich eine Inzidenz von 2–4 Erkrankungen pro 100.000 Personen, das Verhältnis von Männern zu Frauen liegt bei 3:2. In den Industrieländern findet man zwei Krankheitsgipfel in der Altersverteilung, einen größeren im 3. und einen etwas kleineren im 7. Lebensjahrzehnt. Signifikante Geschlechterunterschiede in der klinischen Manifestation oder in der Therapie sind nicht bekannt.

Fazit

- Frauen sind häufiger von allen Formen der Anämie betroffen.
- Ein Screening auf Eisenmangel sollte bei Frauen mit unspezifischen Symptomen wie

Müdigkeit oder Atemnot durchgeführt werden.

- Hämochromatose tritt bei Männern häufiger auf als bei Frauen.
- Schwangere mit Thrombozytenerkrankungen sollten an spezialisierte Zentren überwiesen werden und nur nach Resistenztestung mit oralen Antikoagulanzien behandelt werden.
- Frauen neigen bei Verabreichung von Warfarin bei nicht-thrombozytären Erkrankungen zu stärkeren Blutungen.
- Bei der Planung und Verabreichung der Chemotherapie sollten die geschlechtsspezifischen Unterschiede in der Pharmakologie berücksichtigt werden (Nierenfunktion, Körperoberfläche, erhöhte Halbwertszeit der monoklonalen Antikörper).
- Die Auswirkungen der Chemotherapie auf die Fertilität sowohl männlicher als auch weiblicher Patienten sollten in Betracht gezogen und mögliche Optionen für den Schutz der Gonaden und den Erhalt der Keimzellen diskutiert werden.
- Frauen neigen dazu, mehr Nebenwirkungen der Chemotherapie zu erfahren und zu berichten.
- Generell sollten geschlechtsspezifische Aspekte bei der Diagnose, Behandlung und Betreuung von Patienten mit hämatologischen Malignomen berücksichtigt werden.

Literatur

Adams, M., and J. Sabate. 2019. 'Sexual Dimorphism in Cardiovascular Disease Risk and Risk Factors Among Vegetarians: an Exploration of the Potential Mechanisms', *Curr Atheroscler Rep*, 21: 35.

Gasperi, V., M. V. Catani, and I. Savini. 2020. 'Platelet Responses in Cardiovascular Disease: Sex-Related Differences in Nutritional and Pharmacological Interventions', *Cardiovasc Ther*, 2020: 2342837.

Karantanos, T., T. Jain, A. R. Moliterno, R. J. Jones, and A. E. DeZern. 2021. 'Sex-Related Differences in Chronic Myeloid Neoplasms: From the Clinical Observation to the Underlying Biology', *Int J Mol Sci*, 22.

Masini, G., F. J. Graham, P. Pellicori, J. G. F. Cleland, J. J. Cuthbert, S. Kazmi, R. M. Inciardi, and A. L. Clark. 2022. 'Criteria for Iron Deficiency in Patients With Heart Failure', *J Am Coll Cardiol*, 79: 341–51.

McDonagh, T. A., M. Metra, M. Adamo, R. S. Gardner, A. Baumbach, M. Bohm, H. Burri, J. Butler, J. Celutkiene, O. Chioncel, J. G. F. Cleland, A. J. S. Coats, M. G. Crespo-Leiro, D. Farmakis, M. Gilard, S. Heymans, A. W. Hoes, T. Jaarsma, E. A. Jankowska, M. Lainscak, C. S. P. Lam, A. R. Lyon, J. J. V. McMurray, A. Mebazaa, R. Mindham, C. Muneretto, M. Francesco Piepoli, S. Price, G. M. C. Rosano, F. Ruschitzka, A. Kathrine Skibelund, and E. S. C. Scientific Document Group. 2021. '2021 ESC Guidelines for the diagnosis and treatment of acute and chronic heart failure', *Eur Heart J*, 42: 3599–726.

Miller, A., M. Green, and D. Robinson. 1983. 'Simple rule for calculating normal erythrocyte sedimentation rate', *Br Med J (Clin Res Ed)*, 286: 266.

Palapar, L., N. Kerse, A. Rolleston, W. P. J. den Elzen, J. Gussekloo, J. W. Blom, L. Robinson, C. Martin-Ruiz, R. Duncan, Y. Arai, M. Takayama, R. Teh, and Tulip Consortium. 2021. 'Anaemia and physical and mental health in the very old: An individual participant data meta-analysis of four longitudinal studies of ageing', *Age Ageing*, 50: 113–19.

Park, S. H., C. J. Park, B. R. Lee, M. J. Kim, M. Y. Han, Y. U. Cho, and S. Jang. 2016. 'Establishment of Age- and Gender-Specific Reference Ranges for 36 Routine and 57 Cell Population Data Items in a New Automated Blood Cell Analyzer, Sysmex XN-2000', *Ann Lab Med*, 36: 244–9.

Ridker, P. M., N. R. Cook, I. M. Lee, D. Gordon, J. M. Gaziano, J. E. Manson, C. H. Hennekens, and J. E. Buring. 2005. 'A randomized trial of low-dose aspirin in the primary prevention of cardiovascular disease in women', *N Engl J Med*, 352: 1293–304.

RKI. 2019. 'Zentrum Krebsregisterdaten', RKI. https://www.krebsdaten.de/Krebs/DE/Content/ZfKD/zfkd_node.html.

Schmetzer O, Flörcken A. 2012. 'Sex and Gender Differences in Hematology.' in Vera Regitz-Zagrosek Sabine Oertel Prigione (ed.), *Sex and Gender Aspects in Clinical Medicine* (Springer: London).

van der Wal, H. H., N. Grote Beverborg, K. Dickstein, S. D. Anker, C. C. Lang, L. L. Ng, D. J. van Veldhuisen, A. A. Voors, and P. van der Meer. 2019. 'Iron deficiency in worsening heart failure is associated with reduced estimated protein intake, fluid retention, inflammation, and antiplatelet use', *Eur Heart J*, 40: 3616–25.

Visseren, F. L. J., F. Mach, Y. M. Smulders, D. Carballo, K. C. Koskinas, M. Back, A. Benetos, A. Biffi, J. M. Boavida, D. Capodanno, B. Cosyns, C. Crawford, C. H. Davos, I. Desormais, E. Di Angelantonio, O. H. Franco, S. Halvorsen, F. D. R. Hobbs, M. Hollander, E. A. Jankowska, M. Michal, S. Sacco, N. Sattar, L. Tokgozoglu, S. Tonstad, K. P. Tsioufis, I. van Dis, I. C. van Gelder, C. Wanner, B. Williams, and E. S. C. Scientific Document Group. 2022. '[2021 ESC Guidelines on cardiovascular disease prevention in clinical practice]', *G Ital Cardiol (Rome)*, 23: e3–e115.

Warkentin, T. E., J. A. Sheppard, C. S. Sigouin, T. Kohlmann, P. Eichler, and A. Greinacher. 2006. 'Gender imbalance and risk factor interactions in heparin-induced thrombocytopenia', *Blood*, 108: 2937–41.

Onkologie

13

Inhaltsverzeichnis

13.1 Einführung

Bei den soliden Tumoren finden sich, ebenso wie bei den hämatologischen Neoplasien, erhebliche Unterschiede zwischen Männern und Frauen. Männer sind häufiger von Tumoren betroffen sind und – wenn sie betroffen sind – sprechen sie schlechter auf die Therapie an als Frauen und sterben häufiger. Das, obwohl die Therapie eigentlich auf Männer zugeschnitten ist. Daher müssen sowohl biologische als auch soziokulturelle Faktoren hier eine Rolle spielen. Die biologischen Faktoren sind ungünstiger für die Männer. Mutationen in X-chromosomalen Tumorsuppressorgenen treffen sie schwerer als Frauen, oft finden sich in ihrer physischen Umgebung (z. B. Karzinogenexposition am Arbeitsplatz) mehr Risikofaktoren für Krebs und sie haben ein ausgeprägtes Risiko-

verhalten (z. B. Rauchen). Dennoch bleibt es unklar, warum sie schlechter auf Therapien ansprechen und früher sterben.

Dieses Kapitel erklärt die Unterschiede in der Epidemiologie und Pathogenese, diskutiert die bisher bekannten Unterschiede in den genetischen und molekularen Grundlagen und geht auf die soziokulturellen Faktoren und die Genderfaktoren in der Diagnostik, in der Therapie und im Management ein. Der geschlechtsspezifische Verlauf bei einzelnen Krankheitsbildern wird bei den jeweiligen Krankheitskapiteln dargestellt.

13.2 Epidemiologie

Krebserkrankungen nehmen zahlenmäßig zu und betreffen häufiger Männer als Frauen. Eine aktuelle Übersicht findet sich im deutschen Ärzteblatt 2020 (Kindler-Röhrborn 2020). Die Häufigkeit an Neuerkrankungen in Deutschland

---

Unter Mitarbeit von Dr. med. Berna C. Özdemir, Universitätsklinik für Medizinische Onkologie, Universitätsspital Bern, Schweiz

© Der/die Autor(en), exklusiv lizenziert an Springer-Verlag GmbH, DE, ein Teil von Springer
Nature 2023
V. Regitz-Zagrosek, *Gendermedizin in der klinischen Praxis*,
https://doi.org/10.1007/978-3-662-67090-3_13

lag 2018 bei etwa 9,5 Mio. Erkrankungen bei Männern und 8,6 Mio. bei Frauen. Die höchsten Inzidenzen haben Brustkrebs bei Frauen und Prostatakrebs bei Männern, gefolgt von Lungenkrebs und Uteruskarzinom bei Frauen, Dickdarmkrebs und Magenkrebs bei Männern. Darmkrebs hat hohe Inzidenzen bei beiden Geschlechtern. Auch wenn Lungenkrebs derzeit in USA stark zunimmt und zunehmend Frauen betrifft, so ist die Gesamtzahl bei Männern immer

noch höher. Sehr häufig bei Frauen sind auch Karzinome der Schilddrüse und der Gallenblase (Abb. 13.1).

Auch die Sterblichkeit an Krebs ist bei fast allen Krebsformen bei Männern größer als bei Frauen (Abb. 13.2). Sie ist am höchsten beim Lungenkrebs der Männer, gefolgt von Dickdarmkrebs bei Männern und bei Frauen, und geschlechtsspezifisch, von Brustkrebs und Prostatakrebs.

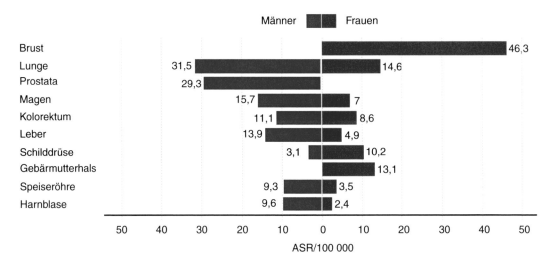

Abb. 13.1 Art der Krebserkrankungen bei Frauen und Männern. (Quelle: https://www.aerzteblatt.de/archiv/212910/Krebsrisiko-Bei-Frauen-und-Maennern)

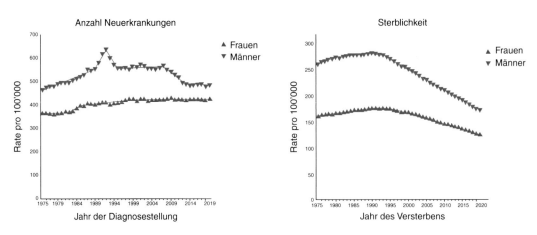

Abb. 13.2 Anzahl der Neuerkrankungen und Sterblichkeit für alle Krebsarten in den USA, von 1975–2019 bzw. 2020. (Quelle: https://seer.cancer.gov/statistics-network/explorer)

13.3 Krebsentstehung – Risikofaktoren

Krebs ist letztlich das Ergebnis einer fehlgeschlagenen Immunüberwachung, und die unterschiedlichen Auswirkungen der männlichen und weiblichen Geschlechtshormone auf die Immunität gegen Krebs könnten dazu beitragen, dass Männer häufiger an Krebs erkranken und schlechtere Ergebnisse erzielen (Özdemir et al. 2018); (https://pubmed.ncbi.nlm.nih. gov/30890551). Weitere Risikofaktoren für die Krebsentstehung sind die genetische Prädisposition, der Lebensstil und Umweltfaktoren. Die Interaktion von Immunsystem, Genen, Hormonen und exogenen Faktoren prägt letztlich die individuelle Prädisposition zur Krebsentstehung.

Die höhere genetische Prädisposition der Männer kommt wohl durch ihr schwächeres Immunsystem und den geringeren Schutz durch Tumorsuppressorgene zustande. Diese Gene liegen überwiegend auf dem X-Chromosom und zum Teil in Genbereichen, die der X-Inaktivierung bei Frauen entgehen, sodass Frauen einen relativ größeren Schutz als die Männer haben. Für einige Karzinome wie z. B. Harnblasenkarzinome wurden entsprechende Mechanismen im Detail nachgewiesen. Darüber hinaus spielen Sexualhormone eine Rolle, wahrscheinlich vor allem dadurch, dass sie viele Gene der Immunfunktionen beeinflussen und als Transkriptionsfaktoren die Ableserate einiger krebsrelevanter Gene modifizieren. Eine weitere nicht zu vernachlässigende biologische Komponente in der Krebsentstehung ist das Alter – wir wissen, dass viele Krebsarten im hohen Alter leichter entstehen als im jüngeren. Fehler in der DNA-Replikation, Verkürzung der Telomere und andere Mechanismen spielen hier wahrscheinlich eine entscheidende Rolle.

Die nächste wichtige Komponente ist Gender, d. h. die typisch weiblichen oder männlichen soziokulturellen Determinanten der Gesundheit, die Männer und Frauen in einer Gesellschaft charakterisieren. Im Kontext von Krebs sind es unter anderem geschlechtsspezifischer Lebensstil, berufliche Exposition, soziokulturelle Faktoren sowie Zugang zum Gesundheitssystem. Beispielsweise wird Harnblasenkrebs bei Frauen oft erst in einem fortgeschritteneren Stadium diagnostiziert, da die Symptome der Erkrankung wie blutiger Urin oft in Verbindung mit Harnwegsinfekten gebracht werden, welche viel häufiger bei Frauen vorkommen als bei Männern und zuerst mit Antibiotika behandelt werden. Es dauert länger, bis Frauen bezüglich Harnblasenkrebs abgeklärt werden (Lyratzopoulos et al. 2013).

Lebensstil und Risikoverhalten Der Alkohol- und Nikotinkonsum gehören mit zu den wichtigsten Faktoren der Krebsentstehung und die WHO schätzt, dass Fehlverhalten etwa 30 % der Tumorerkrankungen zugrunde liegt. Auch das Essverhalten ist wichtig. Der übermäßige Verzehr von rotem Fleisch, der bei Männern signifikant häufiger ist als bei Frauen, wurde mit der höheren Dickdarmkrebsrate in Zusammenhang gebracht. Allerdings konnte der Nachweis dafür, dass einzelne Nahrungsmittel krebserzeugend sind, noch nicht sicher geführt werden. Übergewicht ist jedoch, unabhängig vom Geschlecht eindeutig mit erhöhtem Risiko für zahlreiche Krebsarten assoziiert.

Wie auch im deutschen Ärzteblatt kürzlich festgestellt wurde, ist Alkoholkonsum auch in Deutschland mitverantwortlich für eine Vielzahl von Krebserkrankungen und Krebstodesfällen. Fraglich ist, ob es eine Mindestmenge für sicheren Alkoholkonsum überhaupt gibt. Unabhängig davon werden die Grenzwerte in der Regel bei Frauen deutlich niedriger als bei Männern angesetzt (bei Frauen etwa 10 g pro Tag und bei Männern 20 g pro Tag). Diese Grenzwerte berücksichtigen jedoch nicht, dass bei Frauen die Werte wahrscheinlich für die prä- und postmenopausale Phase unterschiedlich spezifiziert werden müssten. Gleichzeitig wird jedoch geschätzt, dass fast 20 % der Männer und 15 % der Frauen in Deutschland einen gesundheitsschädigenden Alkoholkonsum haben (Kindler-Röhrborn 2020).

13.4 Therapie

Trotz der bekannten Unterschiede in den Entstehungsmechanismen, der Inzidenz an Sterblichkeit der meisten Krebsform werden Studien zur Therapie häufig immer noch ohne gezielte geschlechtsspezifische Analysen durchgeführt. Präklinische und tierexperimentelle Studien finden überwiegend an männlichen Zelllinien und Tieren statt. Und dies, obwohl zahlreiche vorhandene Daten auf Geschlechterunterschiede im Ansprechen auf die Therapie und den Nebenwirkungen der Therapie hinweisen (Özdemir et al. 2018; Wagner et al. 2019).

Häufig haben Krebstherapeutika stärkere Nebenwirkungen bei Frauen, vor allem die Verminderung der weißen und roten Blutkörperchen und Blutplättchen, Entzündungen der Mund- und Darmschleimhaut, Übelkeit, Erbrechen und Haarausfall. Frauen scheinen stärker auf die Toxizität verschiedener Arzneimittel zu reagieren (Unger et al. 2022; Nicolson et al. 2010; Soldin et al. 2011). Die Befunde stimmen überein bei der Therapie von Darmkrebs, kleinzelligem und nicht-kleinzelligem Lungenkrebs, Hodgkin-Lymphomen, Glioblastom, Ewing-Sarkom und Osteosarkom (Chua et al. 2011; Singh et al. 2005; Wakelee et al. 2006; Klimm et al. 2005; Lombardi et al. 2015; van den Berg et al. 2015; Ferrari et al. 2009).

Auch im Kindesalter fanden sich bei der Therapie der akuten lymphoblastischen Leukämie höhere Toxizitätsraten bei Mädchen im Vergleich zur Jungen (Meeske et al. 2015). Frauen reagieren auch stärker auf die späte Kardiotoxizität von Anthrazyklinen, einem wichtigen Bestandteil von vielen Chemotherapien bei hämatologischen Erkrankungen (Lipshultz et al. 1995).

Die oben beschriebenen Unterschiede im Auftreten von unerwünschten Nebenwirkungen sind nicht überraschend: Das Geschlecht ist einer von mehreren Faktoren, einschließlich Leber- und Nierenfunktion, Komorbiditäten, genetischen Veränderungen, die die Wirkung und Nebenwirkung von Arzneimitteln beeinflussen. Zudem kommt Geschlechtsunterschieden in Anatomie, Pharmakokinetik und Pharmakodynamik eine entscheidende Bedeutung zu. Frauen haben einen etwa 10 % höheren Körperfettgehalt, ein größeres Plasmavolumen und eine längere gastrointestinale Transitzeit als Männer. Diese Faktoren führen zu maßgeblichen Unterschieden in Pharmakokinetik, insbesondere bei der Verteilung der Arzneimittel sowie beim Einsetzen ihrer Wirkung.

Männer haben eine höhere Kapazität, verschiedene Tumortherapeutika auszuscheiden, u. a. Paclitaxel (Joerger et al. 2006), Fluorouracil (Gusella et al. 2006), Doxorubicin (Dobbs et al. 1995), Imatinib (Gotta et al. 2014), Sunitinib (Houk et al. 2009), Bevacizumab (Lu et al. 2008) und Rituximab (Pfreundschuh et al. 2014). Folglich finden sich bei Frauen höhere Plasmaspiegel für diese Substanzen (Schrijvers 2003), was das häufigere Auftreten von Nebenwirkungen erklärt.

Hinzu kommen genetische Polymorphismen im Cytochrom P450-System, die ebenfalls zu Geschlechterunterschieden im Arzneimittelmetabolismus und damit in der Arzneimittelwirkung beitragen und anscheinend bei einigen Tumortherapeutika eine Rolle spielen (Maliepaard et al. 2013) (Abschn. 2.2 Pharmakotherapie). Die Aktivität vieler Enzyme, die in den Arzneimittelmetabolismus involviert sind, wird wahrscheinlich auch durch Sexualhormone wie Östradiol und Testosteron mitbestimmt.

Der Mangel an systematischen geschlechtsspezifischen Studien zur Wirksamkeit der Chemotherapie ist sowohl für die Männer als auch für Frauen ungünstig. Bei einer Reihe von Tumoren wurde ein besseres Ansprechen auf die Therapie und ein besseres Überleben der Frauen festgestellt (Elsaleh et al. 2000; Klimm et al. 2005; Wheatley-Price et al. 2010). Tatsächlich wird bei fast allen Krebstherapien ein positiver Zusammenhang zwischen dem Auftreten von Nebenwirkungen und dem Ansprechen beobachtet. Das könnte auf die relativ zu hohe Dosierung der Medikamente bei Frauen zurückzuführen sein, die durch die fehlende Berücksichtigung der geschlechtsspezifischen Pharmakokinetik zustande komme.

Auch in der relativ neuen Immuntherapie, d. h. der Therapie mit Immuncheckpoint-Inhibitoren, haben sich bereits erste Geschlechterunterschiede gezeigt (Ye et al. 2020). Bei einigen

Krebsformen scheinen die Frauen auf eine alleinige Immuntherapie schlechter anzusprechen als die Männer, auf eine kombinierte Immuno- und Chemotherapie aber relativ gut. Bei dem Plattenepithelkarzinom der Lunge gibt es im Ansprechen auf Immuntherapie in Kombination mit Chemotherapie erhebliche Geschlechterunterschiede (Liang et al. 2022). Da Geschlecht eine ganz wesentliche Rolle in der Konfiguration des Immunsystems spielt, sind diese Befunde nicht überraschend.

Auf der anderen Seite könnte die niedrigere Toxizität bei Männern auf eine relative Unterdosierung hinweisen (Radkiewicz et al. 2017). Bei Chemotherapien geht man davon aus, dass eine niedrigere Dosisintensität mit einem schlechteren Überleben (Reduktion um ca. 10–20 %) einhergeht, sodass ein solcher Mechanismus das schlechtere Ansprechen der Männer auf die Therapie erklären könnte. Daher ist es wichtig, Dosierungen für Männer und für Frauen zu optimieren.

Dennoch werden die empfohlenen Dosierungen in Phase 1- und 2-Studien häufig an überwiegend männlichen Probanden erarbeitet (Lyman 2009) und auch bei Phase 3-Studien ist die Einschlussrate von Frauen ungenügend. Hinzukommt, dass die Studienendpunkte (wie Überleben, Ansprechen Toxizität) nicht systematisch nach Geschlecht berichtet werden, sodass oft nicht klar ist, mit welcher Wirkung und welchem Nebenwirkungsprofil bei Frauen zu rechnen ist.

Zudem ist seit Jahrzehnten bekannt, dass die Dosierung der Chemotherapeutika nach der Körperoberfläche (mg/m^2) errechnet aus dem Körpergewicht und der Körpergröße eine sehr ungenaue Methode ist und die geschlechts- und altersabhängigen Unterschiede im Medikamentenmetabolismus und in der Körperzusammensetzung nicht berücksichtigt.

Während in der klinischen Praxis Dosisreduktionen ab einem gewissen Schweregrad der Nebenwirkungen unter Berücksichtigung des Behandlungsziels routinemäßig durchgeführt werden, wird eine Dosiserhöhung bei Patienten, die keine Nebenwirkungen und/oder kein Ansprechen aufweisen, fast nie berücksichtigt. Daher werden Patienten, die mit einer unangemessen niedrigen Dosis behandelt werden, obwohl sie von erhöhten Dosen profitieren könnten, nicht erkannt.

Neue, präzisere Methoden für die Medikamentendosierung in der Onkologie sind dringend nötig (Özdemir et al. 2022). Eine vielversprechende neue Strategie könnte die Chemotherapiedosierung nach der Körperzusammensetzung, insbesondere nach der fettfreien Muskelmasse, darstellen. Mehrere Analysen haben für verschiedene Krebsarten und Therapieformen gezeigt, dass eine kleine Muskelmasse mit höherem Risiko für Nebenwirkungen vergesellschaftet ist (Vrieling et al. 2018).

Da die Körperzusammensetzung geschlechtsabhängig ist, macht die fettfreie Muskelmasse bei Frauen ca. 65 % und bei Männern 80 % des Körpergewichts aus. Zudem nimmt die fettfreie Muskelmasse mit dem Alter ab. Während in der aktuellen Praxis ein Mann und eine Frau bei identischer Körpergröße und Körpergewicht dieselbe Chemotherapiedosis verabreicht bekommen, wäre bei der Dosierung nach der fettfreien Muskelmasse die Dosis der Frau entsprechend geringer. Die Körperzusammensetzung lässt sich aus einem Computertomografie-Aufnahme auf Höhe des 3. Lendenwirbels mithilfe von Computerprogrammen errechnen.

Zusätzlich zeigen neuere Analysen von Krebsregistern, dass Unterschiede in der Zuteilung und/oder Akzeptanz von Krebstherapien bestehen. Beispielsweise erhalten in den Niederlanden Frauen mit fortgeschrittenem Magenkrebs oder Pankreaskrebs weniger häufig Chemotherapien (Dijksterhuis et al. 2021). Während das höhere Alter der Frauen beim Pankreaskarzinom dies erklärt, ist es beim Magenkrebs unklar, ob Krankheitscharakteristika oder Patientenfaktoren (Alter, andere Krankheiten, oder Patientenwunsch) dafür verantwortlich sind. Auch bei operativen Eingriffen beim Harnblasenkarzinom scheinen diese weniger häufig bei Frauen durchgeführt zu werden, möglicherweise wegen des fortgeschritteneren Tumorstadiums bei Frauen bei Diagnosestellung (Richters et al. 2022).

Zusammengefasst könnten sowohl Männer als auch Frauen von der Entwicklung geschlechtsspezifischer Behandlungsstrategien profitieren.

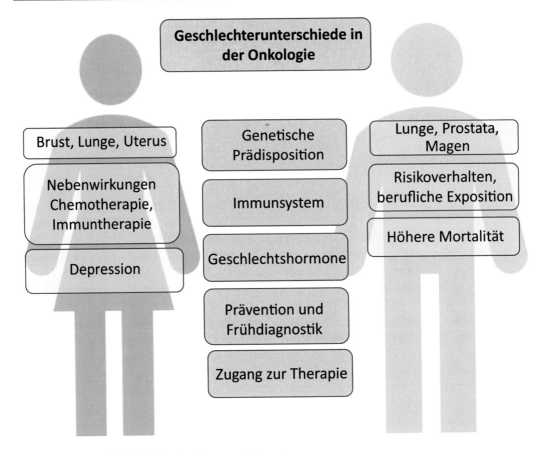

Geschlechterunterschiede in der Onkologie

Brust, Lunge, Uterus

Nebenwirkungen Chemotherapie, Immuntherapie

Depression

Genetische Prädisposition

Immunsystem

Geschlechtshormone

Prävention und Frühdiagnostik

Zugang zur Therapie

Lunge, Prostata, Magen

Risikoverhalten, berufliche Exposition

Höhere Mortalität

Abb. 13.3 Unterschiede in Krebserkrankungen und -therapie

Das Geschlecht eines Patienten ist ein frei verfügbarer und bekannter Einflussfaktor für das Ansprechen und die Nebenwirkung der Behandlung, das in Zukunft hoffentlich mehr für die Therapieentscheide berücksichtigt werden wird.

Die wichtigsten Geschlechterunterschiede (GU) in der Onkologie sind in Abb. 13.3 zusammengefasst.

Fazit

- Die meisten Krebsarten sind bei Männern häufiger als bei Frauen.
- Ursachen dafür können im Lebensstil liegen, in der stärkeren beruflichen Exposition bei Männern oder auch in biologischen Ursachen wie der Mutation von Tumorsuppressorgenen.
- Häufig haben Krebstherapeutika stärkere Nebenwirkungen bei Frauen als bei Männern, vor allem Schleimhautentzündungen, Übelkeit, Erbrechen und Haarausfall.
- Das Ansprechen auf die Chemo- und Immuntherapie unterscheidet sich bei Frauen und Männern.

Literatur

Chua, W., P. S. Kho, M. M. Moore, K. A. Charles, and S. J. Clarke. 2011. 'Clinical, laboratory and molecular factors predicting chemotherapy efficacy and toxicity in colorectal cancer', Crit Rev Oncol Hematol, 79: 224–50.

Dijksterhuis, W. P. M., M. C. Kalff, A. D. Wagner, R. H. A. Verhoeven, Vepp Lemmens, M. G. H. van Oijen, S. S. Gisbertz, M. I. van Berge Henegouwen, and H. W. M. van Laarhoven. 2021. 'Gender Differences in Treatment Allocation and Survival of Advanced Gastroesophageal Cancer: A Population-Based Study', J Natl Cancer Inst, 113: 1551–60.

Dobbs, N. A., C. J. Twelves, H. Gillies, C. A. James, P. G. Harper, and R. D. Rubens. 1995. 'Gender affects doxorubicin pharmacokinetics in patients with normal liver biochemistry', *Cancer Chemother Pharmacol*, 36: 473–6.

Elsaleh, H., D. Joseph, F. Grieu, N. Zeps, N. Spry, and B. Iacopetta. 2000. 'Association of tumour site and sex with survival benefit from adjuvant chemotherapy in colorectal cancer', *Lancet*, 355: 1745–50.

Ferrari, S., E. Palmerini, E. Staals, M. E. Abate, A. Longhi, M. Cesari, A. Balladelli, L. Pratelli, and G. Bacci. 2009. 'Sex- and age-related chemotherapy toxicity in patients with non-metastatic osteosarcoma', *J Chemother*, 21: 205–10.

Gotta, V., S. Bouchet, N. Widmer, P. Schuld, L. A. Decosterd, T. Buclin, F. X. Mahon, C. Csajka, and M. Molimard. 2014. 'Large-scale imatinib dose-concentration-effect study in CML patients under routine care conditions', *Leuk Res*, 38: 764–72.

Gusella, M., G. Crepaldi, C. Barile, A. Bononi, D. Menon, S. Toso, D. Scapoli, L. Stievano, E. Ferrazzi, F. Grigoletto, M. Ferrari, and R. Padrini. 2006. 'Pharmacokinetic and demographic markers of 5-fluorouracil toxicity in 181 patients on adjuvant therapy for colorectal cancer', *Ann Oncol*, 17: 1656–60.

Houk, B. E., C. L. Bello, D. Kang, and M. Amantea. 2009. 'A population pharmacokinetic meta-analysis of sunitinib malate (SU11248) and its primary metabolite (SU12662) in healthy volunteers and oncology patients', *Clin Cancer Res*, 15: 2497–506.

Joerger, M., A. D. Huitema, D. H. van den Bongard, J. H. Schellens, and J. H. Beijnen. 2006. 'Quantitative effect of gender, age, liver function, and body size on the population pharmacokinetics of Paclitaxel in patients with solid tumors', *Clin Cancer Res*, 12: 2150–7.

Kindler-Röhrborn, Andrea. 2020. 'Krebsrisiko: Bei Frauen und Männern unterschiedlich ausgeprägt', *Dtsch Arztebl* 117.

Klimm, B., T. Reineke, H. Haverkamp, K. Behringer, H. T. Eich, A. Josting, B. Pfistner, V. Diehl, A. Engert, and Group German Hodgkin Study. 2005. 'Role of hematotoxicity and sex in patients with Hodgkin's lymphoma: an analysis from the German Hodgkin Study Group', *J Clin Oncol*, 23: 8003–11.

Liang, J., J. Hong, X. Tang, X. Qiu, K. Zhu, L. Zhou, and D. Guo. 2022. 'Sex difference in response to non-small cell lung cancer immunotherapy: an updated meta-analysis', *Ann Med*, 54: 2606–16.

Lipshultz, S. E., S. R. Lipsitz, S. M. Mone, A. M. Goorin, S. E. Sallan, S. P. Sanders, E. J. Orav, R. D. Gelber, and S. D. Colan. 1995. 'Female sex and higher drug dose as risk factors for late cardiotoxic effects of doxorubicin therapy for childhood cancer', *N Engl J Med*, 332: 1738–43.

Lombardi, G., E. Rumiato, R. Bertorelle, D. Saggioro, P. Farina, A. Della Puppa, F. Zustovich, F. Berti, V. Sacchetto, R. Marcato, A. Amadori, and V. Zagonel. 2015. 'Clinical and Genetic Factors Associated With Severe Hematological Toxicity in Glioblastoma Patients During Radiation Plus Temozolomide Treatment: A Prospective Study', *Am J Clin Oncol*, 38: 514–9.

Lu, J. F., R. Bruno, S. Eppler, W. Novotny, B. Lum, and J. Gaudreault. 2008. 'Clinical pharmacokinetics of bevacizumab in patients with solid tumors', *Cancer Chemother Pharmacol*, 62: 779–86.

Lyman, G. H. 2009. 'Impact of chemotherapy dose intensity on cancer patient outcomes', *J Natl Compr Canc Netw*, 7: 99–108.

Lyratzopoulos, G., G. A. Abel, S. McPhail, R. D. Neal, and G. P. Rubin. 2013. 'Gender inequalities in the promptness of diagnosis of bladder and renal cancer after symptomatic presentation: evidence from secondary analysis of an English primary care audit survey', *BMJ Open*, 3.

Maliepaard, M., C. Nofziger, M. Papaluca, I. Zineh, Y. Uyama, K. Prasad, C. Grimstein, M. Pacanowski, F. Ehmann, S. Dossena, and M. Paulmichl. 2013. 'Pharmacogenetics in the evaluation of new drugs: a multiregional regulatory perspective', *Nat Rev Drug Discov*, 12: 103–15.

Meeske, K. A., L. Ji, D. R. Freyer, P. Gaynon, K. Ruccione, A. Butturini, V. I. Avramis, S. Siegel, Y. Matloub, N. L. Seibel, and R. Sposto. 2015. 'Comparative Toxicity by Sex Among Children Treated for Acute Lymphoblastic Leukemia: A Report From the Children's Oncology Group', *Pediatr Blood Cancer*, 62: 2140–9.

Nicolson, T. J., H. R. Mellor, and R. R. Roberts. 2010. 'Gender differences in drug toxicity', *Trends Pharmacol Sci*, 31: 108–14.

Özdemir, B. C., C. Csajka, G. P. Dotto, and A. D. Wagner. 2018. 'Sex Differences in Efficacy and Toxicity of Systemic Treatments: An Undervalued Issue in the Era of Precision Oncology', *J Clin Oncol*, 36: 2680–83.

Özdemir, B. C., C. L. Gerard, and C. Espinosa da Silva. 2022. 'Sex and Gender Differences in Anticancer Treatment Toxicity: A Call for Revisiting Drug Dosing in Oncology', *Endocrinology*, 163.

Pfreundschuh, M., V. Poeschel, S. Zeynalova, M. Hanel, G. Held, N. Schmitz, A. Viardot, M. H. Dreyling, M. Hallek, C. Mueller, M. H. Wiesen, M. Witzens-Harig, L. Truemper, U. Keller, T. Rixecker, C. Zwick, and N. Murawski. 2014. 'Optimization of rituximab for the treatment of diffuse large B-cell lymphoma (II): extended rituximab exposure time in the SMARTE-R-CHOP-14 trial of the german high-grade non-Hodgkin lymphoma study group', *J Clin Oncol*, 32: 4127–33.

Radkiewicz, C., A. L. V. Johansson, P. W. Dickman, M. Lambe, and G. Edgren. 2017. 'Sex differences in cancer risk and survival: A Swedish cohort study', *Eur J Cancer*, 84: 130–40.

Richters, A., A. M. Leliveld, C. A. Goossens-Laan, K. K. H. Aben, and B. C. Ozdemir. 2022. 'Sex differences in treatment patterns for non-advanced muscle-invasive bladder cancer: a descriptive analysis of 3484 patients of the Netherlands Cancer Registry', *World J Urol*, 40: 2275–81.

Schrijvers, D. 2003. 'Role of red blood cells in pharmacokinetics of chemotherapeutic agents', *Clin Pharmacokinet*, 42: 779–91.

Singh, S., W. Parulekar, N. Murray, R. Feld, W. K. Evans, D. Tu, and F. A. Shepherd. 2005. 'Influence of sex on toxicity and treatment outcome in small-cell lung cancer', *J Clin Oncol*, 23: 850–6.

Soldin, O. P., S. H. Chung, and D. R. Mattison. 2011. 'Sex differences in drug disposition', *J Biomed Biotechnol*, 2011: 187103.

Unger, J. M., R. Vaidya, K. S. Albain, M. LeBlanc, L. M. Minasian, C. C. Gotay, N. L. Henry, M. J. Fisch, S. M. Lee, C. D. Blanke, and D. L. Hershman. 2022. 'Sex Differences in Risk of Severe Adverse Events in Patients Receiving Immunotherapy, Targeted Therapy, or Chemotherapy in Cancer Clinical Trials', *J Clin Oncol*, 40: 1474–86.

van den Berg, H., M. Paulussen, G. Le Teuff, I. Judson, H. Gelderblom, U. Dirksen, B. Brennan, J. Whelan, R. L. Ladenstein, P. Marec-Berard, J. Kruseova, L. Hjorth, T. Kuhne, B. Brichard, K. Wheatley, A. Craft, H. Juergens, N. Gaspar, M. C. Le Deley, and Ewing Group Euro. 2015. 'Impact of gender on efficacy and acute toxicity of alkylating agent -based chemotherapy in Ewing sarcoma: secondary analysis of the Euro-Ewing99-R1 trial', *Eur J Cancer*, 51: 2453–64.

Vrieling, A., E. Kampman, N. C. Knijnenburg, P. F. Mulders, J. P. M. Sedelaar, V. E. Baracos, and L. A. Kie-meney. 2018. 'Body Composition in Relation to Clinical Outcomes in Renal Cell Cancer: A Systematic Review and Meta-analysis', *Eur Urol Focus*, 4: 420–34.

Wagner, A. D., S. Oertelt-Prigione, A. Adjei, T. Buclin, V. Cristina, C. Csajka, G. Coukos, U. Dafni, G. P. Dotto, J. Ducreux, J. Fellay, J. Haanen, A. Hocquelet, I. Klinge, V. Lemmens, A. Letsch, M. Mauer, M. Moehler, S. Peters, and B. C. Ozdemir. 2019. 'Gender medicine and oncology: report and consensus of an ESMO workshop', *Ann Oncol*, 30: 1914–24.

Wakelee, H. A., W. Wang, J. H. Schiller, C. J. Langer, A. B. Sandler, C. P. Belani, D. H. Johnson, and Group Eastern Cooperative Oncology. 2006. 'Survival differences by sex for patients with advanced non-small cell lung cancer on Eastern Cooperative Oncology Group trial 1594', *J Thorac Oncol*, 1: 441–6.

Wheatley-Price, P., F. Blackhall, S. M. Lee, C. Ma, L. Ashcroft, M. Jitlal, W. Qian, A. Hackshaw, R. Rudd, R. Booton, S. Danson, P. Lorigan, N. Thatcher, and F. A. Shepherd. 2010. 'The influence of sex and histology on outcomes in non-small-cell lung cancer: a pooled analysis of five randomized trials', *Ann Oncol*, 21: 2023–8.

Ye, Y., Y. Jing, L. Li, G. B. Mills, L. Diao, H. Liu, and L. Han. 2020. 'Sex-associated molecular differences for cancer immunotherapy', *Nat Commun*, 11: 1779.

Inhaltsverzeichnis

14.1   Einführung

Bisher wurden Geschlechterunterschiede in der Notfall- und Intensivmedizin relativ selten systematisch untersucht. In den letzten Jahren erschienen jedoch vermehrt Publikationen, die darauf hinwiesen, dass Frauen eine schlechtere Chance haben, bei einem Herzstillstand außerhalb des Krankenhauses von Laien reanimiert zu werden, und auch nach einer auf die Reanimation folgenden Aufnahme auf eine Intensivstation eine weniger aggressive Therapie erhalten. Andere Studien wiesen darauf hin, dass Frauen eine schlechtere Chance haben, bei schwereren Erkrankungen auf Intensivstationen aufgenommen

zu werden, und dass sie eine weniger intensive Behandlung erhalten. Die Inhomogenität bei intensivmedizinischen Krankheitsbildern, die zahlreichen individuellen Abstufungen in Krankheitsursachen, Schwergrad, Komorbiditäten und vorangegangenen Therapien machen die Interpretation der vorhandenen Daten extrem schwierig. Zudem machen Geschlechterunterschiede bezüglich der Patientenvorgabe für die Intensivität der Behandlungen und Entscheidungen am Lebensende die Interpretation der verfügbaren Daten noch komplexer.

Zu Geschlechterunterschieden bei typischen Krankheitsbildern wie Herzinfarkt oder Schlaganfall berichten wir in den entsprechenden Kapiteln. Bei den Infektionskrankheiten wurde seit längerem beobachtet, dass Männer schwerere Verläufe

---

Unter Mitarbeit von PD Dr. Giovanna Brandi, Institut für Intensivmedizin, Universitätsspital Zürich, Schweiz

© Der/die Autor(en), exklusiv lizenziert an Springer-Verlag GmbH, DE, ein Teil von Springer Nature 2023
V. Regitz-Zagrosek, *Gendermedizin in der klinischen Praxis*,
https://doi.org/10.1007/978-3-662-67090-3_14

und eine höhere Sterblichkeit haben, ohne dass dies pathophysiologisch korrekt aufgearbeitet wurde. Die jüngste COVID-Pandemie zeigte, dass Männer eine höhere Sterblichkeit bei COVID haben, sowohl insgesamt als auch spezifisch auf Intensivstationen, was Geschlechterunterschiede in der Intensivbehandlung ins Blickfeld rückte (Kap. 10 Infektionen).

14.2 Herzstillstand außerhalb des Krankenhauses

Herzstillstand außerhalb des Krankenhauses (*Out of Hospital Cardiac Arrest* OHCA) ist eine wichtige Todesursache in Europa. Die Häufigkeit liegt zwischen 17 und 53 pro 100.000 Personenjahren. Einige Studien haben sich mit Geschlechterunterschieden beschäftigt und überwiegend einen Trend zu selteneter Reanimation und schlechterem Überleben der Frauen gefunden. Dies konnte nicht definitiv bestätigt werden, meistens aufgrund der kleinen Kollektive und der ausgewählten Formen des Herzstillstandes.

Um hier Klarheit zu schaffen, wurde u. a. eine bevölkerungsbasierte Studie in den Niederlanden durchgeführt, in der alle notfallmäßig durch Notfallmediziner behandelten Patient:innen mit einem scheinbaren plötzlichen Todesfall außerhalb des Krankenhauses vom Januar 2006 bis Dezember 2012 eingeschlossen wurden (Blom et al. 2019). In dieser Gruppe wurden auch Überlebensanalysen durchgeführt. Es wurden insgesamt fast 6000 Fälle eingeschlossen, davon 28 % Frauen. Die Ergebnisse waren ernüchternd. Frauen mit Herzstillstand außerhalb des Krankenhauses hatten eine geringere Wahrscheinlichkeit, von Unbeteiligten reanimiert zu werden, selbst wenn das Ereignis von umgebenden Personen beobachtet wurde. Mittlerweile bestätigen weitere Studien, dass Frauen von unbeteiligten Zuschauern seltener und später behandelt wurden als Männer (Blewer et al. 2018).

Gründe dafür mögen zum einen sein, dass bei Frauen seltener mit einem Herzstillstand gerechnet wird, möglicherweise weil zu Grunde liegende strukturelle Herzerkrankung bei Frauen weniger oft bekannt sind als bei Männern. Des Weiteren leben Frauen öfter im Alter alleine oder im Pflegeheim, was dazu beiträgt, dass der Herzstillstand später entdeckt wird. Diskutiert, aber nicht definitiv belegt wurde auch die Scheu männlicher Ersthelfer, den weiblichen Körper zu berühren.

Frauen, die reanimiert worden waren, hatten bei Eintreffen des Notfallpersonals nur halb so oft wie Männer einen defibrillierbaren Rhythmus (*Shockable Initial rythm*, SIR), was ein positives Signal wäre. Die Persistenz eines defibrillierbaren Rhythmus ist aber eine Frage der Zeit. Wenn Patient:innen mit OHCA unbehandelt bleiben, degeneriert ein primär noch defibrillierbarer Rhythmus wie Kammerflattern oder ventrikuläre Tachykardie in eine Asystolie mit wesentlich ungünstigerer Prognose.

Allerdings könnten auch biologische Faktoren zum häufigeren Vorliegen von Astystolien bei Frauen eine Rolle spielen: Frauen haben eine längere Repolarisationszeit als Männer und dies könnte dazu führen, dass Herzrhythmusstörungen schneller in Kammerflimmern und Asystolie degenerieren, d. h. dass initiale SIRs schneller in Asystolie übergehen. Zog man für die Bestimmung der Überlebensrate nach OHCA nur Patient:innen mit initial SIR in Betracht, zeigte sich eine bessere Überlebensrate bei den Frauen.

Darüber hinaus gibt es noch Überlebensunterschiede zu Ungunsten der Frauen, die während der Krankenhausbehandlung entstehen, in der Zeit zwischen Erstbehandlung und Eintreffen im Krankenhaus und auch in den ersten 30 Tagen des Krankenhausaufenthaltes. Frauen erhalten weniger Revaskularisationen, Operationen oder Koronarinterventionen als Männer. Erhalten sie diese, so ist das Überleben vergleichbar wie bei Männern.

Tatsächlich sind sicher weitere Studien nötig, um Unterschiede zwischen Frauen und Männern beim Überleben eines Herzstillstandes zu verstehen, aber unabhängig davon ist Aufklärung in der Bevölkerung und in Pflege- und Altenheimen nötig, um die Revaskularisationssituation der Frauen zu verbessern.

14.3 Zugang zur Behandlung und Behandlungsintensität auf Intensivstationen

Hier ist die Datenlage äußerst strittig. Mehrere große und methodisch sehr sorgfältig durchgeführte Studien aus der ganzen Welt, inklusive Deutschland und der Schweiz, weisen darauf hin, dass Frauen nach Adjustierung für zahlreiche Co-Variablen schwerer krank sein müssen als Männer, um auf Intensivstation aufgenommen zu werden; des Weiteren, dass sie auf der Intensivstation weniger intensiv behandelt werden als Männer und dass sie – ebenfalls nach Adjustierung für Krankheitsschwere, Begleiterkrankungen und Alter – eine höhere Sterblichkeit haben (Todorov et al. 2021). Insgesamt beweisen die vorliegenden Arbeiten die Unterschiede nicht. Sie weisen aber sehr deutlich darauf hin, dass möglicherweise Ungleichheiten vorliegen und dass gut gemachte prospektive Studien fehlen und dringend geplant werden müssen.

Eine 2007 publizierte große Untersuchung an fast 500.000 Patient:innen in Ontario, davon 25.000 auf Intensivstationen, die zwischen 2001 und 2002 durchgeführt wurde, zeigte, dass Frauen einen schlechteren Zugang zur Intensivstation hatten, dass sie weniger lebenserhaltende Behandlung erhielten und eine höhere Sterblichkeit hatten als Männer. Die Autoren diskutieren als mögliche Ursachen Unterschiede in der Krankheitsmanifestation, aber auch in den Entscheidungsstrukturen und noch unbekannte Gründe (Fowler et al. 2007). Die nachfolgende schwedische Kohortenstudie bestätigte, dass Männer eine höhere Wahrscheinlichkeit für Beatmung und intensive kardiovaskuläre Therapie hatten als Frauen, wenn sie erst einmal auf der Intensivstation lagen (Zettersten et al. 2021).

Um die vorhandene Literatur zu geschlechtsspezifischen Unterschieden bei der Behandlung von erwachsenen Intensivpatienten zu bewerten und zusammenzufassen, untersuchten australische Autoren 21 große Studien mit 545.538 Teilnehmern (42,7 % Frauen), die explizit den Zusammenhang zwischen Geschlecht und Intensivbehandlung analysierten, in Bezug auf mechanische Beatmung, Nierenersatztherapie

und Aufenthaltsdauer. Die Ergebnisse wurden für bekannte Risikofaktoren – Alter und Begleiterkrankungen – adjustiert. Sie ermittelten, dass bei Frauen die Wahrscheinlichkeit, mechanische Beatmung oder Nierenersatztherapie zu erhalten, geringer war als bei Männern. Frauen hatten eine kürzere Aufenthaltsdauer auf der Intensivstation als Männer. Gleichzeitig beschreiben sie eine erhebliche Heterogenität in der Literatur. Allerdings weisen sie auch darauf hin, dass ihre Befunde in Sensitivitätsanalysen persistierten, was für deren Robustheit spricht (Modra et al. 2022).

Eine deutsche retrospektive Kohortenstudie am Universitätsklinikum Regensburg an 26.000 Patient:innen von 2010–2017, davon 2/3 Männer, bestätigte, dass Männer häufiger eine intensivere Therapie erhielten als Frauen. Allerdings fand sie keine Unterschiede in der Sterblichkeit zwischen Männern und Frauen (Blecha et al. 2021).

Eine der größten relevanten Studien in Europa wurde kürzlich in der Schweiz durchgeführt (Todorov et al. 2021). Hier wurden für den Zeitraum Januar 2012 bis Dezember 2016 fast 500.000 Patient:innen analysiert, die entweder auf Intensivstation (17,3 %) oder auf Allgemeinstationen (83 %) aufgenommen wurden, und zwar mit den Diagnosen Lungenembolie, Herzinsuffizienz, Rhythmusstörungen, akutes Koronarsyndrom inklusive Herzstillstand und Schlaganfall. Mit jeder einzelnen dieser Erkrankungen und in allen Altersgruppen wurden die Frauen seltener auf Intensivstation, aber häufiger auf Allgemeinstationen aufgenommen als Männer.

Ein Score für den Schweregrad der Erkrankung (*simplified acute physiology score* SAPS2) war bei den aufgenommenen Frauen höher als bei Männern. Invasive Behandlungen, wie i. v.-Therapie mit vasoaktiven Substanzen, Nierentransplantationen, perkutane Koronardilatationen und Bypass-Operationen wurden häufiger bei Männern als bei Frauen durchgeführt. Frauen unter 65 Jahren starben während der Intensivbehandlung häufiger als die Männer. Bei beiden Geschlechtern war ein höherer SAPS2 mit einer höheren Mortalität verbunden, aber die Korrelation war bei den Frauen deutlicher als bei den Männern. Ältere Frauen wurden am seltensten auf Intensivstation behandelt. Allerdings hatten ältere Frauen häufiger eine Patientenverfügung, in der sie die anwendbaren Therapien limitierten (Abb. 14.1).

Insgesamt zeigen die Daten ziemlich klar, dass die Frauen in dieser Studie schwerer krank sein mussten als die Männer, damit sie auf der Intensivstation aufgenommen wurden und dort eine vergleichbar gute Behandlung bekamen. Da es sich bei allen vorliegenden Untersuchungen um retrospektive Kohortenanalysen handelt, die immer methodisch anfällig sind, sind dringend gut geplante prospektiven Studien nötig, damit zu diesem Thema Klarheit geschaffen wird.

Eine schwedische Studie 2015, die auf das schwedische Intensiv-Register zugriff und die Aufnahmen von 2008–2012 und insgesamt 127.254 Patient:innen untersucht hatte, vor allem mit den häufigsten intensivmedizinischen Krankheitsbildern, wie Sepsis, multiple Traumata, chronisch obstruktive Atemwegserkrankungen, akutes Atemnotsyndrom, Pneumonie und Herzstillstand, fand keinen Geschlechterunterschied in der Mortalität, zeigte aber, dass Männer mehr Ressourcen auf der Intensivstation verbrauchten als Frauen (Samuelsson et al. 2015). Eine schwedische Studie von 2020 weist darauf hin, dass

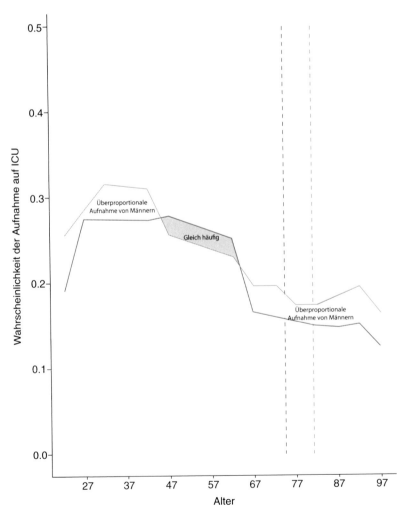

Abb. 14.1 Wahrscheinlichkeit für eine Aufnahme auf der Intensivstation bei Frauen (rot) und bei Männern (blau) sowie mittleres Alter bei Aufnahme (senkrechte Linie, Frauen grün, Männer schwarz). (Todorov et al. 2021)

Frauen, wenn sie erst einmal auf der Intensivstation aufgenommen waren, öfter entlassen wurden und ein besseres Überleben hatten als Männer (Zettersten et al. 2020).

Fasst man die Daten zusammen, so scheint es, dass in der Intensivmedizin wie in der Kardiologie die Frauen biologische Überlebensvorteile haben, dass sie aber durch Management und andere genderbezogene Faktoren ihren Überlebensvorteil verlieren.

14.4 Intensivmedizinische Krankheitsbilder

Typische und häufig untersucht Krankheitsbilder in der Intensivtherapie sind multiple Traumata, darunter auch Schädel-Hirn-Traumata, chronisch obstruktive Lungenerkrankung, akutes Atemnotsyndrom (ARDS), Pneumonien, plötzlicher Herztod (Samuelsson et al. 2015), Lungenembolie, Herzinsuffizienz, Rhythmusstörungen, akutes Koronarsyndrom inklusive Herzstillstand und Schlaganfall (Todorov et al. 2021). Die kardiovaskulären Krankheitsbilder diskutieren wir im Kap. 4 Herz-Kreislauf-Erkrankungen.

14.4.1 Schädel-Hirn-Trauma

Schädel-Hirn-Traumata (SHT) treffen im Alter unter 65 Jahren häufiger Männer als Frauen, die Inzidenz liegt bei ca. 200/100.000 pro Jahr bei Frauen aber bei ca. 400/100.000 pro Jahr bei Männern. Im Alter über 75 Jahren gibt es keinen Unterschied mehr (Nguyen et al. 2016). Ursachen bei Männern sind eher Sport-, Auto-, Berufsunfälle, bei Frauen häufig auch häusliche Gewalt. Die Todesrate ist höher bei Männern.

In Tiermodellen wurde ein protektiver Einfluss weiblicher Geschlechtshormone nachgewiesen. Dabei muss man festhalten, dass mehr als 75 % der Studien nur an männlichen Tieren durchgeführt wurden und dass die Studien die

klinische Realität an Menschen nicht gut reflektieren (Spani et al. 2018). Zwei randomisierte Studien über die Gabe von Progesteron bei Patienten mit schwerem oder mittelschwerem bis schwerem SHT mit je mehr als 1000 Patienten zeigte keinen positiven Effekt (Wright et al. 2014). Allerdings wurden beide Studien kritisiert, weil das Outcome nur 6 Monate nach SHT evaluiert wurde und somit ein möglicher späterer Effekt nicht ausgeschlossen werden konnte; außerdem wurde die Heterogenität des eingeschlossenen Patientenkollektivs diskutiert (Alter, Geschlecht, Schwergrad des SHT).

Die Behandlung scheint bei Männern intensiver zu sein, sie werden häufiger in Traumazentren transferiert und erhalten häufiger Operationen wegen erhöhten Hirndrucks (Marcolini et al. 2019; Hosomi et al. 2021). Dennoch haben Frauen eine bessere Überlebenschance als Männer (Farkas et al. 2022). Allerdings wird die gesundheitsbezogene Lebensqualität durch Schädel-Hirn-Traumata bei Frauen stärker reduziert als bei Männern (Rauen et al. 2021). Frauen brauchen eine intensivere neuropsychiatrische Diagnostik und möglicherweise spezifische Therapie nach SHT, um ihre Lebensqualität wieder zu gewinnen.

14.4.2 Akutes Atemnotsyndrom

Das akute Atemnotsyndrom (*Acute Respiratorische Distress Syndrome* ARDS) ist für etwa 10 % der intensivmedizinmedizinischen Fälle verantwortlich und hat eine Mortalität von 30–40 %. In der Pathophysiologie spielt eine akute immunologische Reaktion an der Alveolenmembran eine zentrale Rolle. Die Therapie besteht vor allem in einer lungenprotektiven Ventilation mit niedrigen Atemzugvolumen und niedrigen Beatmungsdrücken. Allerdings werden auf den Intensivstationen die Beatmungseinstellungen weniger protektiv für Frauen als für Männer eingesetzt (McNicholas et al. 2019). Für die Berechnung der Atemzugvolumen ist die Patientengröße nötig. Allerdings wird diese oft überschätzt. Da Frauen üblicherweise kleiner als Männer sind, wird die Überschätzung der Körpergröße zu falsch hohen Atemzugvolumen und somit weniger lungenprotektiver Beatmung für Frauen führen.

Des Weiteren sollte bei der Berechnung der Atemzugvolumen das ideale (*ideal body weight*) und nicht das aktuelle Körpergewicht verwendet werden. Da Frauen einen höheren Body-Mass-Index als Männer haben, werden die Atemvolumen mit der Benutzung des aktuellen Körpergewichtes bei Frauen zu hoch eingestellt und somit werden Frauen weniger häufig eine lungenprotektive Beatmung erhalten. Unabhängig davon haben Frauen insgesamt eine geringere Wahrscheinlichkeit, mechanische Beatmung zu erhalten. Bei schwerem akutem Atemnotsyndrom ist das weibliche Geschlecht unabhängig assoziiert mit höher Mortalität (McNicholas et al. 2019).

14.4.3 Pneumonien

Die meisten ambulant erworbenen Pneumonien (häufig wird der Anglizismus *community acquired pneumonia* CAP verwendet) betreffen die Männer schwerer als die Frauen. Dies gilt auch für die Krankheitsbilder, die intensivmedizinisch behandelt werden müssen. CAP, die zur Hospitalisierung auf Intensivstation führen, haben eine höhere Sterblichkeit bei Männern als bei Frauen.

Geschlechtsspezifische Unterschiede bei der CAP-Inzidenz wurden in fast allen epidemiologischen Studien gefunden, die ihre Daten nach Geschlecht aufgeschlüsselt haben (Corica et al. 2022). In allen Studien war die Inzidenz der CAP bei Männern höher und nahm mit dem Alter bei beiden Geschlechtern zu. Geschlechtsunterschiede in der Klinik und

im Verlauf wurden in einer altersstratifizierten Analyse bestätigt und waren am stärksten bei älteren Patienten (≥ 65 Jahre) vorhanden (Corica et al. 2022).

Längst nicht alle Scores für Risikoabschätzungen beziehen das Geschlecht ein, obwohl bekannt ist, dass das Geschlecht die Prognose beeinflusst. Die in der klinischen Praxis am häufigsten verwendeten Score sind Pneumonia Severity Index (PSI) und CURB-65 (Corica et al. 2022). Der PSI sagt Morbidität und Mortalität voraus. Geschlecht ist im PSI eine der Variablen, Frauen werden 10 Risikopunkte weniger als Männern zugeschrieben; unabhängig vom Alter und anderen Begleiterkrankungen. Da jedes Jahr ebenfalls einen Punkt ergibt, liegt somit das Risiko einer Frau auf dem Niveau eines 10 Jahre jüngeren Mannes. Das ist im Einklang mit der klinischen Realität.

In konkurrierenden, ebenfalls häufig verwendeten Scores wird das Geschlecht jedoch nicht eingeschlossen. Untersuchungen, wie sie kürzlich beim GRACE2-Score, der das Überleben nach Klinikaufnahme beim akuten Koronarsyndrom vorhersagt (Kap. 4), durchgeführt worden sind und die gezeigt haben, dass die Verwendung geschlechtsspezifischer Variablen und Algorithmen den Vorhersagewert verbessert, fehlen an dieser Stelle (Wenzl* et al. 2022). Genderbezogene Variablen wurden in den pneumologischen Scores noch an keiner Stelle eingeschlossen, obwohl anzunehmen ist, dass Variablen wie Gesundheitswissen oder die ökonomische Situation das Gesundheitsverhalten und den Verlauf nach Entlassung von der Intensivstation beeinflussen.

Männer sind nicht nur häufiger von CAP betroffen, sie haben bei der CAP auch in der überwältigen Mehrzahl der Studien die höhere Sterblichkeit. Das höhere Sterberisiko bei Männern kann nicht auf Unterschiede in Komorbiditäten,

Krankheitsschwere und andere klinische Risikofaktoren zurückgeführt werden, wurde aber durch
die Höhe der inflammatorischen Biomarker
(TNF, IL-6, IL-10, D-Dimer, Antithrombin III
und Faktor IX) erklärt. Das heißt, dass die
immunologischen Unterschiede die Ursachen für
die schlechteren Ergebnisse bei den Männern
sind (Corica et al. 2022).

Gleichzeitig haben mehrere Studien darauf
hingewiesen, dass es Behandlungsunterschiede
zwischen Männern und Frauen gibt. Frauen leiden anscheinend subjektiv weniger unter der
CAP beziehungsweise ihr Krankheitszustand
wird von der Umgebung oder den Behandler:in-
nen als weniger schwer eingeschätzt und sie erhalten möglicherweise deswegen später eine
antibiotische Behandlung, auch bei Sepsis oder
septischem Schock (Corica et al. 2022; Sunden-
Cullberg et al. 2020).

Postoperative Pneumonie (POP) ist auch eine
schwerwiegende   Komplikation   nach
Hüftfraktur-Operation bei älteren Menschen. In
einer groß angelegten Studie wurden prä- und
perioperative Faktoren im Zusammenhang mit
der Entwicklung von postoperativen Pneumonien nach Hüftfraktur-OP untersucht, basierend
auf der Cochrane-Bibliothek, sowie den Pub-
Med- und Embase-Datenbanken für relevante
Artikel, die bis Juni 2021 erschienen sind. Insgesamt wurden 24 Studien (288.819 Teilnehmer) eingeschlossen. Die Gesamtprävalenz
von postoperativen Pneumonien nach Hüftfraktur-Operationen betrug 5,0 %. Älteres Alter,
männliches Geschlecht, chronische Atemwegserkrankungen, verzögerte Operationen und
niedrige Serumalbuminwerte waren signifikante
Risikofaktoren. Ärzte, die Patienten mit Hüft-
fraktur behandeln, müssen sich dieser Risiken
bewusst sein.

14.4.4 Sepsis und septischer Schock

Sepsis ist ein häufiges klinisches Syndrom, das
durch eine lebensbedrohliche Organfunktions-
störung gekennzeichnet ist, die durch eine gestörte Immunantwort auf eine Infektion verursacht wird. Sepsis trägt zu 30–50 % der Todesfälle im Krankenhaus bei. Zu den wenigen
Maßnahmen, die mit einem verbesserten Überleben verbunden sind, gehören geringer Zeitver-
lust bis zur ersten Antibiotikagabe und das strikte
Umsetzen der in den Leitlinien 2022 definierten
ersten Maßnahmen zum Management bei Sepsis
(Evans et al. 2021). In einer in Schweden durchgeführten Kohortenstudie über 2720 Patienten mit
schwerer Sepsis oder septischem Schock wurde
gezeigt, dass Männer schneller Antibiotika als
Frauen erhielten (Sunden-Cullberg et al. 2020).
Als Foci zeigen die Männer häufiger Endokarditis
und Mediastinitis und Frauen häufiger Urosepsis.

Daten zu Geschlecht und Sterblichkeit bei
schwer kranken Sepsispatienten zeigen widersprüchliche Ergebnisse. Es ist nicht sicher, dass
eine ungleiche Behandlung, die sich in der Zeit bis
zur Antibiotikagabe widerspiegelt, zu schlechteren
Ergebnissen bei Frauen beigeträgt. In einem systematischen Review von 13 Studien (25.619 Patienten), welche den Einfluss von Geschlecht auf die
wichtigsten Endpunkte (Mortalität während Hospitalisation, Mortalität auf der Intensivstation, Aufenthaltsdauer auf der Intensivstation) untersucht
haben, kommen die Autoren zu dem Schluss, dass
es nicht möglich ist, aufgrund des Mangels an prospektiven Studien klare Schlussfolgerungen zu ziehen, obwohl ein Trend für ein schlechteres Outcome für Frauen zu beobachten ist.

Die   wichtigsten   Geschlechterunterschiede
(GU) in der Intensivmedizin sind in Abbildung
zwei zusammengefasst (Abb. 14.2).

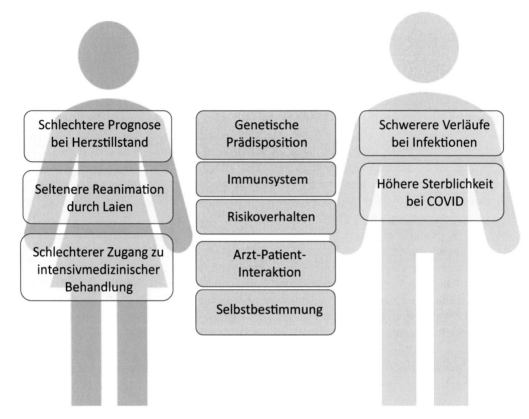

Abb. 14.2 Geschlechterunterschiede (GU) in der Intensivmedizin

---

Fazit

- Frauen mit Herzstillstand außerhalb des Krankenhauses haben eine geringere Wahrscheinlichkeit, von Unbeteiligten reanimiert zu werden, selbst wenn der Herzstillstand von Zeugen beobachtet wurde.
- Frauen müssen (nach Adjustierung für zahlreiche Co-Variablen) schwerer krank sein als Männer, um auf eine Intensivstation aufgenommen zu werden, und werden auf der Intensivstation weniger intensiv behandelt als Männer (z. B. mechanische Beatmung, Nierenersatzverfahren).
- Frauen mit akutem Atemnotsyndrom (ARDS) erhalten weniger häufig als Männer eine lungenprotektive Beatmung. Bei schwerem ARDS ist das weibliche Geschlecht ein unabhängiger Prädiktor für höhere Mortalität.
- Schädel-Hirn-Traumata sind am häufigsten bei jungen Männern; diese sterben auch häufiger daran.
- Die meisten ambulant erworbenen Pneumonien (CAP) betreffen die Männer schwerer als die Frauen.
- Männer mit schwerer Sepsis oder septischem Schock erhalten schneller Antibiotika als Frauen. Als Foci zeigen die Männer häufiger Endokarditis und Mediastinitis, Frauen häufiger Urosepsis. Daten zu Geschlecht und Sterblichkeit bei schwer kranken Sepsispatienten zeigen widersprüchliche Ergebnisse.

- Hohes Alter, männliches Geschlecht, chronische Atemwegserkrankungen, verzögerte Indikationsstellung für Operationen und niedrige Serumalbuminwerte sind signifikante Risikofaktoren für postoperative Pneumonien nach Hüftfraktur-Operationen.

Literatur

Blecha, S., F. Zeman, S. Specht, A. Lydia Pfefferle, S. Placek, C. Karagiannidis, and T. Bein. 2021. 'Invasiveness of Treatment Is Gender Dependent in Intensive Care: Results From a Retrospective Analysis of 26,711 Cases', Anesth Analg, 132: 1677–83.

Blewer, A. L., S. K. McGovern, R. H. Schmicker, S. May, L. J. Morrison, T. P. Aufderheide, M. Daya, A. H. Idris, C. W. Callaway, P. J. Kudenchuk, G. M. Vilke, B. S. Abella, and Investigators Resuscitation Outcomes Consortium. 2018. 'Gender Disparities Among Adult Recipients of Bystander Cardiopulmonary Resuscitation in the Public', Circ Cardiovasc Qual Outcomes, 11: e004710.

Blom, M. T., I. Oving, J. Berdowski, I. G. M. van Valkengoed, A. Bardai, and H. L. Tan. 2019. 'Women have lower chances than men to be resuscitated and survive out-of-hospital cardiac arrest', Eur Heart J, 40: 3824–34.

Corica, B., F. Tartaglia, T. D'Amico, G. F. Romiti, and R. Cangemi. 2022. 'Sex and gender differences in community-acquired pneumonia', Intern Emerg Med, 17: 1575–88.

Evans, L., A. Rhodes, W. Alhazzani, M. Antonelli, C. M. Coopersmith, C. French, F. R. Machado, L. McIntyre, M. Ostermann, H. C. Prescott, C. Schorr, S. Simpson, W. J. Wiersinga, F. Alshamsi, D. C. Angus, Y. Arabi, L. Azevedo, R. Beale, G. Beilman, E. Belley-Cote, L. Burry, M. Cecconi, J. Centofanti, A. Coz Yataco, J. De Waele, R. P. Dellinger, K. Doi, B. Du, E. Estenssoro, R. Ferrer, C. Gomersall, C. Hodgson, M. H. Moller, T. Iwashyna, S. Jacob, R. Kleinpell, M. Klompas, Y. Koh, A. Kumar, A. Kwizera, S. Lobo, H. Masur, S. McGloughlin, S. Mehta, Y. Mehta, M. Mer, M. Nunnally, S. Oczkowski, T. Osborn, E. Papathanassoglou, A. Perner, M. Puskarich, J. Roberts, W. Schweickert, M. Seckel, J. Sevransky, C. L. Sprung, T. Welte, J. Zimmerman, and M. Levy. 2021. 'Surviving sepsis campaign: international guidelines for management of sepsis and septic shock 2021', Intensive Care Med, 47: 1181–247.

Farkas, S., A. Szabo, A. E. Hegyi, B. Torok, C. L. Fazekas, D. Ernszt, T. Kovacs, and D. Zelena. 2022. 'Estradiol and Estrogen-like Alternative Therapies in Use: The Importance of the Selective and Non-Classical Actions', Biomedicines, 10.

Fowler, R. A., N. Sabur, P. Li, D. N. Juurlink, R. Pinto, M. A. Hladunewich, N. K. Adhikari, W. J. Sibbald,

and C. M. Martin. 2007. 'Sex-and age-based differences in the delivery and outcomes of critical care', CMAJ, 177: 1513–9.

Hosomi, S., T. Kitamura, T. Sobue, H. Ogura, and T. Shimazu. 2021. 'Sex and age differences in isolated traumatic brain injury: a retrospective observational study', BMC Neurol, 21: 261.

Marcolini, E. G., J. S. Albrecht, K. N. Sethuraman, and L. M. Napolitano. 2019. 'Gender Disparities in Trauma Care: How Sex Determines Treatment, Behavior, and Outcome', Anesthesiol Clin, 37: 107–17.

McNicholas, B. A., F. Madotto, T. Pham, E. Rezoagli, C. H. Masterson, S. Horie, G. Bellani, L. Brochard, J. G. Laffey, Lung Safe Investigators, and Esicm Trials Group the. 2019. 'Demographics, management and outcome of females and males with acute respiratory distress syndrome in the LUNG SAFE prospective cohort study', Eur Respir J, 54.

Modra, L. J., A. M. Higgins, V. S. Abeygunawardana, R. N. Vithanage, M. J. Bailey, and R. Bellomo. 2022. 'Sex Differences in Treatment of Adult Intensive Care Patients: A Systematic Review and Meta-Analysis', Crit Care Med, 50: 913–23.

Nguyen, R., K. M. Fiest, J. McChesney, C. S. Kwon, N. Jette, A. D. Frolkis, C. Atta, S. Mah, H. Dhaliwal, A. Reid, T. Pringsheim, J. Dykeman, and C. Gallagher. 2016. 'The International Incidence of Traumatic Brain Injury: A Systematic Review and Meta-Analysis', Can J Neurol Sci, 43: 774–85.

Rauen, K., C. B. Spani, M. C. Tartaglia, M. T. Ferretti, L. Reichelt, P. Probst, B. Schapers, F. Muller, K. Jahn, and N. Plesnila. 2021. 'Quality of life after traumatic brain injury: a cross-sectional analysis uncovers age- and sex-related differences over the adult life span', Geroscience, 43: 263–78.

Samuelsson, C., F. Sjoberg, G. Karlstrom, T. Nolin, and S. M. Walther. 2015. 'Gender differences in outcome and use of resources do exist in Swedish intensive care, but to no advantage for women of premenopausal age', Crit Care, 19: 129.

Spani, C. B., D. J. Braun, and L. J. Van Eldik. 2018. 'Sex-related responses after traumatic brain injury: Considerations for preclinical modeling', Front Neuroendocrinol, 50: 52–66.

Sunden-Cullberg, J., A. Nilsson, and M. Inghammar. 2020. 'Sex-based differences in ED management of critically ill patients with sepsis: a nationwide cohort study', Intensive Care Med, 46: 727–36.

Todorov, A., F. Kaufmann, K. Arslani, A. Haider, S. Bengs, G. Goliasch, N. Zellweger, J. Tontsch, R. Sutter, A. Buddeberg, A. Hollinger, E. Zemp, M. Kaufmann, M. Siegemund, C. Gebhard, C. E. Gebhard, and Medicine Swiss Society of Intensive Care. 2021. 'Gender differences in the provision of intensive care: a Bayesian approach', Intensive Care Med, 47: 577–87.

Wenzl*, Florian A, Simon Kraler*, Gareth Ambler, Clive Weston, Sereina A Herzog, Lorenz Räber, Olivier Muller, Giovanni G Camici, Marco Roffi, Hans Rickli, Keith A A Fox, Mark de Belder, Dragana Rado-vanovic, John Deanfield†, Thomas F Lüscher. 2022. 'Sex-specific evaluation and redevelopment of the GRACE score in non-ST-segment elevation acute co-ronary syndromes in populations from the UK and Switzerland: a multinational analysis with external cohort validation', *The Lancet*.

Wright, D. W., S. D. Yeatts, R. Silbergleit, Y. Y. Palesch, V. S. Hertzberg, M. Frankel, F. C. Goldstein, A. F. Caveney, H. Howlett-Smith, E. M. Bengelink, G. T. Manley, L. H. Merck, L. S. Janis, W. G. Barsan, and Nett Investigators. 2014. 'Very early administration of progesterone for acute traumatic brain injury', *N Engl J Med*, 371: 2457–66.

Zettersten, E., G. Jaderling, M. Bell, and E. Larsson. 2021. 'A cohort study investigating the occurrence of differences in care provided to men and women in an intensive care unit', *Sci Rep*, 11: 23396.

Inhaltsverzeichnis

15.1 Einführung

Am besten bekannt sind Geschlechterunterschiede bei neurologischen Erkrankungen beim Schlaganfall als eine der häufigsten Manifestation neurovaskulärer Erkrankungen; sie betreffen aber auch entzündliche Erkrankungen des Nervensystems wie die Multiple Sklerose, degenerative Erkrankungen wie Alzheimer und Parkinson ebenso wie die Epilepsie (Abb. 15.1) (Nolte et al. 2012).

Viele neurologische Erkrankungen entwickeln sich altersabhängig und relativ häufig ist es so, dass Frauen zwar später und manchmal auch seltener betroffen sind, wie beim Schlaganfall, sie im Endeffekt jedoch die Mehrzahl der Patient:innen stellen, einfach aufgrund ihrer längeren Lebenserwartung. Funktionelle Untersuchungen mit modernen bildgebenden und molekularbio-

---

Unter Mitarbeit von Prof. Dr. Susanne Wegener, Universität Zürich, Klinik für Neurologie, Universitätsspital Zürich, Schweiz

© Der/die Autor(en), exklusiv lizenziert an Springer-Verlag GmbH, DE, ein Teil von Springer Nature 2023
V. Regitz-Zagrosek, *Gendermedizin in der klinischen Praxis*,
https://doi.org/10.1007/978-3-662-67090-3_15

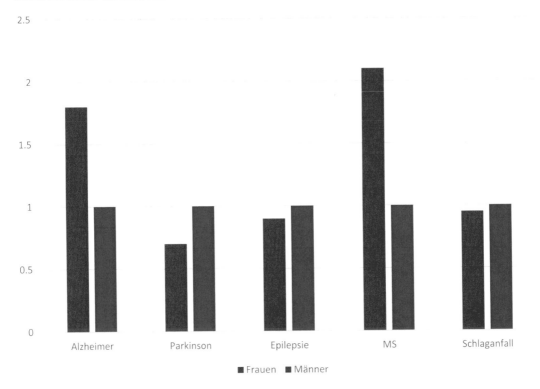

Abb. 15.1 Geschlechterunterschiede in der Inzidenz neurologischer Erkrankungen. (Nolte et al. 2012)

logischen Methoden zeigen eindeutig, dass sich molekulare und anatomische Strukturen zwischen Männern und Frauen unterscheiden. Dabei ergibt sich aber kein Schwarzweiß-Bild, kein Unterschied zwischen einem reinen männlichen und einem reinen weiblichen Gehirn, sondern Männer und Frauen liegen auf einem Kontinuum mit Ausprägungen von mehr männlich oder mehr weiblich. Auch bei den Krankheitsbildern bewegen sich die Geschlechterunterschiede auf einem Kontinuum. Hier machen derzeit die Erkenntnisse zu Krankheitsmechanismen auf molekularer und zellulärer Ebene bei beiden Geschlechtern so große Fortschritte, dass wir mit großer Wahrscheinlichkeit erwarten können, dass die Erkenntnisse in den nächsten Jahren sich auch in der Therapie widerspiegeln werden.

15.2 Geschlechterunterschiede in der Gehirnentwicklung, Struktur und Funktion

Anatomische Geschlechterunterschiede im Nervensystem sind unstrittig. Im Durchschnitt wiegen männliche Hirne 130 g mehr als weibliche. Allerdings: Das Verhältnis Hirnmasse zu Körpermasse ist bei den Frauen höher. Es gibt Geschlechterunterschiede in der Größe der Neuronen, den Synapsen, Unterschiede in der Verknüpfung verschiedener Hirnregionen, in der Expression von Rezeptoren und Neurotransmittern, im zerebralen Blutfluss und den Aktivierungsmustern, etwa bei Stress (Ingalhalikar et al. 2014). Während die intrahemisphärischen Verbindungen bei den Männern stär-

Abb. 15.2 Dominierende Verbindungen im Gehirn: intrahemisphärisch bei den Männern, interhemisphärisch bei den Frauen. (Copyright S Wegener, erstellt mit Servier Medical ART www.servier.com basierend auf. Reddy et al. 2021)

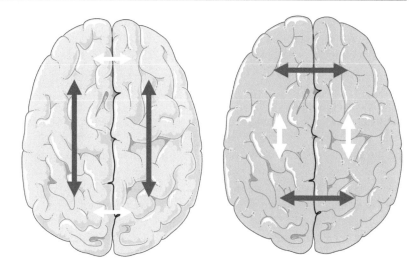

ker ausgeprägt sind als bei den Frauen, haben die Frauen deutlicher ausgeprägte interhemisphären Verbindungen (Abb. 15.2).

Unterschiede zwischen männlichen und weiblichen Individuen finden sich u. a. auf den Ebenen der Synapsendichte, der synaptischen Morphologie und der molekularen Zusammensetzung der Synapsen (Uhl et al. 2022). Diese Unterschiede unterstreichen die Bedeutung von nach Geschlecht aufgeschlüsselten Daten. Die Spezifität der Unterschiede auf Synapsenebene zwischen verschiedenen Hirnregionen können in einem Modell abgebildet werden, in dem Synapsen die kleinsten Einheiten sind, die Geschlechterunterschiede tragen. Jede einzelne Synapse liegt auf einem Kontinuum zwischen extrem männlich und extrem weiblich. Dies stützt die Vorstellung von einem mosaikartig aufgebauten Gehirn, das sowohl weibliche als auch männliche Elemente enthält. Funktionelle Untersuchungen mit modernen bildgebenden Verfahren zeigen darüber hinaus, dass nicht nur Synapsen, sondern auch Knoten und Verknüpfungen in männlichen und weiblichen Gehirnen unterschiedlich sind (Ingalhalikar et al. 2014).

Eine große Metaanalyse von EEG-(Elektroenzephalografie-)Studien belegt graduelle Geschlechterunterschiede in der Gehirnfunktion während der kognitiven Arbeit durch Messung der elektrischen Aktivität des Gehirns. Diese Unterschiede betreffen die hemisphärische Spezialisierung, topografische Verteilung, Amplituden verschiedener Komponenten, zeitliche Dynamik und Konnektivitätsmuster. Die Unterschiede zwischen den Geschlechtern liegen in einem Kontinuum und haben die größte Konsistenz für räumliches Denken und Sprache (Ramos-Loyo et al. 2022).

Die Unterschiede in der Anatomie des Gehirns finden sich bereits im Kindesalter und nehmen in der Pubertät weiterhin zu. Neue Ansätze, die auf maschinell lernenden Algorithmen basieren und in denen man versucht hat, Hirne als typisch weiblich oder typisch männlich zu klassifizieren, bestätigen dabei, dass es anscheinend keine binäre Gruppierung in rein männliche und rein weibliche Gehirne gibt, sondern dass fast alle Gehirne mehr oder weniger männliche und weibliche Strukturen haben (Kurth et al. 2021).

Gut belegte zelluläre Geschlechterunterschiede im Gehirn finden sich in der Mikroglia, die nicht nur ein Stützgewebe ist, sondern wesentlich an der Funktion des Nervensystems beteiligt. In männlichen und weiblichen Hirnen zeigen sich deutliche Unterschiede in der Dichte der Gliazellen, in ihrer Morphologie, den transkriptomischen und proteomischen Profilen (Ugidos et al. 2022). Die Mikroglia spielt eine Rolle bei der Schmerzwahrnehmung, wo sie bei Männern aktiver ist als bei Frauen. Dies kann dazu beitragen, dass sich Männer und Frauen in ihrer Schmerzwahrnehmung unterscheiden (Dance 2019).

Auch die Entzündungsreaktion nach Schlaganfällen ist zwischen Frauen und Männern auf zellulärer und molekularer Ebene verschieden. Die Mikroglia ist wesentlich an der geschlechtsspezifischen Immunaktivierung beteiligt. Dabei sind unterschiedliche Komponenten der Immunaktivität in unterschiedliche Richtungen reguliert. Eine höhere Leukozyten-Antwort bei Frauen korreliert nicht mit einer höheren Zytokin-Antwort (Ugidos et al. 2022). Darüber hinaus verändern sich entzündliche Reaktionen im Gehirn im Alter.

Die Bedeutung von Immunzellen im Gehirn ist enorm, und sie hängen im Wesentlichen von spezifischen Stoffwechselprozessen ab. Auch hier haben neue bildgebende Verfahren signifikante Geschlechterunterschiede aufgezeigt (Lee et al. 2022). Dies hat unter anderem Bedeutung für die Alzheimer-Erkrankung, bei der immer mehr molekulare und auch klinische Unterschiede zwischen Frauen und Männern bekannt werden (Guo et al. 2022; Udeh-Momoh et al. 2021).

Auch Geschlechterunterschiede in der Verarbeitung von frühkindlichen Stresserlebnissen können mittlerweile auf molekularer Ebene unterlegt werden (Parel und Pena 2022). Geschlechtshormone spielen bei der Prägung von männlichen oder weiblichen Hirnstrukturen eine wesentliche Rolle (Bakker 2022). Auch die kognitive Funktion im Alter unterscheidet sich zwischen den Geschlechtern (Kap. 1) (Pohrt et al. 2022). Es ist unklar, wieweit dies auf biologische Unterschiede, genetische oder hormonelle Faktoren oder den Einfluss der Umwelt also letztlich soziokulturelle Faktoren, also Gender zurückzuführen ist.

Weitere Anstrengung in der Grundlagenforschung sind nötig, um aus diesen vielversprechenden Erkenntnissen effektive therapeutische Ansätze zu machen.

15.3   Schlaganfall

15.3.1 Epidemiologie

Frauen haben insgesamt mehr Schlaganfälle als Männer (Camm und Savelieva 2017). Die Zahlen der WHO bestätigen dies: 53 % der Schlaganfall-Toten sind Frauen, 47 % Männer (https://www.world-stroke.org/assets/downloads/WSO_Global_Stroke_Fact_Sheet.pdf). Dies wird weitgehend, aber nicht vollständig, durch das höhere Lebensalter der Frauen bedingt. Frauen mit einem ersten Schlaganfall sind in der Regel etwa 4 Jahre älter als Männer.

Prinzipiell sind Frauen in ihrer reproduktiven Phase durch weibliche Geschlechtshormone vor Herzinfarkt und Schlaganfall geschützt; ein Vorteil, der sich nach der Menopause allerdings verliert und im Alter eine deutliche stärkere Betroffenheit von Frauen miterklärt. Problematisch ist, dass Frauen Schlaganfälle mit stärkerer funktioneller Beeinträchtigung überleben. Ob dies mit dem höheren Alter, soziokulturellen, ökonomischen oder anderen Faktoren zu tun hat, ist offen (Cordonnier et al. 2017).

Häufige Risikofaktoren, wie Vorhofflimmern, Bluthochdruck oder Diabetes erhöhen das Risiko für einen kardio-embolischen Schlaganfall besonders bei Frauen (Yu et al. 2016). Bei Patient:innen mit Vorhofflimmern ist weibliches Geschlecht aus noch ungeklärten Gründen mit dem doppelten Risiko für einen schweren oder tödlichen Schlaganfall assoziiert (Benjamin et al. 2019) (Tab. 15.1).

15.3.2 Pathophysiologie und Risikofaktoren

Klassische Risikofaktoren für Schlaganfall sind Bluthochdruck, Rauchen, körperliche Inaktivität, Diabetes, Dyslipidämie und Adipositas. Es gibt aber auch Frauen-spezifische Risikofaktoren und solche, die zwar mit einer ähnlichen Häufigkeit in den Geschlechtern zu finden sind, aber bei Frauen eine andere Bedeutung haben.

Vorhofflimmern Aktuelle Studien zeigen, dass Frauen mit Vorhofflimmern fast doppelt so häufig einen Schlaganfall erleiden als Männer mit Vorhofflimmern. Zudem konnte gezeigt werden, dass Frauen mit Vorhofflimmern nicht nur häufiger einen Schlaganfall erleiden, sondern dieser oft auch schwerwiegender verläuft als bei Männern mit Vorhofflimmern.

Tab. 15.1 Geschlechtsspezifische Risikofaktoren beim Schlaganfall

Risikofaktor (RF)	Frauen-spezifischer RF	RF mit höherer Prävalenz oder Bedeutung bei Frauen	RF mit ähnlicher Prävalenz bei Frauen und Männern, Geschlechterunterschiede unklar
Schwangerschaft	x		
Prä-Eklampsie	x		
Gestationsdiabetes	x		
Orale Kontrazeptiva (östrogenhaltig)	x		
Postmenopausale Hormonsubstitution	x		
Postmenopausale Änderungen im Hormonhaushalt	x		
Migräne mit Aura		x	
Vorhofflimmern		x	
Diabetes mellitus		x	
Hypertonie		x	
Alter			x
Körperliche Inaktivität			x
Bekannte Herz-Kreislauf-Erkrankung			x
Diät			x
Rauchen			x
Übergewicht			x
Metabolisches Syndrom			x
Depression		x	
Psychosozialer Stress		x	

Diabetes mellitus Eine besondere Risikogruppe sind auch Frauen mit Diabetes. Ihr Risiko für einen Schlaganfall ist gegenüber Männern mit Diabetes deutlich erhöht. Diabetikerinnen sind doppelt so stark gefährdet, einen Schlaganfall zu erleiden als Frauen ohne Diabetes.

Hormone Wenn Frauen Hormone im Zuge einer medikamentösen Behandlung einnehmen, kann sich das Risiko für einen Schlaganfall erhöhen. Das Risiko steigt, wenn zusätzliche Risikofaktoren vorliegen, wie Übergewicht, Fettstoffwechselstörungen und Rauchen.

Bei der Einnahme von Hormonen, z. B. Antibabypille zur Verhütung oder Hormonersatztherapie in den Wechseljahren, sollen die Risiken und Nutzen immer kritisch abgewogen werden.

Bluthochdruck in der Schwangerschaft Schwangerschaftsbedingter Bluthochdruck erhöht das Risiko, im Laufe des Lebens einen Schlaganfall zu erleiden. Studien zeigen, dass Frauen, die während der Schwangerschaft eine Hypertonie entwickelten, ein 5-fach erhöhtes Risiko für einen Schlaganfall haben als jene ohne Bluthochdruck in der Schwangerschaft.

Neben den traditionellen Risikofaktoren existieren „nicht-traditionelle", oft geschlechtsspezifische Risikofaktoren, deren Rolle in den letzten Jahren deutlich unterschätzt wurde. Hierzu gehören die sogenannten psychosozialen Risikofaktoren, allen voran Stress, Schlafstörungen oder Depression. Diese Risikofaktoren erhöhen das Schlaganfallrisiko deutlich. Aus Umfragen des statistischen Bundesamtes in der Schweiz ließen sich Trends konstatieren, die eine Zunahme dieser Risikofaktoren in der Bevölkerung zwischen 2007–2017 und eine stärkere Betroffenheit von Frauen zeigen. Dies ist ein alarmierender Trend: Ohne eine Behandlung dieser Risikofaktoren mit Beachtung von Geschlechtsunterschieden könnte eine deutliche Zunahme von

Schlaganfall-Betroffenen in der Zukunft folgen. Dies könnte Frauen stärker treffen als Männer (Hansel et al. 2022).

15.3.3 Klinik

Die Symptome beim Schlaganfall hängen von der Hirnregion ab, die betroffen ist. Frauen leiden häufiger als Männer unter diffusen Begleitsymptomen wie Schmerzen, Bewusstseinsstörungen oder Schwindel, Müdigkeit, Orientierungsstörungen und Verwirrtheit, wogegen bei Männern häufiger Parästhesien, Doppelbilder und Ataxie zu finden sind (Jerath et al. 2011). Genau wie beim Herzinfarkt beschreiben Frauen häufiger Symptome, die eher als unspezifisch gelten: Kopf- oder Gliederschmerzen, Übelkeit, Verwirrtheit oder auch Harninkontinenz oder Schluckbeschwerden. Abgesehen davon, dass betroffene Hirnregionen zwischen den Geschlechtern etwas ungleich verteilt sind (Männer haben mehr Schlaganfälle im hinteren zerebralen Stromgebiet, Zurcher et al. 2019), sind die Ursachen für die Symptomunterschiede unklar.

Bei untypischen Symptomen kann es länger dauern, bis der Verdacht eines Schlaganfalls erkannt wird, als bei typischen Symptomen. Dadurch kann es zu Verzögerungen in der medizinischen Versorgung kommen. Die Studienlage ist allerdings nicht eindeutig.

15.3.4 Verlauf und Therapie

Frauen profitieren wie Männer von Akuttherapien wie intravenöser Gabe von rTPA, Thrombolyse und Thrombektomie (Bushnell et al. 2018). Sie scheinen diese seltener zu erhalten, was möglicherweise mit dem höheren Alter und Risikoprofil bei Schlaganfall zu tun hat (Nolte et al. 2012). Insgesamt erholen sich Frauen aber schlechter und sind bei gleicher Ausgangssituation 3 und 12 Monate nach Schlaganfall in einem ungünstigeren klinischen Zustand als Männer. Häufiger sind Frauen nach dem Schlaganfall pflegebedürftig, leiden vermehrt unter de-

pressiven Verstimmungen und werden häufiger ins Pflegeheim als nach Hause entlassen (Lopez Espuela et al. 2017; Phan et al. 2019).

15.4 Depression

Von Depressionen sind Frauen doppelt so häufig betroffen wie Männer (Altemus et al. 2014). Die Frauen haben häufiger lange anhaltende oder wiederkehrende Depressionen, die die Lebensqualität erheblich beeinträchtigen (Schmitz und Brandt 2019; Slavich und Sacher 2019). Depressionen treten vor allem während des jungen und mittleren Erwachsenenalters auf und folgen oft Hormonveränderungen (Schmitz und Brandt 2019; Slavich und Sacher 2019).

Während des Zyklus und der Schwangerschaft finden wir bei Frauen besondere Formen: prämenstruelle Depression, Schwangerschaftsdepression oder die Depression nach der Geburt (Schmitz und Brandt 2019; Slavich und Sacher 2019). Das belegt noch einmal den wesentlichen Einfluss der Hormone. Dennoch ist Hormontherapie wegen ihrer zahlreichen Nebenwirkungen und mangelnden Spezifität kein guter Ansatz, um Depressionen zu behandeln. Frauen vor der Menopause sprechen sehr gut auf Pharmaka an, die in den Serotoninspiegel eingreifen, während die trizyklischen Antidepressiva bei ihnen schlechter wirksam sind (Garay et al. 2019). Letztere sind bei Männern effektiver. Störungen der Sexualfunktion sind der häufigste Grund, Psychopharmaka wieder abzusetzen – Frauen und Männer sollten unbedingt danach gefragt werden (Regitz-Zagrosek et al. 2008).

15.5 Demenz und Alzheimer-Krankheit

Demenz tritt bei Frauen häufiger auf als bei Männern, insbesondere im hohen Alter. Das gilt auch für die Alzheimer-Demenz, die für etwa 70 % aller Demenzerkrankungen verantwortlich ist, und wird nicht nur durch die längere Lebenserwartung von Frauen erklärt (Beam et al. 2018; Munro 2014).

Bei der Alzheimer-Krankheit zeigen Frauen oft schwerere kognitive Einschränkungen als Männer und mehr Verhaltensstörungen. Frauen werden eher depressiv, während Männer häufiger aggressives Verhalten zeigen (Lee et al. 2017). Ereignisse im Leben, die insgesamt den Östrogeneinfluss verringern, wie z. B. frühe oder induzierte Menopause, sind bei Frauen mit einem erhöhten Alzheimer-Risiko verbunden. Schwangerschaften und Geburten senken dagegen das Risiko (Moser und Pike 2016; Pike 2017). Vermutungen, dass Hormonersatztherapie das Alzheimer-Risiko reduziert, konnten jedoch nicht bestätigt werden (Manson et al. 2013).

Ein Zusammenhang zwischen Lebensstil und der Alzheimer-Erkrankung wurde immer vermutet. Eine systematische Untersuchung zum Zusammenhang zwischen Lebensstil und Gehirnveränderungen wurde jetzt mithilfe der Positronenemissionstomografie an 178 gesunden Probanden und 54 Individuen mit eingeschränkter kognitiver Funktion durchgeführt. Insbesondere wurde die Rolle metabolischer und vaskulärer Risikofaktoren, körperlicher und kognitiver Aktivität sowie Geschlecht untersucht.

Größere kognitive Aktivität war mit besserer kognitiver Leistungsfähigkeit und größere körperliche Aktivität mit niedrigerer Amyloidlast verbunden. Allerdings waren die Mechanismen bei Männern und Frauen unterschiedlich. Die negative Assoziation kardiovaskulärer Risikofaktoren mit Kognition war bei Männern besonders auffällig, während bei Frauen vor allem der Zusammenhang der Risikofaktoren mit erhöhter Amyloidlast gezeigt wurde. Ein eindeutiger Zusammenhang zwischen körperlicher Aktivität und Amyloid fand sich nur bei Männern. Dagegen war das Vorliegen des APOE4-Allels lediglich bei Frauen mit erhöhten zerebralen Amyloidablagerungen assoziiert.

Letztlich heißt dies, dass das Geschlecht den Einfluss der Lebensstilfaktoren (Risikofaktoren, körperliche und geistige Aktivität) auf die Amyloidlast und die kognitive Funktion modifiziert. Gleichzeitig bedeutet dies, dass die ungünstigen Effekte vaskulärer und metabolischer Risikofaktoren das Entstehen einer Alzheimer-Erkrankung und den Verlust kognitiver Funktionen

bei Frauen und Männer über zum Teil unterschiedliche Mechanismen beeinflussen. Die Autoren führen als mögliche Erklärung für ihre Befunde an, dass wichtige Variablen, wie z. B. Stress, in der Studie nicht berücksichtigt wurden. Tatsächlich wurde eine Reihe wichtiger soziokultureller Faktoren, also Genderfaktoren, in der Studie nicht erfasst. Diese könnten tatsächlich die Entwicklung der kognitiven Funktionen im Alter stark beeinflussen.

Darauf weisen Ergebnisse einer Berliner Studie hin, die zeigen, dass das soziokulturelle Geschlecht Gender die kognitive Leistungsfähigkeit bei Frauen und Männern unterschiedlich beeinflusst (Pohrt et al. 2022). Weiblicher Sex, das heißt weibliches biologisches Geschlecht, ist mit erhöhter kognitiver Leistungsfähigkeit assoziiert, während ein femininer Gender-Score eher mit erniedrigter kognitiver Funktion einhergeht. In den Gender-Score gehen Faktoren wie Erziehung, Ausbildung, Einkommen, soziale Stellung, Persönlichkeitsmerkmale und häuslicher Stress ein (Kap. 1). Daher wird es spannend sein, in Zukunft in systematischen Studien die Auswirkungen von Gender auf die Entwicklung einer Alzheimer-Erkrankung zu verfolgen.

15.6 Epilepsie

Primäre (idiopathische) Epilepsien treten häufiger bei Frauen auf, während sekundäre (häufig posttraumatische) Formen häufiger bei Männern diagnostiziert werden (Nolte et al. 2012). Die Gründe hierfür werden immer noch debattiert (Ivanka Savic, Experimental Neurology 2014). Männer könnten häufiger in ihrem Leben Hirnläsionen entwickeln (u. a. gesellschaftliche Aspekte, Risikoverhalten) oder empfindlicher hinsichtlich der Entwicklung einer Epilepsie aufgrund von Läsionen sein. Die insgesamt selteneren primären Epilepsien werden häufiger bei Mädchen und Frauen diagnostiziert. Hierfür werden Unterschiede in der Expression von Neurosteroid-Rezeptoren (wie z. B. inhibitorischen $GABA_A$ – Rezeptoren), in der Hirnentwicklung und Konnektivität von Hirnstrukturen verantwortlich gemacht, die sich in relativen Größenunterschieden von Hirnregionen zeigen (Reddy et al. 2021).

Epileptische Anfälle bei Frauen treten gehäuft bei Veränderungen der Hormonzustände wie in der Pubertät, während einer Schwangerschaft und in der Menopause auf (Sveinsson und Tomson 2014). Der weibliche Zyklus selbst kann die Häufigkeit von Anfällen bei Frauen massiv beeinflussen, was als katameniale Epilepsie bezeichnet wird (Maguire 2021).

Östrogen scheint die Krampfschwelle eher zu senken und Progesteron diese zu erhöhen (Koppel und Harden 2014). Vor einer Behandlung mit Antiepileptika muss berücksichtigt werden, dass diese Medikamente den Hormonstoffwechsel beeinflussen und Effekte auf die Kontrazeption, das Körpergewicht und die Sexualfunktionen haben (Weil und Luef 2012; Hamed 2018). Bestimmte Antiepileptika können in der Schwangerschaft das Ungeborene schädigen. Auf der anderen Seite ist gute Anfallskontrolle in der Schwangerschaft für Mutter und Kind besonders wichtig (Sazgar 2019).

Unabhängig von bekannten schwangerschafts- und zyklusassoziierten Veränderungen in der Anfalls-Frequenz bei Frauen haben kürzlich Analysen großer Epilepsie-Datenbanken ergeben, dass Frauen häufiger eine gefährliche Therapie-resistente Epilepsie (TRE) entwickeln. Dies legt nahe, dass die antiepileptische Behandlung bei Frauen entweder anders wirkt oder weniger konsequent durchgeführt wird (Angst vor Nebenwirkungen oder ungenügende Compliance) (Cepeda et al. 2022). Aus retrospektiven Datenbanken ist es schwierig, zu unterscheiden, was die Gründe für eine Umstellung der Medikation waren, daher bleiben viele Fragen offen. Umso wichtiger ist es, solche Unterschiede prospektiv und systematisch zu studieren.

15.7 Primäre Kopfschmerzen

Kopfschmerzen gehören weltweit zu den häufigsten Erkrankungen mit der größten Krankheitslast (*burden of disease*) (Collaborators 2019). Bei primären Kopfschmerzen, welche den größten Teil der Kopfschmerzerkrankungen ausmachen, liegt den Schmerzen keine sekundäre Krankheitsursache zugrunde. Kopfschmerzen vom Spannungstyp sind die häufigsten primären Kopfschmerzen, gefolgt von der Migräne, welche die Betroffenen aufgrund ihrer Schwere und Begleitsymptome häufiger zur ärztlichen Vorstellung führt. Migräne ist bei Frauen 2–3-mal häufiger als bei Männern. Der Altersgipfel liegt um das 40. Lebensjahr. Die Attacken dauern länger und die aus den Schmerzen resultierende Beeinträchtigung ist stärker (Vetvik und MacGregor 2017).

Hormonelle Faktoren spielen bei Migräne eine Rolle: Menstruation ist ein Trigger für Migräne und sowohl Schwangerschaft, Wochenbett als auch hormonale Antikonzeption verändern Art und Häufigkeit von Migräneattacken. Hierbei scheint der Abfall des Östrogenlevels im Zyklus als Auslöser von Migräneattacken besonders wichtig zu sein. Entsprechend lassen sich hormonelle Antikonzeptiva nutzen, um neben der Antikonzeption auch eine Migräne im Sinne einer Basistherapie positiv zu beeinflussen (Allais et al. 2017).

Auch Spannungskopfschmerz ist 1,5-mal häufiger bei Frauen als bei Männern, dagegen treten Cluster-Kopfschmerzen öfter bei Männern auf. Bei diesen Männern wurden niedrigere Testosteronspiegel im Blut gemessen (Delaruelle et al. 2018). Funktionelle MRT-Untersuchungen haben gezeigt, dass bei Frauen andere Hirnregionen während eines Schmerzstimulus aktiviert werden als bei Männern (z. B. mehr Amygdala), was möglicherweise einen Einfluss auf die emotionale Schmerzverarbeitung hat (Maleki und Androulakis 2019).

Es gibt Berichte über Unterschiede in der Pharmakodynamik und Wirksamkeit von Akutmedikamenten und Basisprophylaxe bei Frauen; aber diese Aspekte sind nicht ausreichend belegt (Gazerani und Cairns 2020). In jedem Fall sollten geschlechtsspezifische Aspekte hinsichtlich des Nebenwirkungsprofils, wie z. B. Impotenz beim Einsatz von Betablockern, in der Schmerzprophylaxe, berücksichtigt werden. Im Falle der Migräne ist klar: Männer sind in klinischen Studien klar unterrepräsentiert.

15.8 Parkinson-Erkrankung

Bei der Parkinson-Erkrankung stehen Rigor, Tremor und Akinese (Hypokinese) im Vordergrund. Es kommt zum Verlust dopaminerger Neurone in der Substantia nigra. Männer sind häufiger als Frauen betroffen (ca. 1,3–2-mal). Männer zeigen die Symptome der Erkrankung früher, haben schwerere motorische und kognitive Symptome (Nolte et al. 2012). Wahrscheinlich sind Östrogene protektiv (antiinflammatorisch, antioxidativ) für Parkinson (Meoni et al. 2020). Es gibt auch Umweltfaktoren, die das Auftreten von Parkinson begünstigen, wie z. B. Kopftrauma, wo von einer stärkeren Exposition für Männer ausgegangen wird.

Insgesamt gibt es zu wenig Studien zu sexspezifischen Aspekten der Epidemiologie, im klinischen Verlauf und Behandlungserfolg von Bewegungsstörungen (Meoni et al. 2020).

15.9 Multiple Sklerose

Multiple Sklerose (MS) ist die häufigste chronisch entzündliche Erkrankung des Nervensystems. Weltweit sind etwa 2,5 Mio. Menschen betroffen, und es erkranken doppelt so viele Frauen wie Männer (Dunn et al. 2015). Dies spiegelt die weibliche Prädominanz bei Autoimmunerkrankungen allgemein wider (Kap. 9)

In Deutschland leben etwa 200.000–220.000 Menschen mit MS. Ihre Sterblichkeit ist im Vergleich zu Nichterkrankten vergleichbaren Alters kaum erhöht, allerdings geht die Erkrankung mit einschneidenden Folgen für die Selbstständigkeit und Lebensqualität der Betroffenen einher. Genetische Faktoren scheinen in der Krankheitsentstehung eine Rolle zu spielen, denn bei eineiigen Zwillingen von MS-Patienten beträgt das Erkrankungsrisiko über 30 %, bei Geschwistern immer noch etwa 4 %, in der Allgemeinbevölkerung aber nur etwa 0,1 %. Einige Risikogene sind bekannt.

Die Häufigkeit bei Frauen hat in den letzten Jahren erheblich zugenommen. In manchen Ländern Europas hat sie sich in der weiblichen Bevölkerung quasi verdoppelt, während sie bei Männern unverändert blieb. Neue Studien mit Daten von mehreren Millionen jungen Männern (möglich durch systematische Erfassung im Militär) weisen deutlich darauf hin, dass das Epstein-Barr-Virus in der Entstehung von MS eine entscheidende Rolle spielt (Bjornevik et al. 2022). Männer und Frauen unterscheiden sich auch bei den Formen der MS. Frauen haben meistens die häufige Variante, die in Schüben und Erholungsphasen verläuft mit Rückfall kurz nach Beginn (Golden und Voskuhl 2017).

Zu den häufigen Beschwerden gehören Sehstörungen, Lähmungen, Störung der Schmerzempfindung, des Gleichgewichts, Verlust der Blasen- oder Darmkontrolle. Es scheint, dass Frauen öfter von Sehstörungen betroffen sind. Zu ihren typischen Symptomen gehören auch Müdigkeit, Muskelschmerzen, Depression und stark gestörte Leistungsfähigkeit. Etwa 85 % der MS-Patienten, und vor allem Frauen, haben eine Erkrankungsform, die mit einem akuten Schub beginnt und sich danach fast wieder vollständig zurückbildet, bevor irgendwann der nächste Schub auftritt. Vor allem aber sind auch bei dieser Erkrankung die Beschwerden bei Frauen zyklusabhängig (Airas 2015).

Schwangerschaften reduzieren die Symptomatik (Airas 2015). Die Zahl der Schübe verringert sich während der Schwangerschaft, insbesondere im 3. Trimester, nimmt aber nach der Geburt wieder stark zu. MS selbst beeinträchtig Empfängnisbereitschaft oder Schwangerschaft nicht, wohl aber ihre medikamentöse Behandlung. Einige Arzneimittel gehen mit einer erhöhten Fehlgeburtsrate oder Wahrscheinlichkeit für die Schädigung des Fötus einher (Portaccio et al. 2018).

Bei vielen der sich stetig entwickelnden Therapien liegen noch zu wenig Erfahrungen vor, um die Behandlung während einer Schwangerschaft und im Wochenbett zu empfehlen. Der Einfluss der Schwangerschaft ist dermaßen auffällig, dass einige Untersucher:innen überlegt haben, Geschlechtshormone, insbesondere Östrogene, in der Therapie der MS zu nutzen. Dazu laufen gerade klinische Studien, jedoch gibt es derzeit noch keine verfügbare Therapieempfehlung.

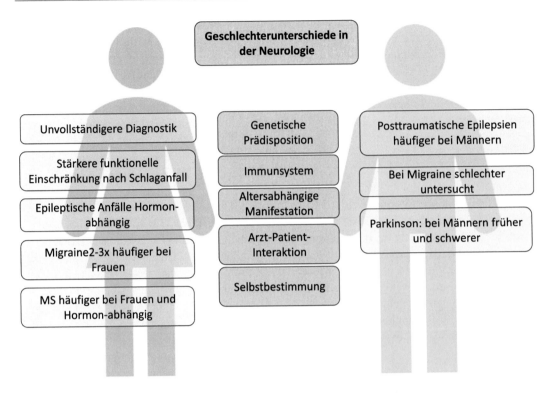

Die folgenden Kästen gehören zur Abbildung:

Geschlechterunterschiede in der Neurologie

Links (Frau):
- Unvollständigere Diagnostik
- Stärkere funktionelle Einschränkung nach Schlaganfall
- Epileptische Anfälle Hormon-abhängig
- Migraine 2-3x häufiger bei Frauen
- MS häufiger bei Frauen und Hormon-abhängig

Mitte:
- Genetische Prädisposition
- Immunsystem
- Altersabhängige Manifestation
- Arzt-Patient-Interaktion
- Selbstbestimmung

Rechts (Mann):
- Posttraumatische Epilepsien häufiger bei Männern
- Bei Migraine schlechter untersucht
- Parkinson: bei Männern früher und schwerer

Abb. 15.3 Zusammenfassung: Geschlechtsspezifische Unterschiede in der Neurologie

Einige wichtige Geschlechterunterschiede in der Neurologie sind in Abb. 15.3 zusammengefasst.

Fazit

- Frauen erleiden häufiger Schlaganfälle und sind in der Regel beim ersten Schlaganfall älter als Männer. Vorhofflimmern, Bluthochdruck oder Diabetes erhöhen das Risiko für einen kardio-embolischen Schlaganfall stärker bei Frauen.
- Frauen sind bei gleicher Ausgangssituation 3 und 12 Monate nach Schlaganfall in einem ungünstigeren klinischen Zustand als Männer, häufiger pflegebedürftig und leiden häufiger an Depressionen.
- Von Depressionen sind Frauen doppelt so häufig betroffen wie Männer, besondere Formen sind prämenstruelle Depression, Schwangerschaftsdepression oder die Depression nach der Geburt.

- Frauen vor der Menopause sprechen sehr gut auf Pharmaka an, die in den Serotoninspiegel eingreifen, trizyklische Antidepressiva sind bei Männern effektiver.
- Demenz tritt bei Frauen häufiger auf als bei Männern, insbesondere im hohen Alter.
- Epileptische Anfälle bei Frauen treten gehäuft bei Veränderungen der Hormonzustände wie in der Pubertät, während einer Schwangerschaft und in der Menopause auf.
- Männer sind häufiger als Frauen von Morbus Parkinson betroffen (ca. 1,3–2-mal). Männer zeigen die Symptome der Erkrankung früher, haben schwerere motorische und kognitive Symptome.
- An Multipler Sklerose erkranken doppelt so viele Frauen wie Männer.
- Endogene Östrogene beeinflussen den Krankheitsverlauf bei Multipler Sklerose günstig.

Literatur

Airas, L. 2015. 'Hormonal and gender-related immune changes in multiple sclerosis', *Acta Neurol Scand*, 132: 62–70.

Allais, G., G. Chiarle, S. Sinigaglia, G. Airola, P. Schiapparelli, F. Bergandi, and C. Benedetto. 2017. 'Treating migraine with contraceptives', *Neurol Sci*, 38: 85–89.

Altemus, M., N. Sarvaiya, and C. Neill Epperson. 2014. 'Sex differences in anxiety and depression clinical perspectives', *Front Neuroendocrinol*, 35: 320–30.

Bakker, J. 2022. 'The role of steroid hormones in the sexual differentiation of the human brain', *J Neuroendocrinol*, 34: e13050.

Beam, C. R., C. Kaneshiro, J. Y. Jang, C. A. Reynolds, N. L. Pedersen, and M. Gatz. 2018. 'Differences Between Women and Men in Incidence Rates of Dementia and Alzheimer's Disease', *J Alzheimers Dis*, 64: 1077–83.

Benjamin, E. J., P. Muntner, A. Alonso, M. S. Bittencourt, C. W. Callaway, A. P. Carson, A. M. Chamberlain, A. R. Chang, S. Cheng, S. R. Das, F. N. Delling, L. Djousse, M. S. V. Elkind, J. F. Ferguson, M. Fornage, L. C. Jordan, S. S. Khan, B. M. Kissela, K. L. Knutson, T. W. Kwan, D. T. Lackland, T. T. Lewis, J. H. Lichtman, C. T. Longenecker, M. S. Loop, P. L. Lutsey, S. S. Martin, K. Matsushita, A. E. Moran, M. E. Mussolino, M. O'Flaherty, A. Pandey, A. M. Perak, W. D. Rosamond, G. A. Roth, U. K. A. Sampson, G. M. Satou, E. B. Schroeder, S. H. Shah, N. L. Spartano, A. Stokes, D. L. Tirschwell, C. W. Tsao, M. P. Turakhia, L. B. VanWagner, J. T. Wilkins, S. S. Wong, S. S. Virani, Epidemiology American Heart Association Council on, Committee Prevention Statistics, and Subcommittee Stroke Statistics. 2019. 'Heart Disease and Stroke Statistics-2019 Update: A Report From the American Heart Association', *Circulation*, 139: e56–e528.

Bjornevik, K., M. Cortese, B. C. Healy, J. Kuhle, M. J. Mina, Y. Leng, S. J. Elledge, D. W. Niebuhr, A. I. Scher, K. L. Munger, and A. Ascherio. 2022. 'Longitudinal analysis reveals high prevalence of Epstein-Barr virus associated with multiple sclerosis', *Science*, 375: 296–301.

Bushnell, C., V. J. Howard, L. Lisabeth, V. Caso, S. Gall, D. Kleindorfer, S. Chaturvedi, T. E. Madsen, S. L. Demel, S. J. Lee, and M. Reeves. 2018. 'Sex differences in the evaluation and treatment of acute ischaemic stroke', *Lancet Neurol*, 17: 641–50.

Camm, A. J., and I. Savelieva. 2017. 'Female gender as a risk factor for stroke associated with atrial fibrillation', *Eur Heart J*, 38: 1480–84.

Cepeda, M. S., R. E. Teneralli, D. M. Kern, and G. Novak. 2022. 'Differences between men and women in response to antiseizure medication use and the likelihood of developing treatment resistant epilepsy', *Epilepsia Open*, 7: 598–607.

Collaborators, G. B. D. Neurology. 2019. 'Global, regional, and national burden of neurological disorders, 1990–2016: a systematic analysis for the Global Burden of Disease Study 2016', *Lancet Neurol*, 18: 459–80.

Cordonnier, C., N. Sprigg, E. C. Sandset, A. Pavlovic, K. S. Sunnerhagen, V. Caso, H. Christensen, and group Women Initiative for Stroke in Europe. 2017. 'Stroke in women – from evidence to inequalities', *Nat Rev Neurol*, 13: 521–32.

Dance, A. 2019. 'Why the sexes don't feel pain the same way', *Nature*, 567: 448–50.

Delaruelle, Z., T. A. Ivanova, S. Khan, A. Negro, R. Ornello, B. Raffaelli, A. Terrin, D. D. Mitsikostas, U. Reuter, and Studies European Headache Federation School of Advanced. 2018. 'Male and female sex hormones in primary headaches', *J Headache Pain*, 19: 117.

Dunn, S. E., H. Lee, F. R. Pavri, and M. A. Zhang. 2015. 'Sex-Based Differences in Multiple Sclerosis (Part I): Biology of Disease Incidence', *Curr Top Behav Neurosci*, 26: 29–56.

Garay, R. P., T. Charpeaud, S. Logan, P. Hannaert, R. G. Garay, P. M. Llorca, and S. Shorey. 2019. 'Pharmacotherapeutic approaches to treating depression during the perimenopause', *Expert Opin Pharmacother*, 20: 1837–45.

Gazerani, P., and B. E. Cairns. 2020. 'Sex-Specific Pharmacotherapy for Migraine: A Narrative Review', *Front Neurosci*, 14: 222.

Golden, L. C., and R. Voskuhl. 2017. 'The importance of studying sex differences in disease: The example of multiple sclerosis', *J Neurosci Res*, 95: 633–43.

Guo, L., M. B. Zhong, L. Zhang, B. Zhang, and D. Cai. 2022. 'Sex Differences in Alzheimer's Disease: Insights From the Multiomics Landscape', *Biol Psychiatry*, 91: 61–71.

Hamed, S. A. 2018. 'Sexual Dysfunctions Induced by Pregabalin', *Clin Neuropharmacol*, 41: 116–22.

Hansel, M., K. Steigmiller, A. R. Luft, C. Gebhard, U. Held, and S. Wegener. 2022. 'Neurovascular disease in Switzerland: 10-year trends show nontraditional risk factors on the rise and higher exposure in women', *Eur J Neurol*, 29: 2851–60.

Ingalhalikar, M., A. Smith, D. Parker, T. D. Satterthwaite, M. A. Elliott, K. Ruparel, H. Hakonarson, R. E. Gur, R. C. Gur, and R. Verma. 2014. 'Sex differences in the structural connectome of the human brain', *Proc Natl Acad Sci U S A*, 111: 823–8.

Jerath, N. U., C. Reddy, W. D. Freeman, A. U. Jerath, and R. D. Brown. 2011. 'Gender differences in presenting signs and symptoms of acute ischemic stroke: a population-based study', *Gend Med*, 8: 312–9.

Koppel, B. S., and C. L. Harden. 2014. 'Gender issues in the neurobiology of epilepsy: a clinical perspective', *Neurobiol Dis*, 72 Pt B: 193–7.

Kurth, F., C. Gaser, and E. Luders. 2021. 'Development of sex differences in the human brain', *Cogn Neurosci*, 12: 155–62.

Lee, J., K. J. Lee, and H. Kim. 2017. 'Gender differences in behavioral and psychological symptoms of patients with Alzheimer's disease', *Asian J Psychiatr*, 26: 124–28.

Lee, J. W., M. Profant, and C. Wang. 2022. 'Metabolic Sex Dimorphism of the Brain at the Gene, Cell, and Tissue Level', *J Immunol*, 208: 212–20.

Lopez Espuela, F., J. C. Portilla Cuenca, C. Leno Diaz, J. M. Parraga Sanchez, G. Gamez-Leyva, and I. Casado Naranjo. 2017. 'Sex differences in long-term quality of life after stroke: Influence of mood and functional status', *Neurologia*.

Maleki, N., and X. M. Androulakis. 2019. 'Is There Any MRI Pattern That Discriminates Female From Male Migraine Patients?', *Front Neurol*, 10: 961.

Manson, J. E., R. T. Chlebowski, M. L. Stefanick, A. K. Aragaki, J. E. Rossouw, R. L. Prentice, G. Anderson, B. V. Howard, C. A. Thomson, A. Z. LaCroix, J. Wactawski-Wende, R. D. Jackson, M. Limacher, K. L. Margolis, S. Wassertheil-Smoller, S. A. Beresford, J. A. Cauley, C. B. Eaton, M. Gass, J. Hsia, K. C. Johnson, C. Kooperberg, L. H. Kuller, C. E. Lewis, S. Liu, L. W. Martin, J. K. Ockene, M. J. O'Sullivan, L. H. Powell, M. S. Simon, L. Van Horn, M. Z. Vitolins, and R. B. Wallace. 2013. 'Menopausal hormone therapy and health outcomes during the intervention and extended poststopping phases of the Women's Health Initiative randomized trials', *JAMA*, 310: 1353–68.

Meoni, S., A. Macerollo, and E. Moro. 2020. 'Sex differences in movement disorders', *Nat Rev Neurol*, 16: 84–96.

Moser, V. A., and C. J. Pike. 2016. 'Obesity and sex interact in the regulation of Alzheimer's disease', *Neurosci Biobehav Rev*, 67: 102–18.

Munro, C. A. 2014. 'Sex differences in Alzheimer's disease risk: are we looking at the wrong hormones?', *Int Psychogeriatr*, 26: 1579–84.

Nolte, CH, PU Heuschmann, and M Endres. 2012. 'Sex and Gender Differences in Neurology.' in Sabine Oertel-Prigione and Vera Regitz-Zagrosek (eds.), *Sex and Gender Aspects in Clinical Medicine* (Springer-Verlag: London).

Parel, S. T., and C. J. Pena. 2022. 'Genome-wide Signatures of Early-Life Stress: Influence of Sex', *Biol Psychiatry*, 91: 36–42.

Phan, H. T., C. L. Blizzard, M. J. Reeves, A. G. Thrift, D. A. Cadilhac, J. Sturm, E. Heeley, P. Otahal, P. Rothwell, C. S. Anderson, P. Parmar, R. Krishnamurthi, S. Barker-Collo, V. Feigin, and S. Gall. 2019. 'Sex Differences in Long-Term Quality of Life Among Survivors After Stroke in the INSTRUCT', *Stroke*, 50: 2299–306.

Pike, C. J. 2017. 'Sex and the development of Alzheimer's disease', *J Neurosci Res*, 95: 671–80.

Pohrt, A., F. Kendel, I. Demuth, J. Drewelies, T. Nauman, H. Behlouli, G. Stadler, L. Pilote, V. Regitz-Zagrosek, and D. Gerstorf. 2022. 'Differentiating Sex and Gender Among Older Men and Women', *Psychosom Med*.

Portaccio, E., P. Annovazzi, A. Ghezzi, M. Zaffaroni, L. Moiola, V. Martinelli, R. Lanzillo, V. Brescia Morra, F. Rinaldi, P. Gallo, C. Tortorella, D. Paolicelli, C. Pozzilli, L. De Giglio, P. Cavalla, E. Cocco, M. G. Marrosu, F. Patti, C. Solaro, P. Bellantonio, A. Uccelli, A. Laroni, L. Pasto, M. Giannini, M. Trojano, G. Comi, M. P. Amato, and M. S. Study Group of the Italian Neurological Society. 2018. 'Pregnancy decision-making in women with multiple sclerosis treated with natalizumab: I: Fetal risks', *Neurology*, 90: e823–e31.

Ramos-Loyo, J., A. A. Gonzalez-Garrido, L. A. Llamas-Alonso, and H. Sequeira. 2022. 'Sex differences in cognitive processing: An integrative review of electrophysiological findings', *Biol Psychol*, 172: 108370.

Reddy, D. S., W. Thompson, and G. Calderara. 2021. 'Molecular mechanisms of sex differences in epilepsy and seizure susceptibility in chemical, genetic and acquired epileptogenesis', *Neurosci Lett*, 750: 135753.

Regitz-Zagrosek, V., C. Schubert, and S. Kruger. 2008. '[Gender differences in psychopharmacology]', *Internist (Berl)*, 49: 1516–9, 21–3.

Savic, I., 2014. Sex differences in human epilepsy. Exp Neurol, 259: p. 38–43.

Sazgar, M. 2019. 'Treatment of Women With Epilepsy', *Continuum (Minneap Minn)*, 25: 408–30.

Schmitz, A., and M. Brandt. 2019. 'Gendered patterns of depression and its determinants in older Europeans', *Arch Gerontol Geriatr*, 82: 207–16.

Slavich, G. M., and J. Sacher. 2019. 'Stress, sex hormones, inflammation, and major depressive disorder: Extending Social Signal Transduction Theory of Depression to account for sex differences in mood disorders', *Psychopharmacology (Berl)*, 236: 3063–79.

Sveinsson, O., and T. Tomson. 2014. 'Epilepsy and menopause: potential implications for pharmacotherapy', *Drugs Aging*, 31: 671–5.

Udeh-Momoh, C., T. Watermeyer, Health Female Brain, and consortium Endocrine Research. 2021. 'Female specific risk factors for the development of Alzheimer's disease neuropathology and cognitive impairment: Call for a precision medicine approach', *Ageing Res Rev*, 71: 101459.

Ugidos, I. F., C. Pistono, P. Korhonen, M. Gomez-Budia, V. Sitnikova, P. Klecki, I. Stanova, J. Jolkkonen, and T. Malm. 2022. 'Sex Differences in Poststroke Inflammation: a Focus on Microglia Across the Lifespan', *Stroke*, 53: 1500–09.

Uhl, M., M. J. Schmeisser, and S. Schumann. 2022. 'The Sexual Dimorphic Synapse: From Spine Density to Molecular Composition', *Front Mol Neurosci*, 15: 818390.

Vetvik, K. G., and E. A. MacGregor. 2017. 'Sex differences in the epidemiology, clinical features, and pathophysiology of migraine', *Lancet Neurol*, 16: 76–87.

Weil, S., and G. Luef. 2012. '[Family planning in women with epilepsy]', *Nervenarzt*, 83: 195–200.

Yu, H. T., J. S. Lee, T. H. Kim, J. S. Uhm, B. Joung, G. R. Hong, M. H. Lee, C. Y. Shim, and H. N. Pak. 2016. 'Advanced Left Atrial Remodeling and Appendage Contractile Dysfunction in Women Than in Men Among the Patients With Atrial Fibrillation: Potential Mechanism for Stroke', *J Am Heart Assoc*, 5.

Zurcher, E., B. Richoz, M. Faouzi, and P. Michel. 2019. 'Differences in Ischemic Anterior and Posterior Circulation Strokes: A Clinico-Radiological and Outcome Analysis', *J Stroke Cerebrovasc Dis*, 28: 710–18.

Erratum zu: Grundlagen einer sex- und gendersensiblen Diagnose und Therapie

Erratum zu: Kapitel 2 in: V. Regitz-Zagrosek, *Gendermedizin in der klinischen Praxis*, https://doi.org/10.1007/978-3-662-67090-3_2

Liebe Leserin, lieber Leser, vielen Dank für Ihr Interesse an diesem Buch. Leider haben sich trotz sorgfältiger Prüfung Fehler eingeschlichen, die uns erst nach Drucklegung aufgefallen sind. Die nachfolgenden Korrekturen wurden jetzt ausgeführt.

Titelei/Frontmatter:

Seite III: Der Autorinnenname wurde geändert von „Prof. Dr. Beatrice Schimmer" in „Frau Prof. Dr. Beatrice Beck Schimmer".

Seite IV: Der akademische Grad der Autorin „Prof. Dr. med. Dr. h.c. Vera Regitz-Zagrosek" wurde eingefügt.

Seite V: Die Überschrift „Geleitwort" wurde auf „Geleitwort von Dr. Christiane Groß, M.A." geändert.

Seite VII: Die Überschrift „Geleitwort" wurde in „Geleitwort von Prof. Dr. Beatrice Beck Schimmer" geändert.

Seite VIII: Der Universitätsname „Universität Zürich" wurde gestrichen.

Seite X: Der Vorname der Autorin wurde geändert von „Prof. Dr. Anneliese" in „Prof. Dr. Annelies".

Seite XI: Der akademische Grad der Autorin „Prof. Dr. med. Dr. h.c. Vera Regitz-Zagrosek" wurde eingefügt.

Kapitel 2:

Seite 37: Die Kapitel-Autoreninformation sowie der Dienstort wurden auf der Eröffnungsseite des Kapitels hinzugefügt.

Seite 38: Die Fußnote 1 wurde als hochgestellte Zahl am Ende der Überschrift „2.1 Genderbias in der Diagnose" positioniert. Der Beitragsautorenname „Prof. Dr. Arnold von Eckardstein" sowie sein Dienstort wurden am Ende der Seite als Fußnote hinzugefügt.

Seite 58: Die Überschrift wurde von „2.2.6 Hormontherapie im Alter (HAT)" in „2.2.6 Hormontherapie im Alter (HT)" geändert. Die Überschrift wurde von „2.2.6.1 Postmenopausale HAT bei Frauen" in „2.2.6.1 Postmenopausale HT bei Frauen" geändert.

Seite 59: Die Fußnote 2 wurde als hochgestellte Zahl am Ende der Überschrift „2.3 Reproduktionsmedizin" positioniert. Der Beitragsautorenname „Prof Dr. Brigitte Leeners" sowie ihr Dienstort wurden am Ende der Seite als Fußnote 2 hinzugefügt.

Die aktualisierte Version des Kapitels finden Sie unter https://doi.org/10.1007/978-3-662-67090-3_2

© Der/die Autor(en), exklusiv lizenziert an Springer-Verlag GmbH, DE, ein Teil von Springer Nature 2024
V. Regitz-Zagrosek, *Gendermedizin in der klinischen Praxis*,
https://doi.org/10.1007/978-3-662-67090-3_16

Stichwortverzeichnis

© Der/die Herausgeber bzw. der/die Autor(en), exklusiv lizenziert an Springer-Verlag GmbH, DE, ein Teil von Springer Nature 2023
V. Regitz-Zagrosek, *Gendermedizin in der klinischen Praxis*,
https://doi.org/10.1007/978-3-662-67090-3

Printed in the United States
by Baker & Taylor Publisher Services